JN330761

脳卒中後の
コミュニケーション障害

改訂第2版

成人コミュニケーション障害者の
リハビリテーション
：失語症を中心に

竹内愛子・河内十郎 編集

協同医書出版社

序　文

　本書は『脳卒中後のコミュニケーション障害—成人コミュニケーション障害者の理解と援助：失語症を中心に』（協同医書出版社，1995）の改訂版である。

　本書の初版が上梓された当時，リハビリテーション病院を中心に多くの施設で，脳卒中後の患者の言語治療に携わる人々はかなりの数にのぼっていたが，そうした人たちが自分の言語臨床で参考とし，あるいは臨床の指針とするようなまとまった出版物はまだなかった。そのため，本書の初版は患者を取り巻く広範囲で多職種の人々が，患者のコミュニケーション障害を正しく理解し，適切な援助を行うための参考として利用できるように，内容をわかりやすく書くことをモットーにまとめたものであった。その後，言語聴覚士（本書では，以下STと記述する）の資格が定まったが，今回の改訂版においても，わかりやすく書くという初版のモットーは貫かれている。

　本書の構成は，初版を踏襲した。すなわち，失語症を中心とし，発語失行，失読，失書等々，失語症近縁の障害タイプを記述するとともに，ディサースリア（dysarthria），認知症，右半球損傷後のリハビリテーションなど，失語症とは異質の障害も紹介した。こうした構成をとったのは，患者がもつ障害の評価を援助するためである。脳卒中後の患者はさまざまなコミュニケーション障害を発症する可能性があり，STは失語症と他の障害を鑑別できなければならないし，ときには失語症とそれらの障害の合併を診断しなければならないからである。しかし，失語症以外のさまざまな障害については，上述のように主として評価を目標として障害の理解に重点を置いたが，具体例による治療法の紹介も行っており，臨床を進めるうえで大いに参考になると考えている。

　本書は3部から構成されており，障害の理解とそのリハビリテーションの方法を知ることのほかに，神経心理学の立場から，本書に掲載した障害を引き起こす脳のしくみを理解するための部を設けた。各部の内容は以下のとおりである。

　第1部は，評価に関連してすでに述べたとおり，脳卒中後に出現するコミュニケーション障害を理解するために，さまざまな障害の種類とそれらの特徴を患者の具体的症状を提示しながら述べた。また，本書の中心をなしている失語症については，伝統的（古典的）な考え方のほかに，今日隆盛になっている認知神経心理学的な観点からの失語症のとらえ方も重視して，その理論的モデルを提示するとともに，新しい失語型などを紹介した。

　第2部では，コミュニケーションはもとより人間のあらゆる活動は，脳の働きの結果として成立しているとの観点から，コミュニケーション障害を理解するために必要な脳に関する知識を概説した。これには，脳の構造とその働き，脳損傷の原因となるさまざまな疾患と病巣局在法，脳の損傷によって起こるコミュニケーション障害以外の高次機能の障害，などが含まれている。

　近年，脳の研究は目覚ましい発展を遂げており，とくにコンピューターX線断層撮影法（CT）や磁気共鳴画像法（MRI）など，脳損傷患者の病巣局在に威力を発揮している画像診断法に加え

て，健常者が特定の課題を遂行中に脳のどの部分が活性化するかを知ることができるポジトロンエミッション断層撮影法（PET）や機能的磁気共鳴画像法（fMRI），脳磁図（MEG）といった機能画像法も用いられるようになり，脳に損傷が生じた患者を対象とする損傷研究によって長年蓄積されてきた知見に加えて，新たな知見が次々に明らかにされている．さらに，そうした新しい知見の中には損傷研究の結果から当然と思われてきた知見に反するものも含まれており，高次脳機能に関する研究は新たな展開を示している．第2部では，こうした新しい研究の動向についても，できるだけ触れるようにした．

　第3部は，失語症のリハビリテーションに関する問題によって構成されている．失語症リハビリテーションの目標は，障害された言語機能の最大限の回復を目指すとともに，残存するコミュニケーション障害をもちながら，狭められた活動範囲や社会参加をできるだけ回復し，患者のQOL（生活の質）の向上を援助することである．

　この目標に沿って，第3部の内容は，基本的な言語治療方法から患者の家族・介護者へのアプローチ，さらに心理・社会的問題まで広範囲にわたっている．本書では，患者の初回面接から評価・治療過程，退院に向けてのアプローチにいたるまでの実際の失語症臨床の流れとその進め方を，具体例を豊富に提示しながらわかりやすく紹介している．

　本書は主としてSTを目指す学生や，臨床について日が浅いSTを対象として編集した．もちろん中堅のSTにも自身の言語臨床を見なおすうえで本書は有効であると考えている．

　最後に，SALA失語症検査（2004）に関連して，編者（竹内）の質問に応じる労をとっていただいた上智大学大学院非常勤講師，長塚紀子氏に深謝申し上げる．また本書の刊行にあたって多大な労をとっていただいた協同医書出版社編集部関川宏氏に御礼申し上げる．

2012年1月

竹内　愛子
河内　十郎

編集者・執筆者一覧 （五十音順，○は編集者）

○河内　十郎（かわち・じゅうろう）東京大学名誉教授
　毛束真知子（けづか・まちこ）元 東京都立神経病院リハビリテーション科
　武石　　源（たけいし・げん）ことばの広場
○竹内　愛子（たけうち・あいこ）元 七沢リハビリテーション病院脳血管センター言語科
　中村　やす（なかむら・やす）元 社会福祉法人調布市社会福祉協議会
　長谷川和子（はせがわ・かずこ）上伊那生協病院言語聴覚課
　堀田　牧子（ほった・まきこ）ファミリーケア厚木さくら物語
　山澤　秀子（やまざわ・ひでこ）昭和女子大学人間社会学部福祉社会学科

目　次

序　文 …………………………………………………………………………………………… iii

はじめに ………………………………………………………………………（竹内愛子）1

第Ⅰ部　脳卒中後に出現するコミュニケーション障害の種類と特徴
　　　－失語症を中心に－ …………………………………………………………… 3

第1章　失語症 ……………………………………………………………………………… 5

1 失語症の定義 ………………………（竹内愛子）6
2 失語症の特徴的な症状 ……………………… 7
　1 言語反応に影響する刺激語の特性 ……… 7
　　❶ 心像性（imageability）……………… 7
　　❷ 使用頻度／親密度（frequency／familiarity）……………………………… 7
　　❸ 語の長さ（word length）…………… 8
　2 発話面の症状 ……………………………… 8
　　❶ 喚語困難（word finding difficulties）…… 8
　　　(1) 遅延反応（delayed response）……… 8
　　　(2) 迂言／迂回反応（circumlocution）…… 8
　　　(3) カテゴリー特異的失名詞（category-specific-anomia）……………………… 8
　　　(4) 自己修正（self correction）……… 9
　　❷ 錯語（paraphasia）…………………… 9
　　　(1) 意味性錯語（semantic paraphasia）…… 9
　　　(2) 音韻性／音素性錯語（phonological／phonemic paraphasia）…………… 9
　　　(3) 形式性錯語（formal paraphasia）…… 9
　　❸ 新造語（neologism）………………… 10
　　❹ ジャーゴン（jargon）………………… 10
　　　(1) 新造語ジャーゴン（neologistic jargon）…………………………………… 10
　　　(2) 未分化ジャーゴン（undifferentiated jargon）…………………………… 10
　　　(3) 意味性ジャーゴン（semantic jargon）…………………………………… 11
　　❺ 再帰性発話（recurring utterance），残語（residual speech）…………… 11

　　❻ 保続（perseveration）……………… 11
　　❼ 失文法（agrammatism）…………… 11
　　　(1) 統語の障害 ……………………… 12
　　　(2) 右利き交叉性失語の例 ………… 12
　　　(3) ブローカ失語の例 ……………… 13
　　　(4) ウェルニッケ失語の例 ………… 14
　　❽ 発話の流暢性（fluency）…………… 14
　3 復唱面の症状 ……………………………… 15
　4 聴覚的理解面の症状 ……………………… 16
　　❶ 語音弁別 ……………………………… 16
　　❷ 語の意味理解 ………………………… 16
　　❸ 語の音韻形の認識 …………………… 16
　　❹ 文構造の理解 ………………………… 16
　　❺ 聴覚的把持（ARS：auditory retention span）…………………………………… 17
　5 読字面の症状 ……………………………… 18
　　❶ 読解 …………………………………… 19
　　　(1) 単語の読解 ……………………… 19
　　　(2) 文の読解 ………………………… 19
　　❷ 音読 …………………………………… 19
　　　(1) 読解と音読，漢字語と仮名語の成績比較 ……………………………… 20
　　　(2) 音読の誤りのタイプ …………… 20
　6 書字面の症状 ……………………………… 21
　　❶ 書称と書取り ………………………… 21
　　❷ 書称と書取り，漢字語と仮名語の成績比較 ……………………………………… 21
　　❸ 書字の誤りのタイプ ………………… 22
3 失語症候群：伝統的な失語分類 …… 22

- 1 「失語症候群」の確立 ……………… 22
- 2 言語臨床における「失語症候群」の考え方の意義 ………………………… 22
- 3 失語型の判定過程 ………………… 24
  - 1 失語型判定のキーポイント ……… 24
- 4 失語症候群 ………………………… 25
  - 1 ブローカ失語（Broca aphasia）…… 26
    - (1) 自発話 ………………………… 26
    - (2) 聴覚的理解 …………………… 27
    - (3) 呼称 …………………………… 27
    - (4) 復唱 …………………………… 27
    - (5) 読解 …………………………… 27
    - (6) 音読 …………………………… 27
    - (7) 書字 …………………………… 28
  - 2 ウェルニッケ失語（Wernicke aphasia）………………………………… 28
    - (1) 自発話 ………………………… 28
    - (2) 聴覚的理解 …………………… 29
    - (3) 呼称 …………………………… 30
    - (4) 復唱 …………………………… 30
    - (5) 読解 …………………………… 30
    - (6) 音読 …………………………… 30
    - (7) 書字 …………………………… 30
    - (8) 非言語的問題 ………………… 31
  - 3 伝導失語（Conduction aphasia）… 31
    - (1) 自発話 ………………………… 31
    - (2) 聴覚的理解 …………………… 32
    - (3) 呼称 …………………………… 32
    - (4) 復唱 …………………………… 32
    - (5) 読解 …………………………… 32
    - (6) 音読 …………………………… 32
    - (7) 書字 …………………………… 33
    - (8) 「伝導失語」症候群についての考え方の変遷 ……………………… 33
  - 4 失名詞失語（Anomic aphasia：失名辞失語，健忘失語）……………… 33
    - (1) 自発話 ………………………… 33
    - (2) 聴覚的理解 …………………… 33
    - (3) 呼称 …………………………… 34
    - (4) 復唱 …………………………… 34
    - (5) 読解 …………………………… 34
    - (6) 音読 …………………………… 34
    - (7) 書字 …………………………… 34
    - (8) 「失名詞失語」症候群の成り立ち ……… 34
  - 5 超皮質性運動失語（TCMA：Transcortical motor aphasia）……………… 34
  - 6 超皮質性感覚失語（TCSA：Transcortical sensory aphasia）…………… 35
  - 7 混合型超皮質性失語（MTA：Mixed transcortical aphasia，言語野孤立症候群）…………………………… 36
  - 8 全失語（Global／Total aphasia）… 36
- 5 古典的な失語症アプローチの有用性についての疑問提示 ……………… 38
  - 1 「症候群」という考え方についての疑問 ……………………………… 38
  - 2 多人数を群にまとめて扱う研究方法の問題 ……………………………… 39
  - 3 今までの失語症検査には言語治療法を決定する指針がない ……………… 40
  - 4 まとめ …………………………… 41
- 4 認知神経心理学的アプローチ …… 41
  - 1 「認知神経心理学」とは ………… 41
  - 2 認知神経心理学的な考え方の特徴 … 42
- 5 ロゴジェンモデルで説明される失語症の言語症状 …………………… 44
  - 1 聴覚的理解 ……………………… 45
    - 1 聴覚的理解のモデル …………… 45
    - 2 情報処理のレベルと出現する障害のタイプ ………………………… 46
    - (1) 聴覚的音韻分析のレベル …… 46
      - (a) 語音聾（word sound deafness）
    - (2) 音韻入力レキシコンのレベル … 46
      - (a) 語形聾（word form deafness）
    - (3) 意味システムへのアクセス障害 … 46
      - (a) 語義聾（word meaning deafness）
  - 2 呼称 ……………………………… 46
    - 1 呼称のモデル …………………… 46
    - 2 情報処理のレベルと出現する障害のタイプ ………………………… 47
    - (1) 事物の概念レベル …………… 47
      - (a) 意味認知症（semantic dementia）
    - (2) 意味システムのレベル ……… 48
      - (a) 意味性失名詞（semantic anomia）／(b) カテゴリー特異的失名詞（category-specific anomia）

（3）音韻出力レキシコンのレベル ……… 49
　　　　（a）語彙選択性失名詞（word selection anomia）／（b）音韻性失名詞（phonological anomia）
　　　（4）音韻出力配列のレベル …………… 50
　　　　（a）産生伝導失語（reproduction conduction-aphasia）／（b）言語性短期記憶障害（verbal short term memory）を伴う伝導失語
　❸ 復唱 ……………………………………… 51
　　❶ 復唱のモデル ……………………… 51
　　❷ 復唱障害が特徴的な失語のタイプ …… 53
　　　（1）深層失語（deep dysphasia）……… 53
　　　（2）音韻失語（phonological dysphasia）… 53
　❹ 読解と音読 ……………………………… 54
　　❶ 読解のモデル ……………………… 54
　　❷ 音読 ………………………………… 55
　　　（1）音読のモデル ………………… 55
　　　（2）日本語の読み（漢字と仮名）…… 56
　　　（3）音読障害のタイプ …………… 56
　　　　（a）表層失読（surface dyslexia）／（b）深層失読（deep dyslexia）／（c）音韻失読（phonological dyslexia）
　❺ 書字 ……………………………………… 57
　　❶ 書取り ……………………………… 58
　　　（1）書取りのモデル ……………… 58
　　　（2）書取りの障害タイプ ………… 58
　　　　（a）表層失書（surface dysgraphia）／（b）深層失書（deep dysgraphia）／（c）音韻失書（phonological dysgraphia）
　　❷ 書称 ………………………………… 59
　　　（1）書称のモデル ………………… 59

　　　（2）書称の障害タイプ …………… 59
　　❸ 写字 ………………………………… 59
　　　（1）写字のモデル ………………… 59
　❻ **皮質下性失語** ………………（河内十郎）60
　　❶ 大脳基底核損傷と失語 …………… 60
　　❷ 視床損傷と失語 …………………… 61
　❼ **緩徐進行性失語・原発性進行性失語**
　　　……………………………………… 63
　❽ **右利き交叉性失語・非右利き失語**
　　　………………………（堀田牧子）64
　　❶ 利き手と言語の側性化 …………… 64
　　❷ 交叉性失語 ………………………… 65
　　　❶ 出現率 ……………………………… 65
　　　❷ 失語症の重症度と回復 …………… 65
　　　❸ 失語症の特徴 ……………………… 65
　　　（1）古典的な失語症のタイプ ……… 65
　　　（2）特異な言語症状 ………………… 65
　　　　（a）失文法／（b）ジャーゴン失書
　　　（3）症状と損傷部位の関係：鏡映関係にあるか，変則的であるか ……………… 67
　　　❹ 非言語的側面 ……………………… 68
　　❸ 非右利き失語 ……………………… 69
　　　❶ 出現率 ……………………………… 69
　　　❷ 失語症の重症度と回復 …………… 69
　　　❸ 失語症の特徴 ……………………… 69
　　　（1）古典的な失語症のタイプ ……… 69
　　　（2）特異な言語症状 ………………… 69
　　　　（a）失文法／（b）ジャーゴン失書
　　　（3）症状と損傷部位の関係 ………… 70
　　❹ 臨床上の留意点 …………………… 70

第2章　失語症近縁のコミュニケーション障害 ……………………………… 75

❶ 読み書きの障害 ………（毛束真知子）76
　❶ 神経心理学の考え方に基づく臨床型
　　　……………………………………… 76
　　❶ 純粋失読 …………………………… 76
　　❷ 失読失書 …………………………… 79
　　　（1）左角回で生じる失読失書 ……… 79
　　　（2）左側頭葉で生じる失読失書 …… 79
　　❸ 純粋失書 …………………………… 80
　　　（1）Exner中枢病変で生じる純粋失書 … 80

　　　（2）左頭頂葉病変で生じる純粋失書 … 83
　　　（3）左側頭葉後下部で生じる純粋失書 … 84
　　　（4）脳梁病変で生じる純粋失書 …… 84
　❷ 認知神経心理学の考え方に基づく臨床型 ……………………………………… 84
　　❶ 語彙性失読・失書あるいは表層失読・失書 ……………………………………… 86
　　❷ 音韻性失読・失書（深層性失読・失書）
　　　……………………………………… 87

2 発語失行 ……………（長谷川和子）88
1 発語失行の言語症状 …………………… 89
2 発語失行の周辺症状 …………………… 89
❶ 口部顔面失行 ………………………… 89
❷ 発声失行 ……………………………… 90
❸ 外国語なまり（外国語様）症候群（foreign accent syndrome）……………… 90
3 発語失行の評価 ………………………… 90
❶ 全体評価 ……………………………… 90
❷ 構音・発声・プロソディー評価 …… 91
❸ 発声発語器官の運動機能評価 ……… 91
❹ 言語機能検査 ………………………… 91
4 発語失行および周辺症状の治療 ……… 92
❶ 発語失行の治療 ……………………… 92
（1）重度例 …………………………… 92
（2）中等度例 ………………………… 93
（3）軽度例 …………………………… 93
（4）代表的な治療法 ………………… 94
❷ 失語症に合併する場合 ……………… 94
❸ 口部顔面失行の治療 ………………… 95
❹ 呼吸・発声の治療 …………………… 95
5 純粋発語失行の予後 …………………… 95
6 症例 ……………………………………… 96
❶ 治療経過 ……………………………… 96
（1）第1期 …………………………… 96
（2）第2期 …………………………… 97
3 純粋型症状 ……………（河内十郎）98

純粋語唖／純粋語聾／純粋失読／純粋失書／失読失書／日本語における仮名と漢字の問題

4 半球間離断症候群 ……………………… 105
1 機能の側性化に起因する障害 ……… 106
❶ 左半球優位の機能（言語）に関する障害 …………………………………… 106
（1）左手の観念運動性失行 ………… 106
（2）左手の失書 ……………………… 106
（3）左視野の音読の障害 …………… 106
（4）左視野の呼称障害 ……………… 106
（5）左手の触覚性呼称障害（触覚性失語）………………………………… 106
（6）左手の触覚性読字障害 ………… 106
（7）両耳分離聴の条件での左耳の言語刺激に対する言語反応不能 …… 106
（8）右鼻の嗅覚性呼称障害 ………… 107
❷ 右半球優位の機能（視空間の認知構成行為，相貌認知など）に関する障害 …… 107
（1）右手と言語反応における左半側空間無視 ……………………………… 107
（2）右手の構成障害 ………………… 107
（3）部分ー全体認知の障害 ………… 107
（4）右視野の言語化困難刺激の認知障害 … 107
2 左右半球間の情報の交換を必要とする課題の障害 …………………………… 108
3 脳梁離断に大脳皮質の損傷が随伴して起こる症状 …………………………… 108

第3章 失語症以外の脳卒中後コミュニケーション障害 ……… 111

1 ディサースリア（dysarthria）
…………………（長谷川和子）112
1 ディサースリアの症状 ……………… 112
❶ 呼吸・発声 ………………………… 113
❷ 共鳴 ………………………………… 113
❸ 構音 ………………………………… 113
❹ プロソディー ……………………… 113
2 ディサースリアのタイプ分類 ……… 113
❶ 痙性ディサースリア ……………… 114
❷ 一側上位運動ニューロン性（UUMN；unilateral upper motor neuron）ディサースリア …………………………… 114
❸ 弛緩性ディサースリア …………… 114
❹ 運動低下性ディサースリア ……… 116
❺ 運動過多性ディサースリア ……… 116
❻ 失調性ディサースリア …………… 116
❼ 混合性ディサースリア …………… 116
3 ディサースリアの評価 ……………… 117
❶ 発話の評価 ………………………… 117
（1）発話明瞭度と発話の自然度 …… 117
（2）発話症状 ………………………… 119
（a）発話特徴／（b）掘り下げ検査
❷ 発声発語器官の評価 ……………… 119
4 ディサースリアの治療 ……………… 119
❶ 直接的方法 ………………………… 120
❷ 行動療法的方法 …………………… 121

- ❸ 代償法 ················· 121
- ❹ 代替法 ················· 122
- ❺ 環境調整法 ············· 122
- ❻ 外科的方法 ············· 122
- ❼ 薬学的方法 ············· 122
- ⑤ 症例 ····················· 122
- **2 認知症のコミュニケーション障害**
  ·················· （武石　源）123
  - ① 認知症の定義・診断基準 ········ 124
  - ② 認知症の症状 ··················· 124
    - ❶ 中核症状 ····················· 124
      - （1）記憶障害 ··············· 124
        - （a）軽度／（b）中等度／（c）重度
      - （2）見当識障害 ············ 126
      - （3）失語・失行・失認 ····· 126
      - （4）実行機能の障害 ········ 126
    - ❷ 周辺症状 ····················· 126
  - ③ 認知症と検査・評価 ··········· 128
  - ④ 認知症の原因と種類 ··········· 129
  - ⑤ 認知症型に特有な症状・経過 ··· 129
    - ❶ アルツハイマー型認知症 ····· 129
    - ❷ 脳血管性認知症 ··············· 130
    - ❸ レビー小体型認知症 ·········· 130
    - ❹ 前頭側頭型認知症 ············ 130
    - ❺ 進行性非流暢性失語 ·········· 130
    - ❻ 意味性認知症 ················· 130
    - ❼ 嗜銀顆粒性認知症（嗜銀性グレイン病型認知症） ···················· 130
  - ⑥ 認知症と言語障害・言語症状 ··· 131
  - ⑦ 認知症者の言語機能・コミュニケーション能力の評価 ·········· 131
  - ⑧ 認知症者と会話－その可能性と必要性
    ·· 132
  - ⑨ 認知症者と ST ·················· 133
- **3 右半球損傷後のコミュニケーション障害**
  ·············（山澤秀子）134
  - ① 非言語面の障害 ················· 134
    - ❶ 半側空間無視 ················· 134
    - ❷ 全般的な注意障害 ············ 135
    - ❸ 身体認知の障害 ··············· 135
    - ❹ 相貌認知の障害（相貌失認） ··· 135
    - ❺ 地誌的障害（地誌的失見当） ··· 135
    - ❻ 構成障害 ····················· 135
    - ❼ 情動・感情の障害 ············ 135
    - ❽ 運動維持困難 ················· 135
    - ❾ 着衣失行 ····················· 136
  - ② 談話の障害 ····················· 136
    - ❶ 推論する能力の低下 ·········· 137
    - ❷ 中心的なテーマや主要な概念を把握し表出する能力の低下 ········ 137
    - ❸ 情報内容の質的な低下 ······· 138
    - ❹ 言外の（字義通りでない）意味を理解し表出する能力の低下 ········ 138
    - ❺ コミュニケーション文脈への感受性の低下，会話技術の障害 ······ 139
  - ③ プロソディーの障害 ··········· 139
    - ❶ プロソディーの産生 ·········· 140
    - ❷ プロソディーの理解 ·········· 140
  - ④ 読み書き・計算の障害 ········· 140
    - ❶ 空間的読み書き・計算の障害 ··· 140
    - ❷ 過剰字字／過書（hypergraphia）····· 140
  - ⑤ 訓練と予後 ····················· 141
    - ❶ 談話の障害へのアプローチ ··· 142
      - （1）推論する能力の改善をめざす訓練 ···· 142
      - （2）中心的なテーマや概念を把握し，まとめる能力の改善をめざす訓練 ············ 142
      - （3）会話技術の改善をめざした訓練 ········ 142
    - ❷ プロソディー障害へのアプローチ ····· 142
    - ❸ 環境調整的アプローチ：家族への支援
      ·· 142
  - ⑥ おわりに ······················· 142

第Ⅱ部　コミュニケーション障害と脳のしくみ ·········· 145

第4章　脳の構造と機能 ··················（河内十郎）147

- ① 脳の構成 ······················· 148
  - ❶ 脳の概要 ····················· 148
- ② 脳の基本的生理過程 ··········· 149
- ③ 脳を理解するための基本的用語 ····· 150

2　脳各部の構造と機能 …………… 150
1　大脳半球 ……………………… 150
- ❶ 大脳皮質の外形と区分 …………… 150
- ❷ 大脳皮質の微細構造とブロードマンの脳地図 ……………………………… 153
- ❸ 大脳皮質の働きと機能区分 ……… 154
- ❹ 大脳皮質と末梢との関係 ………… 156
- ❺ 大脳基底核 ………………………… 157
- ❻ 大脳白質 …………………………… 159
  - (1) 投射線維 ………………………… 159
  - (2) 連合線維 ………………………… 159
  - (3) 交連線維 ………………………… 162
- ❼ 大脳辺縁系 ………………………… 162
2　間脳 ……………………………… 163
- ❶ 間脳の構成 ………………………… 163
- ❷ 視床 ………………………………… 164
  - (1) 投射核群 ………………………… 164
  - (2) 連合核群 ………………………… 165
  - (3) 非特殊核群 ……………………… 165
- ❸ 視床下部 …………………………… 165
3　小脳 ……………………………… 166
4　下位脳幹と脳神経 ……………… 166

3　脳内の機能系 …………………… 166
1　感覚系 …………………………… 166
- ❶ 視覚系 ……………………………… 166
- ❷ 聴覚系 ……………………………… 170
- ❸ 体性感覚系 ………………………… 172
- ❹ 運動系 ……………………………… 172
- ❺ 脳の血管系 ………………………… 174

第5章　脳の病気と病巣局在法 ………………………………………………（河内十郎）179

1　脳の病気 ………………………… 180
1　脳卒中 …………………………… 180
2　脳血栓 …………………………… 181
3　脳塞栓 …………………………… 181
4　脳内出血 ………………………… 181
5　動静脈奇形 ……………………… 182
6　脳動脈瘤とクモ膜下出血 ……… 182
7　脳外傷 …………………………… 183
8　脳腫瘍 …………………………… 183
9　頭蓋内感染症 …………………… 184
10　中毒症状 ………………………… 184
11　変性疾患 ………………………… 185

2　病巣局在法 ……………………… 185
1　剖検法 …………………………… 185
2　CT ………………………………… 185
3　MRI ……………………………… 186
4　PET ……………………………… 187
5　SPECT …………………………… 187

3　機能画像法 ……………………… 188
1　fMRI ……………………………… 188
2　MEG ……………………………… 188
3　NIRS ……………………………… 189
4　TMS ……………………………… 189
5　画像研究の問題点 ……………… 189

第6章　言語と脳の働き …………………………………………………………（河内十郎）191

1　言語野 …………………………… 192
2　失語の古典分類と損傷部位 …… 193
3　古典分類の問題点 ……………… 197
4　ブローカ領野，ウェルニッケ領野，弓状束の問題 ……………………… 198
5　言語の半球優位 ………………… 199
1　言語の半球優位の決定法 ……… 199
2　右半球の言語機能 ……………… 200
3　発達と言語の半球優位 ………… 203
4　感受性期の問題 ………………… 205
5　言語の半球優位の生物学的基礎 …… 206
6　脳の性差と言語機能 …………… 207

第7章　脳の損傷によって起こるさまざまな症状 ……………………（河内十郎）211

1　一時的症状と永続的症状 ……… 212
2　脳損傷の一般効果 ……………… 212

- ① 行動・反応の遅延 ……………… 213
- ② 疲れやすさ ……………………… 213
- ③ 情緒不安定 ……………………… 213
- ④ 反応の不安定さ ………………… 213
- ⑤ 破局反応 ………………………… 213
- ⑥ 人格の変化 ……………………… 214
- ③ 運動障害 …………………………… 214
  - ① 麻痺 ……………………………… 214
  - ② 不随意運動 ……………………… 214
  - ③ 運動失調 ………………………… 214
- ④ 感覚障害 …………………………… 215
  - ① 中枢性体性感覚障害 …………… 215
  - ② 中枢性視覚障害 ………………… 216
    - ❶ 視野欠損 ……………………… 216
    - ❷ 刺激の見え方の変化：中枢性錯視 … 216
    - ❸ 幻視 …………………………… 217
    - ❹ 特定の視覚機能の喪失 ……… 218
    - ❺ 視覚像の喪失 ………………… 218
  - ③ 中枢性聴覚障害 ………………… 219
- ⑤ 失認症 ……………………………… 220
  - ① 視覚性失認 ……………………… 220
    - ❶ 物体失認 ……………………… 220
    - ❷ 相貌失認 ……………………… 221
    - ❸ 街並失認 ……………………… 221
    - ❹ 視覚失認性失読 ……………… 221
    - ❺ 色彩失認 ……………………… 222
    - ❻ 明るさ失認 …………………… 222
    - ❼ 同時失認 ……………………… 222
    - ❽ 視覚性失語 …………………… 223
  - ② 視空間認知障害 ………………… 223
    - ❶ 半側空間無視 ………………… 223
    - ❷ 道順障害 ……………………… 226
    - ❸ バリント症候群 ……………… 227
    - ❹ 鏡映像検出障害 ……………… 227
  - ③ 聴覚性失認 ……………………… 228
    - ❶ 純粋語聾 ……………………… 228
    - ❷ 環境音失認 …………………… 228
    - ❸ 音声失認 ……………………… 228
    - ❹ 聴覚性失語 …………………… 228
- ❺ 感覚性失音楽 …………………… 228
- ④ 触覚性失認 ……………………… 229
- ⑤ 身体失認 ………………………… 229
  - ❶ 手指失認 ……………………… 229
  - ❷ 自己身体部位失認と身体部位失認 … 230
  - ❸ 片側身体失認 ………………… 230
  - ❹ 半側身体喪失感 ……………… 230
- ⑥ 痛覚失認 ………………………… 230
- ⑦ 左右識別障害 …………………… 230
- ⑧ ゲルストマン症候群 …………… 230
- ⑥ 行為障害 …………………………… 231
  - ① 失行症 …………………………… 231
    - ❶ Liepmann の失行論 ………… 231
    - ❷ Liepmann の3類型を巡る論争 … 233
    - ❸ 失行の責任病巣 ……………… 233
  - ② さまざまな失行 ………………… 234
    - ❶ 構成失行 ……………………… 234
    - ❷ 着衣失行 ……………………… 234
    - ❸ 口舌顔面失行 ………………… 235
  - ③ 前頭葉損傷と脳梁損傷による手の行為障害 ………………………… 235
  - ④ 遂行機能障害 …………………… 236
- ⑦ 失書症と失読症 …………………… 237
  - ① 言語学的観点からの失読と失書の分類 ……………………………… 238
- ⑧ 失計算 ……………………………… 238
- ⑨ 記憶の障害：健忘症候群 ………… 239
  - ① 記憶の分類 ……………………… 239
  - ② 記憶障害 ………………………… 240
    - ❶ 健忘症候群の分類 …………… 240
  - ③ 記憶の種類による障害の乖離 … 242
  - ④ 健忘症候群の責任病巣 ………… 242
- ⑩ 発動性障害 ………………………… 244
- ⑪ 見当識障害 ………………………… 244
- ⑫ 注意障害 …………………………… 244
- ⑬ 病態失認 …………………………… 245
- ⑭ 認知症 ……………………………… 245
- ⑮ 失語症に合併しやすい症状 ……… 246

第Ⅲ部　失語症者のコミュニケーション改善に向けての援助　249

第8章　失語症の回復に関連する要因　（竹内愛子）251

1 脳損傷に起因する因子　253
1 発症後の時間経過　253
- ❶ 初期回復（自然回復）の段階　253
- ❷ 長期回復の段階　254
- ❸ 訓練開始までの発症後経過月数　255

2 脳損傷の部位と広がり　256
- ❶ 右半球の関与　256
- ❷ 左半球自体による修復　256

3 原因疾患　256
4 失語症重症度　257
5 失語タイプ　258
6 非言語的高次機能障害の合併　258
7 精神・心理的問題，健康状態　259
- ❶ 精神・心理的問題　260
- ❷ 認知症　260
- ❸ 健康状態　260

2 患者の個人的因子　260
1 年齢　260
2 利き手　261
3 性差　261
4 教育レベル　262
5 性格傾向・心理的適応能力　262
6 家庭的・社会的環境　263

3 言語治療の因子　263
1 言語治療の頻度　263
2 言語様式による改善の難易度　263
3 言語治療技法の適切性　264
4 言語治療実施の形態　265
5 言語治療者の質　265

第9章　失語症の治療法：理論的枠組と患者の援助　267

1 失語症言語治療法の異なる考え方　（竹内愛子）268

2 言語機能の改善を目指す方法　268
1 臨床における認知神経心理学的な方法　269
- ❶ 目標特定的セラピー（targeted therapy）の実施　269
- ❷ 他の治療アプローチの併用の勧め　269
- ❸ 固有の治療技法は主張しない　269

2 刺激・促通法　270
- ❶ 刺激・促通法のカテゴリー　270
  - （1）間接的促通　270
  - （2）直接的促通　270
- ❷ Schuell の刺激法　270
- ❸ Wepman による思考重視の間接的刺激法　272
- ❹ 遮断除去法　273

3 機能再編成法　274
4 プログラム学習　275

3 実用コミュニケーション能力の改善を目指す方法　（堀田牧子）278
1 相互作用を重視したアプローチ　278
- ❶ 相互作用を成立させる語用論的能力　278
  - （1）言語的側面　278
    - （a）発語行為／（b）話題／（c）役割交替／（d）語彙の選択／使用／（e）スタイルの多様性
  - （2）パラ言語的側面　279
  - （3）非言語的側面　279
- ❷ 失語症者の語用論的能力　280
- ❸ Promoting Aphasics' Communicative Effectiveness（PACE）　280
  - （1）PACE の四原則　280
    - （a）失語症者と ST は情報の送信者－受信者として対等の立場で参加する／（b）新しい情報を交換する／（c）失語症者は情報伝達のための手段を自由に選択できる／（d）ST からのフィードバックは情報伝達の成功度に基づいて提供される
  - （2）訓練の適用　281
  - （3）評価方法　281
  - （4）PACE の具体例　283
  - （5）PACE の応用　283
    - （a）意味－語彙障害に対するアプローチ／（b）

要求／交渉の行動を促進する
　❹ 会話分析（Conversation Analysis）… 284
　❺ 会話の指導（Conversational Coaching；CC） ……………………………… 284
② 代償手段の活用を促進する訓練 …… 285
　❶ 言語的ストラテジー …………………… 285
　　（1）発話能力を代償する ……………… 285
　　（2）聴理解力を代償する ……………… 285
　❷ 非言語的ストラテジー ………………… 286
　　（1）代償手段の訓練を実施する上での注意点 ………………………………… 286
　　　（a）失語症者1人ひとりに合わせた訓練を考える／（b）訓練の目標を設定する／（c）訓練では，自発的に生じた行動や残存する能力を有効に活用する／（d）複数の手段を活用する／（e）訓練には相互作用の場面を取り入れる／（f）手段の実用化を阻む非言語的な柔軟性の欠如／（g）健常者の代償手段に対する理解と協力が不可欠である
　　（2）ジェスチャー …………………… 287
　　　（a）Visual Action Therapy（VAT）／
　　　（b）Yes-No 表現・指さし
　　（3）描画 ……………………………… 288
　　　（a）Back to the Drawing Board（BDB）／
　　　（b）ピクトグラフを利用した描画訓練
　　（4）コミュニケーション・ボード（ノート）

　　 ……………………………………………… 289
　　（5）視覚的情報の活用 ……………… 290
　　　（a）Pictogram Ideogram Communication（PIC）／（b）写真・地図・新聞などの視覚的情報の活用
　　（6）多種類の手段の利用 …………… 291
　　（7）代償手段を臨機応変に使用する …… 291
③ 場面を特定した訓練 ………………… 292
　❶ ロールプレイ …………………………… 292
　❷ 実際の生活場面での訓練 ……………… 293
④ グループ訓練 …………………………… 293
　❶ 患者同士の交流の意義 ……………… 293
　❷ グループ訓練の種類 ………………… 294
　　（1）家族支援 ………………………… 294
　　（2）心理社会的グループ …………… 294
　　（3）治療グループ ……………………… 294
　　（4）移行／地域再統合グループ …… 294
　❸ グループ訓練を導入する時期 ……… 295
⑤ 失語症臨床における機器の利用
　　　　　　　　　　　　　　（山澤秀子）295
　❶ 訓練や自習に用いられる機器 ……… 295
　❷ 実用コミュニケーションの補助として用いられる機器 ……………………… 297
　❸ 機器導入にあたっての留意点 ……… 297
　❹ おわりに ……………………………… 298

第10章　失語症言語治療の進め方　　　　　　　　　　　　　　　　　　（堀田牧子）303

① 評価から訓練の実施まで …………… 304
　❶ 発症からの時間経過に伴う関わり方 …………………………………………… 304
　　❶ 急性期 ……………………………… 304
　　❷ 訓練期 ……………………………… 304
　　❸ 維持・慢性期 ……………………… 304
　❷ 評価 …………………………………… 305
　　❶ インタビュー ……………………… 305
　　　（1）実施にあたって配慮すべき点 …… 305
　　　（2）インタビューの流れ …………… 305
　　　（3）観察すべきポイント …………… 306
　　　　（a）基礎的なコミュニケーション能力／（b）理解力／（c）発話能力／（d）言語障害に対する自己認識の有無／（e）その他の反応特徴

　　❷ 検査の実施 ………………………… 306
　　　（1）総合的な言語検査 ……………… 306
　　　　（a）標準失語症検査（SLTA）／（b）老研版失語症鑑別診断検査／（c）WAB 失語症検査日本語版／（d）SALA 失語症検査／（e）重度失語症検査
　　　（2）掘り下げ検査 …………………… 308
　　　　（a）失語症語彙検査／（b）抽象語理解力検査／（c）構文検査試案ⅡA／（d）標準失語症検査補助テスト（SLTA-ST）／（e）実用コミュニケーション能力検査（CADL）
　　　（3）その他の検査 …………………… 310
　　　（4）実際の場面での行動観察 …… 310
　　❸ 情報の収集 ………………………… 311

(1) 医学的情報 ………………………… 311
　　(2) リハビリテーションスタッフからの情報
　　　 ………………………………………… 311
　　　(a) 看護師／(b) PT，OT／(c) ソーシャルワーカー
　　(3) 患者・家族からの情報 ……………… 311
　③ 訓練計画の立案と実施 …………………… 311
　　❶ 長期目標の設定 ………………………… 311
　　❷ 障害構造および治療仮説の設定 ……… 312
　　❸ 治療手続きの決定 ……………………… 313
　　　(1) 短期目標 ……………………………… 313
　　　(2) 治療手続きの決定 …………………… 313
　　　(a) 治療方法／(b) 材料／(c) 刺激の提供／(d) 反応の方法／(e) 反応の基準／(f) キュー／(g) フィードバック／(h) 治療形態
　　　(3) 訓練の説明と同意 …………………… 316
　　　(4) チーム・アプローチ ………………… 316
　　❹ 実施 ……………………………………… 316
　　　(1) セッションの構成 …………………… 316
　　　(2) 記録と再評価 ………………………… 317
　　　(3) 精神心理的側面への配慮 …………… 318
　　　(4) 家族・介護者へのアプローチ ……… 318
　④ 退院後の生活に応じた働きかけ ………… 318
　⑤ 教材について …………………………… 319
② 言語治療の具体例 …………………………… 319
　① 発話面へのアプローチ …………………… 320
　　❶ 単語レベル（重度ブローカ失語）……… 320
　　　(1) 初回時言語評価（発症後 1.5 カ月）… 320
　　　(a) インタビュー／(b) 言語検査／(c) その他の検査／(d) 情報収集／(e) 評価のまとめ
　　　(2) 言語訓練の実施
　　　　　第一期（発症後 1.5 カ月～3 カ月）… 321
　　　【発語失行に対するアプローチ】
　　　(a) 障害構造・治療仮説／(b) 短期目標／(c) 治療手続き
　　　【漢字の書称および音読能力に対するアプローチ】
　　　(a) 障害構造・治療仮説／(b) 短期目標／(c) 治療手続き
　　　(3) 第二期（発症後 3 カ月～5 カ月）…… 322
　　　【呼称能力に対するアプローチ】
　　　(a) 障害構造・治療仮説／(b) 短期目標／(c) 治療手続き
　　　(4) 終了時言語評価（発症後 5 カ月）…… 323
　　　(a) 自由会話／(b) 言語検査
　　　(5) 退院に向けてのアプローチ ………… 323
　　❷ 文レベル（中等度ブローカ失語）……… 324
　　　(1) 初回言語評価（発症後 2 カ月）……… 324
　　　(a) インタビュー／(b) 言語検査／(c) その他の検査／(d) 情報収集／(e) 評価のまとめ
　　　(2) 言語訓練の実施 ……………………… 326
　　　【動詞の喚語能力および非可逆文の生成能力に対するアプローチ】
　　　(a) 障害の構造・治療仮説／(b) 短期目標／(c) 治療手続き
　　　(3) 終了時言語評価（発症後 6 カ月）…… 327
　　　(a) 自由会話／(b) 言語検査
　　　(4) 退院に向けてのアプローチ ………… 327
　　❸ 談話レベル（軽度ブローカ失語）……… 327
　　　(1) 初回言語評価（発症後 1 カ月）……… 328
　　　(a) インタビュー／(b) 言語検査／(c) その他の検査／(d) 情報収集／(e) 評価のまとめ
　　　(2) 言語訓練の実施 ……………………… 330
　　　【談話レベルの発話能力に対するアプローチ】
　　　(a) 障害構造・治療仮説／(b) 短期目標／(c) 治療手続き
　　　(3) 終了時言語評価（発症後 4 カ月）…… 331
　　　(a) 言語評価
　　　(4) 退院に向けてのアプローチ ………… 331
　② 理解面へのアプローチ …………………… 331
　　❶ 語音弁別（重度ウェルニッケ失語）… 331
　　　(1) 初回言語評価（発症後 1.5 カ月）…… 332
　　　(a) インタビュー／(b) 言語検査／(c) その他の検査／(d) 情報収集／(e) 評価のまとめ
　　　(2) 言語訓練の実施 ……………………… 333
　　　【語音弁別能力に対するアプローチ】
　　　(a) 障害構造・治療仮説／(b) 短期目標／(c) 治療手続き
　　　【コミュニケーション手段に対するアプローチ】
　　　(a) 障害構造・治療仮説／(b) 短期目標／(c) 治療手続き

（3）終了時言語評価（発症後 3.5 カ月）… 335
　　（a）自由会話／（b）言語検査
　（4）退院に向けてのアプローチ ………… 336
❷ 意味理解（重度超皮質性感覚失語）… 336
　（1）初回言語評価（発症後 2 カ月）……… 336
　　（a）インタビュー／（b）言語検査／（c）その他の検査／（d）情報収集／（e）評価のまとめ

　（2）言語訓練の実施 …………………………… 337
【非言語・言語的意味理解力に対するアプローチ】
　　（a）障害構造・治療仮説／（b）短期目標／（c）治療手続き
　（3）終了時言語評価（発症後 4 カ月）…… 339
　　（a）自由会話／（b）言語検査
　（4）退院に向けてのアプローチ ………… 340

第 11 章　失語症者の心理・社会的問題とその援助　　　　　　　　　（中村やす）343

1 失語症者の心理・社会的問題 ……… 344
1 失語症が心理・社会的問題に及ぼす影響 ……………………………………… 344
2 心理的問題 ………………………… 344
　❶ 抑うつ ……………………………… 344
　❷ 自己意識の問題 …………………… 345
3 社会的問題 ………………………… 346
4 心理・社会的問題はどうして引き起こされるのか ……………………………… 346
　❶ 心理的反応 ………………………… 346
　❷ 長期化による二次的問題 ………… 346
　❸ 脳の器質的な損傷 ………………… 346
2 心理・社会的問題への援助 ……… 347
1 援助の目的 ………………………… 347
2 援助の対象 ………………………… 347
3 障害の受容 ………………………… 347
　❶ わが国の障害受容論 ……………… 347
　❷ 障害受容についての留意点 ……… 348
4 援助の方法 ………………………… 348

❶ リハビリテーションの各期における心理・社会的問題とその援助 ………… 348
　（1）急性期 ……………………………… 349
　　（a）失語症者本人／（b）家族
　（2）回復期・亜急性期 ……………… 350
　　（a）失語症者本人／（b）家族
　（3）維持期・慢性期 ………………… 350
　　（a）失語症者本人／（b）家族
❷ さまざまな援助の方法 ………………… 351
　（1）個別訓練での心理・社会的援助 ……… 351
　（2）グループ訓練を活用した心理・社会的アプローチ …………………………………… 352
　　（a）慢性期の有効な言語訓練としてのグループ訓練，多面的支援としてのグループ訓練／（b）介護保険制度を運用した失語症デイでのグループ訓練／（c）失語症者の心理・社会的側面の改善を目的としたグループ訓練
　（3）社会参加への援助 ………………………… 360

索　引 ……… 363

はじめに

国際生活機能分類（ICF）と言語聴覚士の役割

　WHO（世界保健機関）が2001年に定めた国際生活機能分類（International Classification of Functioning, Disability and Health；ICFと略す）は，本書が対象としている成人のコミュニケーション障害の特徴や問題を整理し，それらの問題解決に言語聴覚士（以下，ST）がかかわる範囲を説明する枠組みを提供してくれる。

　改定前の国際障害分類（1980）では，機能障害（impairment），能力障害（disability），社会的不利（handicap）の3種のカテゴリーが用いられていたが，これらは人が生活していく上で障害が起きるレベルを示したもので，いわば障害というマイナス面に注目した分類法であった。しかし今回の分類はむしろ障害をもつ人々の生活機能に着目しており，図1に見られる通り，人が障害をもちながら生活していくのに関連する要素が相互関係的に働く様相が強調されている。

　今回のICFは人の生活機能（functioning）を心身機能・身体構造（body function and structure），活動（activity），参加（participation）の3つの要素で表現している。そして，これら各々の生活機能面に出現する障害を機能障害，活動制限，参加制約という用語を使って説明している。これらの内容を以下でもう少し詳しく検討してみよう。

　心身機能・身体構造（機能障害）：この項目は，人の心身の機能的変化と具体的な構造上の変化についていうもので，例えば，心的機能の変化とは脳卒中後のコミュニケーション障害のほかに，うつ，神経症，認知症ほかが考えられ，また身体的機能の変化とは，例えば歩行障害，上肢の運動障害など，さまざまな障害があげられるだろう．身体的構造の変化とは脳卒中による身体的構造の変化，例えば大脳の損傷や片麻痺，発声発語器官の麻痺など身体的な後遺症があげられる。

　活動（活動制限）：例えば，在職中に脳卒中の後遺症として，コミュニケーション障害をもった患者が，言語機能が損傷されたために仕事を続けられなくなったり，そのほかのさまざまな社会的活動など生活上の行動に制限を受ける例があげられる。

　参加（参加制約）：前述の活動制限の例と関連するが，脳卒中の後遺症によって社会的な活動に参加できなくなることは多く，また家庭内でも，コミュニケーションがスムーズにできないために家族団欒の輪に参加できない例なども考えられる。

　以上の3側面の生活機能に影響する要因がある。まずさまざまな疾病や体調不良など，人の**健康状態**である。言語臨床でも健康状態が不良な人は訓練の積み重ねが効かず，改善が望めないのはよく経験するところである。

　以上の身体条件とは別に，生活機能とその障害に影響する背景因子として**環境因子と個人因子**があげられている。環境因子にはその人を取り巻く

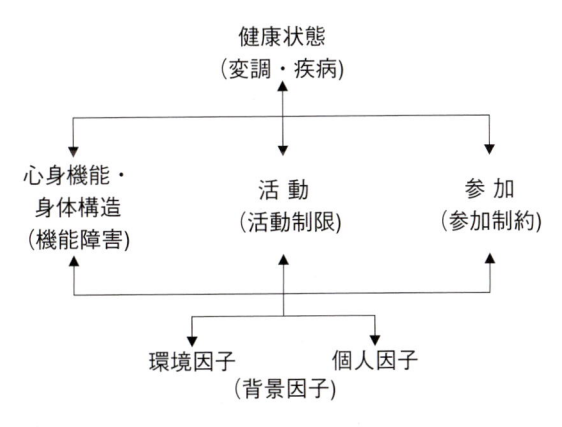

図1　国際生活機能分類（ICF）
（世界保健機関，2001）

物的環境（例えば支援機器），人的環境（例えば介護者）や法制度，各種のサービスなど幅広い要因が含まれる。個人因子には性別，年齢，教育歴，ライフスタイル，その人の価値観などが含まれるだろう。綿森（2006）はICFの枠組みによる各レベルの標準的な評定法策定の必要性を述べている。

コミュニケーション障害をもつ人の言語リハビリテーションに責任をもつSTには，ICFが提示した生活機能の3側面の障害，すなわち，機能障害，活動制限，参加制約のすべての面に，STとして許された範囲で働きかけ，最善をつくす役割がある。脳卒中後のコミュニケーション障害についていうと，「機能障害」に対しては言語機能そのものの改善を目ざした訓練，「活動制限」に対しては現在の言語機能レベルを超えて実生活でのコミュニケーションを改善するための実用性重視の訓練が考えられる。また「参加制約」の面についてみると，障害をもつ人が社会に参加するための援助には多くの職種の協力が必要であり，その中でもSTが担う役割は大きいと推測される。

もう1つ追加したいのは，言語治療では患者とSTが1対1で対して行う個別訓練の形態が多く，また「コミュニケーション」という最も人間的な問題を対象とするために，どこか心理療法に似た特徴が出てくるということである。患者や家族は脳卒中が原因で起きてきたさまざまな問題をSTに訴えかけてくる。またこうした訴えのあるなしにかかわらず，STは患者や家族の心理面を敏感に受けとめる能力が要求される職種である。研究史上でも失語症者のカウンセリングや家族療法の問題が取り上げられるようになってきた（Lafond, 1993；Sarno, 1993）が，これはST職に内在する心理職的側面の重要性に気づきはじめた証とみることができるであろう。

つぎに掲げるのは筆者が担当したごく軽度の失語症だった患者（Ｉさん）からいただいた手紙の抜粋である。Ｉさんの症状は日常会話では気づかれないほど軽微なものであったが，患者はそのことばの障害をどのように受けとめているかを如実に知ることができるので，許可を得てその一部を原文のまま掲載させていただくことにした。

「……先生のところで，言語障害の治療をしてもらったのがすでに5年前に最近はおしゃべりするのも比較的スムーズで，どんな場面でも慌てたり，焦ったりしないですむようになりました。私の場合は割合に軽くてすんだとはいえ，あの当時は本人は大分落ち込んでしまう瀬戸際だったとおぼえています。我々の脳卒中の患者は手足が動かなくなることもショックですが，口がきけなくなるのは恐怖ですね。一応相手の言うことはわかっても自分が反応できないことは恐ろしくなります。今でも近くの病院に週二回はリハビリに行きますが，口が不自由な人をみますと『負けるな，がんばれよ！』と言いたくなります。……

この言語障害という症状は，相当に精神的な面といいますか，患者の内面にかかわる問題ではないかと思うのですが……病気で倒れる前は普通にしゃべっていた人にとっては，大変に恐ろしいことですし，将来に対する絶望感が大きく押し寄せてくるものなのです。……」

言語リハビリテーションは，患者のこうした思いを中心に据えて始めなければならない援助である。

引用文献

Lafond D, et al：Living with Aphasia：Psychological Issues. Singular Publishing Group, San Diego, 1993.
Sarno MT：Aphasia rehabilitation：Psychological and ethical consideration. Aphasilogy 7：321-334, 1993.
世界保健機関・編：ICF国際生活機能分類―国際障害分類改定版―．中央法規出版，2002.
綿森淑子：失語症リハビリテーションの最近の動向とICF．人間と科学　県立広島大学保健福祉学部誌　6：5-16, 2006.

第Ⅰ部

脳卒中後に出現するコミュニケーション障害の種類と特徴
―失語症を中心に―

第 1 章
失語症

近年，失語症の研究や言語臨床の領域では，失語症についての考え方，とらえ方に変化がみられ，2つの流れが併行しているかたちになっている。

　まず1つは，ブローカ失語，ウェルニッケ失語といったように失語症を症候群としてとらえる考え方であり，今日の失語症臨床でもかなり重要な考え方として根づいている。この考え方は最近，「古典的」と表現されることがあるので，本章でも必要に応じてこの用語や「伝統的」の表記を使用する。

　もう1つの流れは，1970～80年代頃からはじまり，最近盛んになっている認知神経心理学的な考え方である。この考え方では，言語機構を解明するための仮説として情報処理モデルが用いられ，失語症状のありようをそのモデル上に位置づけて説明する。

　今日，失語症の臨床にたずさわる者にとっては，どちらの考え方も重要で無視することはできない。そのため本章では両方の考え方や主張をあわせて検討していく。

1 失語症の定義

　失語症とは何かを定義するにあたって，古典的立場と認知神経心理学的立場では，その障害の基底にある脳損傷部位と失語症候群の関連などについての考え方など重要な部分で一致していない。ここではそうした立場とは別に，一般的に認められている失語症の特徴について記すことにする。それらは以下の3点である。

　①失語症は，脳損傷が原因で出現する言語機能の障害である。

　②失語症では，聴く・話す・読む・書くのすべての言語様式に病前と比べて何らかの能力低下が出現する。すなわち，失語症は言語の全様式にわたる能力障害であり，単一の言語様式のみにみられる障害は，古典的には純粋型の名称（例えば純粋失読）で呼ばれ，失語症とは区別されている。

　③失語症は言語機能そのものの障害である。そこで「言語」とは何かが問題になってくるだろう。BensonとArdila（1996）はlanguageを下位分類して，意味・統語・ジェスチャー・プロソディーの4種の機能をあげ，言語の統語と意味面の問題がなくプロソディーやジェスチャーだけの障害の場合は，失語症による言語の障害とは分類しないとしている。

　失語症臨床では，言語の回復が期待できない重度失語症者の場合，コミュニケーションの代償手段として通常，身近に使用しているジェスチャー，描画，指さしなど非言語的な手段の利用の可能性を検討する。しかし，いわゆる言語が全般的に重度に障害されていると，こうした非言語的手段の獲得も困難が大きいのが一般的傾向である。19世紀後半以降に，失語症は言語・非言語両方の手段を含めての「失象徴」の障害であるとする議論があった（竹内，1995）。

　実際，失語症者のコミュニケーション能力を低下させる認知・行為・記憶などさまざまな非言語的機能が失語症に合併しやすいことは一般的に認められている。それゆえ，言語使用場面では，基底的な言語能力のほかにこうした非言語的な認知・行為などの障害が加わって，コミュニケーションが複雑化されることを覚えておく必要がある（竹内，2003）。

　なお，失語症を引き起こす脳損傷に関連して，先のBensonらは主に以下の注目点をあげている。

①失語症は脳構造の損傷によって引き起こされる。大脳以外の部位の神経系や，例えば心理的な障害に起因するような2次的な神経系の機能不全は失語症を引き起こさない。また先天的な発達障害による言語発達障害は失語症の原因として考えない。

②失語症候群を決定づけるのは脳損傷の原因ではなく，脳損傷の神経解剖的な部位である。

③失語症が明らかな場合，言語野がかかわる病理が考えられる。

④失語症候群は，神経系の特定のタイプの原因疾患によって引き起こされるのではなく，損傷された言語野の位置に依存している。そして，あるタイプの大脳病理（例えば，特定の血管の梗塞や出血）は共通して特定の脳部位を損傷するので，失語症候群は逆に脳損傷部位の診断的手がかりとなる。

⑤言語野がかかわらない部位の脳損傷は，失語症をほとんどあるいは全く引き起こさない。

2　失語症の特徴的な症状

　失語症は，言語記号の操作障害であると表現されることがある通り，基本的には言語面に限定された障害であるとされる。しかし，基底にある失語症を引き起こした脳損傷は必ずしも言語システムだけを限定的に障害するかどうかわからない。脳損傷の広がりによっては近縁の非語的な認知や行為，その他の高次脳機能をもあわせて損傷する可能性があり，こうした合併障害によって失語症の言語症状は複雑化される。

　この項の記述においては，現在も支持されている古典的立場の表現を主に用い，必要に応じて認知神経心理学的な考え方や用語を使用することにした。

1　言語反応に影響する刺激語の特性

　すべての語や文はそれぞれ特徴的な条件を持っており，それは失語症者の言語反応に影響することになる。そこで失語症の特徴的症状を検証する前に，その反応に影響する刺激の側の問題を述べる。こうした刺激語の特性は表出のみならず，理解面での反応にも影響するものである。以下に，一般的に言われている代表的な3つの特性をあげる。実際の言語使用場面では，こうした一般的特性に各々の言語様式固有の特性が加わると考えることができる。

❶ 心像性（imageability）

　ある語を想起しようとしたとき，その語の具体的なイメージが思い浮かべられるかどうかについていうもので，イメージが浮かびやすい語は心像性が高いという。この心像性の高い−低い（例えば，犬−尊敬）は，その語が具象的か抽象的かの尺度と密接に関連しており，失語症者は抽象的で心像性が低い語は想起しにくい。一方，具象的で心像性が高い語はその語に関連する意味情報が豊かだから，意味システムからの語の引き出しがしやすくなると考えられる。特に失語症が重度な例ではこの心像性の条件は重要である。

❷ 使用頻度／親密度（frequency/familiarity）

　使用頻度は日常的にその語がどれだけ使用されているかについていうものである。そして，しばしば使われる語は日常的に慣れ親しんでいるか

ら，使用頻度と親密度は密接に関連し合っており分離しがたい。語の使用頻度，親密度，さらに心像性などについてはデータ化され出版されている（天野と近藤，1999；天野ら，2008）。しかし，公表されたデータは個々人固有の使用頻度や親密度と一致するとは限らないことを覚えておくことが重要である。特に失語症が重度の場合にはそうである。趣味や職業など個人的な関心によって，その人固有の使用頻度・親密度がある。一般的に，高頻度・高親密度の語はその逆の条件の語よりも想起しやすく，理解されやすい傾向がある。

❸ 語の長さ（word length）

これは語の音素数やモーラ数についていうもので，短い語は長い語よりも産生されやすい。例えば呼称では，音韻形の貯蔵庫から語の意味に対応した音韻形の表象が活性化された後，その音韻形を実現するのに必要な音素や音節を引き出し配列する処理過程，さらに構音計画の過程があるが，語が短い場合，これらの処理操作の負担は軽くなり，その逆の条件ではその負担が重くなると考えられている。一般に，高頻度語は語のモーラ数が2から3モーラと短いものが多い。

2 発話面の症状

❶ 喚語困難（word finding difficulties）

ことばが想い出せない状態をいうが，喚語困難は失語症者だけではなく，認知症や意識レベルが低下した状態の場合などにもみられ，失語症固有の症状とはいえない。しかし逆に失語症であれば，タイプや重症度にかかわりなく出現する中核的症状ということができる。喚語困難の状態について，患者の中にはのどのあたりを指しながら，「ここまで出かかっているのだけど言えない」（tip-of-the tongue 現象）と説明してくれる人が

いる。日常臨床ではいろいろなレベルの喚語困難がみられ，日常語を1語も思い出せない患者もいれば，日常会話では目立たないが，職業に復帰するには語彙がまだ不十分といった患者もいる。

「喚語困難」という用語は，臨床場面では喚語時のさまざまな誤反応をひっくるめて語想起の障害全般をいう場合が多い。しかし，もう少し厳密にこの用語を「語の音韻形の想起困難」ととらえた場合，喚語困難には全くの喚語不能の状態のほかに，以下の症状をあげることができる。

（1）遅延反応（delayed response）

すぐには語を想起できないが，5秒か10秒待ってあげると正しい音韻形の語が出てくる。

（2）迂言／迂回反応（circumlocution）

ことばが出てこないので，その語の周辺のことを説明したりする。例えば，SLTAの「ふすま」という低頻度語の呼称課題で「開けて入るところ」と説明するが「ふすま」という名詞は出てこない患者がいた。これは迂回操作の単純な例である。迂言は文のかたちで表現される場合が多いので，失語症が比較的軽度でないとこのストラテジーは使えない。

tip-of-the tongue 現象も喚語困難の周辺症状と考えられる。この現象は，健常者も経験しているはずである。

（3）カテゴリー特異的失名詞（category-specific-anomia）

特定のカテゴリーに属する語の想起が困難な症状が紹介されている。Yamadori と Albert（1973）は，こうした特定のカテゴリー内の語群についての喚語や理解に困難を示す症例を word category aphasia と命名している。どのような語彙カテゴリーが障害されやすいかについて，近年の報告では家具，道具など人工物よりも生き物のカテゴリー（動物，植物，果物，野菜など）に関

する語の方が障害されやすいといわれている（Whitworthら，2005）。

(4) 自己修正（self correction）

自身の反応の誤りに気づき自発的に修正する行動である。中でもある患者は，脳内の言語システムのどこかに目標語があるかのごとくそれに近づこうとして次々と自己修正を繰り返す。これは，一般的な自己修正とは区別してconduite d'approache（目標接近行動）といわれる。この症状は伝導失語（近年「産生伝導失語」と呼ばれるタイプ）によくみられる特徴である。

❷ 錯　語（paraphasia）

錯語とは発話中の言い間違いのことで，音素，音節，語，句などに現われる。錯語は語の意味レベルに問題があって出現するもの，あるいは音韻機能レベルに問題があるものなど，言語情報処理過程での障害レベルによって錯語の特徴が異なっている。なお，発語失行による音の置換や歪みは錯語とはいわない。

(1) 意味性錯語（semantic paraphasia）

意味性錯語は，例えば「猫」の絵の呼称に「イヌ」と答えるように，目標語に意味的に関連した語に置き換える症状である。

失語症者の呼称の誤り方をみていると，我々の言語システムでの語彙の貯え方には，意味によって整理され組織化されるところが伺える。ある重度のウェルニッケ失語の患者が「窓」の呼称時に，窓が半開きになっている絵カードをみて「そとは夕焼け…そど」と呼称し，自分の発話にバツの悪そうな表情をした。「そど」は「そと」あるいは「まど」の音韻性錯語であろうが，そのどちらかは不明である。語の前に，窓の絵に何となく意味的に関連した「そとは夕焼け」（窓から外の夕焼けを眺めている情景）が想起されるのは興味深い。

意味性錯語は**語性錯語**（verbal paraphasia）と呼ばれることも多い。この後者の用語は概念が広く，意味性錯語のほかに**無関連錯語**（random paraphasia）も含めている。これは目標語とは意味的に全く関連がないが，音韻的に正しい実在語が出現する症状である。無関連錯語は保続に由来する場合が多いようである。

(2) 音韻性／音素性錯語（phonological/phonemic paraphasia）

例えば「めがね」を「めがれ」というように，目標語が推測できる程度の音の置換を示す症状をいう。

音韻性錯語は，喚語の過程で語の音韻形に対応する1つひとつの音素の選択と語内でのそれらの配列を誤る結果出現すると考えられる。音韻性錯語が発語失行と異なるのは，後者の障害では，「めがね」という正しい音韻系列のイメージは想起できているのだが，それを発語するための発声・発語器官の運動の企画レベルで誤りが生じているのに対して，音韻性錯語では語を構成する1つひとつの音素の想起やその配列レベルで誤りが生じている。この症状は「音素性錯語」ともいうが，もう少し広い概念である「音韻性錯語」と呼ぶことが多い。また**字性錯語**（literal paraphasia）とも呼ばれている。

語の音韻変化には，代表的なものとして音素の置換（substitution，別の音素に置き換える），省略（deletion，必要な音素を省略する），付加（addition，余分な音素を追加する），転置（語の音素列内で音の位置を誤る）などのタイプがあげられている。また，臨床的に観察すると患者の発話中には，発語失行によらない音の歪みや音の引きのばしなどもあり，失行症状との区別が難しい場面もある。

(3) 形式性錯語（formal paraphasia）

先の音韻性錯語は目標語からの音の変化によっ

て実在しない語（非語）になるが，形式性錯語は「バスケット」→「ビスケット」のように目標語に音韻的に近似した実在語を言うか，あるいはごく小量の音の誤りを含むが，実在語らしい音韻形になる特徴がある。

この形式性錯語は音韻性錯語とは異なった発話機序を持っていると推測されている。形式性錯語は，語の全体的な音韻形を想起する段階で，わずかな誤りを含む音韻形の語が活性化されたと考えられる。Nickels（2001）は，形式性錯語は語の音韻形が引き出された後，それにあてはめる1つひとつの音を引き出すレベルでの障害としているが，この考え方では形式性錯語は音韻性錯語の軽症例のごとくであり，両者の質的な区別がつかないのではないかと思われる。

❸ 新造語（neologism）

語新作とも呼ばれる。語を構成する音がほとんど置き換えられ，目標語が推測できないほどに音韻が変化している表現をいう。あるウェルニッケ失語の患者が，新聞を「しゃくしどう」，病院を「かっとら，とーだん」と呼称した。これらは新造語のたぐいであり，目標語の音が推測できないほど変化してしまっている。音韻性錯語は目標語の音韻的な特徴のいくつかが残されている点で新造語と区別できるところがあるが，実際の臨床では，その区別が困難な発話も出現する。

❹ ジャーゴン（jargon）

ジャルゴンと表現されることも多い。失語症者のわけのわからない発話について言う。先述の新造語はわけがわからないほどの音韻変化があっても単語が単語であることがわかるが，ジャーゴンはそれよりもっと長い連続した発話についていう。

ジャーゴンは，一般に次の3つのタイプに分けて議論されることが多い。

(1) 新造語ジャーゴン（neologistic jargon）

新造語ジャーゴンとは，先述の新造語が頻発する発話と考えてよい。文のかたちはなしていて文法語や代名詞，パターン化した表現が時々みられるなかで，肝心のところがジャーゴンになるために聞き手には理解できなくなる。しかし，未分化ジャーゴン（下記）の場合と異なって，発話中の音を大体書きとることができる。

つぎの例は洋裁をやっていたウェルニッケ失語の患者が，病前の自分の仕事について話したものである。

「がっきをね　ゆうきてん……すこし　あんじゃにやぶけたのですね　きちけち　ほんにんはやくやっていたんです」（同時に漢字で「技」と書いて示した）。
　　　　注）……：発語の間隔があいている

こうしたタイプは，ウェルニッケ失語の下位型として「新造語ジャーゴン失語」と呼ばれることがある。

(2) 未分化ジャーゴン（undifferentiated jargon）

日本語の明確な音韻とは認められないあいまい音を繰り返す症状についていう。しかも患者の発話をよく聞くと，そこで使われる音はバラエティーが少なく，少数のあいまい音の繰り返しを言っているようである。発話全体がこうした状態で，はっきりした語は聞きとれないし，発話を書きとることもできない。ある患者は，全くの未分化ジャーゴンに抑揚をつけて長々と話した。またあるウェルニッケ失語の患者は，「そうですね」「それでは」などパターン化した表出やつなぎのことばだけ，わずかにそれらしく聞きとることができ，新造語ジャーゴンに近い特徴を示していた。

(3) 意味性ジャーゴン（semantic jargon）

　誤った有意味語が多出するわけのわからない発話を表現するものとして，この用語が用いられる。意味性錯語のように目標語と意味的に関連した語が多出するわけではない。

　つぎはウェルニッケ失語と失名詞失語が混在するような症状を示した患者の発話である。

　「それで，その注射の運転手がね　その本人がね　そのまま持っていけって，あぶないから，もう始まるから持っていけって言ったんです」

　この発話は，患者に質問を繰り返して言いたい内容を推測することができ，往診にきた医師が脳卒中を起こす危険があるから，入院しなさいと勧めたということであった。

❺ 再帰性発話（recurring utterance），残語（residual speech）

　発語がほとんどない重症な状態の中にあって，何か言おうとするといつも同じ音系列が表出される症状をいう。もっとも有名なのは，ブローカが提出した第1例で，「タン，タン」とだけ言ったと紹介されている。**再帰性発話**には無意味な音系列の場合と有意味語の場合がある。筆者が担当した女性患者は「あんた」という発話のみを繰り返した。彼女は何かを感情的に訴えるときには，「あんた」の連続に抑揚をつけ，また速度を変化させて気持ちを表現していた。再帰性発話は**常同言語**（verbal stereotypy）とも呼ばれる。**残語**も何か言おうとすると決まった実在語が出てくる状態をいうので，再帰性発話との区別がつけがたい。筆者の重度患者は季節，時間にかかわりなく「今晩は，暑いね」と言った。しかし彼は先の女性患者のようにこの唯一の発話を繰り返し使って自分の主張や感情を表現することなく，その発話があるのみであった。

❻ 保　続（perseveration）

　保続は脳損傷後の特徴で，運動面にも感覚面にも広くみられる症状である。したがって失語症者固有の特徴とはいえないが，失語症者の場合，それが言語のすべての面にあらわれ，訓練の重大な妨害要因になる例がある。一般的には，例えば呼称課題で当面の刺激の絵カードに対して，1個から2〜3個前の刺激語あるいは自分が行った反応語を繰り返すことが多い。しかし，中にはもっと複雑な保続を示すことがある。ある重度患者は，STが訓練の途中で挿入した自由会話の中の語が保続的に出てきて，絵と文字単語を見ながらの復唱課題で，「わたし・かさ」「わたし・パン」というように，語のあたまに「わたし」をつけないと発語できなくなってしまった。

　保続は言語の理解面にあらわれることもある。単語を聴いて物品絵を選択肢の中から選んで指さす（ポインティング）課題で，ある患者は「途中から同じ単語ばかり聴こえる」と述べていた。

❼ 失文法（agrammatism）

　失語症者の文法障害には助詞の使用や語尾変化の操作など，適切な形態素を使用する能力の障害と，文を構造化する統語能力の障害の両面にみられる。古くは文法語を省略するかたちの障害を**失文法**とし，その誤用を**錯文法**として分けて考えられていた。

　臨床場面で，失文法の代表例とされるブローカ失語の患者が，例えば「コップで水を飲む」というべきところを「コップを飲む」と表現するのはごく一般的な反応で，道具の使用を示す助詞の「で」の困難が伺える。また省略のかたちとしては「コップ　水」というように名詞を羅列した反応や，「女の子が本を読んでいる」動作絵をみて「本読み」と名詞化した反応が出ることがある。重度ブローカ失語にとっては語形が変化する動詞や，文を構造化するために重要な助詞の獲得は難しいの

である。このようにみてくると失語症者の文法障害を失文法と錯文法に分類することの意味がなくなるのがわかる。そこで近年では失語症者の文法障害の総称として一般的に「失文法」という用語が用いられる。

(1) 統語の障害

　日本語は膠着語と呼ばれる通り，名詞に助詞をつけることによって，その語が担う意味役割を表現する。例えば「犬が猫を追いかける」という文の場合，助詞の「が」がついた「犬」が主語であり，「猫を犬が追いかける」と文中の位置を変えても，「が」がついている限りどちらの動物が動作主であるかを間違えることがない。しかし欧米語では，主語は文頭にくる決まりになっており，日本語のように，一般的によく使われる語順はあるが，それを入れかえても誤りではない，というわけにはいかず，語順が文を構成する重要な要素となっている。そこで欧米の失語症者の統語障害についての研究では，語順が正しいかどうかを重要視している。しかし日本語では，上述のように単純な文であれば，語順はほとんど問題にならない場合が多い。

　もう1つ統語能力をみる視点として重要なのが，文構造の複雑性である。例えば「おまわりさんが，鞄を持って逃げる泥棒を追いかけている」という文は，「泥棒が鞄を持って逃げる。そしておまわりさんがその泥棒を追いかけている」と2つの文で言っても同じ内容を表現しているが，はじめの文では「泥棒が鞄を持って逃げる」という文が「鞄を持って逃げる泥棒」という名詞句に変換され，「おまわりさんが〜を追いかけている」という文の「〜」の部分に埋め込まれて複雑なかたちになっているのがわかる。失語症者は程度の違いはあるが，文を複雑に構造化するのは困難が非常に大きい。しかし語彙の能力と文法能力が必ずしも平行して障害されているわけではなく，語彙の能力から乖離して文法障害が著明なケースがみられることがある。

　主動詞の省略も失文法の患者が示す重要な特徴である。重度ブローカ失語の患者が語彙を回復するのはまず名詞からである。名詞の数は増えるが動詞は言えない時期に彼らは動詞を省略し，名詞を羅列した発話を行う。

(2) 右利き交叉性失語の例

　近年，右利き交叉性失語や非右利き失語など言語機能の大脳における側性化があいまいな失語タイプに失文法例の出現が多いことが注目されている。

　以下に右利き交叉性失語の発話例を紹介する。助詞の省略と誤用が目立つが，文が構造化されていないのもわかる。以下の①，②は同一人物の発話である。

① 発症時の様子について話す（自発話）

　「台所ーおみおつけ，グラグラッ　歯みがき〜もーのすごく頭がグラグラしちゃって…倒れかかっちゃったんです。…2度目再発ー…1週間毎日毎日かかりつけー近所に…いたんです。再発ー…意識…△△病院に，救急車　運ばれたんです。3日間意識不明…」。(33秒)

　　　　　　注）△△：筆者が病院名を伏せた部分

② 情景画の説明（老研版失語症鑑別診断検査より）

　「ドアーが　いりぐちー　ぼうやに　はいっています。
　テレビ〜　野球をみます。猫がねています。
　おかあさんに　編み物をあんでいます。
　たばこを　すい，ます。電話をかけました」。(20秒)

　　注）…：発語の間隔があいている　　ー：音を引き伸ばした　〜：あいまい音　，：句中での途切れ

　これらの発話の書取りをみると，①の自発話と②の課題として叙述話ではいくらか特徴が異な

のがわかる。

　①の自発話では格助詞の省略が目立ち，またこの内容から今回の発症が再発作であるらしいことがわかるが，「1週間　毎日毎日　かかりつけ—近所に…いたんです」というホームドクターに関連する発話部分は，句の省略が多すぎて文構造が推測できない発話となっている。一方，②の課題では，格助詞の誤用が目立つ。例えば「ドアーが　いりぐちーほうやに　はいっています」という発話は情景画から推測すると「入り口のドアーから，ぼうやがはいってきます」といった内容と思われる。一方，語彙の面からみると①，②ともに錯語がなく，発話量も多くて，右利き交叉性失語の語彙力の高さが伺える。

　上記の発話例から，この失文法の患者が自発話では格助詞を省略する傾向があり，課題になると誤用する傾向がみられたが，この違いはなぜ生じるのだろうか。まず②の課題での誤用から考えてみると，患者は名詞の後に助詞がくるのはわかっているために，課題を行う場合には，情景画に対応する文を考えながら名詞の後に助詞をつけるが，助詞の能力が低下しているために誤った助詞をつけてしまうらしい。しかし，そのとき患者が使用する助詞は格助詞のカテゴリーにある音で，他の語彙カテゴリーの音をつけることはなく，患者は格助詞カテゴリーにアクセスしていることは伺える。

　一方，①の自発話では，自分の言うべき文の手がかりとなるような情景画はないという不利な条件のうえに，言いたいという発話衝動にせきたてられて，患者は文構造を考える時間的余裕もとらずに，言いたいことだけを言ってしまうため，意味を担っている実質語は出てくるのだが，文法的な機能語は抜けてしまうのではないかと考えられないだろうか（竹内ら，1986）。しかしこの特徴は，おそらく患者の語彙力と統読能力の関係で決まるのであろうから，文法障害を示すすべての患者にいえることではないかもしれない。

(3) ブローカ失語の例

　ブローカ失語の失文法は上記の例とは異なり，語彙力そのものが非常に貧弱な状態の中で起きてくるのが普通である。つぎに例示するのは，SLTAの「まんがの説明」課題における重度ブローカ失語症者の発話である。この4コマまんがは，帽子をかぶった男の人が歩いていて，風で帽子が飛ばされてしまう。その人は帽子を追いかけ，川に落ちた帽子を杖で拾い上げるといった情景をあらわしており，課題はそれらの絵についての説明を求めるものである。

発症後16カ月時

「杖，男の子は……おうし（「帽子」の音の置換）を……水……おうし（「帽子」の音の置換）を……よかった……よかったですね」。（2分9秒）

発症後18カ月時

「こど（否定），男の子　帽子　帽子……し〜帽子…と……と，……飛びます……おと……水，水　帽子を……か……帽子　あ，か……よかったですね……杖，杖……ここ，杖を……杖を……す……杖をつきます」。（4分）

　注）〜：あいまい音　　…：発語の間隔があいている

　これらの発話をみると，発話の時間が長いにもかかわらず同じ語の繰り返しが多く，発症後1年半（18カ月時）たっても，このブローカ失語の患者の語彙の少なさが伺える。また品詞もほとんど名詞に限られていて，わずかに使えている「飛びます」は，語尾変化がつけられず原型のまま出ている。「よかったですね」はパターン化した表現であり，「杖で拾った」とすべきところに出てきた「杖をつきます」の句は，訓練用に用いている表現がそのまま，固定したパターンとして出現したものである。

以上，失文法が特徴的な右利き交叉性失語と，ブローカ失語の発話の例を示したが，これら2群の失文法には類似の特徴がある一方で，背景にある機序には，異なったものがあるのではないかと推測される。

(4) ウェルニッケ失語の例

　流暢型の失語症者が示すいわゆる錯文法は，基底に語の意味障害があり，本来結びつくはずがない語が，基本的には正しい文構造の枠の中にはめ込まれるところから派生するのではないかという考え方がある。これは筆者の同僚が担当した患者の例であるが，彼は稲穂が首を垂れている絵カードを見て「パンの実」と呼称した。通常「パン」と「実」という語は助詞の「の」で直接的に結びつくような意味関係にはないはずである。しかし所有の助詞「の」自体は正しい。一方「パン」は「稲」の錯語である。こうした累積が結果として錯文法的発話につながるのではないかという推測は可能であろう。

　つぎに示す例は発症後2年経過した中～軽度の患者で，臨床場面での日常的会話で時々おかしいのは明らかだが，際立った文法障害を感じさせない印象がある患者のSLTA「まんがの説明」の一部分である（本例の全発話は28頁に掲載されているので参照されたい）。

「ちょっと待ってよ　この先生（STのこと）はこういう問題を僕には　はじめて教えないよ（マンガの絵を指しながら）これ　これ　言えないよ」

「（STが以前に1回，検査を行ったというのを聞いて）1回聞いた　らんだけどね　この説明がむずかしいな　なんでもいいんですか」

「これはね　必ずね　あの……たびたびを走る時にはね　これはね…リュック　リュックサックで　これなんて言ったけな　これ　これはね　おかしいな　なんて言ったけな」

　下線を付した部分は，課題の説明として意味的・文法的に不適切と思われる個所である。こうした不適切な発話で，患者が何を言いたいのかつぎのように推測できた。

　「はじめて教えないよ」：「はじめて教えたよ」と「今まで教えないよ」の両方の句が不適切に結合したと思われる。

　「聞いた　らんだけどね」：「聞いたことがあるらしいけれど」の意味。「らん」は「らしい」の音韻変化。

　「たびたびを走る時」：「走る」は「歩く」の錯語，「たびたび」はその直前に「必ず」があることから推測すると，「いつも歩く時は（持っている）」の意味と思われる。助詞の「を」は誤用。「リュックサック」は「杖」の錯語。

　以上のように分析してみると，このウェルニッケ失語例の失文法はいわゆる錯語に由来する部分が多く，ときには助詞の誤用も含まれる内容となっている。

❽ 発話の流暢性（fluency）

　発話の流暢性は言語能力の問題ではなく，話しことばの流れの面についていうものである。失語症者の中には健常者のように発話がなめらかに流れるタイプがある一方で，努力性のぎこちない構音でたどたどしい話し方をする患者群がある。前者のなめらかな話し方の特徴を**流暢性**（fluent）発話といい，後者のたどたどしい話し方を**非流暢性**（non-fluent）発話という。発話の流暢性は古典的な失語症候群を鑑別する際の1つの軸となっており，流暢群には，ウェルニッケ失語，伝導失語，失名詞失語，超皮質性感覚失語が含まれ，また，非流暢群には，ブローカ失語，超皮質性運動失語，混合型超皮質失語，全失語が含まれている。

　発話の流暢性の問題は，失語症臨床では患者の最初の面接において，STがまず着目する点である。それはこの特徴が失語症候群の判定過程で最

初の重要な軸となるからである。非流暢性発話を引き起こす原因として，失語症そのものではなく合併する発語失行があげられている。

非流暢性発話を構成する要因にはプロソディーの障害と構音の障害がある。プロソディーとは話しことばの抑揚（イントネーション），アクセント，リズムなどの要素を含めて表現する用語である。またプロソディーの要素のうち，メロディー面（話しことばの抑揚）が流暢か非流暢かを分けるのにもっとも有効である点が確かめられている。発語失行は大脳レベルでの「発語運動の企画の障害」と定義される通り，聴覚的な印象でも発声・発語器官の筋力低下に由来するディサースリア（dysarthria）とは異なった特徴を持っている。非流暢性発話は努力性でたどたどしく，プロソディーが障害されており，構音では，誤った音への置換や，音の歪み，省略，付加などがあり，それを修正しようとさらに努力性の発話となるといった特徴が目立っている。失語症をほとんど合併せず発語失行だけが目立っていた患者の1人が，人に道を尋ねたりすると，しばしば日系2世に間違えられると述べていた。

Goodglass と Kaplan（1972）によるボストン失語症診断検査の「話しことばの特徴に関する評定尺度」は，古典的な失語型をプロフィールによって示す試みであるが，その尺度には，メロディー，句の長さ，構音能力，文法的形態，発話中の錯語，復唱，喚語，聴覚的理解の8種が使われている。その中で流暢性の判定に関連するのは，「メロディー」「句の長さ」「構音能力」「文法的形態」の尺度である。

3 復唱面の症状

復唱能力の良否は，古典的な失語症候群を鑑別するための着眼点の1つになっている。復唱が成立するための言語処理過程には，①語の意味を理解して復唱する経路，②聞いたことのある語であることは認識しているがその意味は理解しないで復唱する経路，③語であるかどうかもわからずに復唱する経路が想定される。3種のそれぞれの経路の損傷によって異なった特徴をもつ失語タイプが出現する（後述52頁）。

復唱能力の良否は刺激を非語とした場合に極端に明らかになる。筆者らは復唱障害の問題を明らかにするために高頻度語，低頻度語，非語（無意味語）の3種について，2モーラ，3モーラ，4モーラ語の各10個から構成される簡単な復唱テストを作成している。非語は有意味語を構成する単音節をランダムに組み合わせて作成した。その一端を表1-1に紹介する。

理解がよく全般に言語能力が高い伝導失語の場合，日常高頻度語の復唱には問題がないかもしれないが，非語の復唱になると困難が著明になる。この群は①の語の意味に依存した復唱経路を利用していると考えられる場合が多く，彼らが非語の復唱が困難なのは，意味の経路を利用できないためであろう。一方，意味理解が悪く，復唱のみが良好な超皮質性感覚失語は臨床的にみていると，意味を介さず，さらに語彙かどうかの判断も行わないで遂行される③の経路を利用して復唱するのではないかと推測される。

表1-1 復唱テスト（部分例）

	高頻度語	低頻度語	非語
2モーラ	うま（馬） みず（水）	まと（的） つゆ（露）	ろそ けみ
3モーラ	めがね（眼鏡） たまご（卵）	てびき（手引） すいり（推理）	そたき れごほ
4モーラ	くつした（靴下） えんぴつ（鉛筆）	こくぜい（国税） かいまく（開幕）	たさじこ むばろも

4 聴覚的理解面の症状

聴覚的理解にかかわる主な要因として，以下の条件が考えられる。

❶ 語音弁別

純音や環境音は弁別でき，語音弁別能力だけが低下している障害は**語音聾**（古典的な純粋語聾に対応する）と呼ばれる。ウェルニッケ失語の中には語音聾を合併している例がある。

失語症者の語音弁別の問題を調べるのに，健常者を対象に行うときのように患者が聞いた音を書きとったり，あるいは口頭で復唱する方法を用いることはできない場合が多い。失語症者は，書字や復唱能力そのものが障害を受けているため，そうした手段で得られた反応は全く信頼性に欠けるからである。そこで失語症者の語音弁別能力を推測する方法を工夫する必要がある。SALA（2004）では2モーラの1対の語を提示し，それらが同じ語であるか違う語であるかの異同の判断を，実在語と非語（無意味語）のそれぞれについて行っている。

筆者らは単音節の対を用いて同じように異同判断テストを作成している。それは例えば，異音対として「タ」-「カ」，「バ」-「マ」など臨床資料から患者が誤りやすいことがわかっている単音節対を作成し，また同音対としては異音対を構成する単音節について，例えば，「タ」-「タ」，「カ」-「カ」のような対を作成して，それらと異音対とをランダムに混ぜたリストである。しかし，この異同の判断によるテストは2つの語音の違いはわかっても，その語音自体を同定できているかどうかは測定できないという限界がある。反応は，首ふりなど患者ができる手段を探して用いる。

❷ 語の意味理解

言語音ははっきり聞こえているが，その音韻形と意味とが結びつかない患者がいる。この症状は超皮質性感覚失語やウェルニッケ失語で際立ってみられる。

STは患者の語の聴覚的理解を調べる場合，通常いくつかの反応選択肢を含む図版から，STが言った語（主として名詞）に対応する絵を患者が指さす単語の認知テスト（ポインティングテスト）を行う。図版のかわりに日常よく使う物品を並べる場合もある。意味理解の悪い患者は，例えばSTに「くし」と聞かされると「くし，くしってなんだろう……ないな」と言ったり，選択肢の中の「歯ブラシ」を指さしたりする。この後者の反応はちょうど発話面の語性錯語のように，意味的関連語と混同したものである。

単語の認知テストとして一般に使用されている語は，日常高頻度名詞，低頻度名詞，動詞，形容詞，数字，色名などである。このうち数字はアラビア文字が，色名は色紙が用いられている。その他の品詞の場合は語に対応する線画を用いる。

非言語レベルでは「事物」の概念はあるのだが，その語を聴いたときに対応した語の意味がわからない障害は**語義聾**と呼ばれている（後述）。

❸ 語の音韻形の認識

聞いた語が自分が以前から知っている実在語かどうか，語の音韻形の判断ができない症状がある（**語形聾**）。こうした症状は語音弁別には問題がなく，復唱も可能な状態で起きる。

❹ 文構造の理解

コミュニケーションは文のかたちで行われることが多いから，聴覚的理解においては単語が理解できるだけでなく，それらがはめ込まれた文の構造が理解できないと正確なコミュニケーションが成立しにくくなる。失語症ではタイプや重症度に

よって差はあるが，多かれ少なかれこの面でも障害を受けている。

失語症検査では聴覚的理解力を調べるのに，単語，短文，長文の3段階の下位検査を行うのが普通である。SLTAの長文レベルの課題は，検者の口頭命令に従って患者は机上に置かれた物品を操作するものである。この「口頭命令」の方法は古くから失語症検査に伝統的に用いられている方法である。SLTAでは反応選択肢として10個の実物を机上に並べ，例えば「100円玉の横に櫛を置いて下さい」といった指示を与えて，患者にその通りの動作を行ってもらう。上記の命令文は100円玉，横，櫛，置くの4つの語を含む意味の単位から構成されており，健常者にとっては，理解が困難な文ではないが，失語症者にとっては，この非日常的な文を正確に理解するのは難しい場合が多いのである。

失語症者は自身の能力を超える情報を理解するためにさまざまなストラテジーを利用している。例えば，聴覚的に「男の子が女の子になぐられている」という文を与え，それを表わす情景画を4～6個の選択肢の中から選んでもらう課題を行うと，「男の子が女の子をなぐっている」絵を指す患者がかなりいる。この誤りを引き起こす原因として，患者のストラテジーの誤用が考えられる。まず文は最初にくる名詞句が動作主，つぎにくる名詞句が目的格の順に並んでいることが多いから，この語順に依存するストラテジーを利用すると，受身文の判断を誤ってしまう。また現実の世界では一般に男の子の方が乱暴で，人をなぐったりするのは女の子より男の子が多いから，こうした現実世界の知識に依存した判断を行っても文の理解を誤ってしまうだろう。

失語症が全般に重いにもかかわらず，日常会話レベルは一見理解がよいように見える患者は比較的多い。日常会話では相手の表情や身振りなど，理解を助ける非言語的な手がかりが多いうえに，話し相手の患者に対する役割（例えば，妻）によって話題が限定され，内容の推測がしやすくなることも加わって，日常会話は総体的に理解しやすいものとなる。このように患者は複雑な文の理解ではさまざまなストラテジーを利用している可能性があり，詳細な理解検査によって，本当の障害レベルが明らかにされる。

左半球の頭頂－側頭葉損傷後，**論理－文法障害**（Luria，1970）といわれるタイプの理解障害が出現するといわれている。これらの患者は，例えば人の関係（例：兄の嫁の弟）や位置関係（例：銀行の角を右に曲がってすぐの左側）を示すことばが理解できなくなると考えられている。それは，これらの名詞（兄と弟，右と左）が他の場面では関係が逆転して使われる可能性があり，いわば等価な名詞であるために，常に助詞によって規定される意味関係を正確に把握しなければ理解できず，患者にとっては困難が大きいものとなる。

❺ 聴覚的把持（ARS：auditory retention span）

「言語性短期記憶障害を伴う失語」という用語は，伝導失語の中の1つのタイプがこの障害によって特徴づけられるということから，しばしば紹介されるようになった。伝導失語の特徴の1つとして自発話より復唱が際立って困難な点が古くからあげられているが，この障害の基底に言語性短期記憶障害があると考えられている。このタイプの伝導失語は伝統的に言われるタイプとは異なって，音韻性錯語が少なく，したがって，conduite d'approache（目標接近行動）と呼ばれる特徴的な自己修正行動も目立たないといった状況で起こる復唱障害である。

一方，ARSは，聴覚的に与えられるどのくらいの長さ（スパン）の刺激語が保持できるかについていうものである。この場合，スパンを測る単位は通常，後述するように単語の数である。「言語性短期記憶障害」は言語刺激の保持時間についていうものであるから，両方の概念は共に記憶保持能力

に関連があるが同質の概念ではない。ARSの低下は，Schuellら（1964）が喚語困難と共に失語症の中核症状として重要視した障害である。

　ARSを測定する方法は通常，ポインティング・スパン（pointing span）テストに拠っている。患者の前に反応選択肢として実物を6〜8個並べるか，あるいは日常物品の絵や数詞などを同程度の個数含む図版を用いる。そしてSTは1秒に1語程度ゆっくりめに2個以上の単語を連続して言い，患者は選択肢の中から言われた通りの順序で対応するものを指さす方法をとる。

　失語症者の日常語と数詞を用いたARSを比較すると，数詞の方が1語分長いのが一般的傾向である。このように数詞の方がARSが長いのは，この語が最高頻度語で音節数が短いこと，さらに弁別しなければならない属性が少ないこと，など刺激語の情報処理に時間がかからないことが影響しているのではないかと思われる。一方，通常用いる日常物品の単語はいずれも高頻度語ではあるが，数詞の使用頻度の高さには比べようがない。また，日常物品名を聞かされた場合，対応する絵を選択するためには，数詞に比べて，刺激語の弁別をしなければならない属性が多いために，その処理に時間がかかるので，保持できる語数が低下すると推測される。日常高頻度語では音節数の長さの効果はあまり明らかではないが，筆者の調査では低頻度語になると音節数が長い語のARSは短い語よりも低下する傾向がみられている。その原因として低頻度語の中でも音節数が長い語は，短い語に比べてさらに頻度が低い可能性があるかもしれない点と，音節数が長ければ情報処理に時間がかかる可能性がある点などが考えられた。

　通常，失語症者は口頭命令の理解力とARSの長さはかなり相関があることを示す。しかもSLTAの日常物品を使用する口頭命令は，日常物品絵を用いたARSと相関が高く，色つきのチップを用いるトークンテストは色名を用いたARSとの方が高い相関を示す傾向があった。このようにARSと文の理解力とは一般に相関する傾向があるので，ARSの長さによって聴覚的理解の良否を推測することができる。臨床的印象からみると，ARSが4単位（4語の連続ポインティングに正答できる）のレベルにあれば，聴覚的理解は非常によい印象がある。また3単位保たれていれば，失語症者としては中〜軽度レベルで，日常コミュニケーションには全く問題を感じさせない。2単位レベルでは失語症者の中でも理解力が低く，日常コミュニケーションでときに問題が生じることがあると推測できる。

　また，漢字単語を使った読みのポインティング・スパンテストも行われるが，読みの過程に固有の障害がない限り，その能力はARSと乖離しない例が多い。このことから，ポインティング・スパンには聴く，読むの両方の様式に共通の機能が働いていると推測される。そうしたことから，ARSには聴覚様式に固有の障害がなければ，総体的な失語重症度が反映されるのではないかと考えている。ARSは言語性短期記憶とは異なり，意味を介した記憶であると言えるのではないだろうか。

5 読字面の症状

　失語症を伴わない読み書きの障害には，古典的に言われる純粋失読，純粋失書，失読失書などがある。これらの純粋型ではタイプ名にうたわれている特定の言語様式に障害が限定されている。本書では，これらの純粋型については後述（第2章，76頁）されるので，ここでは検討の対象外とする。ここでは失語症にみられる読み書きの問題をとりあげる。

❶ 読 解

(1) 単語の読解

　単語の読解のレベルで誤りが出現するのは重度失語群である。SLTAで漢字と仮名単語の成績を比較してみると，全失語などの非常に重症な失語症者の場合，漢字単語はいくらか正答できるが，仮名単語の認知はほとんど困難だろう。重度ブローカ失語の患者は本来仮名の操作能力は非常に低いのだが，SLTAの仮名単語の読解では，漢字単語との間に大きな乖離を示さない場合が多い。その理由として考えられるのは，1つひとつは難しい仮名が単語としてまとまっていると，文字列の拘束性が出る上に，語に対応する物品絵を4～6個の選択肢の中から選べばよい課題であるため，仮名単語の意味が推測しやすくなる点などが考えられるだろう。SLTAでは「いえ」の仮名文字単語に対して犬の絵を指さす誤りがしばしば出現する。これは「いえ」は2文字のために，例えば「とけい」の3文字の場合に比べると単語全体を推測するための手がかりとなる文字が少ない分，推測可能性が低下するだろう。また，反応選択肢の側からみると，「いぬ」と同じ文字数であること，さらに，無生物の家の絵よりも日常親しい動物の方が我々に訴えかけるものが大きいなどの原因も加わってこのような誤反応が出現するのではないかと推測される。この誤反応の出現にはこうした語彙の側，反応選択肢の側の両方の条件の効果が考えられる。

(2) 文の読解

　SLTAの短文の読解では，仮名1文字の理解が悪い重度な患者でもある程度の正答を示す場合が多い。その原因は，聴覚的理解の場合と同様に理解のためのストラテジーを用いるためであるが，読みでは，文中の漢字を中心に全体を推測して読むストラテジーが重要である。SLTAでは長文の読みの理解を調べるのに，聴覚的理解面の検査に用いる「口頭命令に従う」課題と同じ文をカードに書いて書字命令を行っている。この課題の正答率が低い患者が，ベッドサイドに行ってみると新聞や小説を置いているのに驚かされることがある。STは誰でもこうした経験を持っていることだろうが，患者たちはおそらく漢字に依存した推測読みを行っているのであろう。

　患者は，文中に仮名が続く部分があるとわからないと訴えることがよくある。ある中～軽度のウェルニッケ失語の患者は，接続詞，副詞など普通は仮名書きにするあらゆる部分を可能な限り漢字に書き直さないと，長文の読みを開始できなかった。ときには仮名が続いている部分を不適切なところで切って辞書から漢字単語をひろってくるために，内容の理解がさらに混乱することになった。この患者は失語症はかなり改善したものの，仮名単語や文の意味理解の手がかりとして漢字に過度に依存しなければ読めない状態が残存していた。

　長い材料の読解では，基底的な言語把持能力が必要となる。患者は新聞を読んでいても途中で話の前の方を忘れてしまい，また読み直すことを繰り返すので，なかなか先に進まないとしばしば述べている。これは失語症者一般にみられる読みの面での言語把持の障害を訴える表現である。

❷ 音 読

　文字言語は音声言語を別の様式で表現するために作られた言語であるから，「音読」という音韻操作が必要な文字言語と，音韻機能が加わらない読みの理解では，その成績が必ずしも比例するわけではない。これは読解と音読では文字を対象にするといっても加わる言語処理過程が異なるからである。さらに，日本語には漢字と仮名（平仮名・片仮名）という異なった文字体系があるので，音読，読解，さらに漢字語と仮名語で成績が乖離する可能性がある。以下にそれらを例示す

表1-2 タイプが異なる失語例の漢字，仮名語の読解と音読の成績比較（正答率）

		ウェルニッケ失語例	TCSA例
読解	漢字単語	100%	80%
	仮名単語	100	30
音読	漢字単語	0	60
	仮名単語	0	100
	仮名1文字	100	100

(SLTAより)

る。なお，対象とした症例の特徴は，当該の失語型を代表するものと主張するのではない。

(1) 読解と音読，漢字語と仮名語の成績比較

表1-2に語音聾を合併しているが意味理解は比較的良好な中等度ウェルニッケ失語の患者と意味理解が悪い中等度超皮質性感覚失語（TCSA）各1例のSLTAにおける読解と音読の成績およびそれらの漢字・仮名語の成績を比較した。

ウェルニッケ失語例は，読解で漢字語，仮名語ともに100％正答と良好で，音読では漢字語，仮名語ともに正答は0％であった。しかし，仮名1文字の音読は100％であった。

TCSA例は，ウェルニッケ失語例とは様相が異なり，読解で漢字語80％（変動しやすく，しばしば成語が低下する），仮名語30％の成績であった。音読では漢字語60％，仮名語は100％，仮名1文字100％正答であった。TCSAは意味理解を伴わないで，音韻操作が優れているのが特徴的なタイプであるが，仮名単語の読解は30％と低いにもかかわらず，それらの語の音読は100％正答と高く，この失語タイプの特徴を表す成績であった。一方，漢字語が比較的良好なのは，SLTAで使用しているのは日常高頻度語であり，また，選択肢による反応図版を使用するので意味に結びつきやすいなどの要因が推測された。

(2) 音読の誤りのタイプ

音読の誤り（錯読）の代表的タイプとして，意味性錯読（語性錯読），音韻性錯読（字性錯読）があげられる。以下に例を示す。

あるウェルニッケ失語症者の訓練で，1枚の絵カードに対応する漢字単語を3個の選択肢から指さした後，その語を音読する課題を行ったとき，彼女は「机」の絵に対して「椅子」の漢字単語を選択，口頭では「えぷす，けくす」（「デスク」の音韻変化したもの）と新造語に近い意味関連の音読（**意味性錯読**）を示し，理解と音読の両方を誤った。

また，別のウェルニッケ失語の患者は音読で漢字単語「犬」に「いろ，いる」と反応し，仮名単語「えんぴつ」には「えんぴく」といずれも**音韻性錯読（字性錯読）**を示した。

一方，超皮質性感覚失語の患者は平仮名表記の「くすり」の音読には即答したが，漢字の「薬」の音読では，「くすりじゃないなあ……はがき，くつかな」と正答しているにもかかわらずそれに気づかず，目標語に**無関連**な**語性錯読**を表出している。

表1-3 タイプが異なる失語例の漢字語，仮名語の書称と書取りの成績比較（正答率）

		ウェルニッケ失語例	TCSA例
書称	漢字単語	100%	40%
	仮名単語	0	40
書取り	漢字単語	20	90
	仮名単語	0	100
	仮名1文字	20	100

6 書字面の症状

❶ 書称と書取り

　書字には自発書字と書取りの2側面がある。ここでの自発書字は自身の思いや概念の書字による表現と，絵や実物を見てその名前を書く書称（口頭での呼称に対応）を含めた表現として使用する。書称では刺激が非言語的に与えらる（例えば物品の絵を提示する）のに対して，書取りでは最初に聴覚的言語刺激が与えられ，書く過程の前にそれを音韻的に処理しなければならないという音韻処理過程がある。そこで情報処理過程が異なる書称と書取りでは成績が乖離する場合がある。

❷ 書称と書取り，漢字語と仮名語の成績比較

　先に例示した語音聾を伴うウェルニッケ失語例とTCSA例の2症例についてSLTAの成績（正答率）を比較した（表1-3）。
　この成績をみると，語音弁別が悪いウェルニッケ失語は，音韻過程が加わる書取りは文字の種類にかかわりなく成績が不良で語音聾の影響が考えられる。書称では漢字単語は100%，仮名単語は0%と乖離した。こうした成績から，本例の語の意味システムは良好で，音韻操作が不良なウェルニッケ失語の特徴が伺える。
　一方，意味と音韻が乖離しているTCSAでは，意味の経路を経なければならない書称では漢字，仮名単語とも成績が低く，音韻機能が大きく影響する書取りでは漢字，仮名語ともに良い成績を示した。

　自分の名前も言えない重度ブローカ失語の患者が，名前はもちろん，主として日常高頻度語レベルだが，漢字書字によって意思を表現するのに出会うことがある。中には低頻度語を含めての漢字能力が残存する患者もいる。STは，患者のこうした漢字能力を，発話を補う手段としてコミュニケーションに大いに利用していく。一方，彼らの仮名の能力は漢字に比べると低く，仮名1文字の獲得に，漢字単語を手がかりとして利用する例もある。ブローカ失語が発話面で音韻操作能力が低いことと，音を代表する文字である仮名の能力が低いこととは，言語処理過程で関連しあう事象であろう。
　失語症者は，仮名1文字の書字で清音の仮名は書けても，単語にまとまると誤るといった特徴を示す。拗音仮名はもっとも困難が大きく，また半濁・濁音の記号は相当改善した後でも脱落しやすい。
　かなり軽度な失語症者（特に失名詞失語）は，一般的にいって仮名の書字は比較的よいが，漢字語は低下を示す傾向がある。これは高齢者が漢字を忘れたとぼやくのに似た傾向であるが，失語症者の場合は，仮名はよいといっても単語レベルの場合が多く，よほど軽度でない限り文を書くとなると，仮名文字を抜かしたり誤ったりするのが一般的である。

❸ 書字の誤りのタイプ

入院当初の失語症者の中には，言語検査ではじめて非利き手（ほとんどの場合，左手）による書字を求められるため，数字の曲線が書けなかったり，画数の多い漢字は形がまとまらなかったり，あるいは文字全体の左右が逆転した字（**鏡映文字**）を書く者が出現する。しかし訓練の過程で，左手書字による稚拙さは残るものの，比較的苦労せずに異常な書字は消失していくのが一般的な傾向である。

口頭表出面の錯語に対して，書字での漢字や仮名の誤りは**錯書**と呼ばれている。錯書の種類には**形態性失書**（文字の書き誤り。形態的に類似した文字間の混乱。例：目→日），**意味性失書**（意味的に類似したものの文字間の混乱。例：猫→犬），**音韻性失書**（音韻的に類似した文字間の混乱。例：ぬ→む）などがある。

全失語などの重度患者の中には文字のかたちがとれない**構成失書**を示し長期にわたって文字の模写が困難な例がある。

3　失語症候群：伝統的な失語分類

1 「失語症候群」の確立

古典的な失語モデルとしてよく知られているのは，19世紀に提出されたウェルニッケ－リヒトハイム（Wernicke-Lichtheim）による失語図式（1884；大橋，1967より）である（図1-1）。

聴覚的理解は末梢器官（a）からの言語情報が聴覚言語中枢（A）を介して概念中枢（B）に伝えられ成立する（a→A→B）。口頭表出は言いたいことが概念中枢（B）から運動言語中枢（M）に伝えられ，処理された後，情報は末梢（m）に送られ表出される（B→M→m）。復唱は概念中枢を通らない，したがって意味理解を伴わないa→A→M→mの処理経路と，意味理解を伴って復唱するa→A→B→M→mの2つの経路が存在する。図1-1中の1～7の数字はこの失語モデルの経路の障害によって説明される失語型である。

その後Dejerineらの業績なども加わって，20世紀の初期に古典論による失語症候群の考え方がまとめられた。20世紀の中ごろには脳機能についての全体論の時代がある。失語症学の領域ではLuria，Jakobson，Wepman，Schuellなど，失語症に対する言語学的，心理学的な考え方が優勢であった。

今日の古典論による失語症候群の考え方を復活させたのは，Geschwind（1965）をはじめとするボストン学派と呼ばれる研究者たちである。Geschwindは失語症の障害を説明するのに，皮質間離断の概念を提出した。すなわち，脳損傷は別々の皮質領域，あるいはこれらの領域を結ぶ連絡線維，またはその両方を障害し，失語症候群に違いが出るのは脳損傷が起きた位置の違いによるとした。失語症候群と脳損傷部位については，第6章（195頁）を参照されたい。

2 言語臨床における「失語症候群」の考え方の意義

失語症者が示すさまざまな症状はそれらがバラバラな組み合わせで出現するのではなく，いくつかの症状がほとんどいつもまとまって出現する。このまとまりが失語症候群（失語型，失語タイ

プ）である。このような症状のまとまりは大脳における言語機能の局在に関連しており，失語症の古典的なとらえ方では特定の失語症候群とそれを引き起こす大脳部位が対応づけられている。古典的な立場をとるすぐれた失語症検査であるボストン失語症診断検査（BDAE：GoodglassとKaplan，1972）は検査目標の第一に「失語症の有無とそのタイプを診断し，大脳の局在に関する推論を導くこと」をあげているが，この点をよく物語っている。

それぞれの失語型は他の失語型とは異なる固有の中核的な症状を持っている。しかし脳損傷の広がりによって，同じ失語タイプであっても常にすべての症状が出揃うとは限らない。2つの失語タイプの特徴をあわせもつ「混合型」と呼ばれる症状や，どのタイプとも判定しがたい「判定不能」の患者も出てくる。このような失語症候群の非等質性が，認知神経心理学的手法を支持する人々によって「失語症候群」の考え方を排除させている。

しかし，このような不明瞭部分を含んだ失語分類がなぜ残り続けるのだろうか。理由の1つとして，失語型と重症度をあげるだけでその患者の中核的な症状がイメージでき，全体的な障害像がつかみやすい点があるほか，リハビリテーションスタッフへ患者の症状が伝えやすいといった臨床上のメリットがある。さらに研究面では，言語機構をテーマとした脳機能の解明に寄与する点があげられるだろう。しかし臨床的立場からみれば，患者の失語症状を症候群に分類したとしても，患者が言語情報の処理過程でどのように障害された処理を行っているのか，処理過程のどこに問題があるかなど，直接臨床を進めるうえで示唆を与える有効なデータは，STが患者の症状から一生懸命読みとらないと得るものが少ないといってもよいだろう。失語分類は患者の問題の全体像を把握するためのもっとも大きな枠組みを提供するレベルで有効であると考えたい。

言語臨床場面では，患者の失語症状をタイプに分けるだけではなく，障害の総体的な重さを臨床的印象から軽度，中等度，重度の3段階に分けて表現するのが一般的である。理由は，例えば「ブローカ失語」と分類ができたとしても，障害の重さによって患者の症状は非常に異なるので，タイプ名のほかに重症度を加えて「重度ブローカ失語」といったように表現すると，患者の症状の全体像が把握しやすくなるためである。

失語型の定義の中には，すでに重症度を含んでいる症候群もある。例えば失名詞（辞）失語は中等度や軽度の群にみられるタイプで，慢性期の重

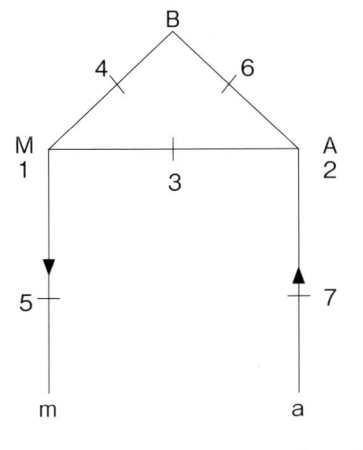

A：聴覚言語中枢
M：運動言語中枢
B：概念中枢
1：皮質性運動失語（ブローカ失語）
2：皮質性感覚失語（ウェルニッケ失語）
3：伝導失語
4：超皮質性運動失語
5：皮質下性運動失語
6：超皮質性感覚失語
7：皮質下性感覚失語
注）図中の数字は失語モデル内の損傷の位置を表わす

図1-1　ウェルニッケ-リヒトハイムの失語図式（大橋，1967）

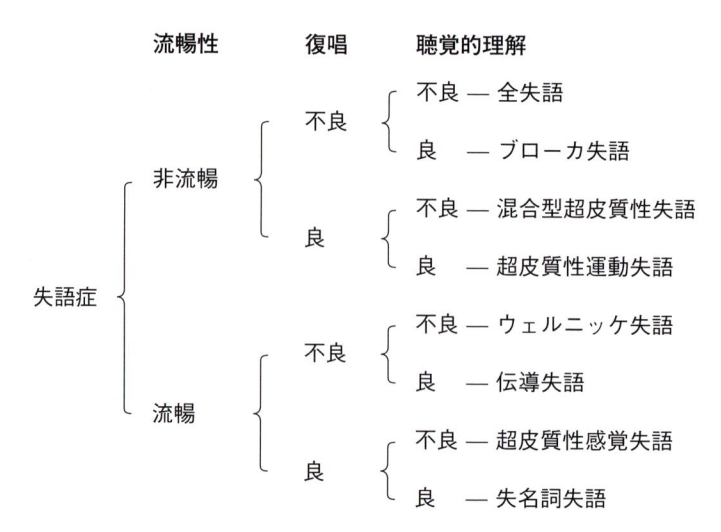

```
                  流暢性      復唱      聴覚的理解
                                     ┌ 不良 ─ 全失語
                              ┌ 不良 ┤
                              │      └ 良  ─ ブローカ失語
                      ┌ 非流暢┤
                      │       │      ┌ 不良 ─ 混合型超皮質性失語
                      │       └ 良  ┤
          失語症     ┤              └ 良  ─ 超皮質性運動失語
                      │
                      │              ┌ 不良 ─ ウェルニッケ失語
                      │       ┌ 不良┤
                      │       │      └ 良  ─ 伝導失語
                      └ 流暢 ┤
                              │      ┌ 不良 ─ 超皮質性感覚失語
                              └ 良  ┤
                                     └ 良  ─ 失名詞失語
```

図 1-2　流暢性・復唱・聴覚的理解の 3 側面から行われる失語分類（Benson と Ardila, 1996）

度群にこのタイプがみられることは考えられない。例えば，この失語型の特徴は特に名詞が想い出しにくいことにあるが，そのために名詞を迂回して名詞にかわる部分を説明しようとする（例えば「ビール」という語を想い出せないために「ほら，冷たい，泡が出るやつ」といったように説明する）症状がみられるが，重度群ではこうした迂回表現を用いる能力はないだろう。一方，全失語は，重度群以外では出現し得ない。なぜなら，このタイプはすべての言語機能が最重度に障害されている症候群についての命名だからである。以上は失語症候群の総体的な重症度について述べたものだが，臨床場面では各々の言語様式についても，例えば「理解面は中等度，発話面は重度」といったように表現することも行われている。

このように失語症の鑑別では，その質的特徴を表現する**失語型**と症状の重さを表現する**重症度**の 2 側面からみていく必要がある。

3 失語型の判定過程

❶ 失語型判定のキーポイント

　失語タイプの純粋型の出現率は必ずしも高いとは言い難く，臨床場面では失語型の判定で，苦労をすることもある。とはいいながらも，ST は患者を面接したり検査を行いながら，だんだん明確になってくるさまざまな症状を頭の中で列挙し整理して，その特徴や重さを比較しながら考えを 1 つのタイプに集約していく。

　図 1-2 に判定上の重要なキーポイントを示した。Benson と Ardila（1996）は流暢性，復唱，聴覚的理解の 3 つの症状の組み合わせから図 1-2 のように 8 種の失語型を分類しており，これは何人もの研究者によって紹介されている。このキーポイントには読み書きの書字言語面は入っていない。失読症や失書症の場合には書字言語面の能力が判定上もっとも重要になってくるが，一般的な失語症のタイプ判定では，それらの面は重要な要因とはなっていない。

　わが国の WAB 失語症検査の基礎となっている

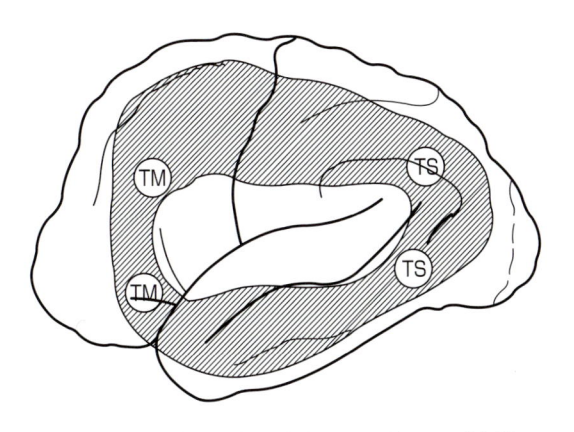

図1-3 左半球の失語症出現に関連する脳部位
（Benson，1979）
シルビウス裂周辺領域：中心の白い部分
シルビウス列周辺外領域：斜線部分
TM：超皮質性運動失語
TS：超皮質性感覚失語

WAB（Kertesz，1982）では，検査成績を数量化し，失語タイプの分類基準を作成している。これでは判定軸としてBensonらの3種の特徴の他に呼称が入っているが，基準化された点数をみると，呼称軸はタイプ間の判別能力がないのがわかる。

失語症の臨床で最初の重要な仕事は患者の面接である。そこでSTは患者の氏名，年齢，住所など身辺情報についての質問から話題を展開しながら，患者の流暢性を含めて発話能力と，質問に対する反応から聴覚的理解を把握しようと試みるのが常である。こうした面接では，通常，復唱は行わないので，面接だけでは失語タイプの診断に重要となる前述の軸のうち「復唱」が抜けてしまうことになる。

ボストン失語症診断検査では，「話しことばの特徴による評定尺度プロフィール」を作成し，8種の症状を7段階に評定することによって失語タイプの特徴を示している（「発話の流暢性」の項で既出。14頁）。

発話の流暢性（メロディー，句の長さ，構音能力，文法的形態）以外の尺度，すなわち，発話中の錯語の量，復唱能力，喚語能力（名詞や動詞などの実質語の想起能力），および聴覚的理解力，の4種は，流暢性によって二分された失語群を，さらに細かく，伝統的な失語型に分類するのに有効な特徴をとりあげる尺度である。

4 失語症候群

左半球のシルビウス裂周辺領域の損傷で出現する失語型として，ブローカ失語，ウェルニッケ失語，伝導失語があげられる。これらの3型は復唱障害という共通の症状を持っている。BensonとArdila（1996）は，これらを**シルビウス裂周辺領域の失語症候群**と呼んでいる。

一方，シルビウス裂周辺以外の領域の損傷で出現するのが超皮質性失語の3型，すなわち超皮質性運動失語，超皮質性感覚失語，混合型超皮質性失語などの超皮質性失語である。これらの失語型は上記の3タイプとは対照的に，復唱障害がないという共通した特徴を持っており，これらは**シルビウス裂周辺領域外の失語症候群**と呼ばれている。こうしたタイプの出現率は上述の3群に比べて相当低い（図1-3）。

そのほかに，損傷部位が明らかでない**非局在性の失語症候群**がある。その代表的なタイプは復唱障害がない失名詞失語と，他に，中大脳動脈の広範な損傷を持つ例が多く，もちろん復唱障害がありすべての言語機能が最重度に障害されている全失語である。

以下ではこれらの失語群について概説するが，各々の失語群は患者によって中核的症状は変わらないものの失語の重症度や合併するかもしれない他の失語タイプの言語症状，あるいは非言語的な問題によって，特徴的症状は必ずしも一様ではないことに留意する必要がある。

❶ ブローカ失語（Broca aphasia）

◆症状の特徴

自発話
- 非流暢な発話，構音困難，プロソディー障害
- 失文法
- 喚語困難が著明

聴覚的理解
- 日常会話レベルは比較的良好
- 長文では文構造の理解に障害

呼称
- 喚語困難。ただし自発話よりよい傾向あり
- 初頭音のキュー効果が大きい
- 重度例でも系列語や歌は保たれる傾向あり

復唱
- 困難だが呼称よりはやや良い傾向あり
- 長文の復唱は困難が大きい

読解
- 重度例では聴覚的理解より良い傾向あり
- 重度例以外では聴覚的理解との間に大きな乖離はなく良好
- 重度例では漢字単語の方が仮名単語より良い傾向あり

音読
- 自発話や呼称に比べて良い傾向あり
- 重度例では漢字単語の方が良好。仮名1文字は困難が大きい

書字
- 文の構造化は口頭表出より困難が大きい
- 重度例では仮名の能力低下が著明で漢字の方が良好

まとめ：非流暢性，失文法的発話，理解は比較的良好

(1) 自発話

　非流暢な発話。構音が拙劣で音の置換・歪みがあり，努力性の発話を行う。発話量は少ない。構音困難の結果として，プロソディーも障害されている（重度障害者の中には流暢な決まり文句的な発話が残存する例がある）。

　非流暢性発話を引き起こす原因として，発語失行の存在が想定されている。発語失行は合併障害であって，語の音韻の想起レベルの障害ではなく，想起された音韻を音声にするための発語運動を計画するレベルでの障害と考えられている（第2章参照）。しかし，この障害に「失行」の名称を使用することには異論があり，「失構音」の用語が使われることもある（山鳥，1985）が，言語治療の臨床では発語失行の名称が定着している。

　発語失行は合併障害であるから，この障害の重症度と喚語の重症度は必ずしも平行しない。STは，患者の発語障害がよりどちらの要因に拠っているかを見極める必要があるが，重度失語症者の場合，ともすると発語障害の何もかもを発語失行のせいにしてしまう危険がある。臨床的には比較的少数だが，失語症を合併しないで発語失行だけの「純粋語唖」（後述98頁）と呼ばれる症例がみられる。

　ブローカ失語のもう1つの重要な症状として，失文法があげられる。発話は実質語中心の短いものとなる。使用できる語彙は名詞が主体で，動詞や文法的機能語は困難が大きい。動詞は想起困難のほかに語尾変化のない語形の使用や，名詞化（泳ぐ→水泳）した語の使用がみられる。また，助詞は脱落や誤用がある。そして文は全く構造化できないか，ごく単純な構造となる。

　音韻能力が低いブローカ失語は，名詞や決まり文句のパターンは音韻が変化しないから引き出すことができるが，さまざまに変化する豊かな音韻の操作は困難である。重度ブローカ失語の患者の1人が「○○先生，三和町」と言ったことがあった。これを三和町にある自分の家にきてくださいという筆者への招待なのである。また中等度に回復したある若い患者は，発話の中で抑揚をつけて「ボカア（僕は）思うんですよ……」と言う決まったパターンをしばしば使うクセがあった。

　かつてはブローカ失語の失文法は，合併する発語失行と関連づけた説明が行われた。コミュニケーションで重要なのは，相手に意味情報を伝えることであるから，構音が困難なブローカ失語はでき

るだけその困難を避けようとして，意味を伝える内容語を重視して発語し，文法的な機能語は省略してしまう結果，失文法を呈するというものである。しかし現在は，発語失行の重度と失文法は関連がないことがわかっており，臨床的にみても失語症がごく軽度で発語失行が著明な失語症者は，発語失行が著明でもぎこちない発音ながら文法障害はほとんど示さない。

(2) 聴覚的理解

ブローカ失語の聴覚的理解は口頭表出面に比べて良好である。しかし，全体に失語症が重く自発語や呼称がかなり低い場合は，聴覚的理解力もそれなりに低下している。

ブローカ失語の表出面での統語障害は，理解面でも同様にみられる（BerndtとCaramazza，1981）。SLTAの口頭命令の理解をみると，重度ブローカ失語は全く困難か，正答できても10問中3問程度の低い成績である。誤り方をみると，例えば「くしでマッチをさわって下さい」という命令文の場合，意味理解に問題がある失名詞失語は「くし」や「マッチ」という物品名の理解のところで混乱するのに対して，ブローカ失語は，くしとマッチの2物品はわかるが，これらをどうしたらよいのか，名詞句の意味役割が理解できないし，動詞もわからないといった誤り方をする。このように，ブローカ失語は理解面でも統語構造の理解に問題を示す。

(3) 呼　称

ブローカ失語の呼称能力は低い。しかし，自発話に比べればいくらか良好な例が多い。構音困難によって引き起こされる発語障害は自発話の場合と同様である。

多くのブローカ失語は呼称時の特徴の1つとして，目標語の初頭音を与えるcueの効果がしばしば有効なことはよく知られている。これは言語情報の処理過程で語の音韻形は正しく準備されていることを示唆している。例えば「時計」を呼称するのに「とてい」「といけ」「あかさ」などのような語の音韻形の内部の音素や配列の誤り，音素自体の誤りなどがない。初頭音cueは，彼らの正しく準備された音韻形の発射の困難を克服させてくれるらしい。

しかし，こうした他者によって与えられるcue効果は一時的なもので，しばらく時間をおくと効果が消失するのが常である。したがって，永続する有効なcueを得るには訓練を通じて患者自身が産生できる「自発cue（self generated cue）」を工夫しなければならない。

系列語（例えば数唱）や歌は残りやすく，びっくりするほど構音もスムーズな例が多い。訓練では，こうした系列語で言える音節を呼称で使えるように転移する訓練も行うが，成功することはなかなか難しい。

(4) 復　唱

復唱の成績は自発語や呼称に比較してやや良好である。その原因として，復唱では刺激の語や文の音韻がそのまま与えられる点が考えられる。しかし自身の聴覚的把持の長さを超える刺激では，背景にある統語障害も加わって文構造が崩壊してしまい，文中の実質語だけを言う例がある。

(5) 読　解

重度ブローカ失語の場合，読みの理解は聴覚的理解よりもやや良好な例が多い。特にSLTAに使用されているレベルの高頻度語の理解は良好である。また，漢字単語と仮名単語を比較すると漢字の方が良好な傾向がある。

(6) 音　読

自発語や呼称に比較してよい傾向を示すのが一般的である。重度ブローカ失語の場合，漢字と仮名を比較すると漢字単語の方が良好な患者が多いのが特徴的である。音韻能力が低いこの失語群に

とっては，音韻を代表する仮名文字の音読には困難が大きい。

　こうした患者に残存する音読可能な漢字単語の音を利用して，仮名1文字の音読訓練に利用する方法が用いられることがある。

(7) 書　字

　書字では，患者の漢字と仮名の難易度の差が読みの面よりも際立って出てくる。自分の名前も言えない重度ブローカ失語の患者が，名前はもちろん，主として日常高頻度語レベルだが，漢字書字によって意思を表現するのに出会うことがある。中には低頻度語を含めての漢字能力が残存する患者もいる。

❷ ウェルニッケ失語（Wernicke aphasia）

◆症状の特徴

自発話
- 流暢な発話（構音はスムーズ，プロソディーも正常）
- 錯語（音韻性，語性）が著明。ジャーゴンの出現あり，誤りを自己修正しようと積極的には試みない

聴覚的理解
- 著しい障害（語音聾を合併する例あり）
- 日常の生活場面では検査時より理解がよい傾向がある

呼称
- 著しい障害
- 錯語などが多い（自発話に類似）
- 初頭音のcue効果なし
- 系列語は良好

復唱
- 著しい障害

読解
- 語音聾を合併する例では聴覚的理解より良好。一般的にみると聴覚的理解と大きくは乖離しない

音読
- 著しい障害
- 仮名1文字の音読能力がいくらか残存する例あり

書字
- 漢字単語の方が仮名単語より良好
- 文レベルでは，統語的に整った印象のある自発話とは異なった障害あり

まとめ：流暢性発話，錯語が多い，聴覚的理解の低下が著明

(1) 自発話

　流暢な発話。構音はスムーズ，プロソディーも正常で健常者と同じように発話が流れる。発話量は健常者と同程度か，多弁傾向を示す例もある。しかし適切な内容語に欠け，発話内容は空虚である。

　錯語が多く意味性（語性）錯語，音韻性（字性）錯語の両方がみられ，ジャーゴンになる例もある。

　ウェルニッケ失語の統語障害は「錯文法」と呼ばれるが，近年では「失文法」の用語に含めて語られることが多いことはすでに述べた。以下に先に引用した症例（14頁）の叙述話（SLTAのまんがの説明の全文）を示す。引用文中，意味的・統語的に不適切な句に下線を付した。

　「これはむずかしいですね　これはね……あのね　あれはね……こりゃー……」

　ST：この人は何をしていますか。

　「ちょっと待ってよ　この先生（STのこと）はこういう問題を僕には　はじめて教えないよ（マンガの絵を指さしながら）これ　これ言えないよ」

　ST：昔，1回検査でやりましたね。

　「1回聞いた　らんだけどね　この説明がむずかしいな　なんでもいいんですか」

　ST：なんでもいいんですよ。

　「これはね　必ずね　あの……たびたびを走る時にはね　これはね…リュック　リュックサックで　これなんて言ったけな　これ　これはね　おかしいな　なんて言ったけな」

ST：（ヒント）杖

「杖か　杖を持ってね　杖を持ってね……あの　<u>この人は　じっぐし　め，めをみたら</u>　あの　<u>……非常に　かおをもってね</u>　あっ　杖を持って歩いた　そのうちに　これがほら　あれだ…書けばね（といって「帽子」と書く）　これはね　ぼうしですよ　ぼうしね　ぼうし　ぼうし　ぼうしを　風　これはね……風でね　<u>帽子が食べちゃうん</u>ですよ。帽子がふけたじゃないな　<u>風でとったん</u>じゃダメですかなこれ　これはね　か，か　川？　川にね　川の近所にね……まあ近所におっこっちゃったけども　ついに海岸　海　海に帽子が入ったので　これでやっとる　拾っちゃったと　拾っちゃったということですな」。

　以上の発話をみて，まず本ウェルニッケ失語例の多弁さに驚かされる。また，語性錯語が目立つが，いわゆる音韻性錯語は少ないのが特徴的である。つぎに意味的・文法的に不適切な部分を拾い出し，14頁の引用文以降の発話について，患者が意図したと思われる発話や錯語の目標語を検討したい。

- <u>この人は　じっぐし　め，めをみたら</u>：意味不明だが，「この人（まんがの人物）をじっくりみたら」の意味かもしれない。〈じっくし〉→〈じっくり〉の音韻変化と思われる。
- <u>非常に　かおをもってね</u>：「いつも杖を持ってね」。〈非常に〉→〈いつも〉の錯語らしい。〈顔〉→〈杖〉の錯語。
- <u>帽子が食べちゃう</u>：「帽子がとんじゃう」。〈食べちゃう〉→〈飛んじゃう〉の錯語。
- <u>風でとった</u>：〈風で〉→〈杖で〉。前出の「風」の保続と考えられる。あるいは，「風でとんだ」の音韻変化，または〈とった〉→〈とんだ〉の語性錯語。

　このようにみてくると，ウェルニッケ失語のいわゆる錯文法的発話にみられた誤りの多くは錯語によっているのがわかる。この群の錯文法的発話は，正しい文の枠組みの中に多量の錯語がはめ込まれるところから生じるとする考え方がある。上記の例はこの仮説に合うようであるが，「たびたび<u>を</u>」のような助詞の誤用もいくらかみられており，さらなる検討が必要である。

(2) 聴覚的理解

　ウェルニッケ失語を特徴づける重要な症状は聴覚的理解の障害である。そのため訓練初期にはSTは質問や指示の重要部分を漢字も書いて示すことが多い。またこの症状が訓練初期のみならず，何年にもわたってほとんど改善しない患者もいる。しかし，こうした患者でも日常会話場面では会話の状況から相手の質問を推測し，それらしく反応するので聴覚的理解は実際よりよくみえる。

　単音節の聴覚的認知は低いのだが，単語の聴覚的理解はそれよりよい傾向がある。訓練で使用されるのは大体，日常高頻度語なので認知しやすい条件のうえに，患者の反応用に使用するポインティング図版の選択肢の効果や語内の音韻文脈の効果なども加わるためであろう。

　ウェルニッケ失語は，明らかな語音聾を合併していなくても他の失語タイプに比べて語音弁別能力が低い傾向を示す例がある。長期に語音弁別が改善しない場合は，語音聾を合併していると思われる。一般的に，ウェルニッケ失語の患者は，言語音が歪んであいまいに聞こえるために理解ができないと述べることはむしろ少なく，「聞こえているがすぐ忘れる」「直後は覚えていたが考えているうちに忘れた」と述べることの方が多い。このような特徴を持つウェルニッケ失語の理解障害を引き起こす重要な要因は，語音の弁別よりも音韻の把持力も含めて，刺激の音韻列を意味のある単位として処理するレベルでの障害の方が大きいと推測される。そのため日常の使用頻度や親密

度が低い語，心像性が低い語，長い文，構造が複雑な文などはその情報処理に手間どり理解が悪化すると考えられる。

(3) 呼　称

ウェルニッケ失語の呼称能力は非常に低い。自発話に類似して語性錯語，音韻性錯語，ジャーゴンなどの産生が多い。初頭音 cue の効果はない。ブローカ失語の場合は初頭音の cue 効果が高いのに対して，ウェルニッケ失語では，語内の音韻列がメチャメチャになっているために，初頭音 cue を与えても語は引き出せない状態にあると考えられる。

次に中等度レベルのある患者の呼称課題での反応から，ウェルニッケ失語の発語の特徴を示す。

　　刺激絵　　　患者の反応
　かみそり：はぶらし（意味性錯語）
　せっけん：せっかん（音韻性錯語）
　しんぶん：ようふく，ちがう，ようふ…（ここに記述されていないが，前の課題の保続）
　アイロン：ロー……（音断片：部分反応）

この患者は短時間に多彩な反応を示した。ウェルニッケ失語症者は，こうした誤りを冒しても修正しようと積極的に試みない場合が多く，また試みても自己修正にはあまり成功しないのが常である。上述の患者の例でも保続反応を1回だけ修正しようと試みているが，すぐにあきらめてしまった。

ウェルニッケ失語にみられる音韻性錯語と語性錯語の比重は，患者によって異なっている。発語の特徴が意味性錯語中心でより意味理解が困難なタイプと，一方音韻性錯語中心でより音が困難なタイプがあるようである。しかし，量的な違いはあっても両方の錯語症状を示すのが普通である。どちらの錯語がより中心のタイプかは改善していく過程で明らかになってくる。

(4) 復　唱

ウェルニッケ失語の復唱能力は非常に低い。復唱には聴覚的に与えられた語や文を構成する音素の弁別，音韻列の把持，語や文の意味理解など聴覚的理解面の能力と深くかかわっている。

表出された内容には錯語，ジャーゴン，保続，統語障害など他の口頭表出面に類似の症状がみられる。語音聾を合併する患者にとっては復唱課題は特に困難が大きい。

(5) 読　解

読みの理解は，一般的にいえば多くの患者が聴覚的理解と大きくは乖離しない。ある程度の語音聾を合併するタイプでもSLTAの単語レベルでは漢字単語，仮名単語ともに聴覚的理解とほとんど同程度であった。しかし，短文の理解になると読解の方が明らかによい傾向を示していた。

(6) 音　読

他の口頭表出の様式同様に音読能力は非常に低い。また錯語が多い。仮名1文字の音読能力がある程度残存する場合には1文字ずつの音読（たどり読み）によって仮名単語が読める例がある。語音弁別が悪いあるウェルニッケ失語の患者が文中の漢字にすべて仮名をふり，短文をどうにか音読できるようになった。しかし，その表出されたものはアクセントやイントネーションなど全く異常なプロソディー障害を示し，実用的に使用できる語や文からは程遠いものであった。こうしたたどり読みによる表出は，言語システムに貯蔵されている音韻形が引き出されたものではないため，異常なプロソディー障害を示すと考えられる。

(7) 書　字

一般に漢字・仮名単語ともに書字面の障害は重度である。文書字レベルでの統語能力は発話面とは異なった様相を示している。前出の発話例の

ウェルニッケ失語の患者（28頁の例）による，書字での助詞補完課題の反応を調べると，つぎのようであった。

・山㋥おりる。　・雨㋕降られる。　・油は水㋕軽い。

また，この患者よりも軽度のウェルニッケ失語の患者は，3語または4語を与えられて文を作る課題で，次のような文を書いてきた。

「薬・水・飲む」→「薬で水を飲む」
「リレー・なる・運動会・選手」→「運動会の選手がリレーになる」

ウェルニッケ失語の患者も，発話での印象とは異なって，書字面では統語能力がかなり低いのが伺える。もちろん，長い文や複雑な文を構造化し書くことは困難である。

(8) 非言語的問題

ウェルニッケ失語でしばしばみられる特徴の1つは，非言語的な推理・判断能力の問題ではないだろうか。例えば身近な例では，訓練で課題を行う場合，そのやり方についてSTが非言語的にデモンストレーションを繰り返しても，求められていることが判断できなかったり，あるいはやり方を理解して開始したにもかかわらず，途中で何度も理解が崩れ，はじめから教示を繰り返さなければならなったりすることが観察されている。

最後にウェルニッケ失語の心理面の特徴として，「多幸的・病識欠如」があげられている点を追加したい。臨床経験からみると，この特徴はむしろ右半球損傷後にコミュニケーション障害を示す患者によくみられるもので，ウェルニッケ失語群の中では，こうした症状を示す患者は相当重度でない限り，非常に少ないといってよいのではないだろうか。筆者の経験例で，妄想的な反応を示す患者が，妻が自分の経営する店の男性と浮気をしていると強固に主張し続けていた。

❸ 伝導失語（Conduction aphasia）

◆症状の特徴

自発話
・流暢な発話，ただし音の自己修正のために発話は途切れがちになる。
・音韻性錯語とそれを自己修正する行動が目立つ

聴覚的理解
・良好

呼称
・障害あり。音韻性錯語とそれの自己修正は自発話より目立つ
・初頭音のcue効果なし

復唱
・障害が著明。音韻性錯語とその自己修正が自発話より目立つ
・刺激の音韻列の把持が困難。そのために意味の回路を利用し呼称するごとく復唱する例あり

読解
・良好

音読
・漢字と仮名単語で乖離する例が多い（漢字単語では音韻性錯語が頻出する）
・仮名文字の音読能力は高い

書字
・漢字の方が良好
・仮名単語は口頭面の音韻性錯語に類似した錯書になる

まとめ：流暢性発話，音韻性錯語が目立つ，理解は良好

(1) 自発話

流暢な発話。音韻性錯語とその自己修正行動が目立つ。伝導失語と同じ流暢型のウェルニッケ失語とを分ける大きな特徴は，主に理解が良いことと，音韻性錯語を目標語に近づけようと自己修正を積極的に繰り返す点があげられる（呼称例の記述，32頁参照）。また錯語の種類も異なる。ウェルニッケ失語は語性錯語，音韻性錯語，ジャーゴンなど多彩な誤反応がみられるのに対して，伝

導失語は錯語のほとんどが音韻性錯語である。この群の患者の自己修正行動は"conduite d'approache"（目標接近行動）ともいわれる通り，言語情報処理システムのどこかで目標語がわかっているかのごとく修正を繰り返し，正しい語にいたることが多い。もちろん，正答にいたらなかったり，逆に悪化することもある。

　伝導失語の自発話は，喚語困難や誤り音の修正の繰り返しのために発話の間が多く途切れがちである。しかし，構音や抑揚は良好で，ブローカ失語の努力性発話とは特徴が異なっている。

　伝導失語の音韻性錯語がもっとも目立つのは復唱においてで，自発話ではそれがあまり目立たない患者もいる。

(2) 聴覚的理解

　このタイプの聴覚的理解はよく，多くの患者が健常者に近いといわれる。もちろん複雑な構造の長文となれば失語症である限り問題が出てくるだろう。例えばSLTAの口頭命令でいくらか誤りを示すかもしれない。

(3) 呼　称

　自発話と同様に音韻性錯語とその自己修正行動が目立つなど特徴は類似している。ある患者は呼称課題で，

- 「たばこ」の絵→「た，たば，たばぜ，たばね，たばこ」と修正しながら正答に達した。
- 「金魚」の絵→しばらく無反応のままだったが，やがて「き，きん，じした，きん，きんじ，きん，きんじょ」と正答に近づくのだが，最終的には音韻の誤りを完全には修正できなかった。

伝導失語では，語の音韻列内の音の置換や転置が主な誤反応であるから，初頭音のcue効果はほとんどない。呼称での音韻性錯語は自発話より多い傾向がある。自発話では自分の産生できる語彙を選択できるが，呼称課題ではそのような選択の余地が与えられないからかもしれない。

(4) 復　唱

　古典的には伝導失語の復唱障害はウェルニッケ中枢とブローカ中枢を結ぶ線維の離断によって説明され，理解した語が前方のブローカ中枢に移送されないためとされた。認知神経心理学的立場からは，実在語の復唱が成立する経路として，①聴いた語の意味を介して表出する経路，②語の意味を考えないで直接的に音に変換する経路，③さらに語彙としての意識なしに無意味語の音系列のごとく復唱する，の3種の経路が考えられる。この観点からみると，呼称するかのごとく復唱する伝導失語の反応は最初の経路を利用するものと考えられる。聞いた語の音系列は覚えていられないが，意味理解がよいために聞いたら即座に意味に結びつけておき，それからゆっくりとその意味に対応する音韻形や音韻列を引き出すといった過程をたどっているようである。しかし無意味つづりのようにはじめて聞かされる音系列は，語彙の貯蔵庫の中にその音系列はないから，呼称の過程が利用できないために成績が極端に低下し，比較的軽度の伝導失語でも4音節の非語になると復唱を誤ってくる。

　復唱で自発話より音韻性錯語が増加する点については，呼称での音韻性錯語の増加と同様の仮説で説明される。すなわち，自発話では，自分が使用できる語彙や文型を選択できるから，音韻性錯語は少なくて済むが，復唱ではそれらが強制的に与えられるために，患者が正しく使用できない語彙や文型の場合，音韻性錯語やその自己修正行動が増大するというものである。

(5) 読　解

　良好。ただしSLTAの書字命令ではいくらか誤りを示すかもしれない。

(6) 音　読

　漢字と仮名で乖離を示す例が多い。漢字単語の

音読は他の言語様式の特徴に類似して音韻性錯語が出現する。仮名1文字の音読能力は一般に高く，語の音韻想起能力の改善訓練の一方法として，漢字単語に仮名をつけ，仮名に依存して音韻形を訓練した後に，仮名文字をはずし，漢字単語のみの音読を行う方法が使用されている。

(7) 書　字

漢字の方が良好。漢字単語は仮名単語と異なって語の音韻形に大きく依存せずに書字ができるためと考えられる。仮名単語は発話面の音韻性錯語と対応した錯書となる。

(8) 「伝導失語」症候群についての考え方の変遷

20世紀のはじめ頃は，伝導失語はウェルニッケ失語の亜型ではないかといわれ，失語症候群としての独立性を認めない考え方もあったが，その後むしろ，このタイプの非等質性を主張し，下位分類を試みる研究が行われている。例えば，流暢性が高く，理解が低いウェルニッケ失語的要素を持った求心性伝導失語と，流暢性が低く理解が高いブローカ失語的要素を持った遠心性伝導失語の2型に分類する考え方がある（Kertesz, 1982）。近年では本項で記した古典的タイプの**産生伝導失語**と，基底に聴覚的な短期記憶障害があると考えられる**言語性短期記憶障害を伴う伝導失語**の2型に分類する考え方が優勢である（後述51頁）。

❹ 失名詞失語（Anomic aphasia：失名辞失語，健忘失語）

◆症状の特徴

自発話
- ・流暢な発話
- ・他の言語面の能力に比べて喚語困難が目立つ
- ・喚語困難の補償として非特定的な語や迂言などを使用する

聴覚的理解
- ・比較的良好。複雑な文課題では名詞の認知を誤る例あり

呼称
- ・喚語困難。特に名詞の想起困難が自発話より著しい
- ・非特定的な語，迂言を使用する
- ・錯語は比較的少ない

復唱
- ・良好

音読
- ・比較的良好。漢字単語で障害あり

書字
- ・漢字が低下
- ・仮名は比較的保たれているが文中で仮名が連続すると誤りやすい

まとめ：流暢性発話，喚語困難，聴覚的理解は比較的良好

(1) 自発話

流暢な発話。喚語困難が目立つ。特に名詞の想起困難が目立つがその他の実質語も低下している。喚語できない場合，非特定的語（例：もの，それ，あれ）を多用したり迂回的な表現を使用する。錯語もみられるが，ウェルニッケ失語ほど多量ではない。

(2) 聴覚的理解

聴覚的理解は比較的良好である。しかしSLTAの口頭命令を実施すると，動詞や文法の理解では比較的誤らないのに，物品名の理解を誤りやすかったり，その名前を繰り返し言っていながら，物品を見つけることができないといった症状を示すことがある。こうした場面は日常コミュニケーションではあらわれにくいが，複雑な命令文という負荷の中で，この群の名詞の理解低下があらわになった症状といえるであろう。この症状は，失名詞失語群では意味と音型の乖離が表出面，受容面の両方に及ぶ，少くともそうした患者がいることを示唆するものである。

(3) 呼　称

　この群をもっとも特徴づけているのは，総体的に軽度な失語症状の中にあって呼称における喚語困難が著明な点である。「呼称」は主に絵に対応する名詞を想起させる課題であり，自発話とは異なった強制的な想起であるため，喚語困難が際立ってくる。

　迂言はウェルニッケ失語ほど目立たないが，ある患者は呼称課題で「冷蔵庫」を想起できず，「家の中の1つの部屋に何人か，お母さんじゃなくて…なんか食べたい物がある時にお母さんに頼むもの。食べたいものをお母さんに言うとき，お勝手にあるでしょう。なんとか言う…」と表現している。この表現の特徴はウェルニッケ失語とは異なっているようである。それは錯語や文がウェルニッケ失語より目標にやや近い表現になっているためかもしれない。

　呼称時の初頭音のcue効果は少ない。

(4) 復　唱

　良好。

(5) 読　解

　比較的良好。

(6) 音　読

　比較的良好だが，漢字単語の音読で障害を示すことがある。

(7) 書　字

　病前に比較して漢字能力が低下している。仮名は比較的保たれているが，文中では仮名が連続する部分で誤る。

(8)「失名詞失語」症候群の成り立ち

　名詞の想起困難，すなわち「失名詞」は，すべての失語症にみられる症状であるが，この群ではその障害に固有の背景が仮定されていた。Goldstein（1948）は，健忘失語の中核にある障害は，外界認知におけるカテゴリー的態度の喪失あるいは抽象化能力の障害であると仮定した。例えば「えんぴつ」という名前を想起するためには，まず鉛筆の長さや色，メーカーなど個々の属性を捨てて，共通の「えんぴつ」という概念に抽象化（カテゴリー化といってもよい）する能力がなければ，語は想起できないはずである。ところが健忘失語ではこうした能力が障害されているために，呼称ができなくなると考えられた。健忘失語ではこの能力の喪失は言語面に限定されず，非言語面にも共通してみられると推測された。

　また，失名詞失語の呼称障害の説明に「意味野の変容」という考え方が提出されたことがある。語彙は記憶の貯蔵庫の中で意味に従って構造化され整理されているが，その構造が変化してしまっているために正しい語が引き出せないというものである。

　先にSLTAの口頭命令課題で，自分で物品名を言っているにもかかわらず目前の物品を認知できない症状を記したが，Benson（1979）は失名詞失語と超皮質性感覚失語（TCSA）の連続性を考えている。この2群を分けるのは聴覚的理解面で，失名詞失語はその能力が比較的良好なのに対してTCSAでは著明に障害されている。近年では**意味性失名詞**（語想起で意味的誤りを冒すタイプ）と**音韻性失名詞**（語の音韻型が想起できないタイプ）などの研究が盛んである（後述48，50頁）。

❺ 超皮質性運動失語（TCMA：Transcortical motor aphasia）

◆症状の特徴

自発話
・非流暢な発話
・自発話の量が著明に減少
・発話開始の困難と努力性が認められる

・話し始めると次の区切りまではなめらか
聴覚的理解
・比較的良好（日常会話レベルでは問題なし）
呼称
・比較的良好（自発語よりはかなり良い）
・初頭音のcueや文脈のcue効果が大きい
・系列語は開始するとスムーズ
復唱
・良好（文の長さは患者によってまちまち）
・自発話から乖離して非常によい
読解
・比較的良好
音読
・障害あり
書字
・著しい障害
・文字を書き出せないことがある

まとめ：非流暢性発話，発話量が減少，理解・呼称・復唱は良好

　構音自体はなめらかだが，発話開始が困難で口ごもったり，吃様に繰り返したりするために非流暢な発話となる。ある患者は自発的には自分の名前も，もちろん住所も言えないにもかかわらず，呼称課題になると日常高頻度語を10語試みたところなめらかな構音で全部正答した。他の失語タイプではこれだけの呼称能力があれば自分の名前は言えるのが普通である。一方，この患者は自発的には開始できないが，初頭音や文脈を与えるcueの効果が高く，姓の初頭音をヒントにすると名前を言うことができた。理解力は高く日常会話では問題がなかった。

　超皮質性運動失語の病像は均質なものではなく，患者によってかなり異なっている。そこでこの失語タイプをいくつかの下位群に分ける試みが提案されている。しかしその方法は研究者によって一致しておらず，今のところ定説といえる分類法はないといってよい。分類のキーワードとなる特徴として考えられているのは，①基底に全般的な発動性の低下があるタイプ，②発動性は保たれているが，発語を開始するメカニズムに障害があるタイプ，③文法の障害が目立つタイプなどである（山鳥，1985）。

❻ 超皮質性感覚失語（TCSA：Transcortical sensory aphasia）

◆症状の特徴

自発話
・流暢な発話
・反響言語や補完現象がみられる
・多量の錯語がある（語性錯語が目立つ）
聴覚的理解
・著しい障害
・話題を変えると理解障害が悪化
・刺激として単語を繰り返すよりも，文脈を与えると理解が上がる
呼称
・著しい障害
・STが正しい名称を与えても納得しないことがある
・初頭音のcue効果なし
・系列語はスムーズ
復唱
・良好（理解を伴わない）
・可能な文の長さは症例によって異なる
・補完現象が強い
読解
・漢字単語は聴覚的理解より良い傾向あり
・仮名単語の理解は著明に低下
音読
・漢字単語は障害が大きい
・仮名1文字，仮名単語ともに良好
書字
・漢字・仮名単語ともに障害が大きい
・模写でも不正確な傾向あり

まとめ：流暢性発話，多量の語性錯語，意味の理解障害が著明，復唱のみ良好

　発話量は多量ではなくむしろ少ない方で，内容的には語性錯語が多く（ときには新造語的表出も加わることがある）著しく空虚な発話となる。ある患者の例を示すと，SLTAの「まんがの説明」で次のように話している。

「こおろぎがとんでいません。こおろぎがとんでいません。とおろぎがとんでいません。とおろぎがとんでいます」

なぜこれらの絵の人物に「こおろぎ」の語が引き出されたかは不明だが，無関連な語性錯語と思われる。

TCSAの発語の特徴として，反響言語や補完現象があげられている。**反響言語**とは相手の言ったことばをそのまま繰り返す発話で，全く同じものを復唱するごとく繰り返すだけでなく，変化が加わっていくつかの亜型がある。また**補完現象**とは聴覚的に言語刺激を与えられると，それを自分の発話の中に取り込んで続きの内容を言う現象である。

上記のまんが説明で患者は「こおろぎがとんでいません」を保続的に繰り返した後，最後の文末だけ「～います」と変化させているが，これはまんがの絵では男の人が帽子を拾った情景なので，それに対応して肯定的表現になったと考えられる。この叙述話は発話を反響言語的に繰り返すのではなく，自発的に始めた発話を保続的に繰り返した後，最後の文だけ変化をつけている。

この患者の補完現象の例として，STが年齢を尋ねると，「〇〇さんはおいくつですか（STの発話をそのまま繰り返す）」というと，（指を折って）68」と答えた反応があげられる。また彼はことわざの前半部を言うとスムーズにあとを続けることができた。しかし意味内容は全く理解していなかった。補完現象では意味との照合がなく音韻の流れに巻き込まれるがごとく発話が続けられる。

超皮質性感覚失語の呼称は著しく障害されており，正しい名称を与えても納得しない場合がある。理解が改善してくると，名詞の意味理解が不安定な失名詞失語に類似してくるといわれる。臨床的にみると，慢性期の超皮質性感覚失語の意味理解の悪さは簡単には改善していかないようである。

❼ 混合型超皮質性失語（MTA：Mixed transcortical aphasia，言語野孤立症候群）

◆症状の特徴

自発話
　・非流暢な発話。ほとんど発話がない
　・反響言語，補完現象あり
聴覚的理解
　・重度の障害
呼称
　・重度の障害
復唱
　・良好
読み書き
　・重度の障害

まとめ：非流暢性発話。すべての言語面で障害が重度であるにもかかわらず，復唱だけが良好に保たれている

MTAの純粋型が出現することは非常にまれである。剖検が行われた症例として，Geschwindら（1968）による一酸化炭素中毒患者の例が有名である。ブローカ領域，ウェルニッケ領域およびそれらをつなぐ経路は保たれていて，損傷はその外の周辺に拡がっていた。すなわち，言語野は残存するが，それ以外の領域との連絡が切断されているために，言語の意味理解ができない。一方，言語野が残存するので復唱能力だけ保たれることになるという。これは「言語野孤立症候群」の名称に対応する症状である。

「混合型超皮質性失語」という名称は，このタイプが超皮質性運動失語と超皮質性感覚失語の両方の特徴をあわせもっているからと説明される。

❽ 全失語（Global/Total aphasia）

◆症状の特徴

自発話
　・発声はできるが自発語はない例が多い

・再帰性発話，間投詞の表出などがわずかにある例がある

聴覚的理解
　・最重度の障害
　・発語面よりやや良好な例あり
　・日常的な文脈の中では検査時よりやや理解が良い

呼称
　・最重度の障害
　・訓練によって構音のやさしい単語をごく少数言えることがある
　・系列語はごくわずかな部分だけ言えることがある

復唱
　・最重度の障害
　・理解を伴っていない
　・訓練によって構音のやさしい単語が，呼称時より多く言える

読解
　・最重度の障害
　・漢字単語はいくらか理解できる例がある

音読
　・最重度の障害

書字
　・最重度の障害
　・訓練によって自分の名前程度は書けるようになる可能性がある

まとめ：非流暢性発話。すべての言語様式が最重度に障害されている

　それぞれの失語症候群はタイプごとに異なる中核的な特徴があり，また多くのタイプで重症度の幅があるのだが，全失語の場合は，逆に重症度が前面に出た症候群となっている。全失語の予後は全般的に悪く，いくらか理解力は改善するが，実用的な発話は望めないといってよい。

　こうした言語の獲得が期待できない重度失語症者の場合，STは言語を使わないでジェスチャーや描画など身近な代替手段が獲得できないかと考えるのだが，大抵の場合，そうした能力の獲得も困難が大きい。

　全失語の障害は言語に限らず，非言語面も含めて広い範囲にわたると考えられる。全失語の全体的な障害像を把握するためにはジェスチャーや描画なども含めた重度者用の検査（竹内ら，1997）の他に，レーヴン色彩マトリックス検査，コース立方体組み合わせ検査，その他必要な高次脳機能にかかわる検査を行う必要がある。

　ある全失語の患者は，入院時の検査でSLTAに正答はなく，また名前や数字などの言語記号だけでなく，図形のコピーも困難であった。コース立方体組み合わせ検査では練習問題も不可能な状態であり，こうした症状から構成障害の合併が考えられた。入院後8カ月経過した頃，自分の名前は自発的に書けることが多くなったが，2cm四方ぐらいの，どこか図形的な感じのする大きい文字となり，また画数の多い漢字は線が重なり，まとまりが悪いかたちとなった。1〜10の数字は，半分か1/3程度自発的に書けるようになったが，突然曲線が書けなくなることがあり，浮動的といった成績であった。

　全失語と判定された患者の家族にとっては，長期にわたって患者が全失語のままなのかが重要な関心事となるだろう。全失語の群内の非等質性はよくいわれているところであるが，発症後早期に全失語を示した患者について，その予後を考慮しながら，①他のタイプに改善していく群，②全失語の範囲内であるが改善する群，③全く改善せず他者から孤立したままの群，の3群に分けて考える仮説が提出されている（De Renziら，1991）。①の例として，発症直後は全失語の病像を示し，次いで混合型からブローカ失語へと改善していく，比較的みかけるタイプの移行があげられる。また，片麻痺のない全失語から，ウェルニッケ失語に移行した症例の報告も行われている。②のレベルに該当すると思われる例として筆者が担当した患者をあげることができる。彼は当初は声も出なかったが，訓練を重ねるにつれて，普通の挨拶語は出ないが，あいまい音を発してSTに呼びかけをするようになった。また1人でエレベータに乗って訓練室に来るようになった。問題が大きい

のは，③の「失語性孤立」と呼ばれる全失語の一部の患者群である。この群の患者はよくなりたいという意欲がなく，また自分から他者に働きかけることもなく，孤立したままの生活を送っているという。このような孤立化の原因として，神経症やうつ病など失語以外の要因の合併が推測されているが，筆者の経験ではこうした特徴を示す全失語の患者は，健康状態も安定せず，訓練での積み重ねの効果が期待できない症例に思われる。しかし，失語性孤立を示す全失語の病像は，現在のところまだ明らかにされてはおらず，今後全失語の予後を明確化していくためにも，全失語群内の質的差異の検討は大切なテーマとなるであろう。

以上のような孤立を示す全失語の例もあるが，多くの患者は他者に対する態度はしっかりしており，STが「おはようございます」と声をかけると，発声はないがうなずきながらにこやかな表情を示し，彼らの障害が人格や対人関係には及んでいないのを明らかにしてくれるのである。

全失語の患者の残存能力を知るには，訓練室における失語症検査では全く不十分である。こうした作られた環境の中ではほとんど反応できない彼らも，日常生活という状況文脈があると意外に能力を発揮することができる。患者の1人は，一言も発することはできないのだが，病室では盛んに指さしを使用して妻に洗濯物が入れてある位置などを示し，量や種類は少ないが非言語的なコミュニケーションを行っていた。またある患者は，SLTAでは単語を全く理解できなかったにもかかわらず，検査終了後，STの「看護師さんに迎えにきてもらいましょうか」という問いかけにうなずいてみせた。この反応は質問されたらしいのでうなづいたのか，あるいははじめの「看護師」の語を理解しただけなのかもしれないが，いずれにしろ，重度失語症者の理解や表出での状況文脈の重要性を示唆するものであろう。

5 古典的な失語症アプローチの有用性についての疑問提示

失語症に対する古典的アプローチの妥当性について疑問を提示するのは，主として認知神経心理学的立場からであり，したがってこのテーマを検討することは，後述の認知神経心理学的な考え方を理解するのにも有効といえるだろう。

❶「症候群」という考え方についての疑問

古典的なアプローチでは，大脳の特定部位が損傷を受けると，その部位が担う機能に対応したいくつかの言語症状がしばしば共起して出現し，この症状のまとまりが失語症候群であるとする。この症候群の考え方に対して，Whitworthら（2005）は，失語症はあらかじめ決められた少数の鑑別可能な同質の症状群にグループ化できるという考え方は必ず失敗すると述べている。SALA（2004）もまた失語症者の症状の「多様性」を主張し，表面的には同じような症状を示す患者が，根底に異なる障害を持っていることはよく観察されることであり，彼らの言語反応を明確にカテゴリー分類することはできないとしている。

一方，古典的な立場の研究者たち（例えばBenson, 1979）は，症候群をすべての言語症状が「きれいに」（SALAより）分類された等質の群とは主張しない。Bensonは，「症候群」というのは医学的観点に立った鑑別診断名であって，すべての症状の等質性をいうものではないとし，症候群内で患者ごとに何らかの変動があるのが当然だとしている。また，BensonとArdila（1996）では上記のような発言は削除されているが，失語症候群は群内での患者の症状が等質ではないから「症候群」としての妥当性に欠けるという批判を受けながらも，古典的分類は基本的には正しく，再現可能性があり，臨床的に有効なものとして残っているとしている。

Whitworthらも，失語症でいくつかの症状が

結合して現れるのを否定するのではなく，また，群内の患者間の成績が似ていないと言っているのでないと述べている。そして主張の焦点は，認知モデル（言語情報処理モデル）を使って症候群内の1人ひとりの患者から多数の成績を得て比較すると，一見似ている成績のパターンでも同じではないから，それらを同一の症候群としてグループ化はできないことを知ることが重要だと述べている。この立場の研究では1例か，ごく少数の患者から多数の言語成績を得るという方法が使われるから，グループ内の等質性（完全な等質性は保証されない）が重要になってくる。このように，認知神経心理学的な研究の着眼点や発言はBensonのいう鑑別診断としての症候群とは次元が異なっているのがわかる。

認知神経心理学的研究では，古典的な立場の失語症研究で重きをなしている大脳レベルでの認知機能の探究よりは，情報処理モデルを使って言語機構のありようを説明しようとする。すなわち，まず言語情報処理モデルという「仮説ありき」である。そしてこのモデル上に患者の症状を位置づける方法がとられる。適切に位置づけられない症状が出現したらモデルを修正する，つまり仮説を変更していく。Whitworthらは，大脳レベルでの情報処理機能の研究について，近年では，fMRI（機能的MRI）やPET（ポジトロン断層撮影法）など課題遂行中の脳機能の測定法の開発によって，脳における認知機能の局在についての関心が復活しているとも述べている。

Martin（2001）は，古典的な失語分類は過去10年でいくらか吟味しなおされるようになったが，神経学者や失語症とかかわる専門職の間では，まだ一般的に使われているといっているが，そのことはわが国の失語症臨床の場でも同様である。医師を含めてリハビリテーションスタッフ間のレポートでは，古典的な分類名を使った方が患者の失語症の全体像が把握しやすいのは確かである。しかし，これにはMartinも言うように「慣れ」の面も考えられるだろう。また武田（2009）は，Geschwindによって整理された古典的な分類は今も基本的には正当性があり，臨床的に有用であり続ける，というBensonとArdila（1996）の発言を支持している。

古典分類に基づく失語症の臨床では，検査を通して患者の全言語様式にわたる障害特徴を把握した後，STはその結果から患者の全体的な障害像をイメージして，言語治療への入口を探るといった過程をとるのに対して，認知神経心理学的な手法では言語情報処理モデルを用いて，患者のもっとも特徴的な言語症状を詳細に説明する方法がとられ，古典的タイプのような障害の全体像の把握は目ざしていない（伏見，2008）。Whitworthらは評価について，認知神経心理学的な評価の目標は，コミュニケーション能力の崩壊の基底にある原因は何か，すなわち，認知モデルのどこが障害されているか，これらの障害がお互いにどのように影響しあっているかを決定することであるとしている。それゆえ，STは広範囲な言語機能の様相を把握するためという観点から，言語処理モデルのすべての要素の評価を試みるのは適当ではなく，当該の患者にとってもっとも決定的と思われる問題を見極めるために評価を行うべきだと述べている。

❷ 多人数を群にまとめて扱う研究方法の問題

先の記述から推測されるようにWhitworthらは，例えばブローカ失語，ウェルニッケ失語といったように失語症を症候群に分けて行う研究方法を否定している。今までの研究方法では比較的人数が多い患者群を対象として，彼らの反応を例えば，平均値，標準偏差を使って統計的に処理し，他の条件をもつ群の成績と比較検討する方法がとられる。そしてその際言えるのは，ある危険率のもとにおいてのみである。なぜなら患者が等質でないことがわかっているからである。例えば

「そういうことを言うと失語症者の5％（あるいは1％）の人はその結果にあてはまらない」と前もって危険を断ったうえで失語症のある傾向について言う方法をとるのである。しかし，これは実験群が失語症母集団を正しく代表しているという仮定のもとに言われる危険率であり，実際の患者群の抽出法の正しさは誰も問題にしていない。したがって，実際は危険率はもっと大きくなると予測される。

Whitworthらがこうした群を用いた研究方法を否定するのは，先述したように失語群内の患者の障害は等質ではないからで，得られた統計的な検定結果の有意性は信用できないことになる。

単一症例を対象とした認知神経心理学的な研究方法について，たった1人の失語症者に言えたことが，厖大な数の失語症母集団について言えるのかという疑問が提示されたことがあった。伏見（2008）は「個々の障害の本質を見極めるには，詳細な検査をタイプや重症度の異なる症例に実施し，症状の分析の中で個々の症例を把握する必要がある」と述べ，「一連の症例研究」が適切な方法だとして少人数の群による研究を勧めている。

❸ 今までの失語症検査には言語治療法を決定する指針がない

SALA（2004）では「しっかり組み立てられた評価法に基づいて診断を下し，明確な理論的モデルの観点から解釈することで，障害された処理過程を言語治療の直接の対象にするか，より障害が軽い処理過程の強化を目指すか，あるいはその両方を目標とするか，セラピーが工夫できる」とし，認知神経心理学的な処理モデルに基づいた評価法は，多数の文献からみて「合法的かつ効果的な治療にとって不可欠な基礎となる」（p.29）と述べている。

一方，古典的な失語分類の立場にあるGoodglassとKaplan（1972）によるボストン失語症診断検査では，検査目的の1つに「患者のすべての言語領域における残存能力と，失われた能力とを，包括的に評価し，治療の手がかりを得る」という項目をあげている。そして検査結果の扱い方について「検査得点によって，患者を客観的かつ自動的に分類することはできないし，また検査得点から最適の治療法が決まるというわけでもない」とも言っている。これは，SALAの認知神経心理学的な評価法によって，「合理的かつ効果的な治療とって不可欠な基礎」が得られるという主張と比較すると，言語臨床を行うSTにとっては，突き放された印象のある表現である。さらにGoodglassらは，検査は料理本のような処方的な役には立たず（検査結果が与えられれば，それに基づいて治療法が簡単に処方されるといったものではない），STの経験が増すにつれて検査結果から得られる解釈はより有効なものになるだろうとして，失語症の評価と治療におけるSTの臨床経験の重要性を述べている。

ボストン失語症診断検査は失語タイプを検出しやすくするためのさまざまな下位検査や，補完的な検査として文法関係に関する課題や非言語的な頭頂葉症状を検査するための課題など，多くの工夫がなされている。つまり詳細な検査を行い，多数の反応を得ることで失語症鑑別診断の精度を上げようとしている。しかしその結果からは，例えば，認知神経心理学が言うところの『言語情報処理システムのどこが悪くて復唱ができないのか』といったような言語情報の処理過程に踏み込んだ疑問に応える成績は得られない。失語症臨床に携わる多くのSTは，こうした古典的な失語症検査結果をもって言語治療の入口に立つことになるのだが，治療へと導く道は詳しくは示されていない。そのためにSTは今までの臨床経験や知識を総動員して，当該の患者に『何をすれば言語症状が改善するのか』を一生懸命考えることになる。

たしかに今までの大方の失語症検査法は，検査の目標の1つとして主張するほどには言語治療のことは考慮されていないようである。例えばわが

国で広範囲に使用されているSLTAやWABを使用した場合，言語治療を開始する手がかりとしてのデータが不十分なために，自分なりのテストを作成し訓練開始のための手がかりを得ているSTも多いと思われる。

❹ まとめ

以上，古典的な失語症のとらえ方に対する批判的発言を認知神経心理学の立場から記した。

失語症者の言語症状の改善に寄与したいという立場から失語症状を理解しようと考える者にとっては，失語症の鑑別診断のレベルを超えて，障害のあり方やその治療法に関連する理論的枠組が必要である。この観点から，認知神経心理学的な手法は我々にとって新しい視点を与えてくれたといえるだろう。

一方，失語症の原点はまず，中枢神経系の損傷によって出現した言語システムの病的変化である。最近まで脳神経科学者の失語症に対する関心は，主に失語症と脳損傷部位との関係であったと思われる。しかし近年は，脳科学の進歩によって言語課題を遂行中の脳の活動も知ることができるようになった。そこで，今後の失語症における言語情報処理の損傷・崩壊についての説明には，仮説的な処理モデルだけでなく，それを裏打ちする神経科学的アプローチの重要性も主張したい。

また今日，医学領域外からの新しい視点を持った科学者による失語症研究が盛んである。今後，これらが言語心理学的アプローチと連携して，失語症リハビリテーションの進展への寄与が期待される。

4　認知神経心理学的アプローチ

❶「認知神経心理学」とは

認知神経心理学的な考え方は，近年，失語症の研究・臨床の領域でも大きな流れとなっている。しかし言語臨床にたずさわるSTにとっては「認知神経心理学」という用語は，今もなじみが薄い人も多く，また中には『研究はともかくとして，本当に失語症の改善につながるのか』という漠然とした思いを持つSTもいるのではないかと思われる。

そこで，失語症に対する認知神経心理学的アプローチの問題を検討する前にまず，この学問は何をするのかを，伏見（2008），山鳥（1985）を参考に簡単にまとめる。認知神経心理学とは，神経心理学と認知心理学が関連し合った学問領域と考えられる。神経心理学は人の心的機能の現象を知り，その崩壊の様相を研究する学問領域であるが，具体的にはさまざまな高次脳機能障害を対象にしていて，我々臨床の場にいる者にとってはなじみ深い。神経心理学のもう1つの重要な特徴は，心的機能の現象やその機能の崩壊の様相を脳機能との関係で明らかにしようとする方法をとっていることである。例えば，さまざまな失語症群についてその症状のまとまりが出現するのに責任がある脳部位や脳機能が研究対象とされる。

一方，認知心理学は，神経心理学が心的機能を脳機能との関係でみようとする方法をとるのとは対照的に，心的機能を情報処理過程として分析しようとする学問領域である。そして，その情報処理の研究に用いられるのは情報処理モデルである。例えば，失語症者にとって全般に非語（現実に存在しない無意味語）の復唱は困難が大きいが，実在する語は復唱できるのに非語はなぜ難し

いか，を考え説明しようとする場合，人が言語をどのように認知し表出するかについての言語情報処理のモデルが想定されそれに基づいて説明される。

以上の2つの学問領域である情報処理と脳機能を関連づけ探求する学問が認知神経心理学である。したがって，認知神経心理学は神経心理学が対象としている失語症，注意障害，記憶障害，遂行機能障害等々，広範囲な高次脳機能障害を主に情報処理の面から探求し説明しようとする科学と考えればよいだろう。

言語情報処理に関連したモデルはいくつか提案されているが，我々STにもっとも受け入れられているのは，ロゴジェンモデルである。このモデルについての検討は後の項で行う。

2 認知神経心理学的な考え方の特徴

認知神経心理学的アプローチでは，人がどのように言語情報を処理するかをモデルを使って説明する方法がとられることは先に述べた。我々になじみ深いロゴジェンモデルは，はじめMortonとPatterson（1980）によって図式化され，その後多くの研究者によって改変が加えられていった。そのためにモデルは多種類発表されている（例えば，よく引用されるモデルとしてEllisとYoung（1988）やWhitworthら（2005）がある）。

つぎに，ロゴジェンモデルの共通した基本的特徴を考えてみたい。なお，「古典的な失語症アプローチの有用性についての疑問提示」の項（38頁）で認知神経心理学的立場の主張の一端はすでに述べたので，それらの問題はここでの議論から除外する。

ロゴジェンモデルの特徴を列挙すると主に以下のようになる。

①ロゴジェンモデルは失語症者の脳損傷を反映した言語症状を説明するために作成されたものではない。それは基本的には健常者の情報処理モデルであり，そのモデルを用いて，障害を受けた失語症者の反応を説明しようとする。そして，こうしたモデルは失語症者や健常者のさまざまな反応に応じて修正が加えられ，人の情報処理モデルとしてさらに精度を上げていくことになる。

②現在発表されているロゴジェンモデルは，主として名詞単語の処理を説明するものである。したがって人々が行っている非常に複雑な言語情報処理の側からみると，現在のところこのモデルはあまりにも単純なものである。しかし，これから現実の人の言語処理をさらに適切に説明できるモデルの開発が試みられることになるだろう。

③ロゴジェンモデルは箱と矢印で表記される。

図1-4にロゴジェンモデルの一例を示した。これはWhitworthら（2005）がPattersonとShewell（1987）のモデルに基づいて改変したものである。なお，モデル中の日本語訳名の多くはWhitworthらのモデルを掲載しているSALA（2004）に従った。

図に見られるように，モデルの中心に意味システムを置き，その左側に聴覚的理解や発話など，語の音韻機能にかかわる箱と矢印が描かれている。また，右側には読み書きに関連する箱と矢印が配置されている。そして，それらの左側の機能と右側の機能は意味システムを介したり，あるいは意味とかかわらずに関連し合うルートを持っている。このような箱と矢印による情報の流れの処理図式は，どこか脳における神経細胞と軸索を思わせるが，もちろん神経科学とは関係のない仮説モデルである。

それぞれの箱は，箱内の書き込みに設定された情報処理を行う構成要素である。すなわち箱は語彙情報の貯蔵の場所であるとともに，またその貯蔵庫の中から必要な情報を出し入れするための処理システムである。各々の箱の内部は構造を持っていて，いくつかの処理のセットで構成されているといわれる。しかし箱の機能は充分には明確に

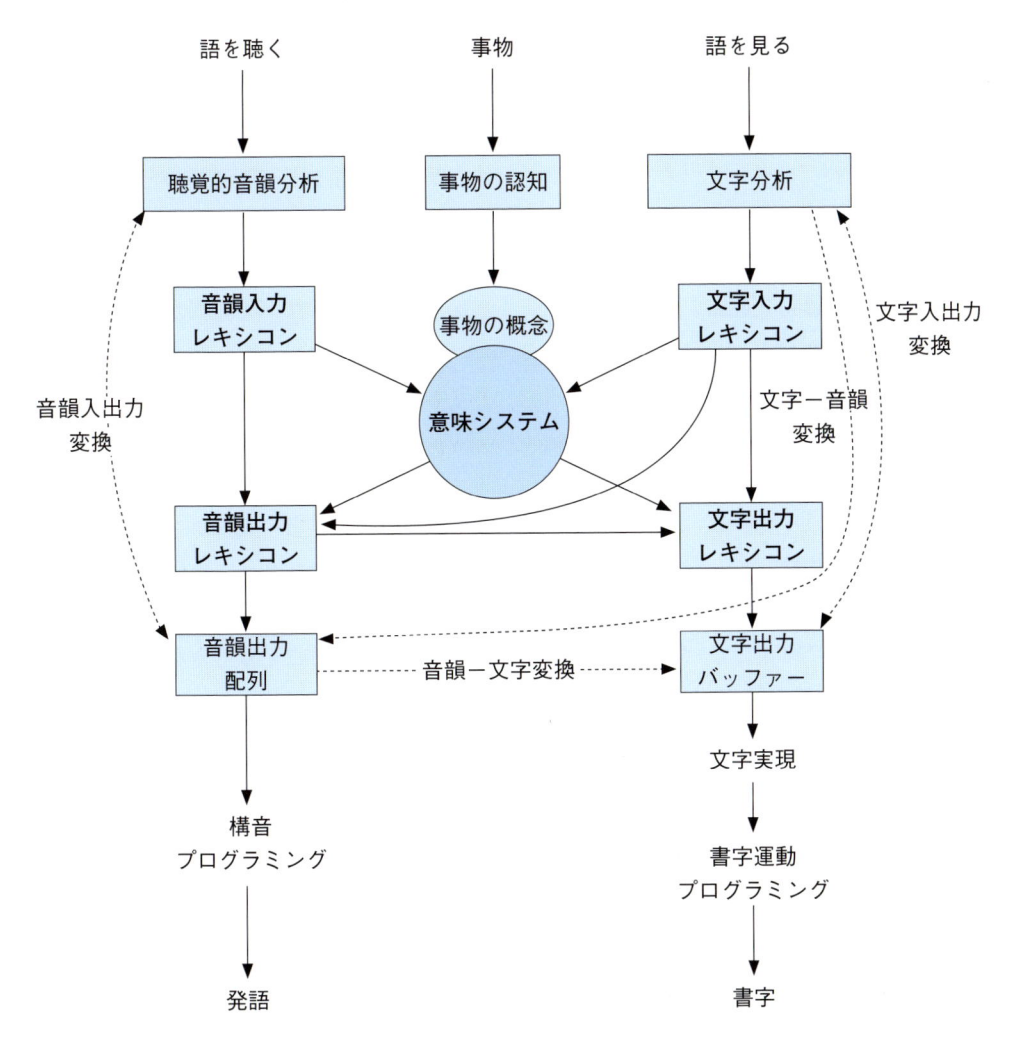

図1-4　単語の情報処理モデル（Whitworthら，2005）

されていない。

　貯蔵される情報は語彙「表象」であると表現されることが多い。言語は外界の事物や概念など対象を意味するシンボルだが，ここでいう表象とはその語彙情報を代表するシンボルと考えればよいだろう。

　ロゴジェンモデルの中心にある意味システムの四方には構成要素「レキシコン」（音韻入力レキシコン・音韻出力レキシコン・文字入力レキシコン・文字出力レキシコン）が描かれている。このレキシコンは「心内（心的）辞書」と呼ばれることもある。レキシコンはあたかも分厚い辞書が脳の中に入っているかのような表現である。

　箱同士を結んでいる矢印（線）は，構成要素間の連絡経路（アクセスルート）である。このアクセスルートがどのように作働するのかその役割も明確ではないが，単なる連絡路ではない。モデルに描かれているアクセスルートのうち，音韻入出力変換，文字入出力変換，音韻－文字変換，文字－音韻変換の4つのルートは破線で描かれている。音韻入出力変換ルートは復唱に，文字入出力変換は写字にかかわるルートである。また音韻－文字変換は書取りに，文字－音韻変換は音読にかかわっている。これら破線で描かれた4つのルートは，語彙（レキシコン）にかかわらず，すなわち非語でも作働できるルートを示していると考え

第1章　失語症　43

られる。

図1-4のような認知神経心理学的な言語情報処理モデルの特徴を説明するのに，しばしばColheart（2001）の説明が引用されている（Edmundsonと McIntosh, 1995；SALA, 2004；Whitworthら，2005）。ここではWhitworthらに従うが，それにいくらかの意見を追加する。

①機能的モジュール性

少なくとも認知システムの構成要素にはモジュール性がある。モジュール性とはそれらの構成要素が他の要素から独立し，あるいは比較的独立して作働することをいっている。

②解剖学的モジュール性

少なくとも認知システムのいくつかのモジュールは脳の異なった部位に局在している。脳損傷は選択的に特定の情報処理を障害する可能性がある。すなわち脳損傷によって特定のモジュールが局在する組織が崩壊されたり，モジュール間の連絡路が遮断されたりする。その結果，モジュールやアクセスルートの機能が消失したり，あるいは障害されたりする。

この機能の消失や障害は，脳構造の損傷のあり方によって，言語の障害パターンが他のパターンよりも頻回に出現する可能性があるという。これは古典的な「症候群」に近い考え方である。しかし一方でWhitworthらは脳損傷のあり方は千差万別であり，2人の人間の障害パターンは同じではないとも述べている。そして機能的なモジュールは必ずしも解剖学的なモジュールを必要としていないともいっている。

③認知システムの普遍性

これは簡単に言えば，すべての健常者は基底的には同じ認知システムを持つという仮定に立っているということである。これは万人に共通の言語処理についてうなずける仮定であるが，ここで注意したいのは，すべての人が同じ経験を蓄積しているわけではないから，彼らの情報処理モデルが全面的に同じ機能性を持っていると主張するのではないということである。

④情報処理機能の減算性

脳損傷は健常者の認知システムの1つ以上の構成要素やアクセスルートを破壊，損傷あるいは障害する。しかし脳損傷後，新しい情報処理システムを発展させることはできないので，課題を遂行するために病前に使っていた情報処理システムを使用することになる。

そのため，脳損傷者は健常な認知システムから損傷を受けた機能を引き算し，残った構成要素だけで情報処理を行うことになる。そこで脳損傷者はいびつになった認知システムをより有効に使うためにストラテジーを発展させることになる。Whitworthらは例えば，重度の相貌認知の障害がある人が，相手を認知するためにその人が着ている洋服や声に依存するストラテジーを発展させるという例をあげている。この項目の主張は失語症の訓練や改善のあり方にかかわってくる問題でもある。

5 ロゴジェンモデルで説明される失語症の言語症状

図1-4にWhitworthらによる単語の情報処理モデルを提示し，その構成の全体像を示した。近年，言語情報処理モデルを使って古典的な失語型とは異なったさまざまな失語症状が説明され報告されている。そこで，本項では構成要素（アクセスルートを含めて）の各々にどのような機能が仮定されているかを検討し，その処理過程の損傷によって出現するさまざまな失語症状について検討

する。

こうした損傷を明らかにするための認知神経心理学的な失語症検査は，下位検査に今までの失語症検査と同質のものも含めているが，その他に今までとは観点が異なった検査も多く，全体として多量の下位検査が用意されている場合が多い〔例えばKayらによるPALPA（1992）や，SALA（2004）〕。

以下に図1-4のロゴジェンモデルをWhitworthらを参考に言語様式別に分解して検討し，その処理過程で出現する失語症状や障害のタイプを紹介する。なお，障害の原因となるロゴジェンモデル上の損傷部位をいう場合，特定の構成要素自体の減弱や消失か，アクセスルートの障害か，あるいはその両方かの問題について，研究者間で記述が一定しない場合がある。そこで本項では「（構成要素）のレベル」として記述することにした。

1 聴覚的理解

❶ 聴覚的理解のモデル

図1-5に，図1-4のロゴジェンモデルのうち，語の聴覚的理解にかかわる構成要素とアクセスルートを示した。図中の右側の「事物→事物の認知→事物の概念→意味システム」の経路は，例えば名詞を聴いて，反応選択肢の実物や絵を視覚的に認知，理解する過程が加わった聴覚的理解である。一方，例えば自由会話で相手の発語を理解する過程は，「語を聴く→聴覚的音韻分析→音韻入力レキシコン→意味システム」の経路をとることになる。

このように，聴覚的理解にかかわる処理過程といっても，課題の性質や条件によってかかわる経路は異なってくる。このことは，他の言語様式の処理においても同様である。

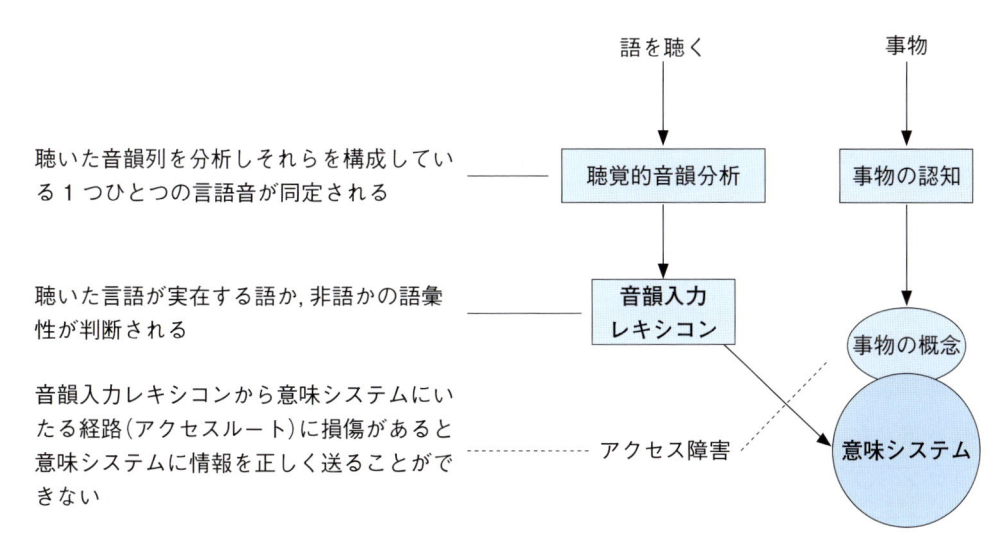

図1-5 聴覚的理解にかかわる処理過程

❷ 情報処理のレベルと出現する障害のタイプ

(1) 聴覚的音韻分析のレベル

聴いた音韻列を分析し，それらを構成している1つひとつの言語音を同定する。

このレベルに障害があると，それより先の構成要素に言語情報が送れず，聴覚的な語彙性判断や語の理解などを障害することになる。

(a) 語音聾（word sound deafness）

この障害は古典的な純粋語聾に相当する。語音弁別に障害があるが，純音聴力や非言語音（例えば豆腐屋のラッパの音）の弁別・認知の能力は保たれる。

(2) 音韻入力レキシコンのレベル

音韻入力レキシコンには，理解面での語彙形の音韻表象が貯蔵されていると仮定される。このレキシコンの役割は，聴いた語が実在する語か非語かの語彙性を判断し，語の音韻情報を意味システムへ送ることである。

ロゴジェンモデルの「語彙形」の考え方は今までの失語症検査にはなかった観点であり，モデル上で重要な位置を占めている。

音韻入力レキシコンに貯蔵されるのは，人それぞれが経験したことがある語彙の音韻表象であり，失語症者がある語を知っていると感じるのには個人差がある。例えば法律や医学など特殊な領域の語は一般の人にとっては「非語」に等しいものとなる。

(a) 語形聾（word form deafness）

語形聾は音韻入力レキシコンの障害，あるいはそのレキシコンへのアクセス障害によって出現する。この障害を検出するための検査の1つとして語彙性判断課題が用いられる。例えば，

患者に語を聴覚的に提示してそれが実在する語かどうかを判断させる方法がある。

(3) 意味システムへのアクセス障害

音韻入力レキシコンから意味システムに至るルートに損傷があるために情報を正しく意味システムに送ることができない。

(a) 語義聾（word meaning deafness）

語音弁別や聴覚的な語彙性判断には問題がないが，語の意味理解に障害がある。しかし，文字単語をみると理解できるといった特徴を示す。もし意味システム自体が損傷されていれば文字単語も理解できないはずなので，意味システム自体には問題がないと考えられ，損傷は音韻入力レキシコンと意味システム間の完全なあるいは部分的な離断（disconnection）（Ellisら，1994）によると説明される。そのため，音韻入力レキシコンで語の音韻表象は活性化されているが，その表象を意味システムに貯蔵されている語の意味表象に結びつけることができなくなっていると考えられる。

なお，聴く・読むの両方の様式でも理解が障害され，また非言語的にも意味理解が障害されるのは意味認知症（semantic dementia）である（48頁参照）。

2 呼　称

程度の違いはあっても，喚語障害がない失語症者はおそらく存在しないであろう。呼称（naming）は，一般に線画や実物が視覚的に提示され，患者は描かれている名詞や実物の名前を想起して言う課題である。通常，検査では失語症者の喚語の状態を調べる重要な手段として呼称課題を行っている。呼称は自由発話とは異なる強制的な発話環境での語産生ではあるが，患者の語産生の状態を示すものとして取り扱われている。

❶ 呼称のモデル

図1-6に，図1-4のロゴジェンモデルのうち，

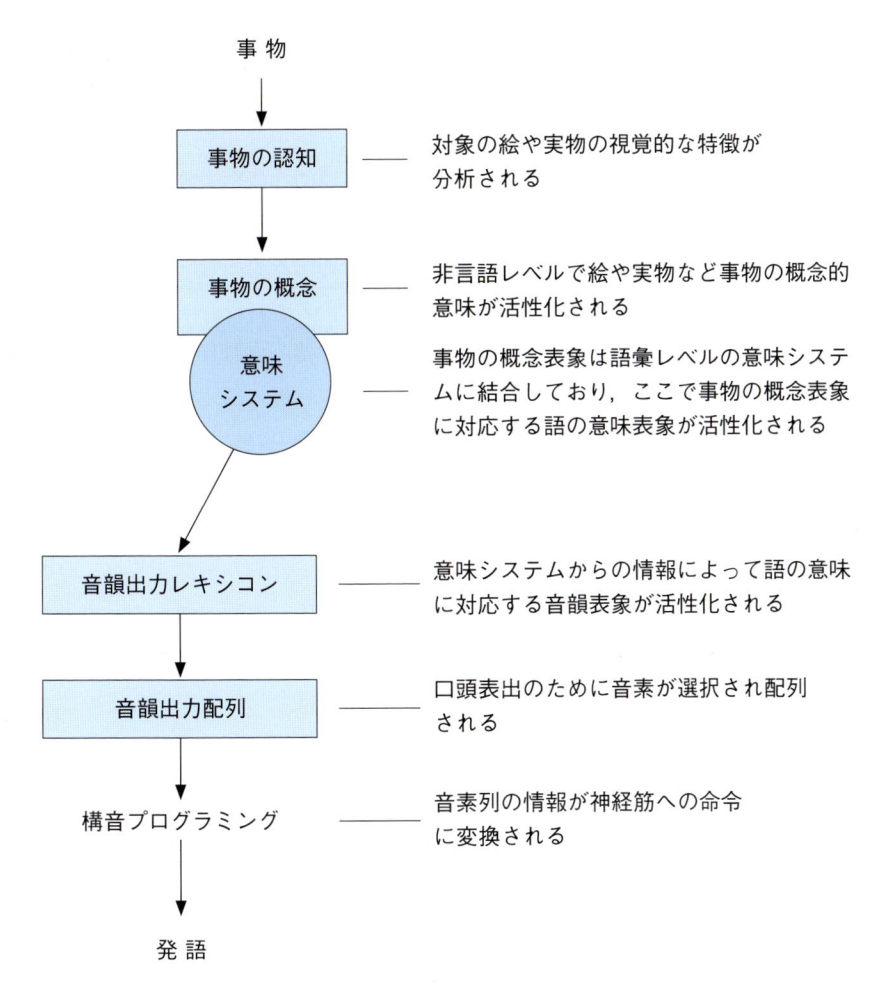

```
                    事 物
                     ↓
            ┌─────────────┐
            │  事物の認知  │────  対象の絵や実物の視覚的な特徴が
            └─────────────┘       分析される
                     ↓
            ┌─────────────┐
            │  事物の概念  │────  非言語レベルで絵や実物など事物の概念的
            └─────────────┘       意味が活性化される
                ╱─────╲
               │ 意味   │────  事物の概念表象は語彙レベルの意味システ
               │システム │       ムに結合しており，ここで事物の概念表象
                ╲─────╱         に対応する語の意味表象が活性化される
                     ↓
            ┌───────────────┐
            │音韻出力レキシコン│──  意味システムからの情報によって語の意味
            └───────────────┘     に対応する音韻表象が活性化される
                     ↓
            ┌─────────────┐
            │ 音韻出力配列 │────  口頭表出のために音素が選択され配列
            └─────────────┘       される
                     ↓
             構音プログラミング ────  音素列の情報が神経筋への命令
                                    に変換される
                     ↓
                    発 語
```

図1-6 呼称にかかわる処理過程

呼称にかかわる構成要素とアクセスルートを示した。

構成要素のうち「事物の認知」レベルは視知覚や視覚失認の問題なので，ここでは検討の対象外とした。また，語産生の最終コースにある構成要素「構音プログラミング」もいわゆる発語失行に関連する問題なので，これもここでの議論の対象外とする。

ロゴジェンモデルの聴覚的理解にかかわる過程に「音韻入力レキシコン」の構成要素があったが，語産生面の「音韻出力レキシコン」の構成要素はそれに対応するもので，いずれも語の音韻形の表象が貯蔵されている。それらのレキシコンはそれぞれ理解面と産生面という2つの異なった様式で作働している（Ellisら，1994）。

呼称時，主にブローカ失語（重～中等度レベル）の患者の中に直接音韻形を想起できないために，漢字あるいは仮名文字列の一部を書いた後に，それを音韻想起のキューとして音読するかたちで呼称を行う例がある。この場合には，書称→音読の処理過程の一部が加わるが，ここでは図示していない。

❷ 情報処理のレベルと出現する障害のタイプ

(1) 事物の概念レベル

これは非言語的に，絵や実物などの概念的意味

表象が活性化されるレベルである。

　呼称が成立するためには，事物の視覚的分析を経た後，その対象物が何であるか認知し，言語以前の非言語レベルで概念的な意味理解をしなければならない。失語症は言語機能にかかわる障害であり，基本的には非言語レベルの機能は保たれていると考えられる。

　非言語的な概念的意味とは事物についての意味記憶のことである。患者に呼称困難があっても，このレベルが障害されていなければ名前は言えなくとも，その事物が持っているいくつかの意味的特徴のセットは活性化される。例えば「犬」の絵の呼称を求められた場合，「毛がある」「吠える」「4本の足がある」「ペットである」などの特徴がすべて活性化される。そしてその活性化されたパターンは「犬」の概念的知識に対応している（Nickels, 2001）。

　この構成要素「事物の概念」的意味は語の「意味システム」に結合している。

(a) 意味認知症（semantic dementia）

　意味認知症は事物，事実，概念などの意味記憶が選択的に障害されている。一方，エピソード記憶，短期記憶，視空間認知は比較的保たれている。原因として側頭葉に限局した両側性あるいは一側性の進行性萎縮が考えられている（伏見, 2008）。また，この萎縮が左半球で強い場合は言語性の意味記憶障害（語義失語）が出現し，右半球でそれが強い場合は，非言語性の意味記憶障害を示す（種村, 2008）。

　ロゴジェンモデルの構成要素「事物の概念」と，言語の意味にかかわる構成要素「意味システム」は密接に結びついているから，意味認知症では言語面の意味障害も重大である。「意味システム」はロゴジェンモデルの中心にあり，特定の言語様式に限定されず，障害がすべての様式に拡がる可能性がある。

　意味認知症の言語症状の特徴は，理解・表出の両面での語彙障害であり失名詞症状が著明である。一方，発話の流暢性や統語構造は保たれる。

(2) 意味システムのレベル

　非言語的な概念表象が活性化された後，それらの情報は直結している語彙－意味システムに入り，対応する語の意味表象が活性化される。

　意味システムは，すべての言語様式とアクセスルートを持っており，様式フリーの中枢的システムである。例えば，我々の日常的な言語行動を考えてみよう。ロゴジェンモデルの構成要素やアクセスルートが障害されていない我々は，「りんご」という語を聞くとその意味を理解すると同時に復唱・音読・書取りができるし，その実物や絵をみれば，呼称・書称ができる。患者が呼称課題で意味的誤りを冒した場合，その基底にある障害が非言語的な概念レベルか，あるいは適切な語の意味表象の活性化にあるのか，あるいは意味システムに入出力する処理過程にあるのかが問題になる。

(a) 意味性失名詞（semantic anomia）

　語想起で意味的誤りを冒す典型的な症状は意味性失名詞である。"anomia"という用語は失名詞失語あるいは失名辞失語と呼ばれる失語症の一型の名前として使われると同時に失語症の一症状として語られる場合も多い。ここでは後者である。

　意味性失名詞では，先述の「意味認知症」にみられた非言語レベルでの概念的意味の理解障害は基本的にはない。例えば，絵と実物のマッチングや，日常的な実物の絵を意味的に分類する課題などでは問題を示さない。障害は当該の語彙－意味レベルにあり，語の意味にアクセスしなければ成功しない言語課題で障害を示す。特徴的な障害は，理解面での意味的関連の誤りや発話における意味性錯語である。その発現機序について Nickels（2001）は，例えば非言語レベルで「犬」のいくつかの概念特性が活性化されていたとしても，同時に意味的に近接する「猫」のさまざまな特性も活性化されており，目標語の「犬」の意味情報が充分強いとはいえない状態にある場合，目

標語に近い意味表象が引き出され，意味的誤りに結果するという仮説的な説明を行っている．

　語の意味情報が不完全なために起こる意味的誤りを説明する例としてEllisら（1994）やNickels（1997）が例示しているのは，HowardとOrchard-Lisle（1984）が行った意味性失名詞を示す患者に対する呼称でのミスキューイング（誤った初頭音の手がかりを与える）の効果である．患者は「虎」の絵を見せられて検者からわざとライオンの「ラ」の初頭音を与えられると「ライオン」と呼称した．これは，音韻出力レキシコンから語彙表象を引き出すために使われた意味情報が目標語に意味的に関連する語を活性化した結果である．Howardらは，この患者の理解と表出における意味的誤りは，不完全な意味表象しか使用できないための結果だという仮説を立てている．

　BensonとArdila（1996）は失名詞障害を語選択性失名詞（word selection anomia）と意味性失名詞（semantic anomia）の2種類に分けて検討している．ここでの討議の対象は後者のタイプだが，彼らは2種類のタイプの特徴を以下のように説明している．

①語選択性の失名詞患者は語の理解障害がない．障害は意味－語彙システム以外にある．すなわち，それは想起された意味表象に対応する語彙項目が適切な音韻形に変換されるレベルの障害である．

②意味性の失名詞患者には語の理解障害がある．障害は意味－語彙システムにある．すなわち，それは意味表象へのアクセスの障害か，あるいは語彙表象レベルでの情報の消失か，どちらかが原因である．

　失語症の場合は，言語システムの構成要素の「消失」や「崩壊」といっても，完全な消失や崩壊はおそらく少なく，実際の症状は機能不全であることが多いと考えられる．しかし，いずれにせよこれらの患者は非言語的な認知レベルでは基本的には障害がないから，日常生活には適応しており問題がないと考えられる．

（b）カテゴリー特異的失名詞（category-specific anomia）

　絵や実物の呼称で，特定のカテゴリーに属するものの呼称が他のカテゴリーの語に比べて困難が大きい症例が報告されている．またこうした症例は一般的に非言語的な意味レベルでは障害がほとんどないと考えられている．古くはGoodglassら（1966）が物・文字・数詞・動作・色の5種のカテゴリーに属する呼称を実施し，失語タイプによって特定のカテゴリーで選択的な障害がみられたという結果はよく知られている．Hartら（1985）の症例は，野菜と果物の呼称に特定的な障害を示した．他にも動物，植物など生き物のカテゴリーに関連する語で特異的な障害が出現しやすいといわれている．

　こうした特異的な障害の出現機序として，Nickels（1997）は，語彙－意味システムから音韻出力レキシコンへ意味的に分類された表象を送るところで選択的な崩壊が起きているという仮説を述べている．

（3）音韻出力レキシコンのレベル

　意味システムから引き出された語の意味表象に続いて，音韻出力レキシコンのレベルで，その語に対応した音韻形の表象が活性化される．例えば，「犬」という事物の意味表象に対応して，「イヌ」という音韻表象が活性化されることになる．

　ロゴジェンモデルで語の表出面の音韻処理にかかわるのは，音韻出力レキシコンと音韻出力配列の2つの構成要素である．そのうち，音韻出力レキシコンに障害があった場合，呼称にあらわれる誤反応の特徴としてWhitworthら（2005）は以下の項目をあげている．

1. 失名詞（喚語不能，遅延反応）
2. "tip of the tongue"の感じがある（これは目標語が口先まで出かかっているが，どうしても出てこない感じをいう）

3. 迂言
4. 意味性錯語
5. 音韻性錯語，音断片（語の一部を言う）

このうち，意味性錯語は前段階の意味システムのレベルで多い誤反応であり，音韻性錯語は音韻出力配列のレベルでの代表的な誤反応だろう。しかし，脳損傷は必ずしもロゴジェンモデルの1つの構成要素だけに限局した損傷を与えるとは限らないから，このような誤反応の出現はうなずけるものである。

(a) 語彙選択性失名詞（word selection anomia）

先に，BensonとArdila（1996）は語想起障害に関連して意味性失名詞（semantic anomia）に対比させて語彙選択性失名詞（word selection anomia）を提唱していることを述べた。Bensonらはこのタイプをロゴジェンモデル上に位置づけて説明しているわけではないが，図1-6のモデル上でみると，音韻出力レキシコンレベルの障害と考えてよい。

この純粋型では，喚語不能，喚語の遅延，迂言などを除けば，他の言語機能は十分に保たれている。語の理解と復唱が比較的健常に近いことから，音韻出力レキシコンでの語の音韻形の貯蔵自体は損傷されていないと考えられる。障害はその中から記憶に基づいて適切な語の音韻形を想起するところにある。語彙選択性失名詞は語の音韻形の記憶想起の障害であると考えられる。

(b) 音韻性失名詞（phonological anomia）

水田ら（2005）は，音韻性失名詞の症例を報告している。特徴は語の聴覚的理解がよく，復唱も良好で，呼称が著明に障害されている。その誤反応は主に音韻性錯語で，他にconduite d'approache（目標接近行動，GoodglassとKaplan，1972），語の一部分を言う音断片の表出などがあった。伝導失語では音韻性錯語やconduite d'apprroacheの行動は，呼称のみならず復唱にもみられるのに対して，彼女らの症例たちはそれらの誤りが呼称に限定しており，伝導失語とは特徴が異なっている。

伝導失語の場合，その音韻性錯語などの出現機序について，ロゴジェンモデルの音韻出力配列のレベルの損傷が考えられている。一方，音韻性失名詞での呼称に限定した音韻性錯語の出現機序について，水田らは「呼称において語彙目標そのものには適切にアクセスされ選択できているものの，その語の音韻表象は十分な活性化を得ていない状態にある」と説明している。

Nickels（1997）は，音韻性失名詞とされたKayとEllis（1987）の症例をとりあげ，その症状の出現機序について，音韻出力レキシコン内で正しい音韻形にアクセスするのが困難な状態であると，著者らの結論を紹介している。この仮説に対して，Nickelsは音韻出力レキシコンからの音韻表象の想起は"all or nothing"だとし，音韻性錯語のように語の部分的情報を引き出すことはできないとしている。この考え方でいくと，音韻出力レキシコンの損傷で出現するのは，前項の語彙選択性失名詞の誤反応のように，主に喚語不能（無反応），喚語の失敗（語性錯語），遅延，迂言などになるだろう。そして音韻性錯語の出現に関与するのは「語彙」レベルではなく「語彙後」であると2つのレベルを区別している。このように音韻性失名詞の出現の機序についての考え方には，まだ一致がないようである。

なお，音韻出力レキシコンと音韻出力配列の2つのレベルの役割分担についても文献によって一定しないところがあり，研究上もまだ明確化されていないというのが一般的な考え方である。

(4) 音韻出力配列のレベル

語の音韻構造が貯蔵されているのは，音韻出力レキシコンのレベルである。そこで活性化された特定の音韻形の表象は音韻出力配列レベルに送られ，その表象に対応した音素の選択と配列が行われる。

音韻出力配列の構成要素が損傷されていると，語の音素の記憶が通常より早く消失するか減衰する（Nickels，2001）。そのために，音韻出力配列レベルで音素列の中のある音素が脱落して語の一部だけを言ったり，また脱落した部分に穴埋めとして他の音素を入れるために音韻性錯語となったり，あるいは音素はすべて正しいが音系列の中で位置を誤っていたりする（転置）と考えられる。

　音韻性錯語が特徴的で，音韻出力配列のレベルの障害を推測させる失語症は古典的な分類では伝導失語である。この失語タイプでは，しばしば研究の対象とされるのがconduite d'apprroache（目標接近行動）の行動である。これは，患者がどこか（おそらく音韻出力レキシコンのレベル）では目標語の音韻形がわかっているかのごとく，その語の音韻形に近づこうとして，発語の自己修正を繰り返す行動である。患者はそれによって目標語に達することもあるが，音韻性錯語のままで終わることも多く，また自己修正を繰り返すことによってかえって目標語から離れていく場合もある。伝導失語の患者は自発語よりも復唱で困難を示すのが特徴的である。特に非語の復唱は困難が大きい。また，語が長いと困難が大きく（語長効果），低頻度語は高頻度語より困難で使用頻度の効果がみられる。近年，認知神経心理学の領域では伝導失語は以下の2型に分けて語られることが多い。

(a) 産生伝導失語（reproduction conduction aphasia）

　このタイプが古典的な伝導失語に近いと思われる。先述のように音韻性錯語が著明で，それは呼称のみならず，復唱・音読・書取りなど音韻系列の再生がかかわるすべての言語様式でみられる。また，conduite d'apprroacheの行動も特徴的である。一方，意味性錯語はほとんどみられない。聴覚的および文字言語の理解はよい。復唱は自発語より困難が大きく，さらに非語や音韻列が長い語，低頻度語などで困難が大きくなる。

このタイプが音韻性錯語を多量に産生する機序として音韻出力配列レベルの損傷の仮説については先述した。

(b) 言語性短期記憶（verbal short term memory）障害を伴う伝導失語

　復唱伝導失語ともいわれるこのタイプは，産生伝導失語とは異なって呼称や復唱などで音韻性錯語をほとんど示さなのが特徴的である。単語の復唱は一般的によいが，語が長くなると成績が低下する。また反応までに遅延を入れるなど言語記憶に負担がかかると誤りが増加する。

　このタイプの出現機序についてはタイプの名称のごとく，音韻の短期記憶の障害が考えられているが，伏見（2008），伏見と辰巳（2005）は「音韻ループの損傷」という仮説を提唱している。すなわち，与えられた聴覚刺激は聴覚的音韻分析の後，音韻貯蔵庫（音韻レキシコン）に保存されるが，それは2秒程度で減衰しはじめる。そこですぐに産生されない音韻情報は内言レベルで音韻貯蔵庫にフィードバックされて減衰した情報を復活させ，それを繰り返すループが形成されているという。言語性短期記憶障害を伴う失語例は，音韻貯蔵庫が損傷されているか，内言的リハーサル過程が機能していないために出現すると考えられている。

3 復　唱

　認知神経心理学の立場から復唱障害を分析し，古典的な失語分類にはない新しい失語タイプが紹介されている。

❶ 復唱のモデル

　図1-7に語の復唱にかかわる処理過程を示した。

　図1-7の復唱にかかわる各々の構成要素が情報処理過程で担う機能については「聴覚的理解」

(45頁)や「呼称」(46頁)の項で説明したのでここでは省略する。

なお，口頭表出面で先の呼称の経路にはない復唱のためのルートとして，意味システムを介さないで語彙を処理するルートと，モデルの左側の「音韻入出力変換」が加わっている。後者のルートでは語の「聴覚的音韻分析」の構成要素によって音韻の分析が行われた後は，語彙にかかわる構成要素を経ることなく，「音韻出力配列」に音韻情報が直接送られる。このルートは語彙の復唱でも利用することもできるが，非語の復唱はこのルートだけを利用して行われる。

すなわち，復唱で使われる経路には，つぎの3つのルートが考えられ，語彙と非語では経路が異なる。そのルートをロゴジェンモデル上にたどると以下のようになる（伏見，2008；伏見と辰巳，2005；Martin，2001；辰巳，2009）。

① **意味－語彙ルート（意味理解を伴う語彙経路）**

聴覚的音韻分析→音韻入力レキシコン→意味システム→音韻出力レキシコン→音韻出力配列→構音プログラミング→発語

健常者はもちろん，失語症者の多くがこのルートをとると思われる。語を聴けば意味が想起されるのが通常のパターンであるからである。

② **非意味－語彙ルート（意味理解を伴わない語彙経路）**

聴覚的音韻分析→音韻入力レキシコン→音韻出力レキシコン→音韻出力配列→構音プログラミング→発語

語彙といってもそれが確実に存在する語かどうかレキシコン内の語彙表象の範囲は個人によって異なる。例えば，外来語「コンプライアンス」という語を聴かされて，その語がテレビのニュースで聞いたり，新聞で時々みかける語であることはわかるが意味はわからない場合の復唱はこの②のルートを使って行われるだろう。

③ **非語彙ルート（非語・語彙両方の経路）**

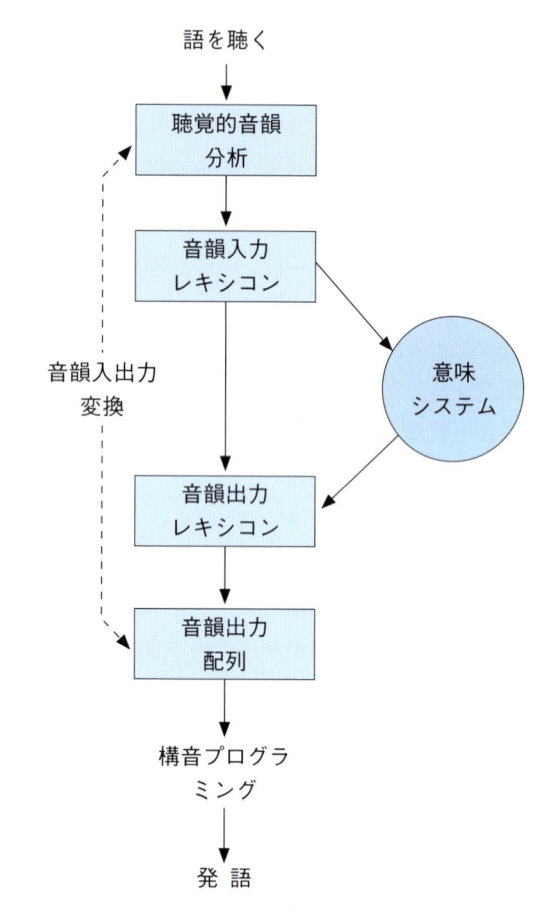

図1-7　復唱にかかわる処理過程

聴覚的音韻分析→（音韻入出力変換）→音韻出力配列→構音プログラミング→発語

実在語の場合はこのルートを使っても復唱することができる。しかし，先の「コンプライアンス」という語を聞いたこともない人々にとってはこれは語彙ではないから，音韻レキシコンにその語彙表象は存在せず，このルートをとることになるだろう。同様にいわゆる非語（無意味語）も当然，語彙表象が存在しないからこのルートのみで復唱を行うことになる。

認知神経心理学的な失語症検査（例えばSALA）では，今までの失語症検査にはなかった非語の検査が重要な役割を担っている。復唱障害が特徴的なタイプ（古典的な「症候群」を指すものではない）では，単語の復唱課題で実在語に比

べ非語の復唱で顕著な障害を示す傾向があるからである。

❷ 復唱障害が特徴的な失語のタイプ

音韻性錯語が頻出する産生伝導失語と語の短期記憶障害を伴う伝導失語についてはすでに述べたのでここでは省略する。

以下に上記の伝導失語以外の復唱障害が特徴的な失語タイプを紹介する（なお，認知神経心理学的研究では aphasia よりも dysphasia の用語が用いられることが多いので，その慣例に従う）。

(1) 深層失語（deep dysphasia）

失語症者が示す読みの障害に対する，英語圏での認知神経心理学的研究は，1970年代にはじまっている。目標語の音読で意味的誤りを冒す症例と，英語圏の不規則に変化する語を規則化して音読する症例があり，前者を深層失読，後者を表層失読と命名されたことはよく知られている。

深層失語は読みでの深層失読のごとく，単語の復唱で**意味性錯語**を多発する特徴があり，深層失読にならってこの名称が与えられた（もちろん，その他の錯語や迂言もみられる）。単語の復唱が障害されているが，非語の復唱になるとその障害は著明となる。語の復唱では心像性効果がみられる。「心像性」とは語を聴いたときに対象のイメージのしやすさについていう尺度で，心像性が高い語は具体的でイメージしやすい語である。深層失語症者はそれだけ意味に依存する度合いが高いといえるだろう。また彼らは聴覚的理解が悪い特徴も持っている。

深層失語の症状群の出現機序について音韻と意味の両方の情報処理の損傷が仮定されている（Martin, 2001）。すなわち，①非語の復唱に重度の障害があることから音韻入出力変換ルートの損傷が推定される。②実在語の復唱も障害されていることから非意味–語彙ルートの損傷も推定される。③さらに，意味–語彙ルートにも損傷がある。すなわち，意味システムを通らない②のルートの損傷のために，意味情報に依存して復唱を行おうとするが，意味–語彙ルートにも損傷があるために意味的関連語が多発することになると推測されている。

ところで深層失語に対して，読みの表層失読に対応した**表層失語**も存在するかという疑問がわく。辰巳（2009）は，復唱では聴く側の音韻符号と発語側の音韻符号は対応しており，表層失読で問題となるいわゆる「不規則語」は存在しない。したがって表層失語は存在しないという。ただし，意味認知症の患者は文法的に誤った文の復唱をする場合，それを正しい文に直して復唱する**過規則化傾向**を示し，表層失読に似た特徴であることから，失語症者の復唱における過規則化傾向が表層失語なのではないかという McCarthy ら（2001）の主張を紹介している。

(2) 音韻失語（phonological dysphasia）

先の深層失語の主な特徴が意味性錯語であったのに対して，音韻失語は**音韻性錯語**が特徴的なタイプである。

Wilshire と Fisher（2004）は受容と産生の両方で音韻面の障害を特徴とする症例を phonological dysphasia として紹介している（伏見と辰巳，2005；伏見，2008；辰巳，2009による紹介も参照）。Wilshire らの症例の症状は以下のようであった。

①聴覚課題の成績が非常に低い。語音認知が悪く**語音聾**を合併していると思われる。そのため音韻がかかわる理解課題は成績が悪い。しかし語義判断はよい。②呼称障害があるが，その誤りは主に音韻性錯語と形式性錯語であった。また，深層失語と違って意味的誤りは示さなかった。呼称は復唱よりよい。③復唱の困難が大きく，実在語より非語の復唱が重度に障害されている。実在語の復唱では②に記した錯語がみられ，非語では音韻性錯語がほとんどであった。

この音韻失語の症状群の出現機序について，以

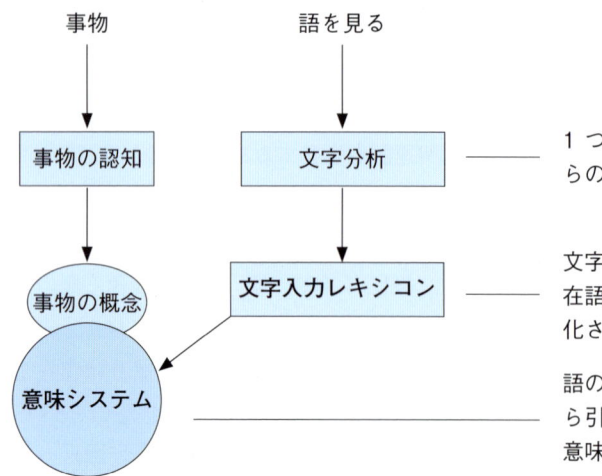

```
事物         語を見る
 ↓            ↓
事物の認知   文字分析 ──── 1つひとつの文字を同定し，語内でのそれ
 ↓            ↓             らの文字の位置が分析される
事物の概念  文字入力レキシコン ──── 文字単語形の貯蔵庫。文字列の分析から実
       ↘    ↓                   在語を認識し，その文字単語の表象が活性
       意味システム ──────── 化される
                           語の意味の貯蔵庫。文字入力レキシコンか
                           ら引き出された文字単語の表象に対応する
                           意味が活性化される
```

図 1-8　読解にかかわる処理過程

下の仮説が考えられている。

①このタイプでもっとも困難が大きいのは非語の復唱である。非語の復唱を可能にするのは，音韻入出力変換ルートのみであるからこのルートの著明な損傷が示唆される。

②復唱・呼称にみられる心像性効果（心像性が高い語の復唱は良好で心像性が低くなると成績が悪化する）から，意味−語彙ルートにも何らかの損傷が仮定される。

③復唱・呼称で音韻性錯語や形式性錯語が目立つ。この両様式に共通してこうした錯語が出現する原因として，非意味−語彙ルートの音韻出力レキシコン・レベルの損傷が考えられる（伏見と辰巳，2005）。

④受容面で音素弁別の困難など語音聾的特徴があるが，語義理解は基本的に保たれていることから意味システムはかなり保たれていると考えられる。

深層失語と音韻失語の関連について，深層失語は音韻失語の重度タイプではないかという意見がある（伏見と辰巳，2005）。

以上のように近年の研究では，古典的な失語症候群とは異なった新しい失語型が紹介されており，言語臨床に携わるSTにはまだ，どこかなじめないものがあるが，一方では，臨床場面で患者の症状を観察するための新しい視点を与えてもらったと言うこともできる。

4 読解と音読

本項ではロゴジェンモデルで説明される読み（読解と音読）の情報処理過程とその障害について，関連する意見を参考に紹介する（伊集院，2005；伏見ら，2000；伏見，2008，2009；Whitworth ら，2005）。

❶ 読解のモデル

図 1-8 に文字単語の理解にかかわる処理過程を示した。

図 1-8 のモデルをみると，人はまず提示された文字列を見てそれを構成している1つひとつの文字を同定し，同時に語内での文字の位置も分析する。その情報は文字単語の貯蔵庫である文字入力レキシコンに送られ，対応する文字単語の表象が活性化される。ついでその表象は語の意味の貯蔵庫である意味システムに送られて，語の意味が活性化され，文字単語が理解される。図中左側の

```
語を見る
  ↓
文字分析 ←┐
  ↓      │
文字入力レキシコン │
  ↓      │ 文字－音韻
  ↓     │   変換
意味    │
システム │
  ↓      │
音韻出力レキシコン │
  ↓      │
音韻出力配列 ←┘
  ↓
構音プログラミング
  ↓
発 語
```

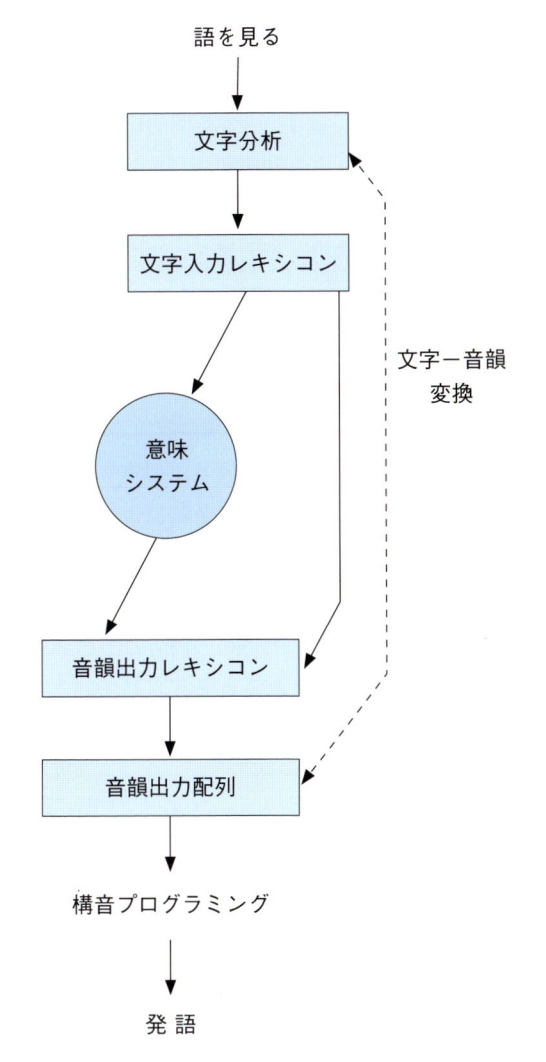

図 1-9　音読にかかわる処理過程

「事物→事物の認知→事物の概念」の経路は，文字単語の理解課題で反応選択肢として与えられる実物や絵の認知過程である。日本語には漢字，平仮名，片仮名の 3 種の文字型がある。本項では対象として文字の種類を特定していないが，ここでは代表として漢字単語をイメージしてほしい。

　読解は，実際には図示した視覚的経路だけに依存しているわけではない。我々は黙読だけでは頭に入ってこない内容に向き合ったとき，ついその部分を音読する習慣がある。その場合の読解には，音読の経路（図 1-9）も利用されることになる。

❷ 音　読

　認知神経心理学的な読みの研究は，語のつづりの読み方が規則的か例外的かによって音読のしやすさに違いがあることについての報告から発展した。例えば MINT（ミント）の -INT は，/-int/（ウント）と音読される場合が非常に多く，こうした語は**規則語**と呼ばれた。一方，PINT は /paint/（パイント）と読まれ，大多数の規則語における読み方からはずれているので**例外語**と呼ばれた。他に実在語ではない文字のつづりである**非語**を加えて，種類が異なる語の音読の研究が健常者や失語症者を対象に行われ発展してきた。

(1) 音読のモデル

　図 1-9 に音読にかかわる処理過程を示した。
　ロゴジェンモデルによる音読の経路には，以下の 3 つの経路が考えられている（伏見，2008）。

①**意味－語彙ルート（意味理解を伴う語彙経路）**
　文字分析→文字入力レキシコン→意味システム→音韻出力レキシコン→音韻出力配列→構音プログラミング→発語
　この経路は文字入力レキシコンと意味システムを経由するから実在語だけを読むことができ，音読できたときには意味も理解している。

②**非意味－語彙ルート（意味理解を伴わない語彙経路）**
　文字分析→文字入力レキシコン→音韻出力レキシコン→音韻出力配列→構音プログラミング→発語
　この経路での音読では，文字入力レキシコンを経由するからその語が現実に存在することはわかっているが，意味システムにアクセスしないから語の意味は理解しないで音読が行われる。

③**非語彙ルート（非語・語彙両方の経路）**
　文字分析→（文字－音韻変換）→音韻出力配列→構音プログラミング→発語

この経路では文字列を1つひとつ対応する音に対応づけるので実在する語も非語も読むことができる。この経路は，今までは仮名語の音読にのみ使用されると考えられてきた。

実在語，非語の場合ともに文字刺激を受けるとこの3つの経路が並行して作働しはじめる。規則語は①②の語彙経路，③の非語経路のいずれでも読むことができる。例外語は①②の語彙経路では正しく音読できるが，③の非語彙経路で処理されると規則語として読む**規則化錯読**が出現する。非語の場合は，文字入力レキシコンに語彙表象がないから結局，文字分析→（文字-音韻変換）→音韻出力配列の経路では読めるが，語彙経路で読もうとすると**語彙化錯読**が出現する。

(2) 日本語の読み（漢字と仮名）

日本語には漢字と仮名（平仮名，片仮名）がある。漢字は表意文字であり，意味と直接的に結びつくが，その読み方はいく通りもあってあいまいである。他方，仮名は表音文字であり1つひとつの文字が1つずつの音節に対応して直接音を表わすが，意味はあいまい（例えば同音異義語はその例である）と考えられる。そこで漢字語と仮名語の音読過程をロゴジェンモデルで説明すると，今までは漢字語は語彙経路，仮名語は1文字ずつ処理するので非語彙経路，仮名非語（仮名書きの無意味語）はもちろん非語彙経路でそれぞれ処理されるとして，漢字語と仮名語では処理経路が異なると考えられてきた。

ところが近年では，漢字と仮名という表記の次元と，英語圏でいうところの規則語・例外語・非語といった**語の属性**の次元を分けて考える仮説が提唱されている。

すなわち，語の属性を考慮すると，漢字語も英語圏の規則語・例外語・非語に対応した分類が可能である。それを伊集院（2005）の例から引用すると，漢字2文字語の場合，①各文字がその位置で1つの読み方しかない**一貫語**（英語の規則語に対応する。例：議題），②複数の読み方があるが典型的な読み方が正答となる**典型語**（英語の規則語に対応する。例：歌手），③典型的な読み方からはずれる読み方をする**非典型語**（英語の例外語に対応する。例：歌声）の3種がある。以上から日本語における漢字語・仮名語ともに共通してロゴジェンモデルによって説明できるようになった。SALA（2004）のモデルでも漢字・平仮名・片仮名の読み書きの処理過程は上記と同じ考え方に立って構成されている。

以上から，日本語の漢字・仮名語の処理は今までに考えられていたように，仮名語は1字ずつ処理されるので③の非語彙経路で処理され，漢字は①②の語彙経路で処理されるというのではない。近年の仮説では仮名語・漢字語の両方とも語彙経路と非語彙経路で処理されると考えられている。

(3) 音読障害のタイプ

(a) 表層失読（surface dyslexia）

規則語は音読できるが例外語の読みに選択的な障害を示す。その誤り方の特徴は，例外語を規則語として読んでしまう**規則化錯読**である。

日本語の例では，仮名語や仮名非語は音読できる。漢字語でも規則語（一貫語・典型語）は良好だが，例外語（非典型語）の読みが悪く規則化錯読（例：「歌声」を「かせい」と読む）を示す。

(b) 深層失読（deep dyslexia）

実在語の音読では，意味的に関連した語に読み誤る**意味性錯読**が目立つ。また，形態的に類似した語に読み誤る**視覚性錯読**もみられる。非語の音読も障害されており，ほとんど音読不能の症例が多い。

日本語による深層失読例は，仮名非語・漢字非語のいずれの非語も音読が非常に困難である。また，錯読傾向として漢字語では意味性錯読（例：「川」を「海」と読む）が，仮名語では視覚性錯読が多い傾向がある。

深層失読はつぎに紹介する音韻失読のより重度

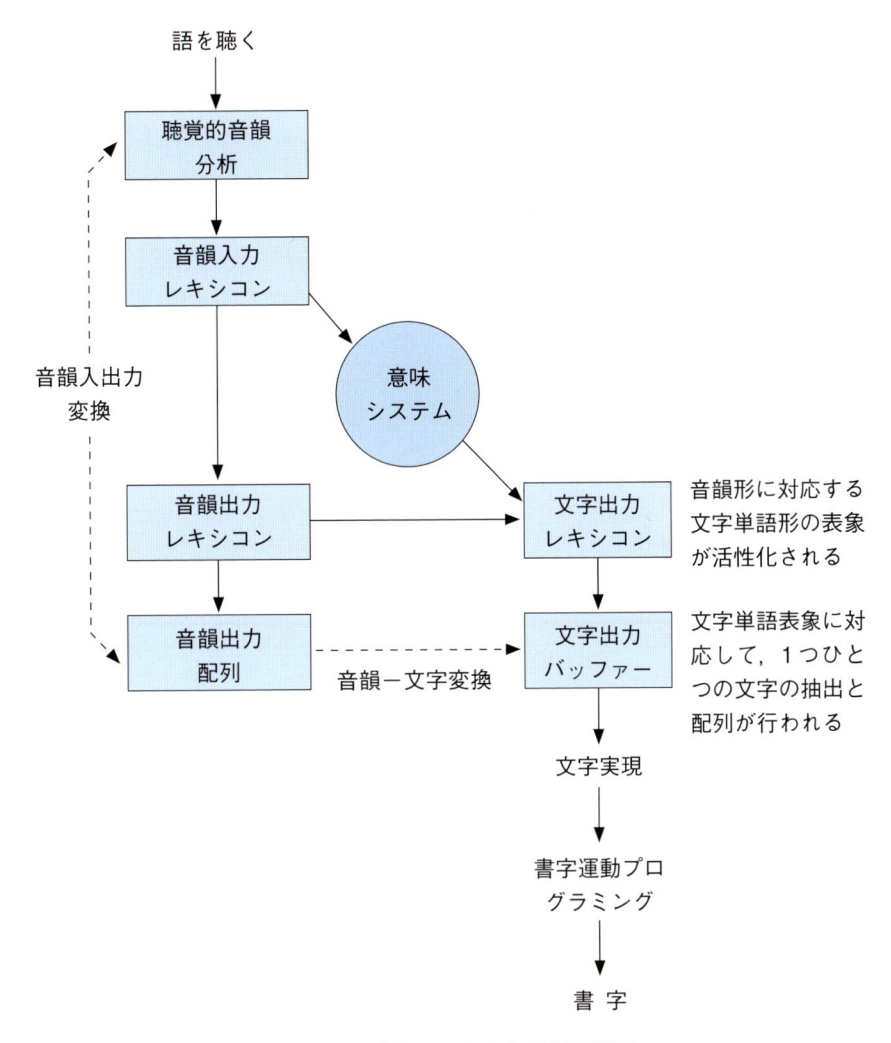

図1-10　書取りにかかわる処理過程

な病型ではないかという主張がある（伏見，2008）。

(c) 音韻失読（phonological dyslexia）

実在語の音読は規則語，例外語ともに良好である。**非語音読が困難**で，誤りの特徴は**語彙化錯読**である。

日本語の例では実在する漢字・仮名語の音読は良好で，仮名1文字も読めるが，漢字非語・仮名非語の両方の非語の音読が選択的に障害されているといわれる。

5 書　字

失語症に伴う書字障害は通常，前項で説明した音読の障害型に対応して表層失書，深層失書，音韻失書が出現するといわれる。それらの特徴を関連する諸研究を参考に以下に紹介する（伊集院，2005；伏見，2008，2009；Whitworthら，2005）。

事物
↓
事物の概念
↓
意味システム
↓
音韻出力レキシコン　　文字出力レキシコン
↓　　　　　　　　　　↓
音韻出力配列 --音韻－文字変換--> 文字出力バッファー
↓
文字実現
↓
書字運動プログラミング
↓
書字

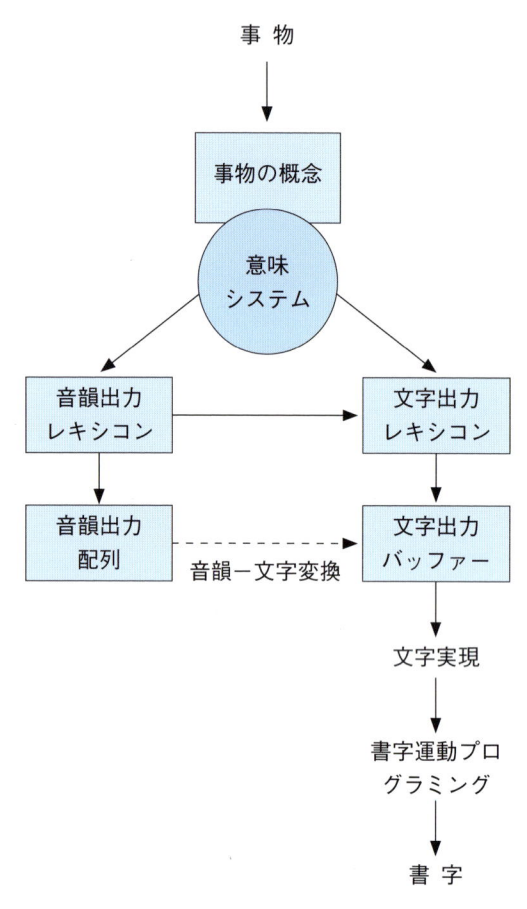

図1-11　書称にかかわる処理過程

❶ 書取り

(1) 書取りのモデル

図1-10に書取りにかかわる処理過程を示した。

ロゴジェンモデルによる書取りの経路には，音読の経路に類似して3種類がある。

①意味－語彙ルート（意味理解を伴う語彙経路）

聴覚的音韻分析→音韻入力レキシコン→意味システム→文字出力レキシコン→文字出力バッファー→文字実現→書字運動プログラミング→書字

②非意味－語彙ルート（意味理解を伴わない語彙経路）

聴覚的音韻分析→音韻入力レキシコン→音韻出力レキシコン→文字出力レキシコン→文字出力バッファー→文字実現→書字運動プログラミング→書字

③非語彙ルート（非語・語彙両方の経路）

聴覚的音韻分析→（音韻入出力変換）音韻出力配列→（音韻－文字変換）→文字出力バッファー→文字実現→書字運動プログラミング→書字

この③は語・非語の復唱が可能となる音韻入出力変換のルートを通り，ついで1つひとつの音を文字に変換する音韻－文字変換のルートが利用される。

音読の場合と同様にこれら3つの経路で平行して処理がはじまると考えられる。

(2) 書取りの障害タイプ

(a) 表層失書（surface dysgraphia）

表層失書は例外語（文字つづりと音が対応しない語）が選択的に障害されているタイプである。上述の3種のルートのうち，語彙経路（①，②）に障害があり，文字出力レキシコンから語のつづりを引き出せなくなっている。しかし非語彙経路（③）は障害を受けていない。このような状態にあるので語のつづりは非語彙経路に依存して探索されることになる。そのために規則語（よく知られている語のため容易になっている）や非語はつづることができるが例外語（低頻度語が多い）が書けず，**規則化錯書**（例：「着物」を「着者」と書く）を示す。

(b) 深層失書（deep dysgraphia）

深層失書は**意味性錯書**（例：「川」→「海」と書く）の出現と**非語のつづり困難**が特徴的なタイプである。意味が介在する語彙経路（①）に損傷があり（意味性錯書の出現），さらに音韻－文字変換の非語彙経路（③）の損傷も加わって非語つづりの障害が出現すると考えられるタイプである。

(c) 音韻失書（phonological dysgraphia）

このタイプは，非語彙経路（③）の損傷によって出現すると考えられる。特徴は，実在語は規則語，例外語ともつづることができるが**非語のつづりが困難**となる。同じように非語のつづりが困難な深層失書との違いは，深層失書は意味性錯書を示すが，音韻失書にはそれがないことがあげられる。

❷ 書　称

失語症者の書称能力は，大体自発書字能力を代表するものとして扱われるが，それらの書字にかかわる処理過程は少し異なっている。自発書字では，書称の経路の事物を視覚的に認知する過程はなく，「事物の概念」を含めたさまざまな非言語的概念レベルから始まる。

(1) 書称のモデル

図1-11に絵や実物を見てその名前を書く書称の経路を示した。

書称が成立するためには，まず絵や事物の認知（概念化）が前提になるから，意味システムを通る語彙経路が利用されるだろう。

しかし患者の中には，書称時に即座には文字の想起ができなくて，口頭で語を言った後に，あるいは1つひとつの音を言いながら対応する文字を探索する行動を示す例がかなりある。こうした反応では，課題は書字であるが音韻機能もかかわっている。そこでWhitworthらにならってそうした音韻経路も図1-11に加えた。

(2) 書称の障害タイプ

前項の「書取りの障害タイプ」の表層失書と深層失書が該当する。もう1つの音韻失書は非語のつづりの書取りが障害されるタイプなので，書称には該当しない。

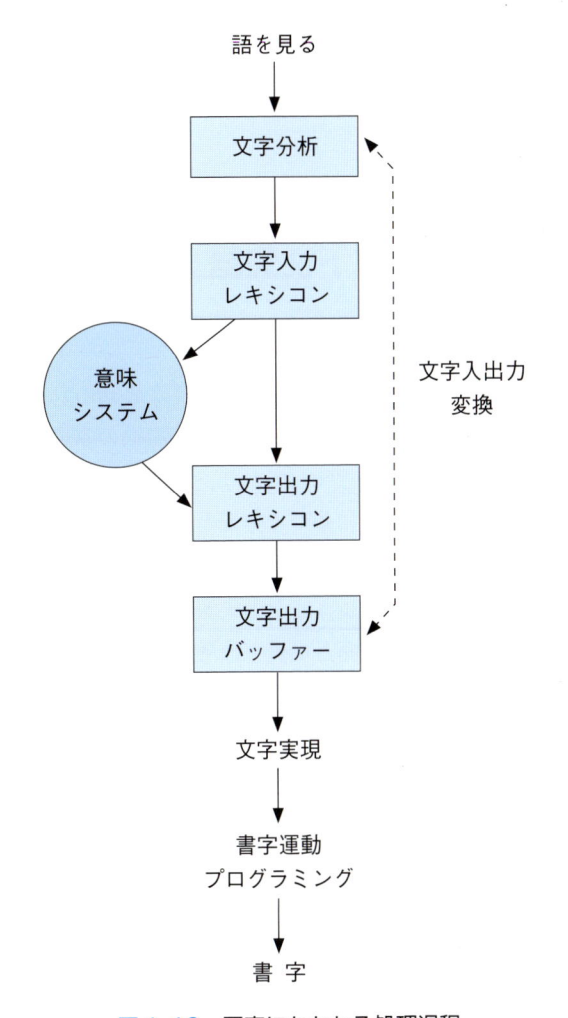

図1-12　写字にかかわる処理過程

❸ 写　字

(1) 写字のモデル

図1-12に写字にかかわる経路を示した。

我々は写字を行うとき，課題は写字であっても大方の場合，刺激語が実在語か，非語かわかっている。そして実在語の場合は，①語の意味がわかっているか，②意味はわからないが知っている語であることはわかっている，という2つの経路をとる。これらは前項までに述べた①意味を伴う語彙経路，②意味を伴わない語彙経路に対応している。写字に特徴的なもう一つの経路は③非語経

路で，図 1-12 に見られるように，文字分析から直接文字出力バッファーにいたる文字入出力変換の経路がある。文字の一部が誤った漢字語や，仮名非語などの模写はこの経路を利用できるのみである。また，実在語（漢字・仮名語）の模写をこの経路で書くこともできる。

6 皮質下性失語

　皮質下性失語という用語は，古くから知られている皮質言語野を含まない皮質下の組織のみの損傷で起こる失語を意味しており，古典分類のように失語の臨床症状に基づく分類とは異なり，失語の原因となる損傷部位に基づく分類にあたる。リヒトハイム－ウェルニッケの失語図式の中には，皮質下性運動性失語と皮質下性感覚性失語が含まれているが，いずれも言語の運動面（純粋語唖）と感覚面（純粋語聾）の障害であり，高次言語機能の障害にあたる失語とは区別されている。また，Broca を徹底的に批判した Marie も，皮質下の損傷で失構音が起こると主張しているが，これも失語とは異なる病態である。

　皮質下損傷によって失語が起こることは 19 世紀末から報告されていたが，この点を明確に主張したのは，中心脳系の構想を提唱して脳の最高中枢を皮質下に位置づけた Penfield（Penfield と Roberts，1959）である。彼は，皮質の言語野同士は皮質の連合線維で結ばれているのではなく，皮質下の視床を介して結ばれていると主張した。ちょうどその頃から，脳底位固定装置を用いた脳深部の破壊によるパーキンソン病など運動疾患の治療が盛んに行われるようになり，左半球の視床腹外側核などの破壊により失語が起こることと，視床枕など皮質下の組織の電気刺激によって皮質言語野の刺激と同様に失語停止が起こるとする結果が次々に報告された。さらに 1980 年代に入って CT スキャンによる画像診断が普及すると，皮質下の限局病変による失語症例が次々に報告され，大脳基底核や視床などの皮質下組織が言語機能を持つことが広く知られるようになった。しかし，いずれも回復がよいことや，皮質下の同じような部位の損傷でも失語が生じない症例が報告されることなどから，皮質下組織と言語機能の関係に疑問が生じてきた。さらに SPECT や PET によるそうした失語症例の皮質の血流が検討されると，皮質下の限局病変で失語が生じた症例では皮質の低灌流が認められ，失語の回復とともに皮質の低灌流も回復したとの結果も報告されるなど，皮質下病変による失語の存在自体を否定する見解も提唱され，この問題については，現在でも議論が沸騰している。そうした議論は，皮質下組織を大脳基底核と視床に分けて進められているので，ここでもそれにならうことにしたい。

1 大脳基底核損傷と失語

　大脳基底核は出血が起こりやすい部位で，出血により失語が生じたとする報告も多いが，血腫による皮質の圧迫が考えられるので，梗塞例が重視されている。そうしたなかで引用されることが多いのは Damasio ら（1982）の報告で，右利きの場合，左半球の内包前脚，尾状核頭部，被殻を含む損傷で，失語，構音障害，プロソディー障害，右片麻痺が起こるが，上記の部位を含まないより後部の損傷では構音障害と右片麻痺は起こるが失語は起こらないこと，また右半球の同じ部位の損傷では構音障害と左片麻痺が起こるが失語は起こらないこと，失語のタイプは古典分類にあてはめ

るのが困難だが回復がよく，麻痺の回復に先行することなどを報告している。また Alexander ら（1987）は，被殼と尾状核頭部に限局した梗塞は，軽度の喚語困難が起こることはあっても言語障害を起こさないが損傷が内包前脚にまで伸展した場合は失語が起こるという，Damasio ら（1982）と一致した結果を報告している。一方，これに反する事例も報告されており，Decroix ら（1986）は，淡蒼球と内包膝部の損傷で一過性の失語が起こるとしている。このようにさまざまな症例の報告が蓄積されていく中で，PET や SPECT による血流の計測が行われるようになり，基底核限局病変で失語を呈した症例には皮質の低灌流が認められたことから，基底核損傷による失語は，低灌流による皮質の機能低下が原因であるとする考え方が提唱されるようになった（Olsen ら，1986）。これに対しては，基底核損傷による失語は皮質損傷による古典分類にあてはまらない症例が多い事実が説明できないとの批判もあったが，Hillis ら（2004）は，基底核限局損傷 24 例の発症後 24 時間以内に撮影された MRI の拡散強調画像（DWI）と灌流強調画像（PWI）を，同じく 24 時間以内に測定された言語検査の成績による失語タイプとの関係を検討し，失語と判定された 13 例の失語タイプは低灌流が認められた皮質領域に対応している（非流暢性発話は下前頭回後部と中心前回の低灌流，聴覚性理解障害は上側頭回後部の低灌流，など）ことを明らかにしている。

こうした状況の中で Nadeau（2008）は，基底核損傷による失語は人工産物にすぎないと決めつけて，大脳基底核と言語機能との関係を強く否定している。しかし大脳基底核は，皮質－基底核－視床－大脳皮質というループを通じて皮質言語野とも密接な線維連絡を持っていることから，言語機能への強い関与を認める見解も主張されている。たとえば Copland ら（2000）は，視床を含まない皮質下損傷（大脳基底核の他に，内包，外包，脳室周囲白質，深部白質なども含む）患者は，通常の失語検査では健常対照群に劣らない成績を示しても，語彙的あるいは統語的に曖昧な文の解釈などより高次の言語機能に関するテストの成績の低下が持続することを明らかにし，この結果を実行機能による言語操作の障害として説明している。また Teichmann ら（2008）は，進行性の線条体の異常が原因とされているハンチントン病の発症初期の患者が動詞の活用や文と絵のマッチングなどの言語課題遂行中の PET の結果から，線条体の腹側部は言語法則の計算（統語），背側部は語彙操作に関与していると主張している。さらに Ullman（2006）は，基底核を介するループが全体を通じて部位的対応を維持していることから，皮質－基底核ループには 45 野に始まるループと 44 野に始まるループとが明確に分離して存在していると主張し，近年賦活研究で明らかにされているブローカ領野内の機能分化を考慮して，前者は陳述記憶からの語彙・意味の想起に，後者は手続き記憶に基づく統語処理に関与しているとする仮説を提唱している。これに対しては，Wahl ら（2008）が，皮質電極と深部電極を用いた電気生理学的研究の結果から，視床は統語処理と意味処理に関与しているが，大脳基底核は高次言語機能には関与していないと反論している。

2 視床損傷と失語

Penfield の出現によって視床と言語の関係が注目されるようになって以降，1960 年代は運動障害の治療を目的とする脳定位手術による視床の諸核の破壊や手術時の覚醒下での電気刺激の結果が数多く報告されたが，その後，視床を中心とした脳血管障害の事例の報告が蓄積されるようになり，De Witte ら（2011）によれば，1980 年から今日までその数は 465 例にのぼるとされている。

表1-4　左視床諸核の損傷とタイプ別言語障害の出現率（Bryn，1999を改変）

臨床症状	損傷部位						
	後外側腹側核 N=6	視床枕 N=4	外腹側核 N=13	前腹側核 N=6	背内側核 N=7	前核 N=6	後内側腹側核 N=3
自発話の減少	50%	75%	62%	67%	86%	83%	33%
声量低下	50	50	38	50	83	43	66
呼称障害	100	100	77	67	71	67	100
復唱障害	33	25	23	0	14	0	66
保続	67	75	54	50	29	67	67
新造語	33	50	15	0	29	17	67
錯語	17	50	46	33	43	50	33
記憶障害	0	25	54	50	71	50	0

そうしたなかで損傷が視床に限局した視床性失語の臨床像として，

①自発話は流暢なこと，
②言語理解は正常か軽度の障害にすぎないこと，
③復唱は正常か軽度の障害にすぎないこと，
④意味性錯語，新造語，保続を特徴とする重度の呼称障害がみられること，
⑤声量低下と軽度の構音の異常を特徴とする麻痺性構音障害がみられること，
⑥回復がよいこと，

などが共通した特徴としてあげられている（De Witteら，2011など）。

視床性失語の責任病巣については見解が一致していない。脳定位手術による破壊や電気刺激の結果では腹外側核，前腹外側核に加えて視床後部の視床枕も言語に関与していることが示唆されているが，脳梗塞による視床性失語症例は前腹側核や腹外側核など視床前部の梗塞に限られており，視床枕など視床後部の限局病変では失語を呈さないとの報告が多い。しかし，1980年代から視床の言語機能に関するモデルを提唱しているCrosson（1985など）は，視床後部は梗塞が起きにくく，出血例では視床枕など視床後部が多いと主張している。またNadeauとCrosson（1997）は，視床の諸核のなかで言語処理に関与しているのは，側頭・頭頂・後頭連合野と密接な線維結合を持つ視床枕と後外側複合体，背内側核であるとして，これら視床後部が前頭葉－下視床脚－網様核－内髄板－中心正中核とつらなる経路によって調整を受けながら言語の語義的検索過程を営んでいるとする独自のモデルを提唱している。

このように，視床と言語との関係は，具体的なモデルが提唱されている一方で，視床と言語との関係を否定する考え方も主張されている。その根拠としては，視床の損傷で失語が起きた場合でも，短期間で回復すること，多数の核の集合体である視床の中のどの核が言語と関係しているかが確定していないこと，同じような損傷でも失語が起きない陰性例が多いことなどがあげられている。表1-4は，Bruyn（1989）が視床限局病変の自験例4と文献例16，計20例の視床内の損傷部位と主要な言語機能の障害の出現率を示したものである（オリジナルは出現人数で示してあるが，ここでは筆者が出現率％に換算してある）。表から，視床性失語の特徴とされる呼称障害は，どの核の損傷でも高い出現率を示しており，自発話の減少もそれに次ぐ結果となっているが，他の

言語機能に関しては視床の特定の核との関係が明確にとらえられるかたちにはなっていない。なお，De Witteら（2011）は，出現率が低いことから，自発話の減少を視床失語の特徴から除外している。またKirkとKertesz（1993）は，損傷の大きさがほぼ等しい皮質損傷42例と皮質下損傷36例のWABの成績を比較した結果から，皮質下損傷群は個体差が大きいものの，皮質群と同様にWABの成績に基づいた失語タイプの分類が可能であるとして，皮質下性失語はタイプの分類が困難とする通説を否定している。

以上述べてきたように，皮質下性失語の問題は，大脳基底核の場合も視床の場合も，研究者によって見解が一致しておらず，損傷によって起こるのが真の失語かどうかが問題にされている状態で，さらなる研究が待たれる状況といえよう。

7　緩徐進行性失語・原発性進行性失語

　初老期や老年期に発症して次第に進行するアルツハイマー病やピック病などの認知症には経過の進行中に失語がみられることが多いが，その場合の失語は，全体的な認知症の病態の中の部分症状にあたる。しかし失語で発症し，その後かなりの期間他の認知機能の障害が随伴しない状態で失語の症状のみが進行していく場合があることが19世紀末から知られており，剖検例も報告されていた。そうしたなかでMesulam（1982）が，「全般的認知症を伴わない緩徐進行性失語（Slowly Progressive Aphasia without Generalized Dementia）」と題する論文で，次第に進行する失語で発症し，5〜11年間の間，他の認知機能が正常または比較的良好に保たれていた6例を報告したことによって，こうした病態が改めて脚光を浴びるようになった。Mesulam（2007）は，「緩徐進行性失語」という用語は，急速に発症する脳卒中や比較的速やかに進行する脳腫瘍による失語と区別するために用い，全般的な認知障害を伴わない」という表現で典型的なアルツハイマー病と明確に区別したと述べている。

　1982年の論文で報告された6例の患者の失語症状は，流暢性，非流暢性，理解障害あり・なしなどさまざまだが，非流暢で失文法を呈するのに麻痺性構音障害がないなど脳卒中による失語の古典的な分類にあてはまらない症例も含まれていた。発話の流暢性に関しては特に脳卒中の場合との違いが顕著な例があり，短く話すときは流暢で迂回操作が目立つのに正確に話すことが要求された場面では，喚語困難のために発話のためらいが著しく非流暢となった。Mesulamはこの状態を不全非流暢（dysfluency）と表現し，さらにこうした流暢性が変動する病態に"logopenia"という新しい用語をあてはめている。

　1982年以降，類似の症例が世界中で次々に報告され，「言語機能が顕著に低下しているのに対して，他の認知機能が正常または比較的正常に保たれており，日常生活でも自立している状態が少なくとも2年間は続く」という，緩徐進行性失語の診断基準も確立され，失語症状は古典分類の全てのタイプが存在する一方で，古典分類に相当しない非定型型も多いことも確認されている。そうしたなかでMesulam（1987）は，1982年の論文の題名は冗長であるとして，「原発性進行性失語（Primary Progressive Aphasia）」なる用語を提唱し，今日ではこれが広く用いられるようになっている。また，1982年の論文で記載されている剖検例1例が，ブローカ領野とウェルニッケ領野の間にあたるシルヴィウス裂周辺に比較的限局した変性が認められたことから，Mesulamは緩徐

第1章　失語症　63

進行性失語を未知の疾患単位と考えたが，その後病理学的検討の結果が多数報告され，原因疾患がピック病やアルツハイマー病，皮質基底核変性症，クロイツフェルト・ヤコブ病など多岐にわたることが明らかにされたために，今日では，原発性進行性失語は1つの疾患単位ではなく，症候群として捉えるべきであるとの見解が一般的となっている。

Gorno-Tempiniら（2004）は1982年以降報告されている症例を，統語と流暢性の障害が目立つが理解はよい失文法／不全流暢型（agrammatic/dysfluent type），単語理解は悪いが統語と流暢性はよい意味認知症型（semantic type），喚語困難なために流暢な発話が中断されるが統語と単語理解はよいlogopenia型（logopenic type）の3亜型に分類している。そのうち失文法／不全流暢型は出現率が高く，緩徐進行性非流暢性失語（Slowly Progressive Nonfluent Aphasia）として議論されることが多い。失文法／非流暢型とlogopenic型は，シルヴィウス裂周辺の萎縮が顕著で，意味性認知症型は萎縮が側頭葉のより前部と内側部に伸展していることが明らかにされている。

失語症状は，ウェルニッケ失語で発症する例はほとんどなく，喚語困難で発症する例が最も多いとされているが，喚語困難は単語の使用頻度に強く依存している。自発話では重度の喚語困難を示すが，呼称テストではほぼ正常な成績を示す例も報告されている。非流暢型の患者は動詞の喚語に重度の障害を示し，流暢型の患者は名詞の喚語に困難を示すとの報告もある（Hillisら，2004）。

原発性進行性失語は，その名の通り失語は回復することなく進行し，失名辞失語から超皮質性感覚性失語に，失名辞失語からウェルニッケ失語に，非定型的な非流暢性失語から全失語に変化した症例などが知られている。

緩徐進行性失語の概念が広く知られるようになると，失認や失行，意味記憶障害などが全般的な認知症の出現に先立って顕著に現れる病態も報告され，緩徐進行性失認などと呼ばれている。

8 右利き交叉性失語・非右利き失語

交叉性失語（crossed aphasia）は，Bramwell（1899）による用語である。Bramwellは交叉性失語を，右利きでは右脳，左利きでは左脳，つまり利き手と同側の大脳の損傷によって特異的に出現する失語症と定義し，ほとんどの症例は左利きであるとしていた。しかし近年になって，むしろ右利きで右半球損傷後の失語症を交叉性失語と呼ぶようになった。本項においても，交叉性失語を右利き右半球損傷後に出現した失語症として定義する。

一方左利きと両手利きに関しては，右利きに比べて利き手の強さの分布が連続的であり，2群に分けることが困難であることから（竹内と河内，1987），本章では「非右利き」としてまとめて扱うことにする。

1 利き手と言語の側性化

利き手と言語の優位半球との関係をめぐっては，20世紀にはアミタールテスト（薬剤によって一時的に脳の一部の機能を低下させて，言語の優位性を調べる）による研究が盛んであったが，近年ではfMRI（機能的核磁気共鳴画像）などで神経活動を調べる方法も利用されている。

鈴木（2003）は，これまでに発表されたfMRI

の研究結果をまとめて，右利き健常者では93％以上の人が，言語の優位半球が左側にあると述べている。一方非右利きについては，Pujolら（1999）のfMRIの研究によると，健常者の76％が左半球優位で，右側優位が14％，両側が10％であった。非右利きでも左半球優位が多いものの，右半球優位や両側性も24％にのぼっている。

このように，交叉性失語と非右利き失語は言語の側性化が特徴的であり，右利き左半球損傷後の失語症とは異なる特徴を示すことが示唆される。以下にそれぞれの失語症の特徴を概説する。

2 交叉性失語

❶ 出現率

交叉性失語の出現率は，研究者によって多少の差異があるが，右利き右半球損傷例の0.4から3.5％の範囲内であるとされている（Sweetら，1984）。また右利きの失語症者の中で交叉性失語であるのは，300〜400人に1人程度，つまり0.25〜0.3％であるとする報告もある（Benson，1979）。

❷ 失語症の重症度と回復

一般的に軽度例が多く，回復が良好であると言われる。竹内ら（1987）は，自験例7例についてSLTAの成績を調べたところ，7例中5例は障害が軽度で予後は良好であった。

一方，軽度よりも中等度や重度の症例が多く（Mariënら2004），回復も必ずしも良好とはいえない（大賀ら，2009）との報告もみられる。Mariënら（2004）は，すでに報告された症例を再調査し，発症後3週間から4カ月までの33例の患者のうち，軽度は4例（12.1％），中等度は16例（48.5％），重度は13例（39.4％）であることを示した。大賀ら（2009）は，6例中5例の予後が不良であったとしている。

❸ 失語症の特徴

(1) 古典的な失語症のタイプ

交叉性失語でも，右利き左半球損傷後の失語症と同様に，古典的なタイプを呈する症例が報告されている。竹内ら（1987）は，すでに報告された66例について調査した結果，古典的な分類法による症例は30例であり，その内訳を見ると，ブローカ失語12例，ウェルニッケ失語8例，全失語4例，伝導失語4例，健忘失語2例であった。さらに毛束ら（1993）は，超皮質性失語の症例を報告している。Mariënら（2004）による検討でも，これら6種類のタイプを確認しており，各タイプの出現率も竹内らの結果と同様の傾向を示している。

(2) 特異な言語症状

一方，古典的な失語タイプにあてはまらない症状を呈する症例がみられ，特に失文法やジャーゴン失書の報告例が多い。

(a) 失文法

失文法とは文の構成の障害であり，典型例では助詞を省略して名詞単語を羅列する，いわゆる電文体発話を呈する（例「会社　家　朝…」）。山鳥（1985）は，膠着語である日本語では，屈折語である欧米語に比べて電文体発話が出現することは少なく，名詞に何らかの語尾を付与した形で発話されることが多いとしている。

しかし交叉性失語では，典型的な失文法を呈する症例が多数報告されている。竹内ら（1987）が調査した66例のうち，古典的なタイプにあてはまらない症例は36例であり，そのうち失文法が約40％を占めていた。こうした失文法の特徴について，竹内ら（1986）は，①全体的な言語能力が高い，②構音能力に一貫した傾向は認められない，③名詞と動詞の語彙能力が高い，④格助詞の

表 1-5 失文法を呈した交叉性失語の症状

	症例 1 男性・70 歳代	症例 2 女性・40 歳代
自発話	（医師に言われたことは？） 寝てばか　だめ　ちゃんと　運動を （散歩できる場所は？） ちょっと　まあ　前　車　細い道	（以前に病気したことは？） ぜんぜん　あの尿路結石の　それがあの　ぜんぜん 10 年前の　整形外科の　左足の
呼称検査 名詞（物品絵呼称） 動詞（動作絵呼称）	良好（100％） 良好（100％）	良好（100％） 不良（43％）
助詞の挿入課題 （例：鳥○飛ぶ）	やや低下（74％）	不良（43％）
動詞の活用課題 （例：もうすぐ春が （　）ます）	良好	すべて終止形で反応
構文検査 聴理解 産生	すべてのレベルで合格 すべてのレベルで合格	語順レベル 語順レベル
経　過	大きな変化はなく，自発話にみられた助詞や動詞の省略，述部の活用部分の省略が残存した。	自発話は正しい助詞の使用がみられるようになったが，依然として助詞「の」への置換が残存した。課題での改善は小幅にとどまった。

＊堀田と竹内（1992）と同一症例

省略や置換，動詞の語尾変化の誤りがみられる，⑤説明的発話に比べて自由発話で症状が顕著である，などをあげている。以下に，症状の特徴についてまとめる。なお表 1-5 には，失文法を呈した交叉性失語の 2 例について（堀田と竹内，1992），具体的な症状を示した。

〈語彙能力〉

名詞および動詞の喚語能力が高い症例が多い。ただし動詞については，「切る」を「切断」のように名詞化したり，動詞の呼称能力が良好で潜在的な語彙能力は高いのにもかかわらず，自発話では省略したりすることがある。

また，名詞の語彙能力は良好であるのに対して，動詞は呼称課題で明らかに喚語困難を呈する症例（表 1-5 の症例 2）もみられる。

〈助詞の省略・置換〉

助詞の誤りの大半は，文の構成を担う格助詞である。誤り方は，表 1-5 の症例 1 のような「省略」が多いが，症例の中には省略に加えて「置換」が混じる場合もある。助詞の省略は自発話で顕著であり，情景画の説明のような課題では減少する。また発話課題よりも書字課題の方が省略が少なく，正しい文の生成が増加する傾向にある。

助詞の省略はほとんどなく，置換が中心である症例もある。表 1-5 の症例 2 は「の」への置換が多かった。

格助詞を生成する能力について，堀田ら（1992）は，表 1-5 の症例 1，2 に対して助詞を挿入して文を完成させる簡単な課題（例：「ご飯○食べる」）を実施したところ，症例 2 は誤りが認められたが症例 1 は比較的良好であり，症例によって適切な助詞を付与する能力に差異があるこ

とが示唆された。

〈述部の活用部分の不完全さ・誤用〉

交叉性失語では，通常の失語症では観察されない誤りが出現することがある。竹内ら（1986）は，動詞の語尾変化の能力について，交叉性失語群と左半球損傷後のブローカ失語群を比較したところ，ブローカ失語群は語尾変化の成績が良好であったが，交叉性失語群では成績が低下し，誤反応はブローカ失語ではほとんどみられなかった語尾変化の前での途切れ，語尾変化の不全や誤り（例：「食べるいます」）であった。

活用する能力を調べる課題では，症例によって成績に差異がある。表1-5の症例1，2に対して，基本動詞を文脈に応じて活用させる課題（例）「来る」→「もうすぐ春が（　　）ます。」など）を実施したところ，症例1は良好であったが，症例2は低下がみられた。

〈統語的理解〉

失文法例の場合，日常的な会話は理解できる症例が多く，理解面の問題は見過ごされがちである。しかし構文検査などの文の処理能力を調べる検査を実施してみると，低下を示す場合があり（例えば表1-5の症例2）があり，文の障害が発話面のみならず，理解面にも及ぶ症例がある。

文法理解力に焦点を絞った研究では，毛束ら（1995）がWABの聴理解の項目やトークンテストの成績が良好である失文法例に対して，聴覚的に提示した文の主語を同定させる課題を実施した。使用した文は，主格と目的格の意味的関係について，物事の生起する度合い（蓋然性）が高いもの（例：猫がねずみを追いかける），同等のもの（例：宮沢首相がクリントン大統領を出迎える），蓋然性の低いもの（例：鈍行が急行を追い越す）の3種類であった。結果は蓋然性が高いほど正答率は良好であった。この結果について毛束らは，本例の語彙能力が高いために蓋然性を手がかりに理解できる文の成績は良好であったが，蓋然性が低く，文の構成を担う格助詞「が」「を」の理解を必要とする文では，これらの助詞を利用できないために成績が低かったとしている。

〈発現機序〉

竹内ら（1986）は，文法知識の低さに比して語彙能力が高いことに注目して，「発話」という早い時間経過を伴う様式においては，音型が安定している名詞に依存する傾向が強まるために助詞を省略するとしている。また文法機能の障害に加えて，注意障害（松田ら，1997。ただし症例は両手利き）や，メッセージを一貫した全体の中に統合する能力や文脈を把握する能力の欠如（Sasanumaら，1990）などの右半球に特有な機能の低下の関与を指摘する研究もある。

(b) ジャーゴン失書

発話が非流暢であるにもかかわらず，書字は過剰に産生されてジャーゴンとなる症例が報告されている。図1-13は交叉性のブローカ失語例による漫画説明の書字と発話の反応である（自験例）。発話は非流暢であるのに対して，書字は仮名の部分がジャーゴンとなっている。

ジャーゴン失書の発現機序について，横山ら（1981）は以下のようなfree running説を主張している。書字に関わる運動記憶心像は，利き手の書字運動によって形成されることから，右利きでは左半球にある．通常の右利き左半球損傷後の失語症では，書字は同側にある言語中枢の統制を受けるために，書字と発話の障害の差異は少ない．しかし交叉性失語では，書字は反対側の言語中枢の統制から脱抑の状態となって自走する結果，シャーゴン失書が出現する，というのである．その後の報告例では，概ねこのfree running仮説を支持している。

(3) 症状と損傷部位の関係：鏡映関係にあるか，変則的であるか

Alexanderら（1989）によると，交叉性失語では，失語症の症状と損傷部位が右利き左半球損傷例と鏡映関係にある症例と，失語症の症状と損傷

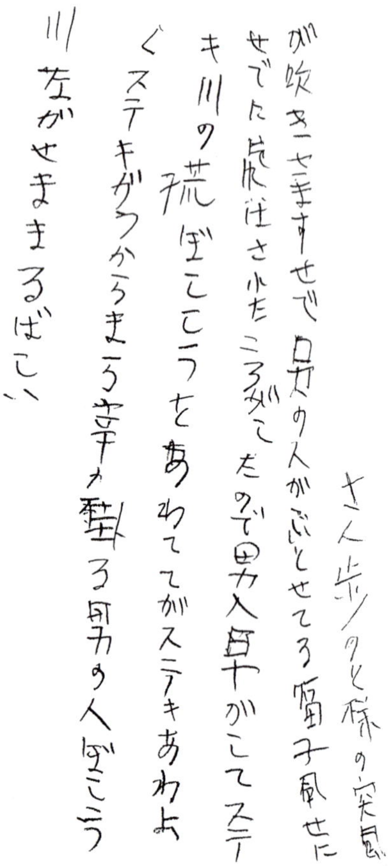

SLTA まんがの説明・書字課題

例として提示した「男の人」以外に，「さん歩」「突風が吹き」「風」「飛ばされた」「ころがしたので」「川」「あわてて」「あわよく」などの正しい部分もあるが，その他の仮名の部分は意味不明のジャーゴン失語を呈する。漢字には形態的な誤りが認められる。

SLTA まんがの説明・発話課題

```
おと　ん　男の人は　散歩を　してる
突風に　帽子を　す　ふ　ふっ　ふっ
えー　突風を
まともに　うけて　帽子は　飛んでって
　帽子を　危うく
えー　水の　中に　えー　落ちて　帽子
は　はよ　えー
水に　流されて　杖を　え　もって
えー　帽子を　か　かけた
```

図 1-13　交叉性失語例（ブローカ失語）の書字と発話の特徴（SLTA まんがの説明）

部位が一致しない，あるいは言語の構成要素間の関係が特異的であるような変則的な症例があるという。鏡映関係にある症例とは，例えば右半球の縁状回の損傷によって典型的な伝導失語が出現した場合である。一方変則的な症例とは，右半球の前方病変であるのにウェルニッケ失語が出現したり，音韻—意味あるいは発話—書字の解離がみられたりするなどの特異的な特徴を示したりする。Alexander らは自験例 2 例と文献からの 34 例を分析し，36 例中鏡映関係にあった症例は 13 例，変則的であったのは 23 例と，変則的である症例が多いことを見出した。

❹ 非言語的側面

言語の側性化が特異的な交叉性失語では，行為や視空間機能などの非言語的側面の局在も特異的であるのだろうか。

Castro-Caldas ら（1987）の報告では（表 1-6），肢節失行は出現する割合が少なく，口部顔面失行は約半数の割合で認められる。一般に肢節失行は利き手との関連性が強く，右利きでは左半球損傷後に出現することが多いが，口部顔面失行は利き手よりも言語機能の側性化と関係することが言われており，Castro-Caldas らの研究はそれを裏付ける結果となっている。

一方左半側空間無視と構成失行（近年では構成障害と表されることが多い）は，80％前後と高い出現率であった（表 1-6）。Castro-Caldas らの結果は，交叉性失語では言語機能の側性化が特異的であっても，こうした視空間機能は右半球に側性化される傾向が強いことを示している。

その他の非言語的障害について，Mariën ら（2004）は失計算やプロソディー障害の出現を指摘している。

また，注意障害や談話レベルの障害等による右半球コミュニケーション障害が合併している症例もある。

表1-6 交叉性失語に合併した非言語的障害の割合 (Castro-Caldasら，1987より一部改変)

| 肢節失行 || 口部顔面失行 || 左半側空間無視 || 構成失行 ||
有	無	有	無	有	無	有	無
17%（9）	83%（44）	52%（14）	48%（13）	82%（36）	18%（8）	76%（29）	24%（9）

（　）内は症例数

3 非右利き失語

❶ 出現率

　非右利きの場合には，左半球のみならず右半球の損傷後にも失語症がみられることから，右利きに比べて出現率が高いといわれる（Gloningら1969）。Gloningらは，一側性の脳損傷者のうち失語症が出現したのは，右利きで45.6%，非右利きで82%であったと報告している。

❷ 失語症の重症度と回復

　交叉性失語と同様に，失語症の回復は良好で，残存しても重度例は少ないと言われている。竹内ら（1987）は，非右利き失語群と右利き左半球損傷による失語群の重症度を比較したところ，右利き左半球損傷群では重度群が多いのに対して，非右利き群では中等度群が多く，また発話能力が高い傾向にあることを見出した。

　一方で改善の幅は，右利き左半球損傷後の失語症と優位な差はないとする報告もある（Bassoら，1990）。

❸ 失語症の特徴

(1) 古典的な失語症のタイプ

　交叉性失語と同様に，古典的な失語タイプを示す症例が報告されている。竹内ら（1987）は，非右利き失語群と右利き左半球損傷の失語群について，失語タイプを分析したところ，両群ともにブローカ失語，ウェルニッケ失語，健忘失語，全失語の出現が確認された（図1-14）。出現頻度について両群を比較すると，非右利き失語群は健忘失語が多く，ウェルニッケ失語や全失語が少ない傾向を示している。この点について竹内らは，非右利きには最重度が少なく，理解障害が少ないとする先行研究と一致すると述べている。

(2) 特異な言語症状

(a) 失文法

　非右利き失語でも，交叉性失語で概説した症状を呈する失文法例が報告されている。すなわち，語彙能力が高く，助詞の省略や置換・述部の活用部分の不完全さや誤用が出現する，といった特徴を示す。竹内ら（1986）は，左利き左半球損傷例と交叉性失語例の失文法の症状には，差異は認められなかったとしている。

(b) ジャーゴン失書

　交叉性失語に比べて報告例は少ない。すでに述べた通り，交叉性失語でみられるジャーゴン失書の発現機序については，左半球にある書字に関する運動記憶心像が，右半球の言語中枢からの統制を受けない状態でfree runningするとの説がある。この説を踏まえると，非右利きで書字の運動記憶心像が右半球にあり，言語中枢も右半球にあった場合には，ジャーゴン失書は出現しないことになり，交叉性失語に比べて報告される症例が少ないのも妥当であるのかもしれない。鈴木ら（1997）は，左利き右半球損傷後のジャーゴン失書例を報告しているが，この症例は幼少時に右利きに矯正されており，そのため書字の運動記憶心

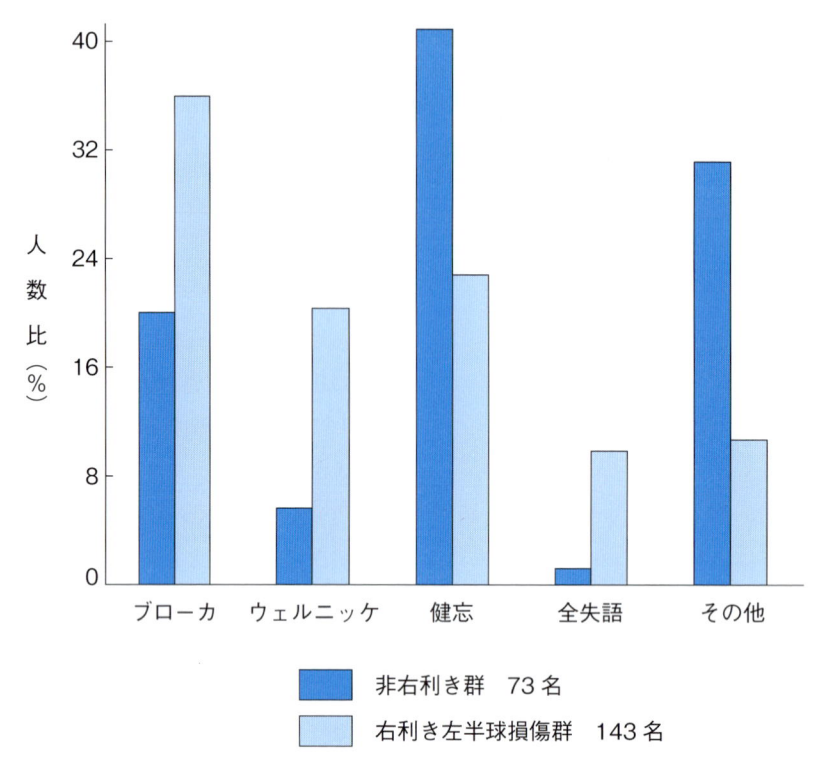

図1-14 非右利き群と右利き左半球損傷群の失語タイプの比較（竹内と河内，1987）

像は左半球にあるとして，free running説を支持している。

(3) 症状と損傷部位の関係

Naeserら（1986）は，右半球損傷例と左半球損傷例について調査した結果，左脳損傷例は右利き左脳損傷後の失語症と，言語症状と損傷部位の関係に相違はなかったが，右脳損傷例では，ウェルニッケ野の損傷でも理解力が良好であるなどの特異な症例がみられたとしている。

4 臨床上の留意点

これまで述べてきたように，交叉性失語や非右利き失語では，通常の右利き左半球損傷後の失語症とは異なる特徴を示すことがある。特に失文法などの，通常の失語症にはみられない症状を呈した場合には，言語の総合的な検査に加えて，障害構造を明確化するための掘り下げ検査を実施し，訓練方法を検討する必要がある。

また失語症に加えて，非言語的障害も合併する症例があり，非言語的側面への配慮も求められる。特に右半球損傷例では，注意障害や談話レベルの障害によって，コミュニケーションや認知的課題の遂行に支障をきたす場合があり，注意が必要である。

引用文献

Alexander MP, et al：Correlation of subcortical CT lesion sites and aphasia profiles. Brain 110：961-991, 1987.
Alexander MP, et al：Crossed aphasia can be mirror image or anomalous：Case reports, Review and Hypothesis. Brain 112：953-973, 1989.
天野成明，近藤公久・編著：NTTデータベースシリーズ，日本語の語彙特性；単語親密度．三省堂，1999.
天野成明，他・編著：NTTデータベースシリーズ，日本語の語彙特性；単語親密度，増補．三省堂，2008.

Basso A, et al：Aphasia in left-handers. Brain and Language 38：233-252, 1990.

Benson DF：Aphasia, Alexia and Agraphia. Churchill Livingstone, New York, 1979（笹沼澄子，他・訳：失語・失読・失書．協同医書出版社，1983）．

Benson DF, Ardila A：Aphasia; A clinical perspective. Oxford University Press, New York, 1996.

Berndt RS, Caramazza A：Syntactic aspects of aphasia. In MT Sarbo (Ed.), Acquired aphasia. New York: Academic Press, New York, 1981.

Bramwell B：On crossed aphasia. Lancet i：1473-1479, 1899.

Bryun RPM：Thalamic aphasia：A conceptional ctitique. Journal of Neurology 236：21-25, 1989.

Colheart M：Assumption and methods in cognitive nueropsychology. In B Rapp (Ed.), The handbook of cognitive neuropsychology. Psychology Press, Philadelphia, 2001.

Castro-Caldas A, et al：Non-verbal disturbances in crossed aphasia. Aphasiology 1：403-413, 1987.

Copland DA, et al：Persistent deficits in complex language function following dominant nonthalamic subcortical lesions. Journal of Medical Speech-Language Pathology 8：1-14, 2000.

Crosson B：Subcortical functions in language：a working model. Brain & Language 25：257-292, 1985.

Damasio H, et al：Aphasia with nonhemorrhagic lesions in the basal ganglia and internal capsule. Archives of Neurology 39：15-20, 1982.

De Renzi E, et al：The aphasic isolate：a clinical-CT scan study of a particularly severe subgroup of global aphasics. Brain 114：1719-1730, 1991.

De Witte L, et al：Cognitive, affective and behavioural disturbances following vascular thalamic lesions：A review. Cortex 47：273-319, 2011.

Decroix JP, et al：Infarction in the territory of the anterior choroidal artery：A clinical and computerized tomographic study. Brain 109：1071-1086, 1986.

Edmundson A, McIntosh J：Cognitive Neurosphychology and Aphasia Therapy. In C Code, D Müller (Eds.), The Treatment of Aphasia；From Theory to Practice. Whurr Publisher, London, 1995.

Ellis AW, Young AW：Human Cognitive Neuropsychology. Lawrence Erlbaum Associates, London, 1988.

Ellis AW, et al：Cognitive Meuropsychology and the Remediation of Disorders of Spoken Language. In WJ Riddoch, GW Humphreys (Eds.), Cognitive Neuropsychology and Cognitive Rehabilitation. Lawrence Erlbaum Associate. Hove, 1994.

伏見貴夫：認知神経心理学（鹿島晴雄，他・編：よくわかる失語症セラピーと認知リハビリテーション）．永井書店，2008.

伏見貴夫：失語に伴う失読・失書（藤田郁代，立石雅子・編：標準言語聴覚障害学 失語症学）．医学書院，2009.

伏見貴夫，他：漢字・仮名で書かれた単語・非語の音読に関するトライアングル・モデル（1）．失語症研究 20：115-126, 2000.

伏見貴夫，辰巳 格：音韻機能の障害（笹沼澄子・編，辰巳 格・協力：言語コミュニケーション障害の新しい視点と介入理論）．医学書院，2005.

Geschwind N：Disconnection Syndromes in Animals and Man. Brain vol.88：1965（河内十郎・訳：高次脳機能の基礎：動物と人間における離断症候群．新曜社，1984）．

Geshwind N, et al：Isolation of the speech area. Neuropsychologia 6：327-340, 1968

Gloning I, et al：Conmparison of verbal behabior in right-handed and non right-handed patients with anatomically verified lesion of one hemisphere. Cortex 5：43-52, 1969.

Goldstein K：Language and Language Disturbance. Grune and Stratton, New York, 1948.

Goodglass H, et al：Specific semantic word categories in aphasia. Cortex 2：74-89, 1966.

Goodglass H, Kaplan E：The Assessment of Aphasia and Related Disorders. Lea & Febiger, Philadelphia, 1972,（笹沼澄子，物井寿子・訳：失語症の評価．医学書院，1975）．

Gorno-Tempini ML, et al：Cognition and anatomy in three variants of primary progressive aphasia. Ann. Neurol 55：335-346, 2004.

Hart J, et al：Category-specific naming deficit following cerebral infarction. Nature 316：439-440, 1985.

Hillis AF, et al：Variability in subcortical aphasiais due to variable sites of cortical hypoperfusion. Brain & Language 89：524-530, 2004a.

Hillis AF, et al：Deterioration of naming nouns versus verbs in primary progressive aphasia. Ann. Neurol 55：268-275, 2004b.

堀田牧子，竹内愛子：交叉性失語における失文法－2症例の比較検討－．音声言語医学 33：256-264, 1992.

Howard D, Orchard-Lisle VM：On the origin of semantic errors in naming：evidence from the case of a global dysphasic. Cognitive Neurepsychology 1：163-190, 1984.

伊集院睦雄：単語の読み書き障害への認知神経心理学的アプローチ（笹沼澄子・編，辰巳 格・協力：言語コミュニケーション障害の新しい視点と介入理論）．医学書院，2005.

Kay J, Ellis AW：A cognitive neuropsychological case study of anomia：Implication for psychological models of word retrieval. Brain 110：613-629, 1987.

Kay J, et al：PALPA：Psycholinguistic Assessments of Language Processing in Aphasia. Lawrence Erlbaum London, 1992.

Kertesz A：Western Aphasia Battery. Grune & Stratton. New York, 1982.

Luria AR：Traumatic Aphasia：Its Syndromes, Psychology and Treatment. Mouton, Hague, 1970.

毛束真知子，他：混合性超皮質性失語を呈した交叉性失語．神経心理学 9：216-220，1993．

毛束真知子，他：右半球病変による失文法症例の聴覚的理解．失語症研究 15：278-282，1995．

Kirk A, Kertesz A：Cortical and subcortical aphasia compared. Aphasiology 8：65-82, 1994.

Mariën P, et al：Adult crossed aphasia in dextrals revisited. Cortex 40：41-74, 2004.

Martin N：Repetition disorders in aphasia：theoritical and clinical implications. In RS Berndt (Ed.), Language and Aphasia. F Boller, J Grafman (Eds.)：Handbook of Neuropsychology, 2nd. ed. Vol.3, Elsevier Science B.V., Amsterdam, 2001.

松田　実，他：両手利き右半球損傷による流暢型失文法失語．神経心理学 13：137-144，1997．

McCarthy RA, et al：Repeating without semantics － surface dysphasia? Neurocase 7：77-87, 2001.

Mesulam M-M：Slowly progressive aphasia without generalized dementia. Ann. Neurol 11：592-598, 1982.

Mesulam M-M：Primary progressive aphasia － differentiation from Alzheimer's disease (Editorial). Ann. Neurol 22：533-534, 1987.

Mesulam M-M：Primary progressive aphasia. A 25-year retrospective. Alzheimer Dis. Assoc. Disord 21：S8-S11, 2007.

水田秀子，他：音韻性失名詞の4例．神経心理学 21：207-214，2005．

Morton J, Patterson KE：A new attempt at an interpretation, or an attempt at a new interpretation. In M Coltheart, et al (Eds.), Deep dyslexia. London, Routlege & Kegan Paul, 1980.

Nadeau SE：Subcortical language mechanisms. In B Stemmer & HA Whitaker (Eds.), Handbook of the Neuroscience of Language. Elsevier, New York, 2008, pp329-340.

Nadeau SE, Crosson B：Subcortical aphasia. Brain & Language 58：355-402, 1997.

Naeser MA, et al：Aphasia in left-handers：Lesion site, lesion side, and hemispheric asymmetries on CT. Neurology 36：471-488, 1986.

Nickels L：Spoken Word Production and its Breakdown in Aphasia. Psychology Press, Hove, 1997.

Nickels L：Word fail me：symptoms and causes of naming break down in aphasia. In RS Berndt (Ed.), Language and aphasia. F Boller, J Grafman (Eds.)：Handbook of Neuropsychology. 2nd ed. Vol.3, Elsevier Science B.V., Amsterdam, 2001.

大橋博司：失語症．中外医学社，1967．

大賀　優，他：脳血管障害に起因する成人右利き交叉性失語6症例の検討．高次脳機能研究 29：399-407，2009．

Olsen TS, et al：Cortical hypoperfusion as a possible cause of 'subcortical aphasia'. Brain 109：393-410, 1986.

Patterson KE, Shewell C：Speak and spell：dissociations and word-class effects. In M Coltheart, et al (Eds.), The Cognitive neuropsychokogy of Language. London, Lawrence Erlbaum, 1987.

Penfield W, Roberts L：Speech and Brain Mechanisms. Princeton University Press, New York, 1959.

Pujol J, et al：Cerebral lateralization of language in normal left-handed people studied by functional MRI. Neurology 52：1038-1043, 1999.

SALA失語症検査—Sophia Analysis of Language in Aphasia（上智大学SALAプロジェクトチーム企画．藤林眞理子，他・著）．エスコアール，2004．

Schuell HM, et al：Aphasia in Adults：Diagnosis, Prognosis and Treatment. Harper & Row, New York, 1964（笹沼澄子，他・訳：成人の失語症：診断・予後・治療．医学書院，1971）．

Sasanuma S, et al：Crossed agrammatism in Japanese；A case study. Agrammatic Aphasia (L Menn, LK Obler Eds.), John Benjamins, Amsterdam, 1990.

鈴木匡子，他：ジャルゴン失書を呈した左利き右半球性ブローカ失語の1例．臨床神経学 37：383-387，1997．

鈴木匡子：言語優位半球の決定法．神経進歩 47：771-780，2003．

Sweet EWS, et al：Crossed wernicke's aphasia. Neurology 34：475-479, 1984.

武田克彦：言語の神経学的基盤（藤田郁代，立石雅子・編：標準言語聴覚障害学　失語症学）．医学書院，2009．

竹内愛子：失語症（竹内愛子，河内十郎・編著：脳卒中後のコミュニケーション障害—成人コミュニケーション障害者の理解と援助：失語症を中心に）．協同医書出版社，1995．

竹内愛子：失語症臨床における基本的諸問題（竹内愛子・編：失語症臨床ガイド：症状別—理論と42症例による訓練・治療の実際）．協同医書出版社，2003．

竹内愛子，他：右利き交叉性失語における失文法の検討．失語症研究 6：1099-1110，1986．

竹内愛子，河内十郎：ラテラリティーが特異な失語症者の特徴と予後—非右利きの失語および右利き交叉性失語の場合．失語症研究 7：116-127，1987．

竹内愛子，他：重度失語症検査．協同医書出版社，1997．

種村　純：失語症症候学の発展（鹿島晴雄，他・編：よくわかる失語症セラピーと認知リハビリテーション）．永

井書店,2008.

辰巳　格：言語の情報処理過程（藤田郁代，立石雅子・編：標準言語聴覚障害学　失語症学）．医学書院，2009.

Teichmann M, et al：Language processing within the striatum：evidence from a PET correlation study in Huntington's disease. Brain 131：1046-1056, 2008.

Ullman MT：Is Broca's area part of basal ganglia thalamocortical circuit? Cortex 42：480-485, 2006.

Wahl M, et al：The human thalamus processes syntactic and semantic language violations. Neuron 59：695-707, 2008.

Wilshire C, Fisher A："Phonological" dysphasia：a cross-modal phonological impairment affecting repetition, production, and comprehension. Cogn. Neuropsychol. 21：187-210, 2004.

Whitworth A, et al：A Cognitive Neuropsychological Approach to Assessment and Intervention in Aphasia：A clinician's guide. Psychology Press, Hove, 2005.

Yamadori A, Albert ML：Word category aphasia. Cortex 9, 112-125, 1973.

山鳥　重：神経心理学入門．医学書院，1985.

横山和正，他：ジャーゴン失書を呈したBroca型交叉性失語の2症例．臨床神経学 21：961-967，1981.

第2章
失語症近縁の
コミュニケーション障害

1 読み書きの障害

　後天的な読み書きの障害は，失語の部分症状として経験することが最も多いだろう。

　このような失語性の読み書き障害では，読み書きの機能は話しことばと同程度に障害され，その症状にも話しことばの特徴が反映されるのが一般的であるが，ときには両者のバランスが大きく崩れて，読み書きが主要な障害となったり，読み書きの障害が単独で生じたりする場合があり，これらに対しては，「純粋失読」「純粋失書」「失読失書」といった名称が古くから用いられてきた。

　一方で，20世紀後半に入ると，認知心理学の視点に立った検討が後天的な読み書き障害に試みられるようになり，今日では認知神経心理学という学問領域を確立するに至っている。認知神経心理学では，従来の神経心理学では失語性の読み書き障害として一括されていた臨床型が，「語彙性失読」「語彙性失書」「音韻性失読」「音韻性失書」などの新しい概念で捉え直されている。

　本章では，これらの代表的な臨床型を概観することにしよう。

1 神経心理学の考え方に基づく臨床型

❶ 純粋失読

　後天的な脳損傷の結果，文字を読むことができなくなり，読字が他の言語障害よりも際立って障害されている病態は「純粋失読」と呼ばれている。とはいっても，純粋失読は決して"純粋"な障害ではない。純粋失読という名称には一見相反するようだが，純粋失読では通常，色名呼称障害や物品呼称障害，記憶障害などの多彩な障害が共に引き起こされる。加えて日本人症例では，漢字の失書が随伴するのが常である。

　純粋失読で問題とされるのは，音読の障害である。純粋失読の症例は，書かれているものが文字だということはすぐに認識できるにもかかわらず，そこから語音を想起することができない。音読できなければ読解もできないのが通常であるが，なかには，音読が困難でも読解，特に漢字単語の読解はある程度可能な症例も存在する。

　純粋失読の音読には，いくつかの特徴がある。

　第一の特徴は，なぞり読みが有効だということである。文字を見ただけでは読めなくても，書いたり机上でなぞったり空書したりすることで，驚くほどたやすく音読が促通される。このなぞり読み効果は仮名で著明であるが，漢字でも生じないわけではない。運動覚の経路を用いれば語音を引き出すことができることから，純粋失読の障害は，視覚と語音とを連合する神経経路で生じていると考えられる。

　第二の特徴は，単語を一つのまとまりとして読むのが困難なことである。私たちは単語を全体として認知する方略を用いて効率的な読字を行っているが，純粋失読では一度に一文字ずつしか読み進むことができない。このような読み方を，アルファベット圏ではletter-by-letter reading（LBLR），日本語では「逐字読み」と呼んでいる。欧米では個々のアルファベットであれば音読が可能な症例も多く，読み上げたアルファベットを頭の中で繋ぎ合わせることで目的の単語にたどりつく読み方をすることがしばしば報告されている。日本人症例の場合には「み・か・ん」と仮名を一文字ずつ読み上げ，語音をつなげた後でようやく仮名単語の意味に到達することができるのである。このため，純粋失読では，仮名の文字数が多くなればなるほど時間がかかる「文字数効果」

が生じることになる。

　純粋失読で注目されるのは多くの場合このような仮名の音読症状で，漢字についてはあまり言及されることがないが，複雑な形態の漢字を読むことができない場合でも，その構成要素の一部の音読が可能な場合があり，漢字でも仮名の遂字読みを連想させるような症状が認められることがある。

　ここでは自験例Nさん（毛束ら，1989）を紹介することで，純粋失読症状の一層の理解を図りたい。

　Nさんは60歳代の自営業の男性である。Nさんが文字が読めなくなっているのに気づいたのは，朝，いつものように新聞を読もうと思って紙面を広げたときであった。驚いたNさんはすぐに神経内科を受診し，脳梗塞と診断されて入院となった。

　神経学的には極く軽度の左半身の運動・感覚障害，左上4分の1盲，右の感音性難聴が認められた。とはいっても，身体面の問題は日常生活で不自由するほどのものではなく，物品呼称も良好で発話にも問題は認められなかった。

　Nさんが困惑しているのは文字を読めないという症状で，新聞や本はいうに及ばず，看板など街中にあふれるありとあらゆる文字がNさんの悩みの種になるのだった。発症早期には，近所でも道に迷う重度の地誌的障害が認められた。このような症状はやがて消失したが，純粋失読，色名呼称障害，記銘力障害は慢性期になっても残存していた。

　通常，純粋失読は漢字も仮名も同じように障害される。ところが稀ではあるが，漢字あるいは仮名に偏った症状，あるいは極端に乖離した症状を示すこともないわけではない。Nさんは，発症早期には仮名にも軽度の障害がみられたが速やかに改善し，発症後1カ月を過ぎると全く問題がなくなっている。一方，漢字の障害は重度で，小学校3年までに習得する教育漢字であっても約半数の51％しか音読することができなかった。Nさんには，漢字に選択的な純粋失読が認められたのである。

　純粋失読では形態的に類似した文字への読み誤りが多いことが知られている。Nさんの場合にも，無反応を除いた誤反応の63％が形態的に良く似た文字への読み誤りであった。読字症状は不安定で，「草」をそのまま「クサ」と読めることもあるが，"草冠"と"日"と"十"と分解した形でしか読めないこともある。「妹」が読めない場合に，"女"の"末"だから"妹"（本当は"末"ではなく"未"であるが，この程度の勘違いは許容範囲であろう），「鰹」を「"魚"に"堅い"だから"カツオブシ"」などのように，部分的に音読することで漢字全体の意味を類推して読むストラテジーを用いることもみられた。もちろん，このような読字方略が常に有効とは限らない。「獄」は「犬扁があるから何か動物に関係したことばに違いない」などと，正解には程遠い連想も働いてしまうからである。

　多くの純粋失読は，左（優位側）の後大脳動脈梗塞で引き起こされる。ところが，生来の右利きであるにもかかわらず，NさんではMRIで右の後頭葉下部の舌状回，紡錘状回に病変が確認され，Nさんは右の後大脳動脈梗塞による交叉性純粋失読であることがわかった（図2-1）。後に実施した，言語の半球優位性を検討するアミタールテストでも，Nさんの言語機能は左半球優位であることが明らかになったのである。

　19世紀末にDejerineは，純粋失読の機序を次のように説明している。純粋失読では，左の後頭葉病変のために右同名性半盲が引き起こされ，文字の視覚情報は右後頭葉の視覚領域にしか入らなくなっている。右後頭葉で視覚処理された文字情報を語音と照合するためには，脳梁を介して言語に優位性がある左半球にこれらの情報を送る必要があるが，左半球病変のために伝達が妨げられている。そのために文字を見ても読めないのだ，と

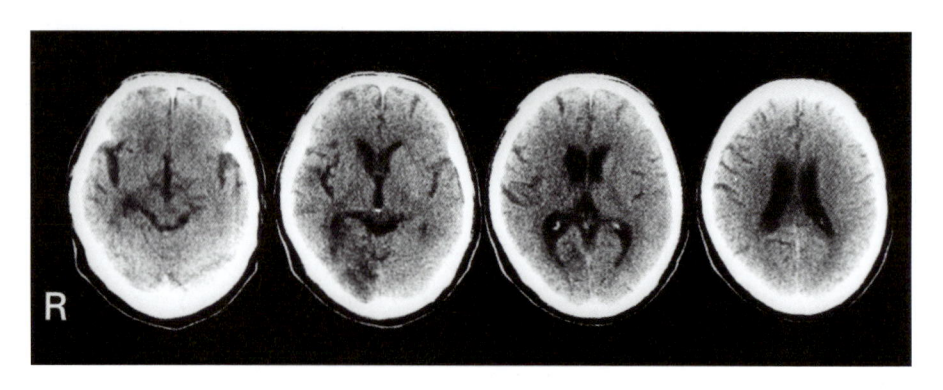

図 2-1　症例 N の MRI 画像

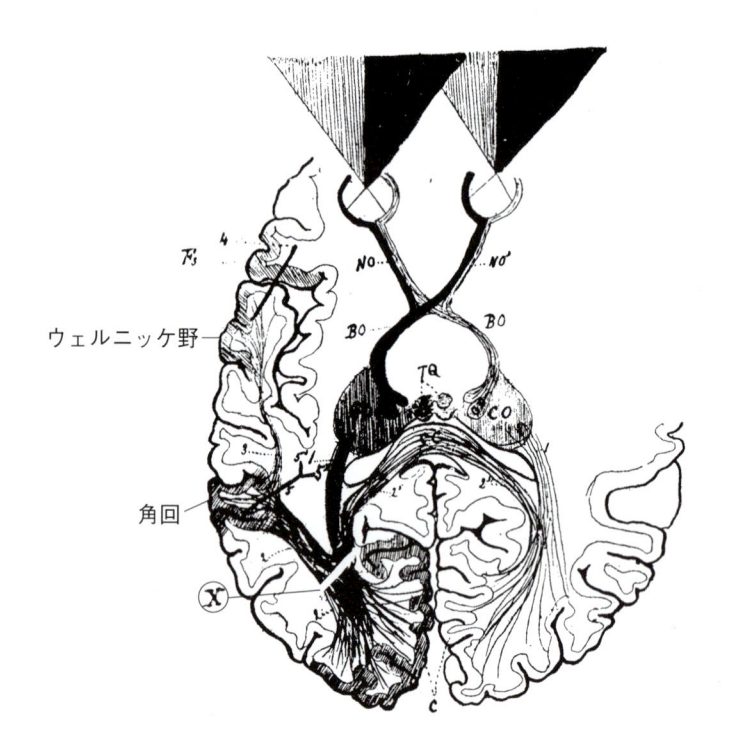

図 2-2　Dejerine の純粋失読の機序を説明する模式図（Dejerine, 1892 を改変）
Ⓧは左半球内の神経連絡が離断されている箇所を示している。病変Ⓧによって右視野の半盲が引き起こされ，右半球の文字の視覚情報が左角回に到達できないために，純粋失読が引き起こされる。

（図 2-2）。Dejerine が読字で重要視したのは左角回で，ここで文字の視覚情報と語音という聴覚情報の照合が行われると考えたのである。

今日の純粋失読の神経学的な機序の説明は，基本的にはこの Dejerine の考えに沿ったもので，右後頭葉の視覚野から左角回に至る神経経路が脳病変によってどこかで断ち切られるために失読が出現するという離断学説で考えられている。河村（1988）は，Dejerine が図 2-2 で示した左後頭葉内側下部と脳梁膨大を含む広範な病変で生じる純

78　第Ⅰ部　脳卒中後に出現するコミュニケーション障害の種類と特徴－失語症を中心に－

粋失読を「古典型純粋失読」，それ以外の病変による純粋失読を「非古典型純粋失読」と区分し，「非古典型純粋失読」を，左角回の皮質下白質が損傷される「角回直下型」と左側脳室後角の下外側領域が損傷される「後角下外側型」の二型に分けた。このような非古典型純粋失読は，後大脳動脈の梗塞だけではなく，脳出血や一酸化炭素中毒など多様な病因で引き起こされている。Sakuraiら（1989）は，仮名一文字の視覚的イメージは主として左紡錘状回内側に蓄えられ，漢字一文字と漢字単語，仮名単語の視覚的イメージは左紡錘状回の外側と下側頭回に蓄えられる可能性を指摘し，純粋失読は紡錘状回内側と側頭葉後下部とが離断されることによって生じるとの見解を示している。

❷ 失読失書

失読失書は，Dejerine（1891）によって呈示された病態概念である。

Dejerine は，1891 年に経験した症例の読字障害が従来報告されている純粋失読の読字障害とは異なっていることに気づいた。純粋失読では有効ななぞり読みがこの症例には全く役立たなかったのである。なぞり読みで語音を引き出すことができる純粋失読では，語の視覚的イメージそのものは残っていると考えられる。それならば，なぞり読みが効かないこの症例では視覚的イメージそのものが障害されているのではないかと Dejerine は考え，この症例が示した読み書き障害を「失読失書」と称した。

(1) 左角回で生じる失読失書

このような経緯から失読失書は，まず最初に左の角回病変と関連づけて考えられてきた。角回性の失読失書では，読み書きの障害に加え，軽度の聴理解障害や呼称障害，喚語困難などの失語症状も生じることが多い。それでも，読み書きの障害が話しことばの障害に不釣合いなほど重度な場合には「失読失書」として扱われるのである。

角回性の失読失書では，漢字と仮名の読み書きが同時に障害される。漢字よりも仮名の失読が強いのが特徴で（山鳥，1979；河村ら，1990，1991），仮名一文字の音読では，なかなか音を思い出せず，音韻性の錯読となることも多い。純粋失読のような文字数効果やなぞり読みによる促通効果は認められない。漢字単語の読解は良好だが，音読では意味性の錯読がしばしば生じる。失書は漢字・仮名の両方に出現し想起困難，錯書，新造語など多彩な誤りとなる。

左角回は，Dejerine が文字の視覚的イメージの存在を仮定した部位である。一方で，米国の神経科医 Geschwind は，文字を実現するための視覚的イメージや聴覚的イメージ，体性感覚イメージが貯蔵されているのはそれぞれの感覚連合野で，左角回はこれらのイメージ同士を連合する「連合野の連合野」としての機能を担っていると考えた（Geschwind, 1965）。近年では，左角回が文字の視覚的イメージの貯蔵と異種感覚連合の両方の役割を担っている可能性も指摘されているが（Hillis と Rapp, 2004），実際に左角回の皮質や皮質下白質が読み書きにどのような役割を果たしているのかに関しては，まだ定説が得られている段階ではない。

(2) 左側頭葉で生じる失読失書

日本人では左角回以外に左側頭葉でも失読失書が引き起こされることが知られている。当初，岩田はこの部位を"左側頭葉後下部"と形容し（岩田，1988），今日ではこの用語が広く定着しているため，ここでもそれに準じることにする。

角回性の失読失書とは異なり，左側頭葉後下部病変による失読失書では漢字の障害が中心となる。発症早期から仮名の読み書きには全く問題がないかあっても軽度で，予後も良好である。漢字では文字形態を思い出せない症状が強く，無反応となることが多いが，症例によっては，錯書や新

造語が生じる場合もある。左側頭葉後下部の損傷では，病変の広がりによっては，急性期に出現した失語が急速に改善して漢字と仮名の失読失書となり，最終的に漢字の失書が残存するという経過をたどることもある。

❸ 純粋失書

今日「純粋失書」という用語は，文字を書けない理由が一切認められないにもかかわらず書字が困難な症状，言い換えれば，書字を実現する脳の中枢過程の障害と考えられる書字症状に対して用いられている。すなわち，運動や感覚，協調運動といった手指の機能には異常がなく，知的にも問題なく，失語や失読，注意障害，構成障害などの書字に影響を及ぼす他の高次脳機能障害が認められないなど，二次的な原因で書字の障害が引き起こされていることを疑わせる問題がないことが，その条件となる。通常は，左（優位側）の前頭葉病変，頭頂葉病変で生じるが，視床，島，被殻などの皮質下病変や脳梁などでも出現することがある（毛束，2007）。

歴史的な経緯をたどると，純粋失書が確かな症状として広く認められるまでには長い時間がかかっていることがわかる。

失書を問題とする報告を最初に行ったのはフランスの神経学者 Marcé（1856）とされる。彼は，発話と書字の障害が並列的ではない複数の失語例を報告し，発話と書字が異なる神経機構によって営まれている可能性を指摘した（Korch と Barriere，2003）。この少し後に Benedikt（1865）や Ogle（1867）が失書を問題とする自験例を提示し，後天的な書字障害に対して「失書」という用語を用いることを提唱している。このように，後天的な書字障害に対する学問的関心は少なくとも 19 世紀半ばには芽生えていたと考えられるが，失書に着目した報告が重ねられても常に否定的な見解が繰り返されて，書字の神経機構に関する議論はなかなか前に進むことがなく，問題は実に 20 世紀末にまで持ち越されたのである。なぜならば，話しことばを視覚化したものが書字であり，話しことばが障害されれば必然的に書字にも問題が波及するという前提に捕われた人々にとっては，書字だけが障害される病態があり，書字に特化した脳の特定の部位が損傷されてこのような病態が引き起こされるという考え方は，とうてい受け容れられるものではなかったからである。加えて，このような見解を覆すような病変と症状が明確で誰もが疑問を抱く余地のない失書例が報告されることがなかった，というのも問題が長期化した大きな原因であった。

Exner（1881）は，複数の文献例の検討を行って，失書が認められた 4 症例では左中前頭回後部（Exner が用いた用語では"左第二前頭回脚部"）に病変の重複が認められたことから，この部位に文字の運動記憶が貯えられている書字中枢を想定した。今日"Exner 中枢"と称されるこの部位は手の第一次運動野の前方に位置しており，解剖学的にも好都合であったが，失書とこの部位との関連を裏づけるこれ以上の積極的な証拠が得られることはなかった。後に Gordinier（1899）は，Exner 中枢の腫瘍が剖検で明らかにされた失書例を報告したが（図 2-3），腫瘍例では病変よりも広範な脳部位に影響が引き起こされやすいことから，この症例をもってしても Exner 中枢の存在は疑問視され続けたのである。

(1) Exner 中枢病変で生じる純粋失書

そして，今日，Exner 中枢は再び注目されるようになっている。X 線 CT が医療機関に普及し始めた 1970 年代になると左前頭葉病変による失書報告例が散見されるようになり，1980 年代以降になるとその数が爆発的に増えて，Exner 中枢の病変が明らかな失書例が次々に報告されるようになったからである。

欧米の Exner 中枢病変例では，文字形態の歪みといった書字の運動面の障害が報告されてき

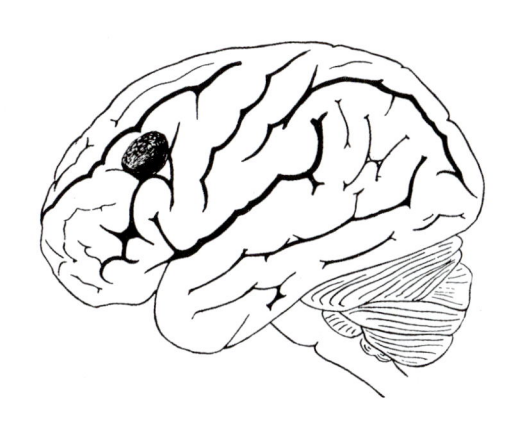

図2-3　Gordinierの報告例の病変の模式図
（Gordinier, 1899）

いる（Aimardら，1975；VerneaとMerory，1975；Croileら，1990）。もともとExnerが書字中枢として仮定したのも，このような書字運動の記憶であった。

　一方で，日本人のExner中枢病変例の多くは欧米の症例とは様相を異にしており，仮名に選択的な失書が生じるのが特徴である。阿部ら（1993）は左中前頭回後部に梗塞を生じた症例を報告しているが，彼らの症例は発症初期にはジャーゴン失書を呈し，数日後に仮名に選択的な失書になっている。斉田ら（1994）の症例は，失文法を特徴とするブローカ失語で，仮名に強い形態想起障害や錯書が認められた。Tohgiら（1995）が報告した左上・中前頭回の梗塞に起因する失書例でも，漢字の書字は比較的良好に保たれ，仮名に重度な失書が認められている。この症例では誤反応に音韻性の錯書が多く，語彙性の誤りも出現している。関ら（2000）は，左中・下前頭回を主体とする病変例で，失語が改善したにもかかわらず，仮名の錯書が持続した3症例を報告している。左中・下前頭回後部皮質を中心とする梗塞が認められた症例では，健忘失語が急速に改善して発症2カ月後には喚語困難，語想起の低下がみられるだけになったものの，仮名の錯書が残存したという。右左中前頭回後部皮質白質から一部下前頭回後端に達する梗塞例，右左中前頭回後

部皮質および島に梗塞を持つ他の2例でも，同様な症状および経過がみられたことが報告され，置換，拗音・濁音の誤り，脱落，不可，繰り返し，位置の移動の誤りなど多彩な誤反応が観察されている。このように，Exner中枢は，日本人では，選択や配列といった仮名書字過程の処理に関与していると考えられるのである。

　ここでは，Exner中枢限局病変例であるDさんの失書症状をみてみよう（毛束ら，1999）。

　Dさんは70歳代の自営業の右利き男性である。電話で話している最中に突然ろれつが回らなくなり，MRIで脳梗塞と診断されて入院となった。図2-4は発症直後のMRIフレアー画像であるが，左中前頭回後部にほぼ限局した高信号域が認められている。

　神経学的には両手足のしびれ感以外問題はなく，知的にも保たれている。急性期には稀に軽度の音韻の歪みが生じることがあり，発話しづらいという自覚があることはあるものの，流暢な会話が可能で発語失行症状は明らかではなかった。

　漢字には問題がなく，Dさんが誤るのは仮名の書字だけであった（図2-5，図2-6）。仮名はスラスラと書けるのだがしばしば錯書が生じ，拗音が困難であるのが大きな特徴であった。単音節の書き取りは83/100だが，誤りは全て拗音である。"どんぐり"を"どんぶり"，"かたつむり"を"かたつもり"と表記する清音の誤りも生じるが，拗音，長音等の特殊表記を含む単語の書き取りが特に不良で，特殊表記単語の書き取りは14/20，誤反応の実に90％近くが拗音小文字の欠落，置換といった拗音の表記の誤りであった。

　ところが，日本人症例でも欧米のExner中枢病変例のように，書字の運動面に限局した失書症状が出現することがある。このような失書症状は，今日では，純粋失書ではなく「失行性失書」apraxic agraphiaとして類型化されており，なかには，「右手一側性の失書」という症候を呈する場合もある。

第2章　失語症近縁のコミュニケーション障害　　81

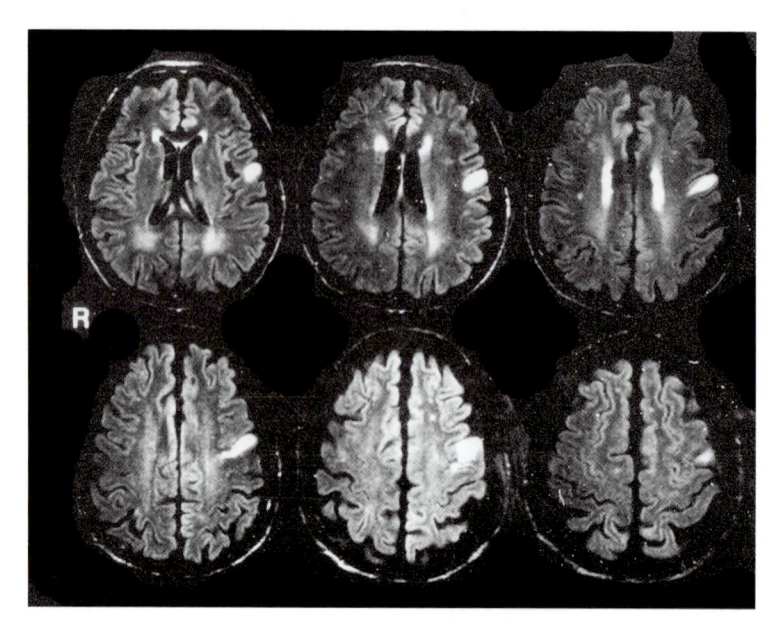

図 2-4　症例 D の MRI 所見
発症直後の MRI フレアー画像で，向かって右が左半球である。左中前頭回後部にほぼ限局した高信号域が認められる。

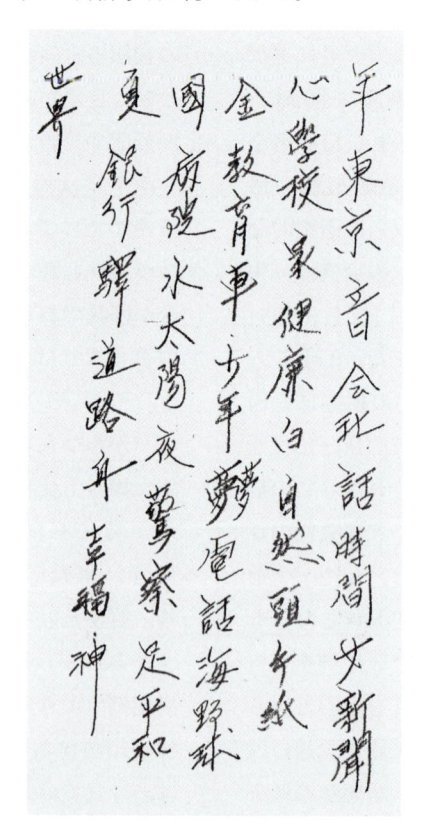

図 2-5　症例 D の漢字単語の書き取り
漢字単語の書き取りは容易である。"夢""警察"の"警"の表記が不正確で，"太陽"の"陽"の横一文字が欠落している以外，問題ない。

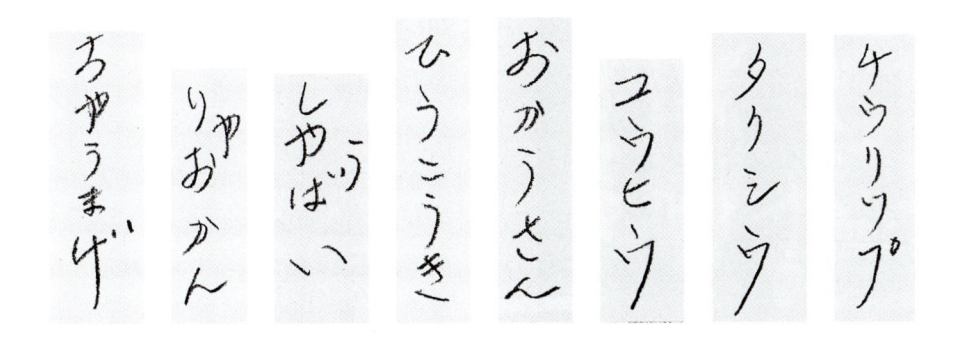

図2-6 症例Dの仮名単語の書き取り

左から，"ちょんまげ""りょかん""しょうばい""ひこうき""おかあさん""コーヒー""タクシー""チューリップ"の書き取りである。"しょうばい"は最初に"しやばい"と表記し，後から"う"を付け加えている

次のEさんをみていただきたい（毛束ら，1999）。

Eさんは，思うように字が書けないのに驚いて病院を受診し，脳梗塞が明らかになった70歳代の右利き女性である。Eさんも，ほぼExner中枢に限局した病変を持っている（図2-7）。

Eさんには右側の軟口蓋挙上不全が認められる以外に神経学的な異常はみられず，知的にも問題ない。発話速度は軽度低下しており，話しにくいという自覚的な訴えがあるが，発語失行症状は明らかではなく，失語も認められなかった。

Eさんは，思うような字が書けないとしきりに訴えた。手の感覚や運動には問題ないにもかかわらず，なぜか病前のような文字を書くことができないというのである。文字の形態想起には問題なく，錯書や保続も生じないが，書字速度はやや低下しており，思わぬ方向に手が動いて文字形態が崩れてしまう。ところが，左手で書いてもらうと，文字は拙劣だが違和感は生じないのである。Eさんは右手だけに書字運動の障害が出現したと考えられた（図2-8）。

本邦のExner中枢病変例では，仮名に選択的な純粋失書が生じることだけが強調されているが，日本人症例でも場合によっては，欧米の症例と同じように文字形態の歪みを特徴とする失行性失書の病像を呈する場合もあることがわかる。

仮名の錯書は発語失行にしばしば随伴することが知られており，発語失行をその特徴の1つとするブローカ失語では，漢字と仮名の両方に失書が出現する。Exner中枢は，手の第一次運動野の前方にあたるだけではなく，発語失行の責任病巣とされる左中心前回中央部～下部領域の上前方に接し，なおかつ運動連合野という特性を有していることから，日本人ではExner中枢が運動覚的要因が強い仮名処理にも責任を負うようになったことは想像に難くない。Exner中枢の損傷で書字の言語的側面の障害と運動的側面の障害が個々人によって異なる様相で出現することは，前頭葉で営まれる書字の神経機構の個人差を反映したものと考えられる。

(2) 左頭頂葉病変で生じる純粋失書

一方で，20世紀半ばにDejerineの説が再び脚光を浴びるようになると，左頭頂葉が読み書きに重要な領域であることが認識されるようになり，頭頂葉性純粋失書の存在が広く知られるようになってきた。

頭頂葉性の純粋失書では，自発書字や書取りで文字形態の想起困難や錯書が出現する。漢字，仮名ともに音韻的な誤りは少なく，特に漢字では形

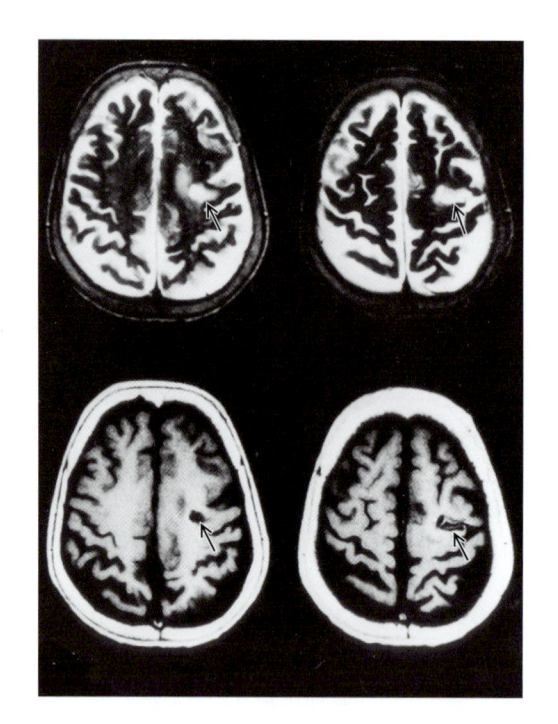

図2-7 症例EのMRI所見
発症直後のMRI画像で，上段がT_2強調画像，下段がT_1強調画像である。向かって右が左半球になる。左中前頭葉後部から中心前回前部にかけて低信号域が認められる。

態類似の誤りをおかしやすい。写字には問題ないのが普通である。左頭頂間溝の皮質・皮質下が責任病巣（河村，1990）とされるが，同領域では，前述の失行性失書が引き起こされる可能性があり，頭頂葉性純粋失書に，文字形態の歪みや筆順の誤りといった失行性失書の特徴である書字の運動面の障害が合併することも珍しいことではない。漢字と仮名の両方が障害される場合（佐藤ら，1981；河村ら，1984；坂本ら，1984），漢字に強い障害がみられる場合（下村ら，1989；Yokotaら，1990），仮名に強い障害がみられる場合（尾野ら，1982；木村ら，1986；Tanakaら，1987；小嶋ら，1991；藤井ら，1995；中野ら，2001；稲富ら，2006）など，症例によって漢字と仮名の障害の程度は一様ではない。

(3) 左側頭葉後下部で生じる純粋失書

左頭頂葉，左前頭葉に以外に，日本人症例では左側頭葉でも純粋失書が出現する。左側頭回後下部病変で漢字に選択的な純粋失書が生じることがあり（岩田，1988；相馬ら，1988），発症時には漢字の失読失書であっても，経過とともに読字が改善し，漢字の失書の病像になることもある。相馬ら（1988）の症例では，発症から4～6カ月後には失読が完全に回復し，漢字の失書が残存している。側頭葉性の純粋失書では，多くの場合，漢字の形態想起に強い障害が生じるが，症例によっては，形態類似の錯書や新造語がみられる場合がある。

(4) 脳梁病変で生じる純粋失書

脳梁病変による純粋失書は一側性失書という形をとる。書字運動の情報が脳梁病変によって対側半球に運ばれるのが妨げられるため，非利き手の書字に誤りが生じるのである。通常は左手の一側性失書だが，右手の一側性失書となる場合もある。形態想起障害や錯書，保続などが出現し，漢字と仮名の両方が障害されるのが通常であるが，脳梁幹病変では漢字の一側性失書となることが報告されている（Kawamauraら，1989；曾澤ら，1996）。

2 認知神経心理学の考え方に基づく臨床型

1970年代に入ると，認知活動を情報処理という観点から解き明かそうとする試みが，主にイギリスの認知心理学者の間で盛んに行われるようになった。このような検討は，まず後天的な失読症状を対象として行われ，ロゴジェンモデルと呼ばれる認知モデルが作り上げられた。ロゴジェンモデルは，情報処理の機能単位であるモジュールが"箱"で，モジュールの情報の流れが"矢印"で

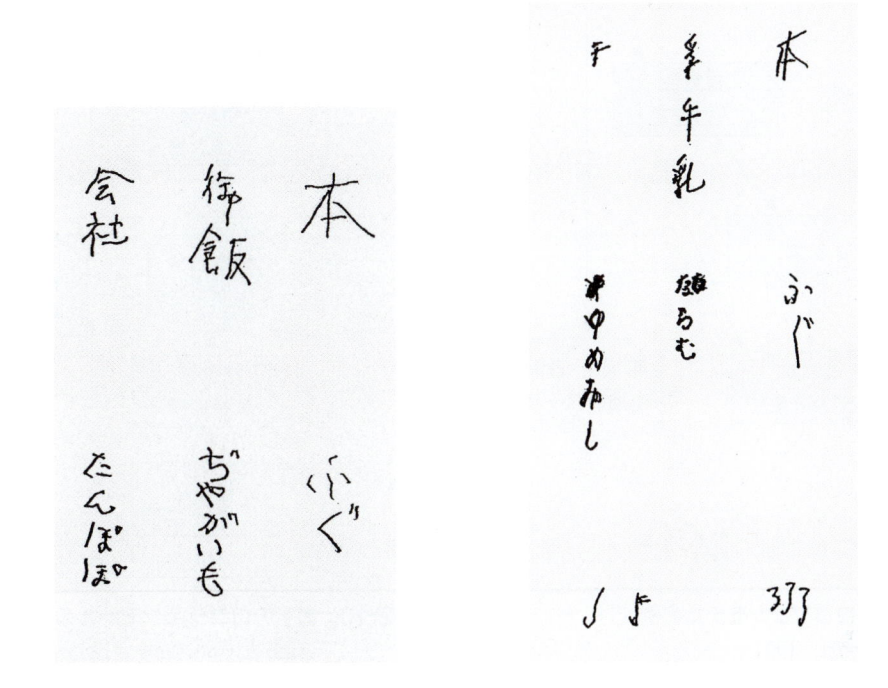

図 2-8　症例 E の左右手の自発書字
左右手の書字を比較すると，右手では文字形態が歪み，書き直しが生じる（右図）。左手では非利き手特有の文字の拙劣さが生じるが，右手のように意図通りに運筆できない症状は出現しない。

図式化される「箱-矢印モデル」である。図2-9や図2-10 はその一例である。様々な箱-矢印モデルが相次いで発表されたが，これらはいずれも，意味を経由する語彙経路と意味を介さない非語彙経路の両方を想定する「二重回路説」（dual route theory）の立場にたったものである。

1980年代に入ると，二重回路説とは全く異なる考え方が提唱されるようになった。カリフォルニア大学の Rumelhart と MaClelland（1982）は，複数の処理系が情報を同時に平行して処理し，処理される情報は各々の処理系に分散して存在するという「並列分散処理モデル」を提唱したが，この考え方に沿って Seidenberg と McClleland（1989）は，読字機能のコンピューターシミュレーションを試み，「トライアングルモデル」と呼ばれる図2-11 のような読字モデルを導き出している。このモデルでは，機能系の単位は "ユニット" と呼ばれ，単語の視覚形態ユニット，音韻ユニット，意味ユニットがそれらのユニットを介在する "隠れユニット"（hidden unit）を介して連結されると考えられている。この研究では，意味を介さない非語彙経路でも綴り規則に従わない例外語がある程度処理できることが検証され，二重回路説に対する反論の論拠となっている。

脳損傷例の読字症状を認知心理学的な手法で検討した結果から，従来用いられてきた臨床型とは全く異なる新しい臨床型が提唱されるに至っているが，このような臨床型を理解しやすくするために，筆者は図2-12 のような簡易な図を用いている。ここでは主要な2つの臨床型を概観するが，これらでは単語レベルの処理を問題としていることに留意されたい。

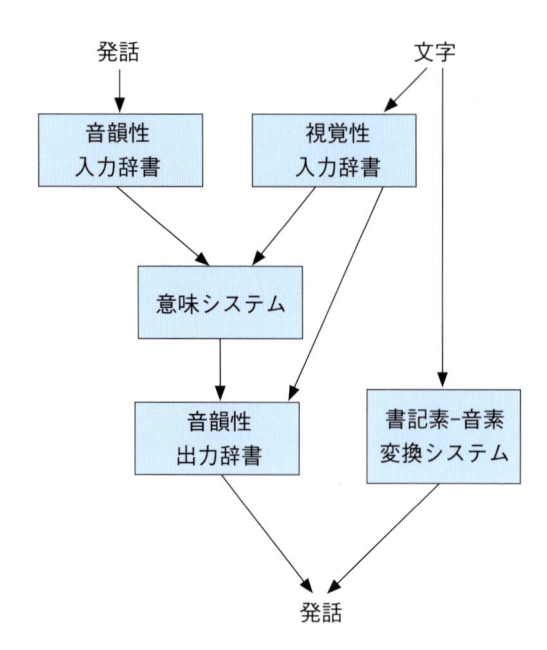

図 2-9 読字のロゴジェンモデルの例
　　　（Coltheart, 1994）

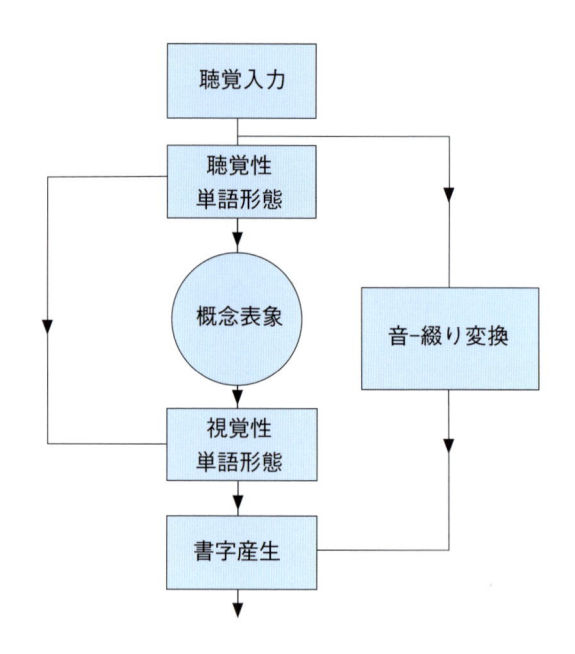

図 2-10 書字のロゴジェンモデルの例
　　　（Bub と Chertkow, 1988）

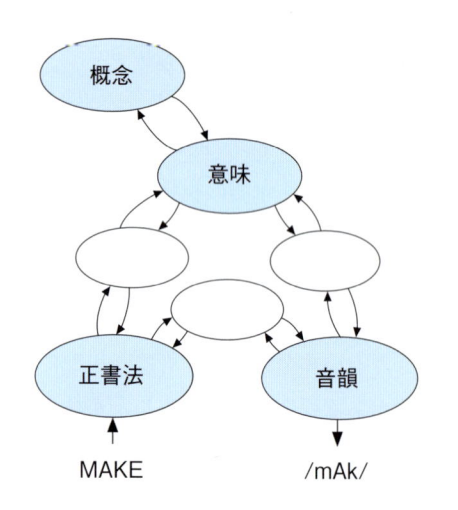

図 2-11 トライアングルモデル
　　　（Seidenberg と McClleland, 1989 を改変）
楕円はユニットの集まりである層を表している。これらの層は双方向性に結合されており，重み付けがつけられている。表記がない楕円は隠れユニットである。

❶ 語彙性失読・失書あるいは表層失読・失書

　語彙処理が困難になる障害型で，単語の音読や読解に誤りが生じる（図 2-13）。

　語彙性失読では図中の点線で示した文字—音対応の経路は残されているため，規則語であれば音読が可能であるが，必ずしも意味を伴うとは限らない。知らない単語や非語でも規則語であれば音読することができるはずであるが，読みは必ずしも完全ではなく，実際には若干の音韻的な読み誤りが生じる。"yacht" や "daughter" のような綴りどおりに読むことができない不規則語は音読困難で，規則どおりに読み誤りやすい。

　語彙性失書では，文字—音対応規則を活用することができるため，規則語は書くことができるが，語彙経路が障害されているために不規則語を書くことができない。非単語は綴ることができるものの，音韻的により自然な方向に誤る傾向がある。

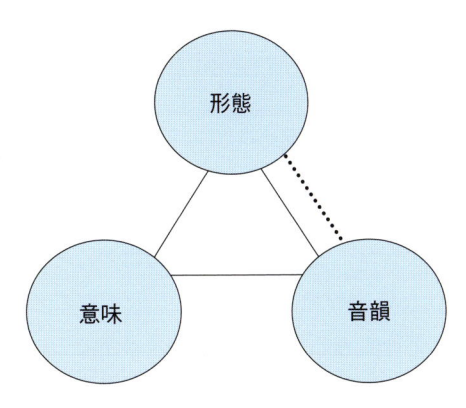

図 2-12　読み書きの簡易モデル

単語を学習する過程で視覚形態，音韻，意味の3つの情報は相互に強く結びつき，実線のような語彙経路を形成する。形態情報と音韻情報との間は，単語の構成要素それぞれに音韻を割り振る文字―音対応経路と単語全体に対して音韻が結びついている経路の二重経路になっている。

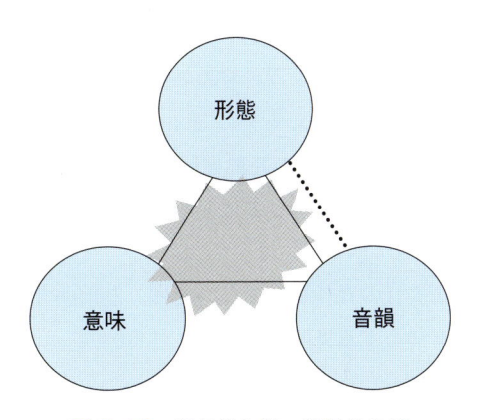

図 2-13　語彙性失読・語彙性失書

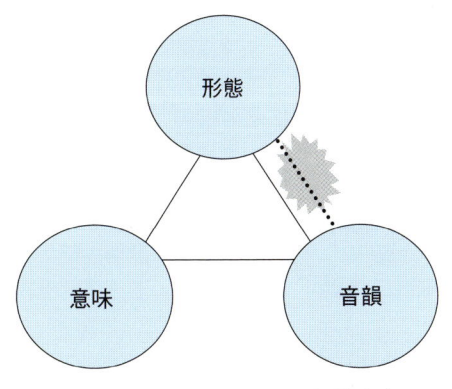

図 2-14　音韻性失読・音韻性失書

❷ 音韻性失読・失書（深層性失読・失書）

音韻処理が困難になる障害型である。

語彙性失読とは反対に，文字―音対応規則の経路が障害され（図2-14），非語の音読が困難となる。語彙経路は比較的良好に保たれており，単語であれば規則語でも不規則語でも音読することができるが，形態類似や意味類似の錯語が出現する。意味を全く伴わない機能語は読みにくく，品詞効果や名詞の具象語効果は認められない。

深層性失読は音韻失読のより重度な病態と認識されるようになっている。すなわち，文字―音対応規則の経路の障害に加え，語彙経路にも障害がみられる障害型である。この場合にも語彙情報に依存した読みとなるが，語彙経路が完全ではないため，単語の音読で形態類似や意味類似の錯読が頻出する。名詞が最も読みやすく，形容詞，動詞，機能語の順に読字が困難となる品詞効果が出現し，名詞では，抽象語よりも具象語の方が読みやすい具象語効果がみられる。今日では，音韻性失読の実態は，文字を音に変換するだけではなく，音韻の分解や結合といったより広範な音韻システムが障害された病態と考えられている。

音韻性失書では音を文字に変換するのが困難で，文字―音対応規則を用いる非語が綴れなくなる。単語は規則語でも不規則語でも比較的保たれているが，形態的な誤反応が生じやすく，機能語の置換も生じる。頻度や具象性，品詞に影響され，症例によっても綴り能力は異なっている。

深層性失書では，実在語の頻度，具象性，品詞により強い効果がみられ，親近性の低い単語や非語の綴りが重度に障害される。形態的な誤反応だけではなく，意味的類似の誤反応も多い。

2　発語失行

　発話の産生過程は，通常3つのレベルに分けて考えられている。発話しようとする内容を概念化する認知過程，概念としての内容を言語化する言語学的過程，言語学的に符号化された内容を発話として実現するための発話運動過程である。発話運動過程はさらに，発話運動を企画する過程と実行する過程に分けられる。認知過程の障害は，認知症，意識障害，知的発達障害などであり，言語学的過程の障害は，失語症や言語発達障害である。発話運動過程のうち，運動の企画過程の障害は発語失行といわれ，運動の実行過程の障害はディサースリアといわれる（図2-15）。

　発語失行は，発話の運動企画（プログラミング）の障害と考えられている。発話しようとするときに発語器官を適切に位置づけたり順序立てたりすることが困難になり，構音とプロソディー（単語・句・文・発話全体などの音より大きな範囲にみられる話しことばの要素で，発話速度・リズム・イントネーション・ストレスパターンなどをいう。韻律ともいう）に障害が生じる。

　発話には，音の歪みや置換，省略，ときには付加などが認められ，多くの場合滑らかさを失ったたどたどしい話し方になる。誤りの有無や誤り方に一貫性がない，誤りに気づき音を探索したり自己修正しようとするなどの特徴がみられる。発語失行による誤りは，発語筋群の麻痺や協調運動障害などの発話の実行過程の障害による誤りとは異なっている。

　発語失行が軽度の場合は，単語レベルではあまり問題を生じないが，文や自由会話レベルで障害が明らかになる。一方重度の場合には，単音のレベルからほとんど表出ができず，緘黙状態を呈することがある。随意的な発声や意図的には呼気の制御さえできないことがあるが，これらについては後述する。

　発語失行は，他の言語能力にはほとんど障害がみられない純粋発語失行として生じることがある。初期から言語理解が良好で，書字でのコミュニケーションがほぼ可能である。しかし，多くの場合ブローカ失語や全失語に合併し，これらの失語症に非流暢性の特徴をもたらす要因の1つである。重度の失語症を合併する場合は特に，発話の困難さが喚語困難などの言語学的なレベルの問題によるものか発語失行によるものかを鑑別することが難しく，悩む場合も少なくない。STは，治療を進める中で正確な言語病理学的診断を行うことができているのか絶えず自問し，適切な治療プログラムを立てるように努める必要がある。

　aphemia（アフェミア），anarthria（アナルトリーまたは失構音），純粋語唖，構音失行などと呼ばれる障害も，現在では発語失行と同一のものとみなされている。

　発語失行の責任病巣については，左前頭葉中心前回下部とする見解が多くみられる。

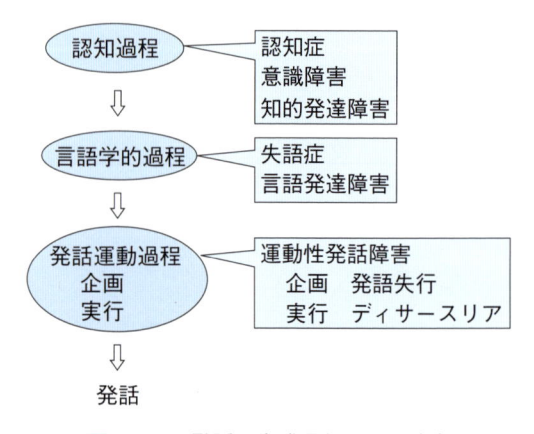

図2-15　発話の生成過程とその障害

1 発語失行の言語症状

発語失行の主要な言語症状には、次のようなものがある。

①音の誤りの有無と誤り方に一貫性がない

同じ音でも正しく発話されるときと誤って発話されるときがある。また、いつも同じ音に誤るわけではなく、誤り方も一貫していない。同じ音や語を繰り返すと、たとえば「な, な, な, な」を「ア, ナ, ア, タ」、「猫」を「エト, ネト, ネコ」のように誤る。このような、誤りの有無と誤り方の二重の一貫性のなさが発語失行の大きな特徴と言えよう。

②音の誤りの種類は、置換、歪み、省略、付加、繰り返しなどである

発語失行では、置換、歪み、省略、付加など多様な音の誤りが認められる。置換には、「みかん/mikaɴ/」を「ミキャン/mikyaɴ/」、「うた/uta/」を「ムタ/muta/」と言うなど、不必要な動きが加わったと思われる誤りがある。構音運動が単純化して音の歪みが生じるディサースリアとは異なる点である。

通鼻音と閉鼻音の間の置換（マをパに、あるいはパをマに誤るなど）、無声音と有声音の間の置換（パをバに、ガをカに誤るなど）が生じることもまれではない。これらは、異なる構音器官間の運動の同期性に混乱が生じていると考えることができる。構音運動に対して喉頭での発声開始時間（Voice onset time）が遅れることで、音の省略が生じる可能性も示唆されており、発話運動の運動企画の障害は、構音運動に限らず喉頭や呼吸運動も含むものといえよう。

X線マイクロビームシステムやファイバースコープ、パラトグラフなどの機器を用いて発話時の複数の構音器官の運動を直接観察した結果から、構音器官の動きに一貫性のない変動がある、構音器官間の運動にタイミングのずれが生じる、不必要な動きが加わるなどの運動学的な異常が示され、発語失行に認められる音の誤りがこのような運動の異常性を反映したものであることが示唆されている（伊藤ら, 1978）。

経過とともに誤り方に変化がみられることが多い。発症初期には置換が多くみられる例でも、次第に歪みの出現率が高くなる。時間の経過とともに再学習がすすみ、構音運動の異常性が軽減してくるために、置換が歪みへと変化することが考えられる。

③構音運動の単純な音よりも複雑な音で誤りが生じやすい

母音は子音よりも誤りにくい。これは、母音のほうが子音よりも構音運動が単純で、構音器官のタイミングの調節も容易なためと考えられる。子音では、破擦音（ツ、チャ行など）や摩擦音（サ行、ハ行など）、拗音などが誤りやすい。

④目標とした音と構音点や構音様式で近い音への置換が多くみられる

⑤音節数が多い語ほど、また文の長さが長いほど誤りが生じやすい

⑥プロソディーの障害がみられる

音から音への移行が滑らかではなく、音節ごとに区切って話す音節化構音になりやすい。また、発話速度の低下、単調さ、音節間の不適切なポーズ（間）、発話開始の困難などがみられる。構音の障害にくらべてプロソディー障害が長期に残存しやすい傾向がある。

⑦自己の誤りに気付いていることが多い

⑧音の探索行動がみられる

2 発語失行の周辺症状

❶ 口部顔面失行

発語失行は、しばしば口部顔面失行を合併する。

口部顔面失行とは，麻痺や協調運動障害ではなく，行うべき行動を理解しているが，口腔顔面領域の非構音運動を随意的に行うことができない障害である。何気なく口唇をなめるときには舌は前出するにもかかわらず，"舌を前に出してください"という指示で舌を前へ出そうとしても出ないなど，自動性と随意性の乖離がみられる。口唇の突出や挺舌などの粗大運動だけではなく，咳払いをする，舌打ちをするなどの高度な協調性を必要とする高次口部顔面動作も障害されやすく，これらの動作の方が粗大運動よりも一層困難になる。

　発語失行と口部顔面失行はそれぞれ単独に生じることがあり，これらの関連性については明らかではない。発語失行は発話に関する運動企画の障害なので，その治療は発話を焦点として行うべきである。しかし口部顔面失行を治療することで，口腔器官の自己受容感覚（自分の身体の位置や運動，緊張などを知覚する感覚）が高められ，発語失行の治療によい影響を与えることが考えられる。"舌打ちをする"などの高次口部顔面動作への治療が発語失行の改善に影響したと考えられる治療結果から，両者の関連を示唆する報告もみられる（越部ら，1991）。

❷ 発声失行

　発声失行とは，麻痺や協調運動障害ではなく，行うべき行動を理解しているが，随意的に発声することが困難な障害である。呼気は産生できるが有声音を出せずに囁き声となる。反射的発声や笑い声などの自動的な発声は可能で，随意性と自動性の乖離がみられる。声は出るが発声の開始や持続が困難になる，笛を吹くように促すとくわえるばかりで息が出ないなど意図的には呼気を出すこともできない，などの症状がみられることもある。緘黙状態を示している場合には，その原因の一つとして考慮することが必要である。

　発声失行は，運動企画の障害が，呼吸器官や喉頭，それらの協調運動にみられると考えることができる。これを独立した障害とする見かたと，発語失行の発症初期や重度例で一過性に認められることがあるために発語失行の随伴症状とする見かたがある。

❸ 外国語なまり（外国語様）症候群（foreign accent syndrome）

　構音やプロソディーの障害により，発話があたかも外国人が話しているような印象を与える症候群である。そのような印象を与える原因として，音の歪み・音節の長さのくずれ・アクセントやイントネーションの障害などが指摘されているが，詳細は明らかではない。

　この障害の発生機序や責任病巣などについても不明な点が多く，これが独立した発話障害なのかあるいは発語失行の改善過程にみられる症状なのかについて論じられている（中野，1996）。

③ 発語失行の評価

　評価は，全体評価，構音・発声・プロソディー評価，発声発語器官の運動機能評価，言語機能評価に大別される。発語失行の評価のポイントを述べる。

❶ 全体評価

　まず，インタビューや自由会話のような自然なコミュニケーションの状況の中から情報を集める。理解面の障害と表出面の障害はどうか，表出面の障害の特徴はどのようなものか，一貫性のない音の誤りや探索行動などの特徴的な症状はないか。発話開始時のわずかな躊躇や発話時の努力的な動きなど，発話行為にみられる特徴もよく観察する。

　鑑別診断は最終的には全ての評価を総合して行うが，臨床経験を積んでくると，このような比較的自然な会話場面から多くの情報を得ることがで

表2-1 発語失行とディサースリアの鑑別点

	発語失行	ディサースリア
発生機序	発話運動企画過程の障害	発話運動実行過程の障害
発声発語器官	軽度の右麻痺があっても発話には影響がない	両側ないし片麻痺や協調運動障害,感覚障害がある
構音	一貫性のない音の歪・置換・省略・付加がある ときにより複雑な音への置換がある	一貫性のある音の歪みが中心で,重度では省略・置換もある 構音運動が単純化する
声質声量	重症例で声が出ないことがあるが,発声できればほとんど障害はない（ときに軽い努力性）	さまざまな程度の声質声量の異常がある
共鳴	非通鼻音と構音点の同じ通鼻音の間で置換が起こることがある	しばしば開鼻声がみられ,発話全体に影響する
プロソディー	音節化構音・単調さを主とする障害がある	損傷部位によって異なる障害がある
探索行動	ある	ない
口部顔面失行	しばしば合併する	ほとんど合併しない
摂食嚥下障害	ほとんどない	しばしば合併する

きるようになる。続いて行う詳細な検査の種類や順序を考え，患者の負担が少なく効率のよい検査場面を設定できるようになるとよい。

❷ 構音・発声・プロソディー評価

　構音検査（単音，単語，短文，長文の各レベルを復唱や音読で行う），発声機能検査，プロソディー検査を行う。ディサースリア検査に準じて行う。

　発語失行では，音の誤りの有無と誤り方に一貫性がないので，単音節や多音節語を数回繰り返すことで誤りを検出しやすい。パ，タ，カをできるだけ速く繰り返す音の反復検査（oral diadochokinetic task）では，単音は繰り返せるが音の組み合わせ（パタカなど）になると誤りが顕著になることがある。また，音節数や文の長さの影響を受けやすいため，それらの長さを次第に増加させる評価も有用である。

　純粋発語失行例では，発話様式の違い（自発話，復唱，音読など）による発話症状の違いはあまりみられない。

　発語失行とディサースリアの鑑別点を表2-1に示した。

❸ 発声発語器官の運動機能評価

　ディサースリア検査に準じて，発声発語器官の運動機能検査を行う。

　軽度の右口腔顔面の麻痺を伴うことが多いが，純粋発語失行例では構音障害の原因になるほどの麻痺や協調運動障害はない。しかし，口部顔面失行を合併することが多いために，口頭指示による運動ができないことがある。日常の行為や摂食の場面を観察し，随意的な運動と自動的な運動の乖離がないかを確認する。

❹ 言語機能検査

　純粋発語失行例では，話す，復唱する，読むなどの発話面は，失行症状のためにすべてほぼ同等に障害されるが，発話以外の言語機能にはほとんど障害を認めない。失語症検査によって，そのこ

表2-2 治療に用いられる手がかり（キュー）の例

聴覚的キュー	：「よく聞いてください」と傾聴させ，斉唱や復唱を促す プロソディーを強調する
視覚的キュー	：口型を強調して見せる 口型図やプロソディーを図示して見せる 手振りで口型や息遣い，プロソディーを提示する
運動覚的キュー	：口型を作る（舌を指で押し奥舌を挙上させる，など） 手振りや体の動きで，プロソディーや発話の運動感覚，緊張度などを知覚できるように援助する
触覚的キュー	：動かすべき場所に触覚刺激を与える 自身の指で触れる

とが明らかになる。話す，聞く，読む，書くという言語機能すべてに障害が現れる失語症との大きな違いである。

自験例では，全く話せないにもかかわらず，初めから聴理解が良く，自発的に書字を代替手段として使う様子がみられた。発症初期に軽度の書字障害を認めることがあるが，助詞や濁音，促音などの表記の誤りが主で，文レベルの書字が可能である。

4 発語失行および周辺症状の治療

❶ 発語失行の治療

(1) 重度例

発話が認められないかあるいは非常に限られている重度の発語失行例では，音の生成を援助する。

音定位法では，キュー（手がかり）を用いて目標音を実現させ，繰り返し斉唱や復唱を行い，次第にキューを除去していく。「よく聞いて，よく見て」と聴覚的キューと視覚的キューを与えながら，復唱を促す方法がもっともよく使われる。キューにはその他に，運動覚的キューや触覚的キューがある。手で机の上を叩くことによって前舌の破裂音の知覚を助けながら「タ，タ，タ」と産生する，閉じた手をゆっくり開く動きに合わせて「マー」と言うなどが運動学的キューである。触覚的キューは，破裂音の閉鎖をするべき位置を触れることで示す，などである。代表的なキューを表2-2に示した。どのキューが有効かは一人一人異なる。目標音を実現するために，STが適切な方法を模索することが必要である。

初期には鏡を見ながら発話するなどの視覚的フィードバックが有効な場合がある。しかし同時に，発話の運動やリズム，聴覚印象が統合的に知覚（自己受容感覚）されることが重要で，視覚的なキューやフィードバックを減少させても発話運動が再現できるように，適切な知覚−運動経験を繰り返す。

音誘導法では，実現可能な運動や音から目標音を誘導する。吹く動作などの非構音動作からの誘導，ハミングなどの非言語音からの誘導，産生可能な語や慣用句からの誘導（たとえば，オーイという呼びかけから，オーイー，イーイーとイを誘導するなど）がある。

発語失行では，運動の付加が生じる場合がある。たとえば，口唇音において前舌の挙上が付加され，口型は口唇閉鎖ができていても聴覚的には前舌音が聞こえる。プの復唱を促したときにツと聞こえる。そのような場合は，口唇閉鎖から呼気を出す動きを繰り返し（/ppp/），その後で（/puː/）を誘導するなど，構音類似運動から構音を誘導することもできる。

治療対象とする音は，母音から始める。アやオが始めに誘導しやすい。アの構音が実現できたら，アーと持続させる，アッアッアッと連続させる，プロソディーとともに感情を込めたさまざまなア（落胆のア〜ア，驚きのアッなど）を発話する。他の母音も同様に行う。単音が可能になったら，母音の組み合わせ（アオ，アオイなど），産生可能な音から始まる短い単語（アメ雨，アツイ暑い，アトデなど）へ進める。

　子音は口唇音（マ行など）のような視覚的に捉えやすい音や，破裂音（タ行カ行など）のような構音動作が比較的単純な音から始めるのが一般的である。構音動作がより複雑で視覚的にも捉えにくい音（摩擦音や破擦音）は，「静かにして」と伝えるときのシーというジェスチャーを使うなど，動作を伴う誘導法も有効である。いくつかの音が獲得されてくるとしばしば発話に未獲得の音が自然に出現してくるので，そこから誘導できることもある。

　治療手技として使われる要素は，キューの使い方や音の選択だけではない。モデルの提示速度や，モデルの提示から反応を得るまでの時間などが知覚運動学習に関与する。速度は，はじめはゆっくり提示する。モデル提示から反応までの時間には，斉唱・復唱・1回のモデル提示に対する複数回の復唱，反応までの時間を延長させる遅延反応，干渉刺激後の再現（注意を他にそらせてから再現するように促す）などがある。これら複数の要素を操作しながら，発話の安定性を高め，次の段階へと進める。

　この段階では，発症後早期から発話以外の表出手段を確保して，コミュニケーションが円滑に行われるように配慮することも必要である。純粋発語失行例では書字機能が比較的良好に保たれるので，書字や五十音表などの文字盤の使用も比較的容易である。しかし高齢者などでは，視覚障害など他の障害を合併していることもあり，医療者や家族など周囲の理解や協力を得ることも必要であ

る。

(2) 中等度例

　中等度例ではすでに発話がみられるので，発話を分析して誤りの特徴を捉え，治療を行う適切なレベルを決定する。構音動作が単純なものから複雑なものへ，音節数の少ない単語から多音節語・文へと系統的に治療を進める。

　発話を引き出す様式は，復唱から音読，応答，絵の呼称，説明，会話など多様になる。

　発語失行例では，発話が単調である，とぎれとぎれになるなど，プロソディーに問題が生じる。音節数が少ない訓練段階から，音から音への変化や音の高低の変化（イントネーション）が滑らかになるように充分に留意する。音読課題では，オ／ハ／ヨ／ウ，オ／カ／ア／サ／ンのようにモーラ単位で区切りやすくなるが，オ／ハ／ヨウ，オ／カア／サンのように音節単位の自然なプロソディーを心がける。

　多音節の無意味語の復唱は，自己モニターを強力に必要とする随意性の高い課題なので有効な面もあるが，ストレスがかかりやすいことに留意が必要である。

(3) 軽度例

　軽度例では，長文の発話が可能で発話の明瞭度は比較的良好である。純粋発語失行のみを示す例は病変部位が小さいので，このレベルでは日常生活が平常に行われ，職業へ復帰する例も多い。発話量も増える。しかし，構音動作の複雑な音や音のつながりによって歪みや置換がみられるので，問題点を明らかにして集中的に治療する。

　プロソディーの障害は軽減するが，発話がとぎれとぎれになる傾向は残存しやすい。プロソディーを強調して滑らかな発話が行えるように治療を行う。

　緊張する場面や相手の発話速度に合わせようとするとぎこちなくなるなどの訴えが聞かれること

表 2-3　刺激統合法による段階的治療の例（Rosenbek ら，1973）

ステップ1：「よく聞いてよく見て」とモデルを提示しながら斉唱
ステップ2：モデルを提示後復唱。復唱時は，口型だけ提示
ステップ3：モデルを提示後，復唱
ステップ4：提示後，繰り返し復唱
ステップ5：文字刺激で音読
ステップ6：文字を見せ取り去って発話
ステップ7：質問に対し応答
ステップ8：ロールプレイングでの発話

がある。聞き手にとって最も明瞭に聞こえる発話速度を患者自身が知ることや，さまざまな環境で落ちついて話せるようにすることなど，社会的な活動や集団への参加が円滑に行われるように援助することも必要になる。

この時期には，録音再生機器を用いた自宅学習などによって，さらに治療を継続することができる。

(4) 代表的な治療法

従来提唱されている治療法をいくつか紹介しよう。

数種の要素を組み合わせた方法を刺激統合法というが，その一例として Rosenbek ら（1973）による8段階法を表2-3に示す。これは，複数のキューから次第にキューを減らし，発話を引き出す様式を模倣から音読，応答，ロールプレイへと変化させている。

メロディックイントネーションセラピー（MIT）は，もともと言語理解力は良好だが自発話が非常に限られている非流暢型失語症者のために開発された治療法であるが，純粋発語失行例にしばしば応用されている（Chapey，2001）。発話のプロソディーに含まれる3つの要素，抑揚・リズム・アクセントを強調して用い発話を引き出す。単純なプロソディーパターンから複雑なものへ，メロディックイントネーションから正常な発話のプロソディーへと治療段階が細かく設定されている。

近年日本で行われるようになった全体構造法も失語症の治療のために開発された方法で，音声刺激（知覚されやすいように周波数を調整する）とともに，振動，身体運動，プロソディー（「となえうた」として提示する）を統合的に知覚することを目指している（道関，2004）。失語症例が発話構造の全体を自己受容感覚を通して体験的に再学習する過程が，発語失行の治療にも有効である。

❷ 失語症に合併する場合

臨床上，純粋の発語失行例は比較的少なく，ブローカ失語や全失語の一症状として捉えられることが多い。純粋の発語失行例では，多くは重度であっても獲得した音を自分の発話の中で展開させ使っていくことができる。しかし，失語症に合併する場合には，固有受容感覚のフィードバックが低下し運動学習が進みにくい場合がある。また，喚語困難や意味理解の障害などによっても発話が困難になるので，それらの問題を同時に考えなければならない。以下のような点に留意する。

絵や漢字などを併用して意味理解を促進しながら行う。訓練語には，喚語困難にも配慮し，高頻度語や関心の高い語や表現を取り入れる。随意的な発話が認められない重度の失語症例では，あいさつ（「おはよう」など）やかけ声（「おーい」「待ってー」など），慣用表現（「もしもし」など）などが斉唱できることがある。できるのであればそれらから始める。

純粋発語失行例は，重度であってもほとんどの場合コミュニケーションの代替手段として書字を使うことができる。しかし，重度の失語症に合併している場合には書字も困難になることが多いので，発症早期からジェスチャーやコミュニケーションノートなど何らかのコミュニケーションの代替手段を模索し，家族や医療者の理解や協力を得ることが必要である。

❸ 口部顔面失行の治療

　口部顔面失行を伴う場合は，これらの治療を同時に行う。非構音運動の改善は構音運動の改善に必ず結びつくというわけではないが，構音器官に注意を向け，自己受容感覚を高める上で重要である。"口唇を閉じる""舌を前へ出す"などの粗大運動を模倣や徒手的な誘導で実現し，随意的に再現できるようにする。

　模倣や徒手的な誘導によって運動が実現しにくい場合には，"口唇を突出する"ときにストローをくわえるなど，道具を使用することによって自律的な反応を誘発する。ストローを口の前まで持っていきながら口唇の突出を促す，ストローがなくても運動を再現できるというように，自律的に運動が実現できる課題から段階的に随意性の高い課題へと誘導する。

　粗大運動から構音類似運動（"舌尖を挙上する""奥舌を挙上する"など）へと訓練をすすめる。非構音運動に改善がみられたら，即座にその動きを構音運動へつなげる。たとえば，口唇閉鎖運動からマーマとマを，舌尖の挙上からラを導くなどである。

　さらに，複雑な口部顔面動作（"舌うち""ブクブク口ゆすぎ"など）も行う。

　発語失行よりも口部顔面失行のほうが一般に早期に改善しやすい。

❹ 呼吸・発声の治療

　重度の発語失行例では，呼気や声そのものの随意的な制御に障害が現れることがある。

　随意的に呼気を産生することができない場合は，ため息をつく，手のひらや鏡に呼気を当てる，シャボン玉やラッパを吹くなど呼気が出ていることをフィードバックしやすい課題から始める。どの課題が随意的に呼気や声を産生するきっかけになるかは人によってさまざまである。巻笛はどの言語訓練室でもよく見かけるが，強い呼気を必要とし適さないことも多い。それぞれの人の運動記憶によっても運動の誘発されやすさは異なるようだ。日頃からさまざまな課題を準備しておき試してみる。きっかけが得られたら，その他の課題も取り入れて自由に呼気を制御できるようにする。

　有声音の発声を促すためには，呼気から導く（/ɸ/ から /ɸuː/，/h:/ から /ha:/ など），ハミングや歌を歌う，メガフォンを口に当てて発声行動を誘発させるなど道具を使用する，直接STと患者の喉頭に手を当てて発声時の振動や咳払いの動きを伝えながら斉唱や模唱を促すなどの方法がある。

　発声が可能になれば，発声持続時間を伸ばし，次いでリズムやイントネーションを強調しながら発声に変化をつける。

❺ 純粋発語失行の予後

　予後を決める主な要因には，原因疾患，病変部位の位置や大きさ，合併症，発症からの経過期間，年齢などがあるが，純粋発語失行のみを示す場合は損傷部位が限局されており，構音を獲得できることが多い。これまでに報告されている例や自験例では，構音の歪みが残存するにしても，訓練によって多くが数ヵ月以内に会話レベルまで改善している。一方で，プロソディーの障害は残りやすく，完全に病前の状態に戻ることは困難であろうともいわれている。

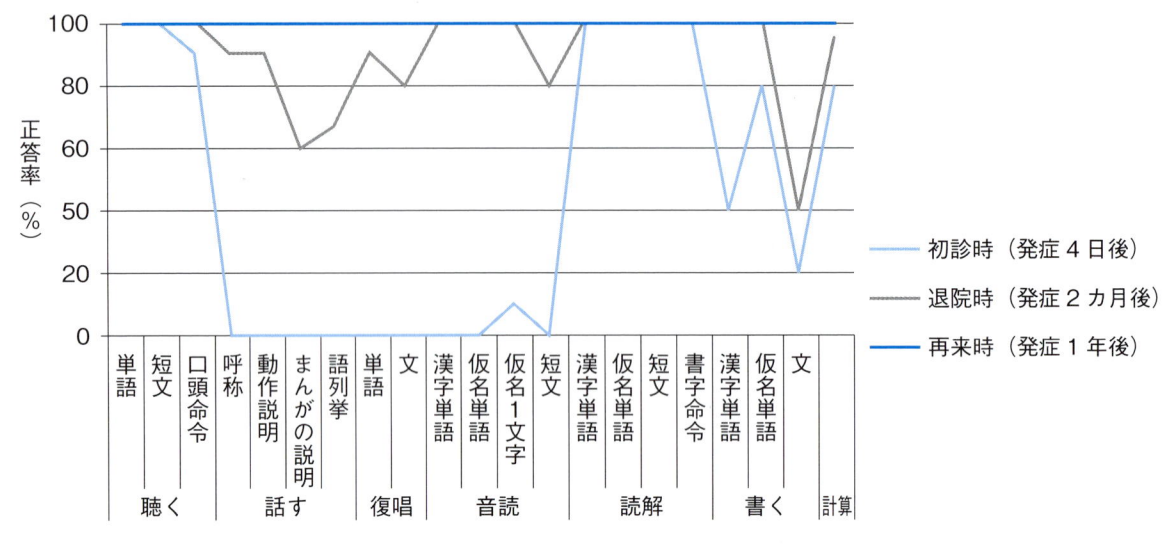

図 2-16　症例（純粋発語失行）の標準失語症検査結果

多くは職場復帰や社会参加が可能だが，流暢な発話を必要とする仕事などでは制限を受けざるを得ない場合もあると思われる。

6 症　例

最後に，純粋発語失行と診断した症例を紹介する。

50歳代，男性，右利き。店長。高血圧で投薬治療を受けていた。

【医学的診断名】脳梗塞（左前頭葉のラクナ梗塞）

【現病歴および経過】仕事中に急に話せなくなり，自分で車を運転して病院を受診。脳梗塞と診断され入院となった。上下肢に麻痺や協調運動障害を認めず，ADL は自立していた。

【発症時ST評価】初回面接時，言語理解は良好であったが，発話は全くみられず緘黙状態であった。図 2-16 に，初診時（発症4日後）の標準失語症検査結果を示す。漢字単語と仮名1文字の音読でアとイの歪み音が聞かれたが，その他は緘黙であった。書字障害と乗除算に計算障害をみとめた。口部顔面領域にごく軽度の右麻痺をみとめたが，構音や表情に問題をもたらす程ではなかった。口部顔面領域の感覚に明らかな低下はみられなかった。口部顔面失行があり，舌うちや口笛を吹くなどの複雑な口部顔面動作は行えなかった。レーヴン色彩マトリックス検査は 34/36（正常範囲）であった。

❶ 治療経過

(1) 第 1 期

発症後約2カ月間，入院にて週5回，1回40分の言語治療を行った。

「よく聞いて見て」と聴覚的視覚的キューを提示しながら復唱をうながした。口角を引きすぎないように徒手的に支える，ストローで呼気流出を誘導し摩擦音へつなげるなど，一部に触覚的キューや運動学的キューを使用した。母音から開始し，母音2音節語，子音，2～3音節語へとすすめた。一音節の段階から，有意味な発話（「え？（聞き返し）」「え～え～（同意）」など）の多用，慣用句の使用などによってプロソディーの治療を行った。

表 2-4 に緘黙状態から改善する過程でみられた特徴を示す。初期には，下顎口唇舌の動きの減

表2-4 症例の治療経過中にみられた発話特徴

> 母音・子音の省略，置換，歪み，付加がみられた
>   例：ごはん→/ohaN/（省略），でんわ→/demma/（置換），
>   めだま→/maedama/（付加）
>   母音の置換も比較的長期にわたってみられた
>   子音の置換では構音点と構音様式の両方の誤りがみられた
>   有声音と無声音，通鼻音と非通鼻音の混乱がみられた
>   （太陽→/daio:/，まあ→/pua/ など）
>   省略では，舌や口唇の動きがみられない場合と，下顎と舌や口唇の動きのタイミングが合わずに省略される場合が観察された
>   音の同化が起こりにくかった
> 誤りの有無と誤り方に一貫性がなかった
> 音節数が増えると誤りが増加した
> 構音運動が複雑な音ほど獲得が遅かった
>   拗音，摩擦音，破擦音
> プロソディーの障害が認められた
>   音節化構音，母音の引きのばし，発話速度の低下，高さや強さの単調さ
> 自発話，復唱，音読による違いはみられなかった

少，省略などの不十分な発話運動がみられた。構音運動の獲得過程では，強すぎる呼気，硬起声（声帯を強く閉鎖させてから発声を開始する声たてのしかた），エヤウでの口角の横引きや突出の極端な動きなど呼吸，発声，構音器官それぞれに過剰な運動がみられた。また，下顎と舌の動きのタイミングが合わず音が省略されて聞こえる，音の同化がみられない〔/empitsu/（えんぴつ）を/enpitsu/ と言う，/m/ と /p/ の間でいったん開口する〕など，発語運動の企画，組織化の障害がうかがわれた。

早期から録音テープによる病棟での自習，後期からは音読の自習を加えた。また，初期から自発的に書字を代替手段として使用し，メモ用紙を携帯していた。

発症後2カ月で日常会話が可能になり退院した。

しかし，文レベルの発話や音読において，母音（特に /e/）と複雑な構音様式の子音（破擦音や拗音）の歪みと置換，音の付加と省略，/n, m, ŋ/ の同化の混乱が浮動的に残存していた。粗大運動にみられた口部顔面失行は約2週間でほぼ消失した。複雑な口部顔面動作の障害の一部は，退院時にも残存した。プロソディーの障害として音節化構音，発話速度の低下，単調な印象があった。退院時の標準失語症検査結果を図2-16に示す。

単身赴任中の発症と入院であったため退院後は自宅に戻り，他院で会話と音読を中心に外来治療を行い，発症後5カ月で治療が終了し発症前の職に復帰した。

(2) 第2期

発症1年後，「話し方がぎこちない」「相手に合わせようとすることばにつまる」「お客さんや取引先との会話の機会が多いのでもっと滑らかに話せるようになりたい」と訴えて再度来診した。

発話明瞭度（第3章 表3-3 参照）は1。長い会話も可能であったが，発話はとぎれとぎれで単調，発話速度は低下し，努力性の印象であった。構音では，拗音の歪み，無声音の有声音化がときどきみられた。あわてて話すと歪みが増加した。音の繰り返し検査では，単音の反復は低下がみられなかったが，パタカでは6回/5秒と速度が低下し途中で言えなくなることもあった。

再来時の標準失語症検査結果を図2-16に示す。

1年間，月に1〜2回，1回40分の外来治療と，テープによる自宅学習を行った。

構音器官の可動性を確保し柔軟性を出す，発話の努力性を軽減させる，抑揚の変化をつける，音のわたりを滑らかにする治療を行った。1年後，構音の誤りはなくなった。単調さととぎれとぎれの印象は軽減した。発話速度は，再来初診時と同じ長文の音読が1分間に42文節から55文節に，パタカの繰り返しが5秒間に6回から8回に変化した。プロソディーの障害は完全にはなくならず，文節ごとの途切れと単調さが軽度に残存した。しかし本人から「はじめは意識して話していたが，意識しないでも話せるようになったので楽になった」「人から話し方がずいぶん速くなったと言われた」ということばが聞かれ，治療を終了した。

3 純粋型症状

脳の損傷によって特定の機能だけが選択的に障害されることがあり，神経心理学では貴重な事例として重視されている。そうした病態のなかでコミュニケーションに関係したものには，純粋語唖，純粋語聾，純粋失読，純粋失書，失読失書などがあり，失読失書以外は全て純粋という用語がついているが，これは，失語以外の高次機能障害を随伴していないという意味ではなく，失語があれば当然障害される発話や言語音の聞き取り，読み書きの能力が，失語がない状態で生じていることを意味している。失読失書も本来なら純粋失読失書と表記すべきだが，字数の過多を避けるために失読失書と呼ばれているだけで，他の場合と同様に失語を伴わないという条件がつけられている。

【純粋語唖】

純粋語唖（pure word dumbness）は，聴覚的理解や喚語，読み書きが保たれている状態での発話表出の障害で，正しく選択され，配列された音素系列の産生に必要な，発声筋群の複雑な協応運動の組織化と統合の障害にあたる。発語失行（apraxia of speech），aphemia，失構音（anarthria：アナルトリー），皮質下性運動性失語，純粋運動性失語，音声学的解体（phonetic disintegration）など，さまざまな名称で呼ばれているが，本邦では，アナルトリーが用いられることが多い。ここでは次に述べる純粋語聾との関係で純粋語唖という用語を用いたが，筆者は適切ではないと考えている。語唖という用語が，運動性失語が重度でほとんど発語のない状態を意味しているからである。anarthriaが構音不能症と訳されることもあるが，これも適切ではない。先に列挙した名称群は，いずれもかなりの音声表出がみられる中で，構音に異常が認められる状態を意味しているからである。

上にあげたそれぞれの名称には提案者の意図が反映されているが，それらの間の異同については議論も多い。しかし，中核となる症状に関してはどの用語の場合もほぼ一致がみられ，構音の歪みと音の連結の悪さ，プロソディーの異常の3つがあげられており，そうした異常の発生に一貫性がない点が最大の特徴とされている。

アナルトリーと区別すべき近隣症状には，構音障害（dysarthria）と音韻性錯語の2つがある。構音障害は，構音器官自体の異常による発話の障

害で，発話を実行する機械が故障した状態にあたる。そのため構音の歪み方や誤り方，誤る音に一貫性があり，その点がアナルトリーとは異なっている。アナルトリーは，発話を実行する機械が故障のない状態に保たれているにもかかわらず，それを適切に動かすことができない事態にあたる。

字性錯語，音素性錯語，音節性錯語などとも呼ばれる音韻性錯語は，語を構成する音素の選択や配列を誤る場合で，音の歪みはなく，産生される音はすべて明瞭で，その国の言語音に限られており，発話の誤りは，音の置換，添加，省略，反復などとして生じる。音韻性錯語は，ブローカ失語や伝導性失語，超皮質性失語などに頻繁に出現し，言語障害の範疇に入る。そのため音韻性錯語を呈する患者は，書字でも発話と同様の障害を示す。一方，アナルトリーは正しく選択され配列された音素を表出する段階の障害で，言語障害ではなく運動性の障害にあたる。具体的には，発声に関与する多数の筋肉が協応を保ちながら精密な時系列で弛緩と緊張を繰り返すきわめて複雑な発話運動をプログラムする機能の異常と考えられている。しかしVarleyら(1999)は，健常対照群，アナルトリー（論文では発語失行と表記）のない脳損傷群，アナルトリーのある脳損傷群の3群に，高頻度語と低頻度語の復唱課題を課して反応時間を測定し，アナルトリーあり群は，低頻度語よりも高頻度語で反応時間が顕著に増加することを明らかにして，普段から言い慣れている高頻度語はその表出過程が運動プログラムも含めて単語全体として脳に貯蔵されており，アナルトリーはその記憶が失われたために起こるとしている。この考え方は，aphemieを「ことばを発するために辿るべき運動の記憶の喪失」と規定したBrocaの主張に一致している。

音韻性錯語，アナルトリー，構音障害の3症状は，音素の選択・配列（音韻性錯語），音素系列の発話運動への変換（アナルトリー），発話の実行（構音障害）と続く言語が音声として産生される3段階の過程それぞれに対応しているが，これら3段階が連続性を持っているために，3症状を明確に区別することは必ずしも容易ではなく，そのための議論の混乱も多い。その点は，特にアナルトリーの責任病巣に関する議論で顕著で，従来からアナルトリーを起こす損傷部位は左中心前回下部であることが純粋例の剖検の結果に基づいて主張されてきたが，近年，新しい画像技術を駆使して島前部やブローカ領野を主張する研究が現れて議論が沸騰している。しかしこうした新しい研究は，アナルトリーのみを呈した純粋例を対象としたものではなく，多数の失語症例をアナルトリーの有無に分けて検討しており，他の失語症状がアナルトリーの症状に影響している可能性が否定できない。その後の純粋例を検討した報告では，島やブローカ領野との関係を否定し，左中心前回下部の損傷を確認している（松田, 2007）。

純粋例を対象とした研究では，アナルトリーを音の歪みが音の連結の異常より顕著なタイプ（Ⅰ群）とこれとは逆のタイプ（Ⅱ群），さらに両者に差がないタイプ（Ⅲ群）に分けて病巣を検討し，Ⅰ群は左中心前回の比較的後部でブロードマンの4野に限局した損傷，Ⅱ群は4野から中心前回前方の6野まで及ぶ損傷，Ⅲ群は側脳室近辺の皮質下の損傷を明らかにしている（大槻, 2005）。

こうした中で，Larnerら(2004)は，失語がなく，音韻性錯語のみを選択的に呈した症例を6年間追跡した結果を記載しているが，損傷部位は左中心前回白質の限局病変であるとしている。この部位はアナルトリーの責任病巣とされている部位にあたるが，こうした結果の食い違いの基礎にも，アナルトリーと音韻性錯語の区別の困難さがあると考えられる。

【純粋語聾】

純粋語聾（pure word deafness）は，失語がな

く，書字言語の操作が可能で非言語音や音楽の認知も保たれており，純音による聴力検査の結果も正常範囲なのに，言語音が認知できない病態をいい，言語性聴覚失認（auditory verbal agnosia），語音聾とも呼ばれる。患者はことばが聴き取れないために音声言語の理解や書き取り，復唱ができないが，声から話し手の性別がわかり，声の質やプロソディーを手がかりに話し手の気分を読み取ることができる場合もある。患者の病態に変動が激しい点も特徴的で，同じことばがときによって聞き取れたり聴き取れなかったりするが，聴き取れたときは直ちに理解が成立している。

言語以外の聴覚刺激は聴こえるのに，言語音に限って聞き取ることができない状態についての患者自身の記述は，「人が話すのが単なる雑音のように聴こえる」，「木の葉がかさかさ鳴っているみたい」，「外国語を聴いているようだ」，「速すぎて聴き取れない」などさまざまで，症状の多様性が示唆されている。最後の記述の患者の場合は，ゆっくりと話せば聴き取れており，連続提示されるクリック音が融合する時間間隔の測定などから，時間分解能の低下が捉えられているが，時間分解能の低下を示さない患者もいる。

純粋語聾の責任病巣については，上側頭回の後部から中部とする点で見解が一致しているが，両側性損傷と一側性損傷が報告されている。事例も多い両側損傷例では，音素レベル以前の時間分解能の低下が捉えられており，左半球一側損傷例では，聴覚刺激の急速な変化の処理の障害による語音弁別能力の低下が目立つ。

両側損傷例では，右半球の内側膝状体から一次聴覚野に至る聴放線と，左半球の一次聴覚野からウェルニッケ領野に至る線維の損傷が明らかにされている。一方，一側性損傷例では，左半球の一次聴覚野からウェルニッケ領野に至る線維の切断に加えて，聴覚情報を伝える脳梁線維の切断が明らかにされており，いずれの場合も，一次聴覚野は左右両半球とも健全に残った状態で，ウェルニッケ領野に聴覚入力が到達しない事態となっている。

純粋語聾の近隣症状としては，両側の聴覚皮質の損傷によりあらゆる種類の聴覚刺激の受容が障害される皮質聾，非言語音の認知が選択的に障害される聴覚性失認，音楽の受容が障害される感覚性失音楽などがあるが，これらが随伴している純粋語聾例も多く，発症後の時間経過の中で障害が言語音に限定されていくこともある。類似の症状に単語性意味聾（word meaning deafness；語義聾ともいう）があるが，この場合はことばは聴き取れており，復唱もできるが，意味が理解できない。Lissauer（リッサウェル）の失認理論からいうと，言語音の聴き取りが悪い純粋語聾は言語性聴覚性失認の統覚型，言語音が聴き取れていて意味がわからない単語性意味聾は連合型に相当している。純粋語聾と単語性意味聾の中間型として，言語音は聴き取れており復唱ができるが，語音系列が単語か否かを判断する語彙性判断課題ができない単語形態聾（word form deafness；語形聾ともいう）がある。単語形態聾は，聞き取った単語の意味を理解することもできない。一方，言語性意味聾は，聞き取った単語の意味は理解できないが語彙性判断はできる。

【純粋失読】

純粋失読（pure alexia）は，失語もなく，書くこともできるのに，書き写すことができる（見えている）文字や単語を読むことができない症状で，失書を伴わない失読（alexia without agraphia），視覚失認性失読（visual agnostic alexia），純粋語盲（pure word blindness）などと呼ばれることもある。症例によっては失書を伴っている場合があるが，失読に比べれば格段に軽い。自分の書いたものも読めない点が特徴とされている。

失読の存在は早くから知られていたが，本格的な研究がスタートしたのは1890年代初頭にDejerine（デジュリーヌ）が2例の剖検例を発表したことによる。第1例（Dejerine, 1891）は，脳血管障害の結果身体右側の筋力低下と感覚喪失，右同名性半盲，失語症で発症した症例で，失語のために当然書くことも読むこともできなかったが，その後右同名性半盲を残して他の障害は回復した。しかし，失語症が回復したにもかかわらず，読み書きの能力の障害は基本的に変化することなく持続した。この症例の病態は，今日では失読失書（alexia with agraphia）と呼ばれているものにあたる。剖検により角回の3/4を含む左頭頂葉と，そこから側脳室に達する深部白質の梗塞が確認され，Dejerineは，この角回の損傷によって読み書きの障害が生じたために失語が回復しても持続したと解釈し，その原因としては，患者が運動覚を介したなぞり読みでも文字を読めなかったことから，左角回には文字の視覚心像が貯蔵されており，損傷によってそれが失われたためと考えたのである。

　次の年に報告された第2例（Dejerine, 1892）は，ある朝眼が覚めたら新聞が読めないことに気づいたという高学歴の男性で，音声言語には障害がなく書くこともできた。患者は軽度の右同名性半盲と完全な右半視野色盲，さらに読めないこと以外には障害はなく，周囲の物品や人物は発症前と同じようにはっきりと認知することができた。

　患者は4年後に脳血管障害が再発して第1例と同じ失読失書を呈した後に死亡し，剖検が行われた結果，2つの異なる梗塞巣が発見された。1つは第1例と同様に左角回から深部白質に及ぶ広範な軟化巣で，明らかに新しい病巣であった。もう1つは左後頭葉内側の皮質下白質と脳梁膨大の古い痕跡性の梗塞巣であった。新しい梗塞巣が死の直前に呈した失読失書の原因で，古い梗塞巣が失書を伴わない失読の原因と考えられた。Dejerineは古い梗塞巣が，後頭葉内側の左視覚皮質と角回

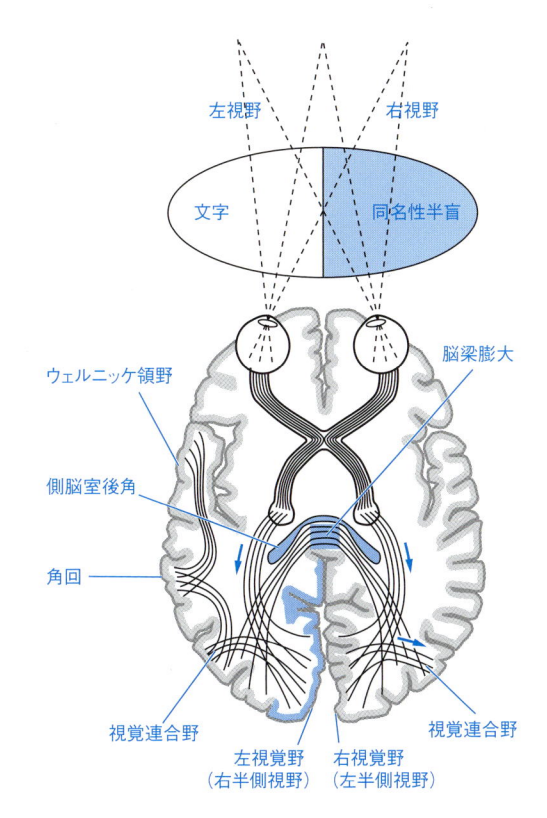

図2-17　古典型純粋失読

を連絡する線維と右視覚皮質と角回を連絡する線維の両方を切断しているために，文字の情報が角回に貯蔵されている文字の視覚心像を喚起しないために読むことができないと考えたのである（図2-2, 78頁を参照）。

　Dejerineによる純粋失読の説明は，師にあたるWernickeの皮質連合説に基づく離断説にあたるが，その後20世紀に入っての全体論の勃興によって忘れ去られていった。しかし，1960年代にGeschwind（ゲシュヴィンド）が，左半球の一次視覚野と脳梁膨大の損傷により純粋失読を呈した症例を経験して離断説の復興を試みた（Geschwind, 1965）ことを契機に急速に注目を浴び，読みの神経機構に関する今日の臨床・解剖学的研究の基礎となった。

　右半球の視覚野に到達した文字の情報が脳梁膨大の損傷によって左半球に到達しないというGeschwindの純粋失読の説明（図2-17）では，

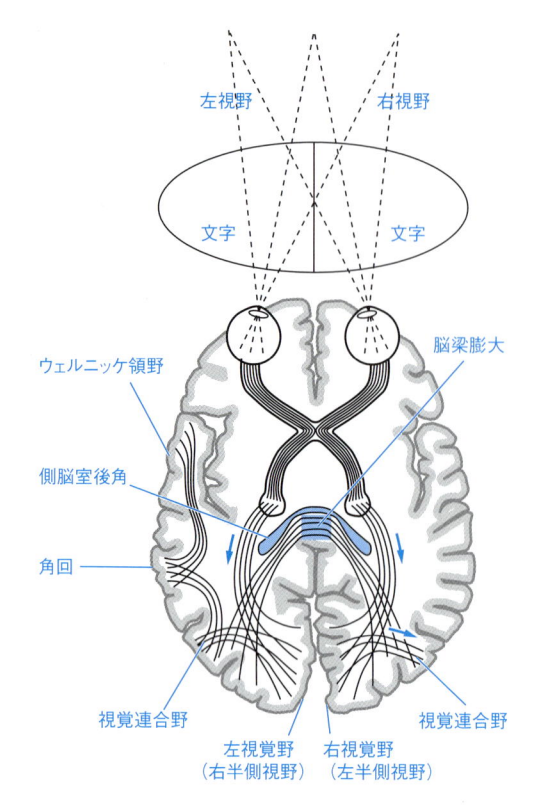

図 2-18　左半側失読

Geschwind の患者には視覚性失語がなく右半球の視覚野に到達した物品の呼称が可能なことが問題となる。この点を Geschwind は，物品は視覚だけで経験するのではなく，手で触れたり物品が出す固有の音を同時に経験しているので右半球の中でそうした異なるモダリティー間の連合が成立しており，それを介して脳梁の膨大より前の健全な部分を通って左半球に伝達されると説明している。別項で述べた脳梁が全て切断されている分離脳の患者では，右半球に投射された物品の呼称はできない。また，Dejerine の症例をはじめとして純粋失読の患者の多くはアラビア数字は困難なく読めることが多いが，この事実も，数字の学習には指折り数えるなど，運動覚が関与しているためと説明されている。一方，純粋失読の患者の多くは色名呼称障害を随伴しているが，これは，色は物品とは異なって純粋に視覚的な刺激であるために右半球内で連合が成立しておらず，半球間の伝達は脳梁膨大に限られるためとされている。

　純粋失読は，急性期など重度の場合は単語も文字も音読ができない状態となるが，それでも読めない文字を指でなぞったり患者の掌に文字を書いたりすると読めることが多い。これは，運動覚などによる視覚以外の入力が文字の記憶心像を喚起するためとされており，運動覚性促通と呼ばれている。慢性期には，単語は読めなくても文字は読めることが多く，欧米系の言語の場合は単語の綴りの知識は残っているので，「b/o/y － boy だ」，というように，個々の文字を読んでから単語の読みに至ることになり，これを逐次読み（Letter-by-Letter Reding：LLB）という。そのため，文字数の多い単語ほど読むのに時間がかかることになり，これを文字数（語長）効果という。一方，単語の読みに関しては正確さの点でも反応時間の点でも健常者に劣らないのに，個々の文字の読みが障害されている逐次読みとは逆の症例も報告されている。この患者は，大文字と小文字のマッチングなどはできるので文字の知覚に問題はないとされており，個々の文字の名称へのアクセスが障害されているとみられている。

　純粋失読の患者は読めない文字や単語を書き写すことができる（ゆっくりの場合もあるが正確さは保たれている）ので，読めない文字や単語の形態の把握は成立していることになる。症例によっては右手の写字が悪い場合もあるが，左手では正確な模写が可能で，これは右半球でも文字の形態把握が成立していることを示している。

　左半球の角回に文字や単語の視覚情報が到達しないことによって純粋失読が起こるとする Dejerine や Geschwind の考え方によれば，左角回までの経路のどこに損傷が生じても純粋失読が起こることになるが，Greenblatt（グリーンブラット，1977）は，こうした事態が起こる部位を4つあげている。

　1は脳梁膨大の損傷によるもの（図 2-18）で，文字や単語が左半側視野に瞬間提示されたときだ

け読むことができず，左半側失読と呼ばれる。

2はGeschwindの症例の場合（図2-17）で，左一次視覚野が損傷されているので，右同名性半盲を随伴しており，残された左半側視野からの文字や単語の情報が，脳梁膨大の損傷によって左半球に到達しないために読むことができず，古典型と呼ばれる。3は，左右の視覚皮質からの文字や単語の情報を角回に中継する部位にあたる左半球の視覚連合野が損傷されている場合（図2-19a）で，病巣が側脳室の後角の外側下方にあるため，後角下外側型とも呼ばれる。4は左視覚連合野から角回に入る線維が角回の直前で切断されている場合（図2-19b）で，角回直下型と呼ばれる。後角下外側型は，一次視覚皮質が残っているので右同名性半盲はない。角回直下型も一次視覚野は残っているが，角回直下の白質の損傷が視放線を切断している場合があり，半盲を伴う事例と伴わない事例とがある。後角下外側型と角回直下型は，非古典型純粋失読として一括されることもある。これら4型は，逐次読みや運動覚性促通など純粋失読の基本的な臨床像に違いはないとされている。

先に述べた逐次読みは，欧米では純粋失読と同じ意味を表すほど純粋失読に必発の症状にあたるが，この事実がGeschwindらの離断説では説明できない点が，純粋失読を巡る議論の最大の論争点となっている。

読みの神経機構に関しては賦活研究も盛んに行われており，他の視覚刺激と比較して単語に選択的に反応する領域が，左半球の紡錘状回の外側端にあたる側頭後頭溝付近にあることが多くの研究で明らかにされており，視覚単語形態領域（Visual Word Form Area：VWFA）と呼ばれている。この部位が読みの機能にどのように関与しているかについては議論が続いており，他の視覚刺激でも活性化することを根拠にVWFAと名付けること自体に反対する見解もある。しかし，後角下外側型の損傷部位あたるこの部位の損傷による純粋

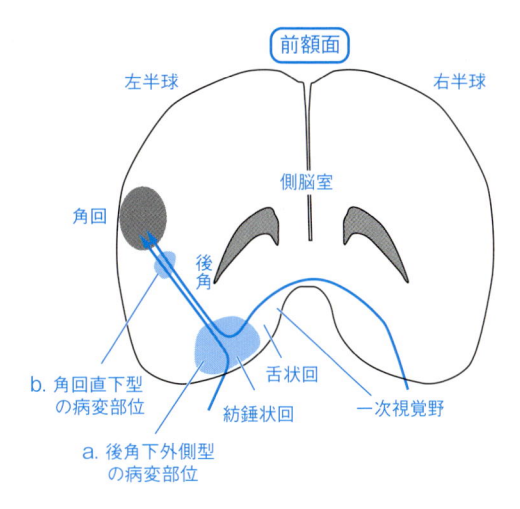

図2-19 非古典型純粋失読

失読事例の報告も蓄積され，Dejerineが角回に想定した文字の視覚イメージの座をVWFAに写し，角回にはより高次の機能を想定するモデルも提唱されている。

【純粋失書】

書くという行為には，鉛筆などの道具を使用してそれを適切に動かすという物品使用や運動機能が含まれているために，文字や単語を書くことができない失書はさまざまな原因で起こるが，そうした原因の二次的な結果ではなく，さらに音声言語の障害も失読もない状態で生じるのが純粋失書（pure agraphia）である。失語になると当然書くことも障害されており，失語の回復とともに言語機能の中では最も高等複雑とされ習得時期も遅い書字の障害だけが残ることも多いが，この場合は純粋失書とはいわない。純粋失書は，発症当初から書くことのみが障害されている場合である。

失書症状としては，自発書字，書き取りともに障害されるが，写字は残っていることが多い。しかしその場合の写字行為も，形態をそのまま書き写す方略（刺激従属的：slavishと呼ばれる）をとり，健常者の写字とは明らかに異なっている。

言われた文字をマッチ棒で構成する課題にも困難を示し，閉眼状態で患者の手掌に書いた文字や患者の指を動かして受動的に書いた文字を読むこともできない。特定の文字をイメージさせて水平線や垂直線，円や弧が含まれているかを答えることもできず，文字の表象が失われていることが示唆されている。

純粋失書は左半球前頭葉の損傷で起こることが古くから知られていたが，最近頭頂葉損傷でも起こることが明らかにされ，それぞれ前頭葉性純粋失書，頭頂葉性純粋失書と呼ばれている。

前頭葉性純粋失書は，1881年にExnerが文献例の検討から左前頭葉中前頭回後部に損傷部位の重複がみられるとしてここに書字の中枢を設定したことに始まる。失書症状は，書字形態の歪みなど書字の運動的側面の障害が顕著なことから，Exnerはここに書字運動の記憶が形成されると考え，以後この部位はExner中枢と呼ばれている。しかし，その後の症例報告が少ないこともあって，Exner中枢の存在を否定する立場もある。このタイプは写字も障害されていることが多く，文字形態障害型と呼ばれることもある。

頭頂葉性純粋失書は，1960年代の後半から報告例が出始めたもので，自発書字，書き取りともに左右両手に失書が出現し，文字形態の想起困難や，書くべき文字と形態的に類似した文字を書く錯書が多発するが，音が類似した文字を書く音韻性錯書は起こらない。

このタイプでは，写字能力は残っており，文字想起・文字選択障害型と呼ばれることもある。病巣は，読めることから文字の視覚心像の座である左半球の角回が残っていることは明らかで，左角回のやや上方に位置する頭頂間溝の皮質・皮質下にあり，左角回から出て書字の運動系に向かう出力経路の障害が原因とみられている。

【失読失書】

先に述べたDejerineの第1例からも明らかなように，左角回の損傷で失語がないのに読み書きができない失読失書（alexia with agraphia）が生じるが，純粋失読とは異なりなぞり読みができず，単語の綴りを聴いて単語を理解することもできない。これは，体性感覚や聴覚によっては読みが改善しないことを意味しており，左角回に貯蔵されている文字の視覚心像が喪失したためと考えられる。しかし，写字は正常で，純粋失書のように形態をそのまま書き写すのではなく，写すべき文字を一瞥した後で自分の書体で書く方略がみられるので，文字の形態知覚はよく保たれていることは明らかである。読みの障害と書字の障害は，並行していることもあるが，どちらかが重度で差が認められることもある。

書字障害に限ってみると，その重症度は症例によってさまざまで，軽度の場合は書く速度が遅く，形態も拙劣化する。重度の場合は文字を書き出すことすらできないが，署名を重視する欧米では，十分書き慣れた署名だけが可能なことも多い。

失読失書発生のメカニズムとしては，Dejerineは角回に貯蔵されている文字や単語の視覚心像が喪失したためとしているが，Geschwindはこれとは異なる考え方を提唱している。Geschwindは，角回が体性感覚連合野，視覚連合野，聴覚連合野の中央に位置する点を重視して，角回を各感覚モダリティーの連合野で高度に処理された情報が収束する"連合野の中の連合野"として捉え，角回の損傷は異種感覚モダリティー間の連合を阻害するので失読失書が起こると説明している。

【日本語における仮名と漢字の問題】

　仮名と漢字を持つという特異な書字形態を特徴とする日本語では，仮名と漢字の読みの障害が乖離することがあり，病巣や臨床症状も欧米の資料とは異なる点もあって，欧米の研究者からも関心を持たれている。

　読み書きの障害の中で本邦固有の特徴としては，

① 先のグリーンブラットの分類による純粋失読の多くのタイプでは，仮名も漢字も読めないが，常に漢字の書字に困難を示すこと，

② 角回損傷による失読失書では，読みでは仮名に重度の障害が認められるが漢字の読みは比較的保たれており，書字では仮名より漢字に強い障害が現れること，

③ Exner中枢の損傷では仮名に選択的な純粋失書が生じること，

などが早くから指摘されていたが，さらに，側頭葉後下部の損傷で，漢字に選択的な失読失書が起こることが明らかにされている。読み書きの障害は，頭頂葉性失読失書よりも軽度だが，物品呼称障害を随伴していることが多い。漢字に選択的といっても実態はさまざまで，発症初期には仮名にも漢字にも障害がみられ，経過とともに仮名の障害が回復する場合もある。漢字の読みの誤りは大半が無反応で，書けない単語を読めることはあっても，読めない漢字が書けることはない。なぞり読みが無効なことから，この部位に漢字の視覚心像が貯蔵されていると考えられている。側頭葉後下部のこの部位は，欧米の賦活研究で明らかにされたVWFAに相当するとみられている。

　本邦では紡錘状回型とも呼ばれている純粋失読の後角下外側型では，漢字に顕著な障害が生じるが，この部位よりやや後方の後頭葉下部（19野）の損傷では，仮名に選択的な純粋失読が起こる。このタイプは，本邦固有のもので，後頭葉後下部型純粋失読と呼ばれている。

　こうした本邦固有の読み書きの障害と賦活研究の結果を総合した読み書きの神経機構のモデルもいくつか提唱されているが，モデルの妥当性が確定するには，さらなる研究が必要と思われる。

4　半球間離断症候群

　左右半球間を連絡する交連線維の全部あるいは一部が何らかの原因で損傷され，左右半球間の連絡が途絶した結果生じる症状で，最大の交連線維である脳梁が問題にされることが多いので，脳梁離断症候群とも呼ばれる。

　交連線維の損傷の原因としては，てんかんの治療のための交連切開術，脳血管障害，脳腫瘍，脳梁に限局した変性疾患であるマルキアファーヴァー・ビニャミ病などさまざまなものがあるが，最も報告例が多いのは，交連切開術を受け，左右の大脳半球が分離した状態になった分離脳の患者で，半球間離断症候群も，分離脳の患者の研究から明らかにされたものが多い。しかし，交連切開術も，脳梁はもとより皮質下の交連線維も含めて全て切断する場合から脳梁の一部のみを切開する場合までさまざまで，また，手術を受けた年齢や術前の臨床像，さらには近年明らかにされてきた脳梁内の機能分化の個体差など多くの要因のために，報告されている半球間離断症候群の間には一致しない面も多い。ここでは，現在多くの研究者の間で一致していると思われる点について述べることにしたい。

分離脳は，左右の大脳半球の間の連絡が絶たれた状態にあたるので，特定の機能が一方の半球に側性化されている場合は，他方の半球はその機能を実現することができない。また，左右両半球の間の情報の交換が必要な課題は遂行することができない。半球間離断症候群は，こうした面から分類されることが多い。以下に述べるのは，いずれも慢性期にみられる症状である。

1 機能の側性化に起因する障害

❶ 左半球優位の機能（言語）に関する障害

（1）左手の観念運動性失行

Liepmann は，左手だけが言語命令による動作の実行と検者の動作の模倣ができない患者を報告し，左手を動かす右半球が，言語機能と運動エングラムを持つ左半球から離断したためと説明したが，その後，模倣は可能な症例がかなりの数報告されており，運動エングラムの左半球への側性化については，議論の余地が残されている。病巣は脳梁幹後部とされている。

（2）左手の失書

左半球に喚起された書字の運動情報が右半球に伝わらないために書くことができない。文字ブロックを並べて単語をつくることもできない。写字はできる例とできない例とがある。病巣は，脳梁幹後部とされている。左手の観念運動性失行と左手の失書は，同時に起こる場合と乖離して起こる場合とがあり，失行は脳梁幹後部でもより前方，失書はより後方の損傷で起こるとされている。

左手で書称が可能な分離脳患者が報告されて，右半にも書字機能があると思われたこともあったが，よく観察すると手首を使って書くのではなく，左肩を大きく動かして書いていることが明らかになり，左半球が同側性支配を通じて左手を動かしているのであり，右半球が書いているのではないことが確認された。

（3）左視野の音読の障害

左視野に瞬間提示された単語の音読ができないが，単語の意味は理解しており，見えない条件で左手で触って該当するものを選ぶことができる。病巣は脳梁膨大部とされている。

（4）左視野の呼称障害

左視野に瞬間提示された物品の絵の呼称ができない。しかし刺激の認知は成立しており，見えない条件で同じものを左手で選ぶことができる。その場合，かたちが同じではなくても同じカテゴリーに属するものを選ぶこともできる。病巣は脳梁膨大部とされている。

（5）左手の触覚性呼称障害（触覚性失語）

見えない状態で左手で触った物品の呼称ができない。物品の認知は成立しており，かたちは異なるが同じカテゴリーのもの選ぶことはできる。病巣は脳梁幹後部とされている。

（6）左手の触覚性読字障害

見えない状態で左手で触った文字ブロックや左手の手掌に書かれた単語を音読することができない。該当するものを左手で選ぶことはできるので，単語の意味は理解できている。病巣は，脳梁幹後部とされている。

（7）両耳分離聴の条件での左耳の言語刺激に対する言語反応不能

聴覚刺激は，聴覚伝導路の両側投射のため左右の耳から両半球に伝わるが，左右の耳にそれぞれ異なる刺激を同時に提示する両耳分離聴の条件では，交叉性の投射が優位となり，同側性の投射が

抑制されるので，左耳に提示された刺激は右半球だけに到達するが，脳梁離断のためそれが左半球に到達しないので，言語で反応することができない。この現象は，左耳の消去現象と表現されることが多いが，左視野の音読障害や呼称障害と同じように，左耳に提示された刺激の認知は成立している。この点は，右耳に「クリップを取りなさい」，左耳に「消しゴムを捜しなさい」を同時に提示すると，左手が消しゴムを取るなど，非言語反応は正しくできることによって確認されている。この現象は，脳梁前部1/3の損傷では起こらず，脳梁幹後部か膨大部の損傷によるとされている。

(8) 右鼻の嗅覚性呼称障害

嗅覚伝導路は他の感覚伝導とは異なり同側性投射なので，右鼻への嗅覚刺激は右半球に到達するが，脳梁離断のため左半球へは到達せず，言語化ができない。しかし右鼻への刺激自体が認知されていることは，たとえばレモンエッセンスを右鼻に提示すると「レモンの匂い」とは言えなくても，左手でレモンを選ぶことができる事実から明らかである。嗅覚系は脳梁線維を持たず，半球間の連絡は前交連と海馬交連が担っているので，これらの損傷によって起こることになる。

❷ 右半球優位の機能（視空間の認知構成行為，相貌認知など）に関する障害

(1) 右手と言語反応における左半側空間無視

左半側空間無視は右半球優位の病態で，右半球損傷の方が出現頻度が圧倒的に高く，障害も重度となる。その理由は，右半球は左右両方の空間に注意を向ける能力を持つが，左半球は注意を向ける能力が右半側空間に限られているためと考えられている。そのため脳梁離断の状態では，左半側空間に関する情報が左半球に伝わらず，左半球は右半側空間に関する情報のみを持つことになるので，左半球に起因する反応，すなわち右手による反応や言語反応では左半側空間無視が起こる。具体的には，右手による図形模写や自発画では左側が脱落し，2つの図形を正中線で分割してつなぎ合わせたキメラ図形を瞬間提示した呼称課題では，左側の図形の呼称の成績が右側より悪く，数字列の音読でも左側の数字を無視する。

(2) 右手の構成障害

立体図形の模写やコース立方体組み合わせテストでは，左手より右手の成績が悪い分離脳患者が多い。こうした視空間認知構成機能は，左右どちらの半球の損傷でも障害されるので両側性の機能とみられていたが，分離脳患者の結果から，両半球に等しく局在しているのではなく，右半球優位の側性化を示していると考えられるようになった。

(3) 部分－全体認知の障害

幾何図形をいくつかに分割した刺激を提示し，見えない条件で右手あるいは左手で3個の図形の中から元の幾何図形に該当する図形を選ぶ課題では，右手の成績は左手より悪く，また円弧（円の一部）を左右どちらかの視野に瞬間提示して，自由視野に提示された円の中から該当する大きさの円を選ぶ課題でも，右視野（左半球）に円弧を提示した場合の方が左視野（右半球）に提示した場合より成績が悪い。こうした結果は，健常者を対象とした研究や損傷研究の結果から，部分－全体認知は右半球優位なことが知られている点と一致している。

(4) 右視野の言語化困難刺激の認知障害

右あるいは左視野に言語化が困難な図形を瞬間提示して，右手あるいは左手で数個の中から該当する図形を選ぶ課題では，右視野－右手（左半球）の組み合わせの方が，左視野－左手（右半球）の組み合わせより成績が悪い。刺激として顔

を用いた場合も同様の結果となるが，これは顔の認知が右半球優位のためか，顔は言語化が困難なためかが明らかではない．

　右半球優位の機能は，言語機能－左半球ほど側性化が明確ではないので，成績に個体差が大きく明確な差が出ない報告もあるが，右手の成績がいいという逆の結果はほとんど報告されていない．

2 左右半球間の情報の交換を必要とする課題の障害

　脳梁離断は，左右両半球の間の連絡が絶たれた状態にあたるので，左右の視野に同時に提示された刺激の異同判断，左右の手で同時に触った物品の異同判断，左右の身体の同時に刺激された位置の異同判断，受動的につくられた左右の手の形の異同判断，左右の鼻に同時に提示された匂いの異同判断などは全てできない．また，左視野（右半球）に提示された物品と同じものを目隠しの状態で右手（左半球）で選ぶなど異なる刺激モダリティー間の照合課題もできない．左半身（右半球）の刺激された部位を右手（左半球）で指差す，受動的につくられた右手の指の形を左手でつくるなど，入力と出力の半球が異なる課題もできない．右視野（左半球）に提示された刺激の位置を右手（左半球）で指差すことはできるが左手（右半球）ではできない場合も同様で，この病態は交叉性視覚運動失調と呼ばれている．

3 脳梁離断に大脳皮質の損傷が随伴して起こる症状

　脳梁離断に大脳皮質の損傷が加わると，特異な症状が生じるが，すでに述べた純粋失読，他人の手徴候，拮抗失行，道具の強迫的使用などがこれにあたる．

引用文献

阿部和夫，他：左中前頭回後部の梗塞による仮名失書．神経心理学9：196-201，1993．

Aimard G, et al：Pure (dynamic?) agraphia of frontal origin. Apropos of one case. Rev Neurol 131：505-512, 1975.

曾澤房子，他：脳梁損傷例における左手の漢字想起困難．神経心理学12：53-57，1996．

Benedict M：Ueber aphasie, agraphie und verwandte pathologische zustände. Vienna, Löwenthal, 1865.

Chapey R：Language Intervention Strategies in Adult Aphasia, 2001（河内十郎・監訳：失語症言語治療の理論と実際．創造出版，2003）．

Croisile B, et al：Pure agraphia after deep left haematoma. J Neurol Neurosurg Psychiatry 53：263-265, 1990.

Dejerine J：Sur un cas de cécité verbale avec agraphie, suivi d'autopsie. Mem Soc Biol 3：197-201, 1891（岩田誠・訳：失書を伴う語盲症とその剖検所見について．神経心理学の源流，失語編 上（秋元波留夫，他・編），創造出版，pp46-56，1982．）．

Dejerine J：Contribution a l'etude anatomo-pathologique et clinique des differentes varieties de cecite varbale. C R Soc Biol 4：61-90, 1892（鳥居方策・訳：J．デジェリーヌ：異なる2種類の語盲に関する解剖病理学的ならびに臨床的研究への寄与．神経心理学の源流，失語編 上（秋元波留夫，他・編）創造出版，1982，pp331-354）．

道関京子：失語症のリハビリテーション：全体構造法のすべて．医歯薬出版，2004．

Dronkers NF：A new brain region for coordinating speech articulation. Nature 384：159-161, 1996.

Exner S：Untersuchungen der Function en in der Grosshirnrinde des Menschen, Munich, 1881.

藤井　勉，他：仮名に選択的な頭頂葉性純粋失書の1例．精神医学37：853-860，1995．

Geschwind N：Disconnexion syndromes in animals and man. Brain 88, 237-294, 585-644, 1965（河内十郎・訳：高次脳機能の基礎：動物と人間における離断症候群．新曜社，1984）．

Gordinier HC：A case of brain tumor at the base of the second left frontal convolution. The American Journal of Medecal science：117：526-535, 1899（八島祐子・訳：神経心理学の源流，失語編 下（秋元波留夫，他・編），創造出版，pp46-56，1982．）．

Greenblatt SH：Neurosurgery and the anatomy of reading：A practical view. Neurosurgery 1：1-16, 1977.

Hillis AG & Rapp BC：Cognitive and neural substrates of written language：Comprehension and production. In Gazzaniga MS（Ed.）The cognitive neuroscience, 3rd ed. MIT Press, Cambridge, pp775-787, 2004.

協同医書出版社の本

失語症の研究の歴史が私たちに教えてくれること

本書の目的は、失語症を鍵として、人間の言語の本質を言語学、心理学、哲学、あるいは人類学といった広い視点から紐解いていくことです。失語症は明らかに人間の言語の本質に関わる問題であり、人間の精神活動、さらには人間存在の根底を支える能力に対する脅威です。失語症からの回復をめざすリハビリテーションの実践には、失語症というものをどのような本質の問題として理解するのかという基礎知識が欠かせません。本書ではこれまで主として脳・神経科学的あるいは神経心理学的な機能研究によって理解が深められてきた失語症に対して、「日常言語」、すなわち人間のコミュニケーション行動を言語がどのような形で成立させているのかという観点から光を当てることによって、よりいっそうリハビリテーションの実践に近接した知識を提供しようというものです。
失語症のリハビリテーションに携わる言語聴覚士はもちろんのこと、失語症を有する感覚・運動障害のリハビリテーションに携わる理学療法士、作業療法士にとっても必読のテキストです。

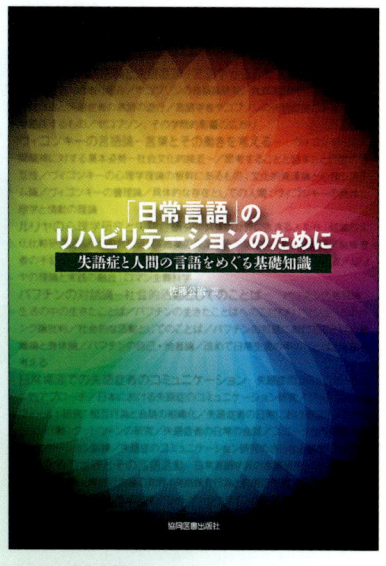

● A5・220頁
定価 3,300円（本体3,000円+税10%）
ISBN978-4-7639-3060-6

「日常言語」のリハビリテーションのために
失語症と人間の言語をめぐる基礎知識

佐藤公治●著

[目次]
[フロイトとベルクソンの失語症論] 失語症研究、多様な視点から論じる必要性／フロイトの失語症論―脳局在論批判―／ベルクソンの失語症論―『物質と記憶』・第2章における議論― **[ヤコブソンの言語論と失語症論―言語学からみた失語症―]** ヤコブソンの失語症への取り組み／ヤコブソンの音韻論研究／音韻論研究からみた幼児の言語発達と失語症者の言語の退行／言語学者ヤコブソンの失語症論の特徴とそれが意味するもの／ヤコブソン、その学問的影響の広がり **[ヴィゴツキーの言語論―言葉とその働きを考える―]** ヴィゴツキーの人間精神に対する基本姿勢―社会文化的接近―／思考することと話すことの間の相互性／ヴィゴツキーの心理学理論の根幹にあるもの：文化的発達論と心理システム論／ヴィゴツキーの層理論／具体的な存在としての人間：ヴィゴツキーの具体心理学と情動の理論 **[ルリヤの心理学研究と失語症研究]** 具体の世界に生きる人たち：認識の文化比較研究／ルリヤの言語研究：言葉の発達とその障害への新しい接近／脳損傷者の手記と脳の機能連関／ルリヤの前頭葉シンドロームと随意行動の障害／ルリヤの理論と実践の融合：ロマン主義科学 **[バフチンの対話論―社会的活動としてのことば―]** バフチンの言語論：生活の中の生きたことば／バフチンの生きたことばへのこだわり：ソシュールのラング論批判／社会的な活動としてのことば／バフチンの対話におけることば的意識論と身体論／バフチンの自己・他者論／改めて日常生活の中のことばと対話を考える **[日常場面での失語症者のコミュニケーション]** 失語症のコミュニケーション的アプローチ／日本における失語症のコミュニケーション研究／グッドウィンのフィールド研究：相互行為と会話の組織化／失語症者の日常におけるコミュニケーション行動：グッドウィンの研究／失語症者の日常の会話／ユニークな失語症のコミュニケーション訓練／失語症のコミュニケーション研究のさらなる展開に向けて **[日常言語の世界とその言語活動]** 日常言語学派の言語研究／オースティンの発話行為論／発話行為論の限界：発話媒介行為と約束の問題／日常的言語活動を基礎にした失語症の言語訓練／ウィトゲンシュタインの日常言語研究／日常言語学派から示唆される失語症者のコミュニケーションとその在り方／ヤコブソンからシルヴァスティン、そしてハンクスへ／本章のまとめとして

協同医書出版社
〒113-0033 東京都文京区本郷3-21-10
kyodo-isho.co.jp
Tel. 03-3818-2361 Fax. 03-3818-2368

好評関連書

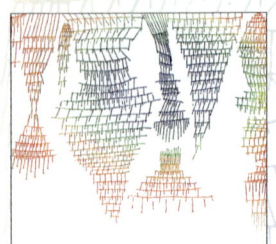

失語症の認知神経リハビリテーション
L'ESERCIZIO TERAPEUTICO NELLA RIEDUCAZIONE DELL'AFASICO

カルロ・ペルフェッティ ● 著
小池美納 ● 訳／宮本省三 ● 解説

● B5変・216頁　定価 **4,400**円（本体4,000円＋税10％）
ISBN978-4-7639-3055-2

詳細ページ　試し読みPDF

言語治療の新しい視点

人間の言語機能の背景には、高次な脳の機能を支える皮質連合機能があることが、脳・神経科学の展開により明らかになっています。

本書では、それらの知見に基づき、失語症を失行症と同様に「高次脳機能障害」の別の病態として捉え直し、その分析と具体的な治療方法を解説しています。絵カードと対話を使った具体的な言語訓練の方法を説明し、巻末の解説では同様に絵カードと対話を使った「失行症」の訓練も紹介しています。

本書は、言語聴覚士だけでなく、理学療法士・作業療法士の臨床においても新しい視点と臨床の手がかりを提供してくれる一冊です。

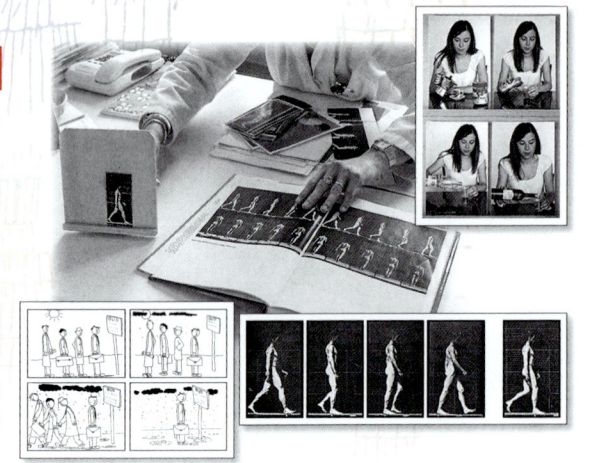

行為、思考を生み出す言語機能系
リハビリテーションの評価と治療のさらなる可能性

言語機能系の再学習プロセスに向かって
失語症のリハビリテーションのために
Towards re-learning and re-constructing the functional system of SPEAKING

稲川 良・安田真章 ● 編集
佐藤公治・稲川 良・安田真章・木川田雅子・湯浅美琴 ● 共著

● B5変・216頁　定価 **4,400**円（本体4,000円＋税10％）　ISBN978-4-7639-3059-0

詳細ページ　試し読みPDF

- 脳の言語処理に関わる機構は人間の複雑な神経システムの仕組みであると同時に、人間が世界や他者と関わり、その実現手段としての行為を意味づける思考を生み出す仕組みでもあります。
- 本書は、失語症に対するリハビリテーション治療をテーマに、その障害を、人間の神経機構と心理・文化・社会的な文脈とを橋渡しする高度に発達した言語機能系の障害として捉え、それに対するリハビリテーションの評価方法と具体的な訓練方法の流れを紹介するものです。
- 人間が言語を使う能力を神経科学と行為の意味論という2つの要素の統合的な関わり合い、すなわち「言語行為」として捉え直すという観点から、本書ではまずその言語行為についての理論的な整理を行い（第1章）、続いて言語行為の神経機構（第2章）、行為の意味論（第3章）、そして最後にその実践経験を紹介していきます（第4章）。人間のコミュニケーション能力を支えている仕組みそのものに対するリハビリテーション治療のさらなる可能性を提言する画期的なテキストです。
- 言語聴覚士のみならず運動機能障害に関わる理学療法士や作業療法士にとっても極めて有益な内容になっています。

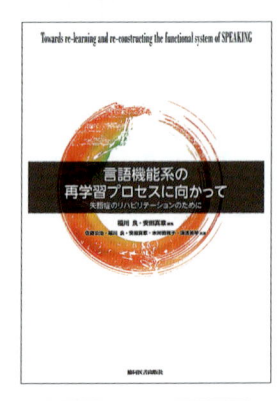

稲富雄一郎, 他：自発書字と書き取りに解離を認めた純粋失書の1例. 神経心理学 22：219-225, 2006.
伊藤元信, 他：発語失行症における発話時の構音器官の動態：ファイバースコープおよびX線マイクロビームシステムによる観察. 音声言語医学 19：285-296, 1978.
岩田 誠：左側頭葉後下部と漢字の読み書き. 失語症研究 8：146-152, 1988.
河村 満：非古典型純粋失読. 失語症研究 8：185-193, 1988.
Kawamura M, et al：Different interhemispheric transfer of kanji and kana writing evidenced by a case with left unilateral agraphia without apraxia. Brain 112：1011-1018, 1989.
河村 満：純粋失読・純粋失書・純粋失読の病態. 神経心理学 6：16-24, 1990.
河村 満, 平山惠造：文字の視覚的認知. 神経進歩 35：479-487, 1991.
毛束真知子, 他：漢字に選択的障害を呈した交叉性純粋失読. 第13回神経心理学会総会（会）, p60, 1989.
毛束真知子, 河村 満：仮名に著明な障害が認められた前頭葉純粋失書. 第23回日本失語症学会総会（会）, p110, 1999.
毛束真知子, 他：左中前頭回脚部病変による右一側性失書. 失語症研究 19：261-267, 1999.
毛束真知子：書字障害の種類. 岩田 誠, 河村 満・編, 神経文字学―読み書きの神経科学―. 医学書院, pp127-148, 2007.
木村文祥, 他：純粋失書を呈した左頭頂葉白質梗塞. 神経内科 24：484-488, 1986.
小嶋知幸, 他：純粋失書例における仮名書字訓練-シングルケース・スタデイによる訓練法の比較-. 失語症研究 11：172-179, 1991.
中野明子, 他：失語を伴わない Foreign Accent Syndrome 2例の検討. 神経心理学 12：244-250, 1996.
越部裕子, 他：純粋語唖例における非構音時の高次口腔顔面運動と構音の関係について：口腔顔面動作訓練と構音訓練. 失語症研究 11：262-269, 1991.
Korch MP & Barriere I：The history of written language disorders：reexaming Pitre's case（1884）of pure agraphia. Brain and Lang 85：271-279, 2003.
Marcé LV：Mémoire sur quelques observations de physiologie pathologique tendant a démontrer l'existence d'un principe coordinateur de l'écriture et ses rapports avec le principe coodinateur de la parle. Compte-rendu de la Société de Biologie, Paris, 3：93-115, 1856.
中野明子, 他：仮名に著明な純粋失書を呈した1例. 臨床神経心理 12：33-36, 2001.
Ogle JW：Aphasie and agraphie. St.George's hospital reports 2：83-122, 1867.
尾野精一, 他：両側性 "純粋" 失書を呈した左頭頂葉脳梗塞の1症例. 神経内科 16：236-241, 1982.
Rosenbek JC, et al：A treatment for Apraxia of Speech in Adults. J.S.H.D. 38：462-472, 1973.
Rumelhart DE, McClelland JL：An interactive activation model of context effects in letter perception：Part 2. The contextual enhancement effect and some tests and extensions of the model. Psychol Rev 89：60-94, 1982.
斉田比左子, 他：伝文体発話を呈した右利き左中前頭回後部の小出血の1例. 失語症研究 14：230-239, 1994.
Seidenberg MS, McClelland JL：A distributed developmental model of word recognition and naming. Psychol Rev 96：523-568, 1989.
下村辰雄, 他：頭頂葉性純粋失書. 神経内科 30：524-530, 1989.
相馬芳明, 他：側頭葉後下部損傷による「漢字の純粋失書」. 神経内科 29：172-178, 1988.
Soma Y, et al：Lexical agraphia in the Japanese language：Pure agraphia for Kanji due to left posteroinferior temporal lesions. Brain 112：1549-1561, 1989.
Tanaka Y, et al：Selective Kana agraphia：A case report. Cortex 23：679-684, 1987.
Tohgi H, et al：Agraphia and acalculia after a left prefrontal（F1, F2）infarction. J Neurol Neurosurg Psychiatry 58：629-632, 1995.
Varley R, et al：Apraxia of speech as a disruption of word-level schemata：Some durational evidence. Jounal of Medical Speech Language Pathology 7：127-132, 1999.
Vernea JJ, Merory J：Frontal agraphia. Proc Aust Assoc Neurol 12：93-99, 1975.
山鳥 重：失読失書症. 神経内科 10：428-436, 1979.
Yokota T, et al：Pure agraphia of kanji due to thrombosis of the Labbe vein. J Neuro Neurosurg Psychiatry 53：335-338, 1990.

第3章 失語症以外の脳卒中後コミュニケーション障害

1 ディサースリア（Dysarthria）

「神経・筋系の病変に起因する発声発語器官の運動機能障害によって生じる発話の障害」をディサースリア（dysarthria）という。ディサースリアは、脳卒中後のコミュニケーション障害の中で最も多くみられる発話障害である（星ら、2005）。

運動に関する神経・筋系の病変は、筋緊張の異常、協調運動障害、不随意運動、筋力低下、感覚知覚の障害、反射の異常などの神経学的レベルの異常を生じさせる。それらは、発声発語器官の可動域や運動の力・速度、動きのパターンなどの運動学的レベルに問題を引き起こす。その結果、発声発語に声量の低下や声質の変化、構音の不正確さ、開鼻声、発話速度の変化やイントネーション（抑揚）の異常などのさまざまな症状が生じる。

軽度の場合は、発話運動の難易度が高い構音、例えば舌尖音（ラ行）などが文レベルの発話のなかで歪み、聞き手にとってたまに分からないことがある程度の発話である。重度の場合には、構音の歪みの程度が強い、声が小さく相手に届かないなどの症状によって、発話は聞き手にほとんどあるいはまったく理解されなくなる。最重度で発話が不能である状態を、アナースリア（anarthria）ともいう。しかし、発語失行で発話不能になった例もアナースリアと呼ばれるため、注意が必要である（第2章参照）。

ディサースリアは運動性構音障害、運動障害性構音障害と称されることもある。しかし、構音に限らず、呼吸・発声・共鳴・プロソディー（単語、句、文、発話全体などの音より大きな範囲にみられる話しことばの要素を指す。発話速度、リズム、イントネーション、ストレスパターンなどからなり、韻律ともいわれる）という発話のすべての側面に障害の生じる可能性があり、またそれらの過程は互いに関連し合うために、構音障害と呼ぶには違和感がある。適切な日本語の名称がないために、英語のdysarthriaのかな表記であるディサースリアを用いることが増えている。

ディサースリアは発話の実行過程の障害である。発話の言語学的側面の問題である失語症とは異なり、言語理解面や文字機能には問題を認めない。発話運動の企画過程の障害である発語失行とも異なる。言語学的側面の問題と区別して、ディサースリアと発語失行はあわせて運動性発話障害（motor speech disorders）としてまとめられている。ディサースリアはまた、発声発語器官の器質的な問題（舌癌による舌の切除など）による器質性の発話障害や、構音の誤学習による機能性構音障害（構音時に呼気が口腔の側方から流出する側音化構音など）とも異なる。

一方で、発声発語器官といわれる呼吸器・喉頭咽頭・軟口蓋・舌・口唇などに運動や感覚の障害を認めるために、摂食嚥下障害を合併することが少なくない。顔面筋群の運動障害があるときには、表情の問題も合併する。また、感情失禁などの精神症状や、病変が広範になれば失語症や認知面の問題など、他のコミュニケーション障害と合併することもありうる。

ディサースリアの原因疾患には、脳血管障害や頭部外傷、脳腫瘍などのほかに、パーキンソン病や筋萎縮性側索硬化症のような神経筋系の変性疾患、脳性麻痺などの先天性疾患がある。

1 ディサースリアの症状

発話の実行過程には、呼気を産出する呼吸器官、呼気流を声に変換する発声器官、個々の音を産生する構音器官のそれぞれが関与する。ディ

サースリアでは，これらの器官の障害によって，声・共鳴・構音・プロソディーの各側面にさまざまな症状が生じる。神経疾患では一般的に，身体の複数の部位に障害が生じるために，ほとんどの場合，複数の症状がみられる。

❶ 呼吸・発声

呼吸発声機能に関連する症状としては，声量の低下，声質の異常，声の高さの異常，声のふるえ，発声持続時間の短縮などがある。

声量の低下は，声が小さすぎる状態である。声量には，声門下圧と声門閉鎖力（声門抵抗）が関与し，呼気が不十分で声門下圧が減少したり，声門閉鎖力が低下すると声が小さくなる。声質の異常としては嗄声が生じることがある。嗄声は，粗糙性・気息性・無力性・努力性の四つに分類される。粗糙性嗄声は，ガラガラ声で，声帯振動が不規則な場合に生じる。気息性嗄声は，息漏れがあるかすれ声で，声門に隙間がある（声門閉鎖不全）場合に生じる。無力性嗄声は，弱々しい声で，声門下圧の減少や薄く低緊張状態の声帯で生じやすい。努力性嗄声は，喉を締めつける力んだ声で，声帯や仮声帯が過緊張状態にあることが多い。

声の高さの異常は，性別や年齢に比して，声が低すぎたり高すぎたりする。声がふるえる症状は，後に述べるように，錐体外路症状や失調症状として現れることがある。

❷ 共鳴

軟口蓋の挙上と咽頭壁の内転によって，咽頭から鼻腔への通路が閉鎖される働きを鼻咽腔閉鎖機能という。軟口蓋の麻痺によって鼻咽腔閉鎖機能が不全になる（鼻咽腔閉鎖機能不全）と，呼気の鼻漏出が起こり不要な鼻腔共鳴が生じる。ディサースリアではしばしば，開鼻声が認められる。

❸ 構音

ディサースリアの構音障害は，ほとんどが音の歪みである。舌や口唇の運動障害，鼻咽腔閉鎖機能不全，声帯の運動障害などによって構音運動が不正確になるために，音が歪む。音の歪みはほとんどのディサースリア例にみられる症状である。原因疾患によっては，構音の歪みが不規則に生じる。

❹ プロソディー

プロソディーは先に述べたように，単語・句・文・発話全体などの音より大きな単位にみられる話しことばの要素で，発話速度・リズム・イントネーション・ストレスパターンなどである。

ディサースリアでは，発話速度が遅くなることが多い。しかし，パーキンソン症候群では，速くなったり，だんだん速くなることがある。不自然な発話の途切れもしばしばみられるが，呼気持続時間の低下によって息継ぎが多くなる場合，構音運動の運動速度の低下による場合，痙攣性発声障害にみられる声帯の不随意な内転による場合など，いくつかの原因がある。

その他，声の大きさや高さの変化が乏しく単調である，声の大きさや高さが過度に変動する，などの症状もみられる。

2 ディサースリアのタイプ分類

発語運動の運動指令は，皮質運動野から皮質核路（延髄以外に位置する脳神経核への伝導路も含めて皮質延髄路と称する場合もある。上位運動ニューロン）を通り，脳幹にある運動性脳神経核に達する。さらに脳神経核から末梢神経（下位運動ニューロン）を経由し，神経筋接合部から筋線維へと伝達される。ディサースリアは，この伝導路上の損傷される部位の違いによって，痙性，一

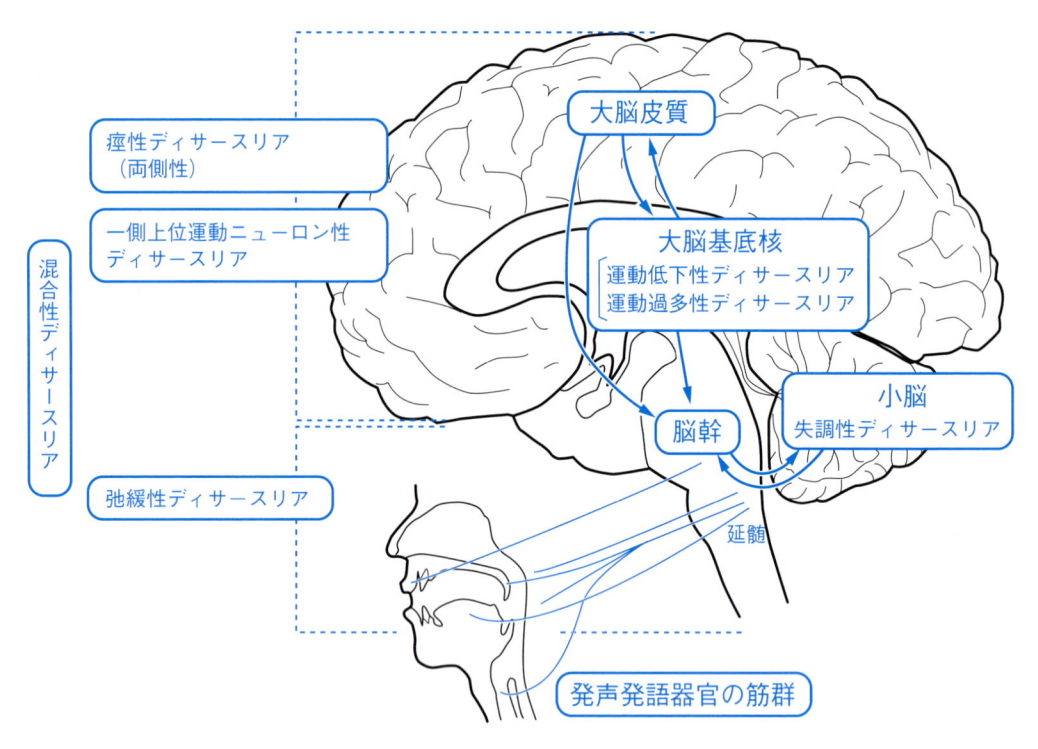

図3-1 発話運動の運動伝導路とディサースリアのタイプ

側上位運動ニューロン性，弛緩性，運動低下性，運動過多性，失調性，混合性の7つのタイプに分類され（図3-1），それぞれ特徴的な発話症状が認められる（表3-1）（福迫ら，1983；遠藤ら，1986）。

❶ 痙性ディサースリア

上位運動ニューロンの障害によって生じる麻痺を中枢性運動麻痺という。痙性麻痺ともいう。その中で，第9，第10，第12脳神経へ連絡する皮質延髄路が両側性に障害されて生じる麻痺を仮性球麻痺という。仮性球麻痺は，筋緊張の亢進，舌引込み反射などの筋伸張反射の亢進，口輪筋反射などの病的反射の出現を特徴とし，顔面神経麻痺や強制泣き・笑いなどを伴うことがある。仮性球麻痺によって生じるディサースリアを，痙性ディサースリアという。

発話特徴は，母音や子音の歪み，発話速度の低下，声の高さや大きさの単調さ，不自然な発話の途切れ，開鼻声，粗糙性嗄声，努力性嗄声，無力性嗄声などである。

ディサースリアの他のタイプよりも障害の程度が重い傾向がある。

❷ 一側上位運動ニューロン性（UUMN；unilateral upper motor neuron）ディサースリア

皮質延髄路の一側性障害によって生じるディサースリアを一側上位運動ニューロン性ディサースリアという。病巣とは反対側に運動麻痺がみられる。

発話の症状は子音の歪みが多く，次いで，声の高さ大きさの単調さ，軽度の粗糙性嗄声，開鼻声などである。このタイプのディサースリアの程度は，多くの場合比較的軽度である。

❸ 弛緩性ディサースリア

下位運動ニューロンの障害による運動麻痺は末

表 3-1 ディサースリアのタイプ分類とその特徴

ディサースリアのタイプ	病変部位	主な疾患	主な発話症状
痙性ディサースリア spastic dysarthria	両側上位運動ニューロン (両側皮質延髄路)	脳血管障害 頭部外傷, 脳腫瘍 脳炎 など	構音の歪み 声の高さ・大きさの単調さ 発話速度の低下 嗄声(粗糙性・気息性・努力性・無力性) 開鼻声
一側上位運動ニューロン性ディサースリア (UUMN)	一側上位運動ニューロン (一側皮質延髄路)	脳血管障害 脳腫瘍 頭部外傷 など	構音の歪み 声の高さ・大きさの単調さ 嗄声(粗糙性・気息性) 開鼻声
弛緩性ディサースリア flaccid dysarthria	下位運動ニューロン 神経筋接合部・筋	脳血管障害 脳腫瘍(脳幹) 多発性筋炎 筋ジストロフィー 重症筋無力症 など	構音の歪み 声の高さ・大きさの単調さ 発話速度の低下 開鼻声 嗄声(粗糙性・無力性)
運動低下性ディサースリア hypokinetic dysarthria	錐体外路	パーキンソン症候群 (パーキンソン病を含む)	嗄声(気息性) 構音の歪み 声の高さ・大きさの単調さ 声のふるえ, 声量の低下 起声困難, 加速現象, 繰り返し
運動過多性ディサースリア hyperkinetic dysarthria	錐体外路	ハンチントン舞踏病 ジストニー アテトーゼ など	構音の不規則な歪み・付加 声の高さ・大きさ・速度の変動 不規則な発話の途切れ 嗄声(努力性・粗糙性)
失調性ディサースリア ataxic dysarthria	小脳 小脳路	脳血管障害 脳腫瘍(小脳・脳幹) 脊髄小脳変性症 など	構音の不規則な歪み 声の高さ・大きさ・速度の変動 断綴的, 単調さ 嗄声(粗糙性・努力性)
混合性ディサースリア mixed dysarthria	複数の病変部位	筋萎縮性側索硬化症 ウィルソン病 など	構音の歪み・省略 声の高さ・大きさの単調さ 発話速度の低下, 嗄声 その他の症状

梢性運動麻痺といい,弛緩性麻痺を呈する。中でも延髄の脳神経核(第9,第10,第12脳神経)の障害によって生じる末梢性運動麻痺を球麻痺という。仮性球麻痺が筋緊張の亢進を特徴とするのに対して,球麻痺は弛緩性麻痺である。神経筋接合部の病変である重症筋無力症や,筋疾患である多発性筋炎なども弛緩性麻痺を生じる。弛緩性麻痺では筋力が低下し,筋萎縮や筋線維束性攣縮,筋伸張反射の減弱や消失が認められる。弛緩性麻痺によって生じるディサースリアを弛緩性ディサースリアという。

発話症状としては,子音・母音の歪み,開鼻声,声の高さや大きさの単調さ,発話速度の低下,不自然な発話の途切れ,粗糙性嗄声,無力性嗄声などがみられる。

末梢伝導路のどの部位が損傷されるかによって

発話の症状は異なり，また疾患によっても病態が異なる。例えば，重症筋無力症では，筋疲労に伴って発話の障害が増悪し開鼻声も増強するが，疲労の回復や薬物の投与でそれが改善する。

❹ 運動低下性ディサースリア

皮質脊髄路と皮質延髄路を錐体路といい，それ以外の皮質から下降する運動伝導路を錐体外路という。錐体路が大脳皮質から直接脳幹の脳神経核や脊髄に連絡するのに対して，錐体外路は大脳基底核を経由することで運動を制御している。

錐体外路の障害は，筋緊張の異常と不随意運動を特徴とする。筋緊張の亢進と運動減少を主徴とする運動低下性症候群と，筋緊張の異常と運動過剰を主徴とする運動過多性症候群に大別され，前者によって生じる発話障害を運動低下性ディサースリアという。

運動低下性症候群の代表的な疾患はパーキンソン病で，寡動，固縮，振戦，姿勢反射異常を特徴とする。これらの神経学的な特徴が呼吸器官や喉頭，構音器官にも生じるために，運動低下性ディサースリアは，気息性嗄声，声の高さや大きさの単調さ，声のふるえ，声量の低下，構音の歪み，音の繰り返し，起声困難，発話速度が速い，発話がだんだん速くなるなどの特徴的な発話症状を示す。

❺ 運動過多性ディサースリア

錐体外路障害の運動過多性症候群によって生じる発話障害を運動過多性ディサースリアという。不随意に筋収縮が起こる不随意運動があり，運動は過剰で不正確になりやすい。原因疾患には，ハンチントン舞踏病，ジストニー，本態性振戦などがある。

発話症状はそれぞれの疾患の運動特徴を反映するが，構音の不規則な歪み，声の大きさの変動，発話速度の変動，声質の変動，不規則な発話の途切れなどの過度で不規則な変動が特徴である。

❻ 失調性ディサースリア

運動失調とは，個々の筋単独の障害ではなく，主動作筋や拮抗筋など複数の筋の協調性の制御が困難になるために，段階的で滑らかな運動ができなくなる状態である。突発的な動きや不規則な運動，測定障害（ディスメトリー，dysmetry）などが生じる。失調性ディサースリアは，小脳や脳幹の小脳路の障害である小脳性失調症によって生じる。

発話症状は，母音や子音の不規則な歪み，音の持続時間・発話速度・声の高さや大きさの不規則な変動，爆発的な起声など，不規則性が特徴的であるが，断綴的で単調な発話症状を示す例もある。「パパパ」や「タタタ」を素早く繰り返す音節の反復運動（ディアドコキネシス検査，後述）を行うと，音節の持続時間や声の高さ・大きさの不規則な崩れが明らかになりやすい。

❼ 混合性ディサースリア

これまで述べてきたタイプは単一の運動伝導路の障害によって生じるディサースリアであったが，混合性ディサースリアはこれらのうち2つ以上の障害を併せもつ。

筋萎縮性側索硬化症では，上位運動ニューロンと下位運動ニューロンの両者が障害される。口とがらし反射などの病的反射が亢進し中枢性神経障害の特徴を示すが，同時に筋萎縮などの球麻痺症状も示す。

発話症状は，母音や子音の歪み，開鼻声，声の高さ大きさの単調さ，発話速度の低下，粗糙性嗄声，無力性嗄声などが生じる。筋萎縮性側索硬化症では，ディサースリアが初発症状の場合がある。話しづらさの訴えがあり軽度の開鼻声と構音障害があるが，四肢の運動障害をはじめ他に明らかな症状はみられない。このような場合は出来るだけ早く神経内科などへ紹介する必要があるので，STが発話の症状を見落としてはならない。

表 3-2 ディサースリアの評価項目

1. 基本的情報	一般的情報	年齢，性別，家族構成，社会的活動，ニードなど
	医学的情報	現病歴，既往歴，合併症，画像所見など
2. 臨床的評価	発話の評価	発話明瞭度，発話の自然度 発話症状（発話特徴の評価・掘り下げ検査）
	発声発語器官の評価	構造，姿勢 呼吸機能，喉頭機能，鼻咽腔閉鎖機能， 口腔顔面機能

表 3-3 発話明瞭度の評価

1. よくわかる
2. 時々わからない語がある
3. 聞き手が話題を知っていればわかる
4. 時々わかる語がある
5. 全くわからない

表 3-4 発話の自然度の評価

1. 自然である
2. やや不自然である
3. 明らかに不自然である
4. 非常に不自然である
5. 全く不自然である

脊髄小脳変性症では失調症状が主体となるが，変性が中脳，基底核，皮質脊髄路，皮質延髄路などに拡大し多系統萎縮症と考えられる状態になると，症状は多様化し，錘体路症状，錐体外路症状，自律神経症状などもみられるようになる。

3 ディサースリアの評価

評価は，ディサースリアの有無の判定，症状の把握，タイプ分類，原因疾患の推定，治療プログラムの立案，予後の推定などの目的で行われる。

評価項目は，情報収集と臨床的評価である（表3-2）。情報収集は，一般的情報（年齢，性別など）と医学的情報（現病歴，合併症など）について行われる。客観的な情報の収集だけではなく，発話者の訴えや病識にも傾聴する必要がある。症状が非常に軽度で評価者の聴覚的印象ではほとんど問題がないとみられる場合でも，発話者が「話しにくい」「病前と違う」と訴えることがしばしばある。発話のように非常に微細で速度の速い運動では，運動感覚として違和感が生じやすいからである。反対に，発話の内容に注意が向いているために自らのディサースリアに注意が向かず，「問題ありません」と応じる発話者もみられる。コミュニケーションの問題は心理面に与える影響も大きいため，発話者の訴えや病識に配慮しつつ，客観的な評価を進める。

臨床的評価は，発話そのものと発声発語器官について行われる。ここでは，臨床的評価について簡単に述べる。

❶ 発話の評価

(1) 発話明瞭度と発話の自然度

発話を全体的に捉える指標として，発話明瞭度と発話の自然度がある。発話が聞き手にどのくらい分かるかという程度を発話明瞭度という。単語明瞭度もあるが，会話を評価対象とする会話明瞭度がよく使われる。「よくわかる」という評定値（1）から「全くわからない」という評定値（5）まで5段階で評価される（表3-3）。実用的には各段階の中間を設定し，「2.5」などと表現する9段階の評定尺度が使いやすい（伊藤，1993）。発話の自然さの程度を自然度という。「自然である」

表3-5 ディサースリア評価表

評価資料（文・繰り返し音）

		項目	異常の程度 (0：正常，±4：最も異常)	備考
声質	1	粗糙性		
	2	気息性		
	3	無力性		
	4	努力性		
声	5	高さの程度	低 −4 −2 0 2 4 高	
	6	声の翻転		
	7	大きさの程度	小　　　　　　大	テープの場合，不要
	8	だんだん小さくなる		
	9	大きさの変動		
	10	声のふるえ		
話す速さ	11	速さの程度	遅 −4 −2 0 2 4 速	
	12	だんだん速（遅）くなる	遅　　　　　　速	
	13	速さの変動		
話し方	14	音・音節がバラバラに聞こえる	0 2 4	
	15	音・音節の持続時間が不規則にくずれる		
	16	不自然に発話がとぎれる		
	17	抑揚に乏しい		
	18	繰り返しがある		
共鳴・構音	19	開鼻声	0 2 4	
	20	鼻漏れによる子音の歪み		
	21	母音の誤り		
	22	子音の誤り		
	23	構音の誤りが不規則に起こる		
全体評価	24	自然度	0 2 4	
	25	明瞭度	1 3 5	

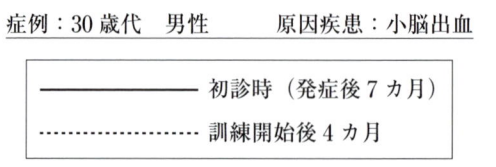

症例：30歳代　男性　　　原因疾患：小脳出血

―――――― 初診時（発症後7カ月）
･･･････････ 訓練開始後4カ月

という評定値（1）から「全く不自然である」という評定値（5）まで5段階で評価される（表3-4）。

明瞭度と自然度の程度は必ずしも一致するわけではない。例えば，失調性ディサースリアでは，音節の長さの不規則な崩れや声の高さ大きさの変動があるために聞き手が不自然に感じやすく，自然度が低い傾向がある。しかし，音の1つひとつ

は聞き取れるので発話明瞭度はある程度保たれる。

(2) 発話症状

(a) 発話特徴

ディサースリアでは，「ディサースリアの症状」の項で述べたように，声・共鳴・構音・プロソディーの各側面にさまざまな症状が現れる。いくつもの症状が混在するので，発話をただ漠然と聞いているだけでは，どの症状がどの程度存在するのか分かりにくい。そこで，症状の特徴を聴覚印象にもとづいて評価するために，ディサースリア評価表が用いられている（表3-5）（日本音声言語医学会，1995）。この評価表では，声，構音，共鳴，プロソディーに関連する合計23項目の症状を抽出し，それぞれの項目の重症度を5段階で評価する。自由会話や文レベルの発話で評価を行う。表中のデータは，後述する症例の成績の記入例である。

(b) 掘り下げ検査

抽出された発話特徴をさらに分析的に評価するために，掘り下げ検査がある。構音に関しては構音検査（単音・単語・文章・会話の各レベルで音を評価する），発声に関しては最長発声持続時間，声質に関しては，母音の持続発声を，嗄声の総合評価（Grade），粗糙性（Rough），気息性（Breathy），無力性（Asthenic），努力性（Strained）の各項目で4段階評価するGRBAS尺度などがある（日本音声言語医学会，1995）。「パ，タ，カ，パタカ」をそれぞれできるだけ早く繰り返す音節の反復検査（ディアドコキネシス検査，diadochokinetic task）では，発話速度や声の高さや大きさの変動を検出することができる。

❷ 発声発語器官の評価

発声発語の実行過程には，呼吸機能，発声機能，鼻咽腔機能，構音機能が関与するので，それぞれの構造と機能について評価を行う。例えば，呼吸機能に関しては呼吸運動のパターンや最長呼気持続時間，喉頭機能に関しては声のon-off検査（「ア」の素早い繰り返しによる声門閉鎖機能の評価），鼻咽腔閉鎖機能に関してはブローイング検査による呼気の鼻漏出，構音機能に関しては舌や口唇の粗大運動・構音類似運動などの評価項目があげられる。

これらの機能に問題を生じさせる原因は，筋の緊張度や筋力，協調性，感覚などの神経学的な徴候である。これらについても評価する。また，発声発語器官の機能に影響する姿勢の問題についても評価を行う。

評価の詳細については，他書（日本聴能言語士協会講習会実行委員会，2002；西尾，2007など）を参照されたい。

4 ディサースリアの治療

ディサースリアに対する治療には，発声発語器官の運動機能そのものに直接働きかけて運動機能の改善をはかる直接的方法，発話行動を変更することで明瞭度を改善させる行動療法的方法，補綴物などによって機能を補完する代償法，発話機能の回復が困難なために発話以外の手段によってコミュニケーションを可能にすることを目的とする代替法，聞き手や環境へ働きかける環境調整法，手術などの外科的方法，薬物を用いる薬学的方法がある（表3-6）。

世界保健機関（WHO）による国際生活機能分類（ICF）では，生活機能を心身機能・身体構造，活動，参加の各レベルで捉えることが提唱されている。また，生活機能の背景因子として環境因子と個人因子があげられている。ディサースリアにおいても，機能の改善と同時に，コミュニケーション活動の改善，家庭や社会への参加を実現するために，各方法の目的と手技をよく知り，

表 3-6 ディサースリアに対するアプローチのまとめ

アプローチの種類	内容
直接的方法	筋緊張の調整，協調性の改善，筋力増強，感覚知覚の活性化，姿勢調整 対比的生成ドリル法，リー・シルバーマン法，プッシング法，バイオフィードバック法など
行動療法的方法	発話速度調整法，フレージング法 など
代償法	軟口蓋挙上装置，拡声器，電気式人工喉頭，口唇補助具 遅延聴覚フィードバック（DAF）法など
代替法	身振り，書字，文字盤，コミュニケーションノート・カード，音声出力型コミュニケーションエイド（VOCA），意志伝達装置など
環境調整法	家族や介護者への指導，地域活動や職場復帰援助，社会資源の活用など
外科的方法	コラーゲン声帯内注入法，咽頭弁形成術など
薬学的方法	ドパミン投与（パーキンソン病），ボツリヌストキシン投与（痙攣性発声障害），筋弛緩剤投与（痙性筋）など

対象者それぞれに適切な治療プログラムを立てなければならない。

これらの方法は，単一で用いられることもあるが，複数の方法が併用される場合もある。脳血管障害の発症初期には，発話運動を直接治療する方法が積極的に行われる。しかし，重度のディサースリアの例などでは，日常会話では聞き手が適宜質問をして内容を確認するなど聞き手の行動を調整する環境調整法を加えたり，文字盤や書字などの代替法を併用するなど複数の方法を使用することも必要になる。

❶ 直接的方法

運動学習は，目的とする運動そのものを行うことで達成される。発声運動は発声訓練によって，構音運動は構音訓練によって獲得される。しかし，それぞれの訓練のなかで望ましい運動パターンが実現されていなければ治療にならない。望ましい運動パターンを実現するために，準備や介入が必要である。筋緊張の調整や可動域の確保，筋力増強，感覚知覚の活性化，粗大運動から巧緻性が高く協調性に富む発話運動への細かい段階付け，非神経学的な問題（筋の短縮や顎関節の拘縮

など）の軽減，姿勢の調整などを行い，運動の再学習を促進させる（日本聴能言語士協会講習会実行委員会，2002；梶浦，2010）。

構音訓練を行うときにも，初期には望ましい運動を実現するためにSTが構音運動に介入しなければならない場合も多い。介入とは，徒手的に運動を誘導することや運動の手がかりを与えることなどである。望ましい運動感覚をフィードバックさせ，介入をしだいに減らして随意的な動きを促進する。このような基本的な運動療法のほかに，発話運動の改善のために以下のような方法がある。

対比的ドリル法は，対立関係にある音や語，文を意識して出し分けることによって，構音運動や呼吸・発声運動の改善をはかる。構音点や構音方法（豚－蔦，鷹－坂），鼻咽腔閉鎖の有無（鯛－ない），アクセントやイントネーション（誰か来た－誰か来た？）などの要素が対立する語や文を用意して，発話を促す。

軽度のパーキンソン病による運動低下性ディサースリアに対する音声訓練法として，リー・シルバーマン法の有効性が報告されている。これは，声量の低下，嗄声，声の大きさや高さの単調

さ，低すぎる声などの症状に対して，呼吸の支持性や喉頭機能を高めるために，集中的な音声訓練によって発声努力を喚起し，日常的な使用を促すものである（西尾，2007）。

声門閉鎖不全による気息性嗄声に対して，プッシング法が行われることがある。声門閉鎖を強化する目的で，壁や机，座っている椅子などを強く押しながら発声する音声訓練法である。強く引っ張りながら発声する方法はプリング法という。不要な過剰緊張をもたらさない配慮が必要である。

❷ 行動療法的方法

行動療法的な方法には，発話速度調整法，フレージング法などがある。

「ゆっくり言ってください」と発話の速度を低下させると，発話が分かりやすくなる（発話明瞭度の改善）ことはしばしば経験する。しかし，随意的に発話速度を調整することは容易なことではない。そこで発話速度を低下させるための外的な手がかりとして，ペーシングボード（等間隔に凸をつけた板で，それを指でなぞりながら発話する）やモーラ毎に指を折るモーラ指折り法，語頭音のみ文字盤を指すポインティングスピーチ法などがある。

フレージング法は，フレーズ毎に間（ポーズ）をおくことで発話明瞭度を上げる。フレーズ毎に斜線をいれた文を読むことから始め，自由会話でも間をおいて話すことができるように練習する。

行動療法的な方法を続けることで，運動機能そのものの改善が得られることがある。

❸ 代償法

代償的手段によって残存機能を補完し，発話明瞭度を向上させる方法である。代償的方法によって適切な運動が生じやすくなり，長期的に使用することで運動機能そのものの改善が得られることがある。一方で，ディサースリアでは運動の制限が多くの発声発語器官に及んでいるために代償的方法が期待する効果を上げないこともあるので，適応についてはよく検討する必要がある。

補装具として，軟口蓋挙上装置（Palatal Lift Prosthesis：PLP）がある（図3-2）。これは軟口蓋を挙上させる補装具で，軟口蓋麻痺による鼻咽腔閉鎖不全に対して使用される。舌など他の発声発語器官の運動障害が軽度である場合に適応になる。

拡声器が，声量の低下に対して使用されることがある。軽量で容易に携帯できる拡声器が市販されている。拡声器を携帯することで，遠方へ声が届かないことによる不安の軽減をはかる効果もみ

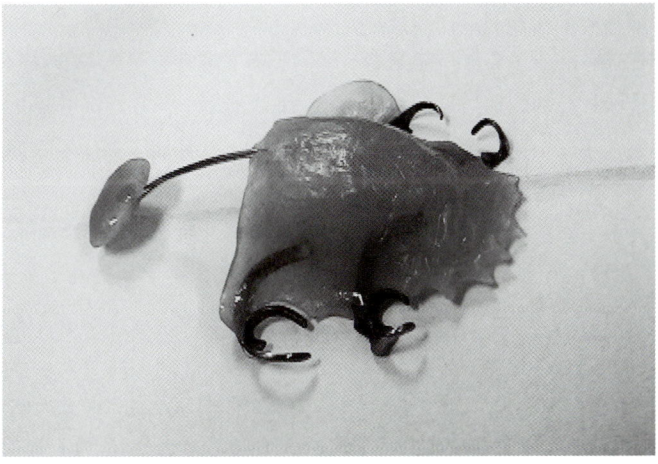

図3-2　軟口蓋挙上装置（提供：昭和大学歯学部　山下夕香里氏）

られる。電気式人工喉頭は，構音機能は良好だが呼吸発声機能が低下している例で効果がみられることがある。

❹ 代替法

発声発語によるコミュニケーションが不可能あるいは不十分である場合に，コミュニケーションを確保するために発声発語以外の手段を用いる方法である。書字，文字盤，絵や写真，シンボル，身振り，サイン，音声出力型コミュニケーションエイド（VOCA），パソコンによる意思伝達装置などがある。コミュニケーションボードやコミュニケーションノートでは，あらかじめ必要な文字や写真などを記載しておき，使用者が指で指して意思を伝達する。

代替法は導入するときに訓練を必要とすることがある。上肢機能や認知機能，環境（誰が聞き手かなど）などの要因にも左右されるので，どのような手段にするか慎重に検討し，実用的になるまで経過をみる。また，手段によっては伝達できる情報の量や正確さが発話に比べると低下するので，他の手段と併用するなど総合的なコミュニケーション活動のなかでそれを利用できるように援助することも必要である。

❺ 環境調整法

コミュニケーション活動がより有効に行われ，社会的生活への参加が促進されるように，発話者を取り巻く聞き手や環境，社会的制約に対して働きかける方法である。聞き手は，発話者に十分注目する，話の内容を推測したり確認しながら会話をする，発話者が発話行動を変えるための手がかりを与える（ゆっくり話したり繰り返すよう促す，筆記用具を渡すなど）など，コミュニケーションパートナーとしての能力を高める必要がある。また，静かな落ち着いた環境は，コミュニケーションをとりやすくする。

家庭や近隣社会，職場など属する社会の理解や対応は，コミュニケーション障害の程度に大きく影響する。活動や参加を制限する要因を探り，それらを軽減させるための援助を行う。

❻ 外科的方法

ディサースリアに対する外科的治療は一般に効果が少ないとされており，あまり行われない。

痙攣性発声障害（Spastic Dysphonia）は喉頭に発現するジストニー（dystonia）と考えられており，運動過多性ディサースリアに含まれる。声帯へのボツリヌストキシン注入術が有効とされているが，その効果持続期間は4カ月前後といわれ，機能的治療や行動療法的治療と組み合わせて行われる。反回神経麻痺による声門閉鎖不全例には，プッシング法などによる治療が無効な場合に，コラーゲンなどの声帯内注入術が行われることがある。

❼ 薬学的方法

パーキンソン病に対するドパミンの投与や痙性に対する筋弛緩を目的とした薬物投与などがある。

5 症　例

最後に，小脳出血による失調性ディサースリアと嚥下障害を呈した30歳代男性に，運動療法による治療を行った例を紹介する。発症後7カ月目から4カ月間，週4～5回，一回40分の言語治療を行った。

評価：初診時（発症後7カ月）の発話明瞭度は3.5であった。粗糙性・努力性の嗄声，抑揚に乏しい高い声，母音や子音の歪みなどの症状が顕著であった。声の高さ大きさの変動，構音の誤りの不規則性，音節の長さの不規則性なども明らかであった。発声持続時間は5秒。全粥・超みじん食でむせがみられ，水分はトロミ付を摂取していた

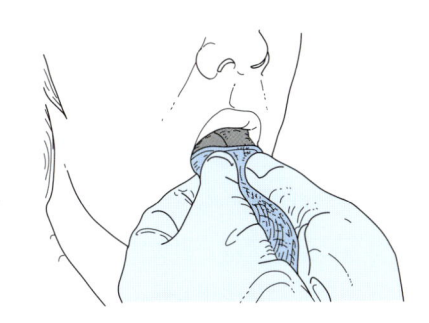

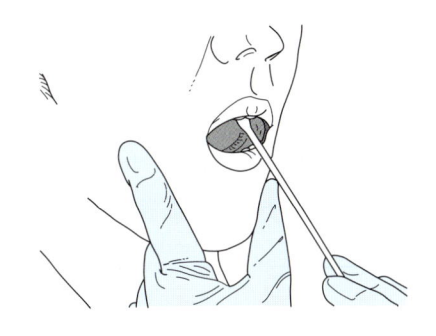

図 3-3　舌を軽く保持して前方へ誘導し，舌の可動域を増大させる（左），
　　　　上歯裏につけた綿棒を舌尖で押し出し，弾音の構音運動を促進する（右）

（表 3-5 のディサースリア評価表に本例の発話症状を記載した）。

　呼吸運動をみると，吸気時の胸郭の拡張はみられず，発声は胸郭を締めつける努力性呼気で行っていた。構音器官の粗大運動は，可動範囲が低下し運動は失調様であった。口唇の筋緊張は高く横に引かれ，口唇突出は困難だった。舌の筋緊張は高く挺舌はできず，開口時舌は奥に後退していた。表情は硬く乏しかった。上部体幹は過伸展し筋緊張は高く固定的であったが，下部体幹は低緊張で，運動時体幹や四肢に運動失調が認められた。

　治療方針：体幹の安定性を促しながら，上部体幹から頸部口腔顔面の固定的な過緊張を修正する・発声前の吸気相を誘導することで協調的な呼吸運動を実現し，声質の改善を行う・顔面や構音器官の可動性を増大させ，協調性を高める・嚥下障害については直接訓練もあわせて行う。

　治療：半仰臥位および座位で，頭頸部の屈曲・回旋の動きによって頸部の過緊張を減弱させた。胸郭を引き下げ，胸腹式呼吸の協調的な動きを促通して，発声訓練へつなげた。座位で，下顎・口唇・舌の可動域を増大させ，綿棒や食材を使って口腔の協調的な動きを引き出した後，構音訓練を行った（図 3-3）。

　結果：訓練 4 カ月後，座位姿勢が安定して胸郭の運動性が改善した。その結果，高く単調な声が改善し，柔かい発声が可能になったが声の変動性は残存した。顔面や構音器官の過緊張が低減し，運動の変動性が減少した。発声持続時間は 14 秒になり，発話明瞭度は 2 に改善した。常食を摂取し，むせはほとんどみられなくなった。

　ディサースリア評価表に訓練前と訓練後の発話症状を記載した（表 3-5）。

2　認知症のコミュニケーション障害

　認知症ケアの先達である室伏ら（1990）は，「痴呆性老人とは，痴呆[脚注]というハンディキャップをもちながらも，その中で彼らなりに，何とか一所懸命に生きようと努力している姿，あるいはそれができなくて困惑している姿として認められる」と述べている。私達がかかわるのは「認知症」ではなく，「認知症のために，さまざまな不自由をかかえながら，認知症を生きる一人ひとり」である。「認知症を生きる不自由とは何か」

[脚注] 2004 年より「痴呆」は認知症に改称されたが，引用部分などに「痴呆」も使用する。

を常に念頭においた理解とかかわりが求められる。

認知症はゆっくり進行し，長い経過をたどることが多い。本文は，前期（軽度）・中期（中等度）の認知症者および介護老人保健施設・デイケアなどの言語聴覚士（以下，ST）を想定の中心にしている。

1 認知症の定義・診断基準

認知症は，一般的には「脳の器質性病変により，一度獲得された知的機能が持続的に低下し，それによって日常生活や社会生活にさまざまな支障をきたした状態」と定義される。認知症にはさまざまなものがあるが，代表的なアルツハイマー型認知症と脳血管性認知症について，DSM-Ⅳ-TR（Diagnostic and Statistical Manual of Mental Disorders, 4th edition, text revision；アメリカ精神医学会，2000）では，次のような診断基準が示されている。

1. アルツハイマー型認知症・血管性認知症に共通して，
   ① 記憶障害がある
   ② 次の認知障害－失語，失行，失認，実行機能の障害の1つ以上がある
   ③ 社会的・職業的機能の病前水準からの著しい低下を示す
   ④ せん妄の経過中にのみ現れるものではない
2. アルツハイマー型は，ゆるやかな発症と持続的な認知の低下が特徴で，脳血管性疾患などによるものではない。血管性は，局在性神経徴候や症状または脳血管性疾患を示す。

認知症によっては，記憶障害などが初期には目立たず，後になって出てくる場合もあるので（後述），社会的・職業的生活に明らかに支障（生活障害と呼ぶこともある）が出ていることが重要な基準になるといえる。

2 認知症の症状

認知症の症状は，症状の成り立ち・経過・治療・ケアなどの視点から，中核症状と周辺症状に分けられる。ここでは，出現頻度が最も多いアルツハイマー型認知症を中心に，中核症状と周辺症状に分けて述べる。

❶ 中核症状

認知症の中核になる症状で，記憶障害，見当識障害，失語・失行・失認，実行機能の障害などを指す。表3-7にアルツハイマー型認知症において出現しやすい中核症状とその程度を，重症度に沿って示した。

(1) 記憶障害

認知症の最も中心となる症状で，認知症には必ず記憶障害がみられる。記憶の種類や定義にはさまざまなものがあるが，その一部を表3-8に示す。アルツハイマー型認知症で障害される記憶の種類や程度を，重症度に沿って一般的に例示すると以下の通りである。

（a）軽度

「先週息子一家が来たことを忘れている」（エピソード記憶），「同じことを何度も聞く」「さっきしまったところが分からなくなった」（近時記憶），「頼まれたことをし忘れた」（展望的記憶）などの機会が増えてくる。意味記憶はほぼ保たれるが，「あれ」「それ」の使用が増えてくる。買い物や金銭管理などは難しくなる（ワーキングメモリーも関与）。即時記憶・短期記憶と遠隔記憶はほとんど障害されない。子ども時代の話など自伝的記憶も比較的保たれる。料理全体は大変になるが，包丁使いなどの手続き記憶は残る。

（b）中等度

昔の思い出や出来事も現在に近い方から障害され（時間的傾斜現象），「最近のことを忘れる」か

表3-7 アルツハイマー型認知症の症状・経過

	軽度	中等度	重度
エピソード記憶	△	×	×
展望的記憶	△	×	×
近時記憶	△	×	×
意味記憶	（△）	△〜×	×
遠隔記憶	（△）	△〜×	×
手続き記憶	（−）	△	×
見当識	時間×	場所×	人×
失語失行失認	△	△〜×	×
ＩＡＤＬ	△	×	×
ＡＤＬ	（−）	△〜×	×
介護状況	支援	部分	全面
周辺症状	（−）〜△	（＋）〜（＋＋）	△

＊症状の程度と順は，（−）＜（△）＜△＜×または（−）＜△＜（＋）＜（＋＋）である。

表3-8 記憶に関する用語（一部）

エピソード記憶	いつ，どこで，誰が，何をしたなどの特定の文脈情報のある個人的な出来事や体験の記憶。生活記憶，出来事記憶などの用語もある。 例：昨日家族で動物園に行き，パンダを見てきた。3時に帰ってきた。
自伝的記憶	エピソード記憶のなかでも，自己と密接に関連している情報の記憶。個人史の記憶。 例：私は○○小学校に行った。あだ名は××で，運動は苦手だった。
意味記憶	概念・言語・記号・自然現象などの一般的知識や事実の記憶。単語の意味や綴りなども含まれる。 例：象は大きくて鼻が長い動物，インド象とアフリカ象は少し違う。
手続き記憶	からだで覚えた運動，技能，わざの記憶。 例：久しぶりなのに自転車にスムーズに乗れた，忘れていなかった。
ワーキングメモリー	認知的作業や情報処理を行う時に，長期記憶から取り出した情報を一時的に保持する記憶またはその場所。作業記憶，作動記憶ともいう。 例：50−（8×4）の暗算で「（ ）が先で…32」の想起，保持，処理で18。
展望的記憶	未来に行うことを意図した行為の記憶。予定や約束の記憶。意図から実行まで一定の期間がある。想起にはタイミングと自発性が必要。 例：明日は家庭ゴミの日なので，会社に行く時に出していこう。
近時記憶 遠隔記憶	どちらも長期記憶。近時記憶は比較的最近の出来事の記憶。遠隔記憶は時間的にかなり経過した出来事の記憶。 例：昨夜寿司を食べた（近時）／2年前に肺炎で入院した（遠隔）

ら「昔のことも忘れる」になってくる。体験の一部でなく全体を忘れてくる。忘れの自覚もなくなってくる。即時記憶・短期記憶も徐々に障害されてくる。

(c) 重度

個々の記憶の障害というより，記憶を含めた全般的な精神活動の低下になる。

(2) 見当識障害

自分（人），場所，時間（時）などの認識の障害である。あなたは誰か，ここはどこか，日時や季節などを尋ねる。この障害は記憶障害，言語障害，周辺症状とも関連する。夜中に背広に着替える，夏にオーバーを出す，病室で「台所から箸持ってきて」と言う，家族の生死が分からないなどの言動からも推測される。変化するものや変化度の大きいもの（例：生年月日より年齢）は障害されやすい。経過にしたがい時間（時）・場所・自分（人）の順で障害される。

(3) 失語・失行・失認

認知症では言語障害が生じてくる（後述）。失認や失行の表れには，自分の部屋が分からない，シャツを前後逆に着る，シャツをズボンのように履こうとするなどがある。

(4) 実行機能の障害

計画を立てる，組織化する，順序立てる，抽象化することの障害である。例えば食事の支度には，「何にしよう」「材料は」に始まり，手順，時間配分などさまざまな要素があり，思考，判断，記憶や注意の分割機能などが欠かせない。認知症では進行とともに困難になる。

以下は，X総合病院での患者Aさんへのインタビューの一部である。

　　Aさん：85歳（大正13年9月12日生），男性。要介護の妻と○○市で2人暮らし。6月5日に皮質下出血（左頭頂葉）で入院。既往歴に「認知症」の記載（詳細な情報なし）。2月と5月に同病院の他科に入院歴。入院前から薬の自己管理困難等により，妻と一緒に介護サービスを受けていた。7月9日に介護老人保健施設に入所。

　　6月23日午前：（何歳ですか）80……85か86だな（生年月日は）大正13年9月12日（住所は）………（○○市？）そう，○○市……（今は何月ですか）10月ですか（入院しているの？）そうです（どれくらいなりますか）7日ぐらいだな（ここは何という病院？）分からない，初めてだ（住所は）△△郡××町（小学校は）××小学校だ，だども小さい頃ふたおやなくして，奉公したり新聞配達したりして，それから学校だったから，2時間は遅れて行ってたな（朝食は食べましたか）食べた（昼食は）食べた（おしゃべりな方でしたか）子どもの頃からうるせばだめだといわれてたから静かにしてきた方だ。

①Aさんの返答は質問内容には対応していて，小学校時代の話などは流暢で発話も長く内容も適当と思われた。②年齢はほぼ合っていて，生年月日は正答。③言えた住所は出身地で，出身地としては正しい。④今が何月か，今いるところはどこか分からない。⑤食事についても曖昧である。Aさんは，昔の記憶に比べて最近の記憶がおぼつかなく，時間や場所の見当識にも誤りがみられ，その後も同様であった。コミュニケーション上の困難は主に記憶障害と見当識障害にあり，認知症が疑われた。SLTAの一部を実施したが，聴覚的理解は単語10/10，短文8/10正答で，呼称は19/20正答であった。4～5文節文の音読は良好であった。

❷ 周辺症状

周辺症状には，表3-9の例に示したようにさ

表3-9 周辺症状の例

> せん妄：一時的に意識が曇り，見当識障害や幻覚・妄想などが，主に夜間に生じる。
> 妄想：もの盗られ妄想，他人が家に入って来る侵入妄想，浮気などの嫉妬妄想など。
> 幻覚：いない人の声が聞こえる（幻聴），天井に虫が見える（幻視）など。
> 抑うつ：うつ状態。気持ちが落ち込んでやる気が出ない。
> 睡眠覚醒リズム障害：昼と夜が逆転する。不眠症。夜間せん妄が出やすい。
> 不安・焦燥：落ち着かない，イライラしやすい。
> 徘徊：落ち着きなく歩きまわる。外に出ようとする。いくつかのタイプがある。
> 攻撃性：叩くなどの暴力，ののしるなどの暴言，大声を上げるなど。
> 介護抵抗：入浴や着替えを嫌がったり拒否する。食事拒否，服薬拒否もある。
> その他にも，食行動異常（異食，過食，こだわり），夕方の不穏行動（夕暮れ症候群），不潔行為，弄便，収集癖，つきまとい，危険行為，感情失禁などがある。

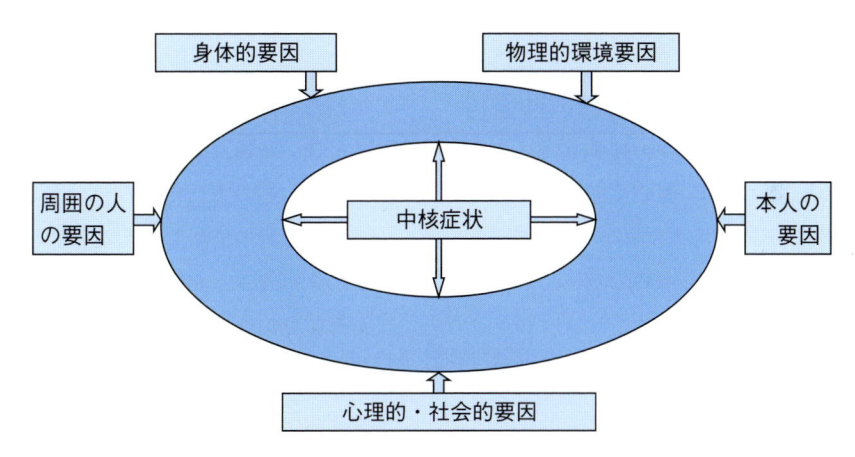

図3-4 周辺症状（濃い青色部分）を生み出す要因

まざまなものがある。最近は周辺症状をBPSD (Behavioral and Psychological Symptoms of Dementia：認知症の行動・心理症状) と呼ぶことも多い。周辺症状（行動障害・心理症状）を生み出す要因としては図3-4に示すように，①中核症状が原因になって生じるもの，②身体的，心理・社会的，物理的環境などの要因，介護者など（STも含まれる）の周囲の人の要因，本人の要因などが加わって二次的に生じるものがある。例えば，財布を置いたところを忘れて捜しているうちに，「盗られた」と思い込んでしまう。入所で新しい環境になったのに家に帰ろうとしたり，「お風呂ですよ」と見知らぬ職員に声をかけられて抵抗する。痛みや便意がある（伝わらない）な

どの身体的状況，否定や禁止などの介護者の不適切な対応が興奮や攻撃につながる。元々の性格傾向が強まり暴力的になる。いすもソファーもない施設の長い廊下が歩き続けることを助長することもある。

山田（2007）は，身体的要因として水分・電解質の異常，便秘，発熱，痛み，薬の副作用など，心理・社会的要因として不安，孤独，恐れ，過度のストレス，無為，プライドの失墜など，物理的環境要因として不適切な環境刺激（音，光，陰，空間の広がりや圧迫）などをあげている。コミュニケーションの障害（不全感）も要因に含まれる。室伏（2008）はBPSDの成り立ちには，①脳因性要因－意識障害，知的機能障害，感情や欲

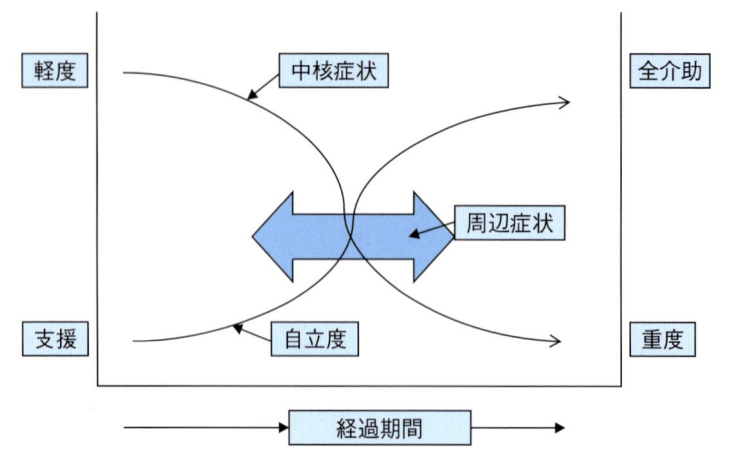

図 3-5　アルツハイマー型認知症の症状・経過（イメージ）

動の発動性の障害，日内リズムの変調，②状況因性要因－身近な人との人間関係，処遇状況への不適応，認知症の勘違い言動，無自覚さがあり，状況因性の方がはるかに多く（8割），両者が組み合わさっている場合も少なくないと述べている。認知症の諸症状や行動は認知症者のコーピング（人それぞれの対処戦略）の結果とも考えられる（小澤，2005）。

　周辺症状は必ず出現するとは限らず，現れても人それぞれである。認知症の診断上その有無は問われない。認知症の重症度とも相関しないが，表3-7，図 3-5 に示すように中期（中等度）には生じがちである。周辺症状はまた介護者（家族ら）を悩ませ，介護者の「うつ」や本人への虐待につながったり，本人の受診や入院・入所の契機になりやすい症状でもある[脚注]。

　周辺症状について，治療やケアの場での基本的理解には次のようなものがある。

　①中核症状がもたらす不自由，失敗の繰り返し，周囲の不適切な対応，自尊心の低下，困惑と混迷，自分なりに適応しようとする努力，ストレスなどの結果の表れである。

　②水分，便通，薬，痛み，睡眠，周囲の人，環境などの問題の表れである。

　③認知症者の立場で考えると，理解でき，解釈でき，説明でき，原因があり，理由がある。

　④適切な治療や環境の調整，対応やケアの修正などによって減らすことが可能である。

3 認知症と検査・評価

　認知症の検査・評価には，脳の画像診断，知的機能検査－改訂長谷川式簡易知能評価スケール（HDS-R），MMSE（Mini-Mental State Examination），WAIS-R，WMS-R（Wechsler Memory Scale-R；ウェクスラー記憶検査）など，行動の状態の評価（観察法）－CDR（Clinical Dementia Rating；臨床的認知症尺度），FAST（Functional Assessment Staging）などがある。実施にあたっては，聴力・視力・言語機能などの状態，教育的背景，実施場所や時間，誰からの情報かなど考慮する点も多い。家族や介護スタッフからの情報は欠かせない。画像診断はいつでも，どこでも，どんなものでもできる状況ではない。画像所見と症状が一致しない，脳病変を認めないことも

[脚注] 筆者は「認知症の本人と家族の会」の支部のつどいに参加しているが，家族が語る悩みとしては，さまざまな周辺症状とそれに対する困惑が多い．

リハビリテーションの多彩な展開と可能性を探る

言語聴覚士・学生のためのテキストのご案内

協同医書出版社

言語聴覚療法臨床マニュアル 改訂第3版

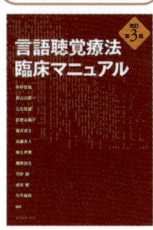

平野哲雄・長谷川賢一・立石恒雄・能登谷晶子・倉井成子・斉藤吉人・椎名英貴・藤原百合・苅安 誠・城本 修・矢守麻奈●編集

言語聴覚士が臨床において必要な知識と技術を網羅した「茶本」を全面的に刷新した改訂第3版．言語聴覚士を目指す学生にとって，資格取得のための重要な一冊であるとともに，臨床現場でも活用できることを考慮しています．各章では，臨床の流れを図で示し，臨床の進め方が手に取るように分かるようになっています．

B5判・568頁・2色刷　定価(本体6,800円+税)　ISBN 978-4-7639-3049-1

脳卒中後のコミュニケーション障害 改訂第2版

成人コミュニケーション障害者のリハビリテーション：失語症を中心に

竹内愛子・河内十郎●編集

脳卒中後の患者のコミュニケーション障害を正しく理解し，適切な援助を行うための参考書としてわかりやすく解説しています．

B5判・378頁・2色刷
定価(本体5,600円+税)
ISBN 978-4-7639-3047-7

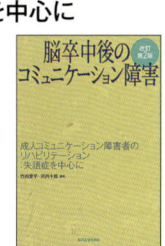

言語聴覚士のための 摂食嚥下リハビリテーションQ&A

臨床がわかる50のヒント

福岡達之●編著　今井教仁・大黒大輔・齋藤翔太・杉下周平・南都智紀・萩野未沙・宮田恵里・渡邉光子●著

摂食嚥下リハビリテーションにおいて，言語聴覚士が問診，検査，評価，訓練を行うために必要なポイントを50のQ&Aにまとめました（意識レベルと呼吸状態はどのようにみる？／見逃してはいけない嚥下障害の症状は？／嚥下造影検査の目的と評価のポイントは？　ほか）．

B5判・180頁・2色刷　定価(本体3,200円+税)
ISBN 978-4-7639-3052-1

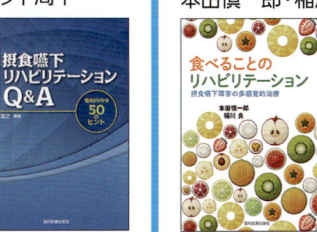

食べることのリハビリテーション

摂食嚥下障害の多感覚的治療

本田慎一郎・稲川 良●著

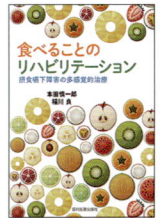

本書は，食べることの多感覚性に目を向けて脳－身体（口腔器官）－道具・言語の相互作用を解釈しつつ，患者の病態をどう評価し治療していくか，具体的に提示しています．

A5判・286頁・2色刷
定価(本体4,000円+税)
ISBN 978-4-7639-3057-6

言語聴覚士のための パーキンソン病のリハビリテーションガイド

摂食嚥下障害と発話障害の理解と治療

杉下周平・福永真哉・田中康博・今井教仁●編集

パーキンソン病患者のリハビリテーションを行う言語聴覚士に必要な知識と技術を40の項目に凝縮

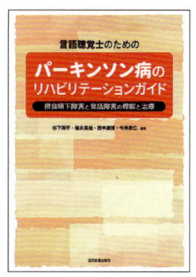

パーキンソン病患者の摂食嚥下障害と発話障害に対して，言語聴覚士がリハビリテーションを行うために必要とされる病態，薬剤，リハビリテーション，外科的治療，栄養，認知症，解剖に関する基本的な知識とともに，具体的な訓練や評価法など，臨床で言語聴覚士が活躍するために必要とされる知識と技術を網羅しています．最新の情報についても，臨床で活用できる情報を数多く紹介しています．

B5判・160頁・2色刷　定価(本体3,400円+税)　ISBN 978-4-7639-3056-9

時代の要請に応える新テキストシリーズ ラーニングシリーズIP

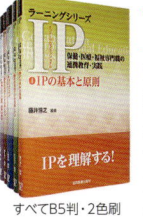

インタープロフェッショナル【全5巻】

保健・医療・福祉専門職の連携教育・実践

近年，保健・医療・福祉領域において，さまざまな専門職が互いの専門性について学ぶ「IPE（多職種連携教育）」と「IPC・IPW（多職種連携協働・実践）」の総合的な教科書です．

すべてB5判・2色刷

❶ IPの基本と原則　藤井博之●編著
112頁　定価(本体2,000円+税)　ISBN 978-4-7639-6029-0

❷ 教育現場でIPを実践し学ぶ　矢谷令子●編著
132頁　定価(本体2,800円+税)　ISBN 978-4-7639-6030-6

❸ はじめてのIP　大嶋伸雄●編著
連携を学びはじめる人のためのIP入門
240頁　定価(本体2,600円+税)　ISBN 978-4-7639-6031-3

❹ 臨床現場でIPを実践し学ぶ　藤井博之●編著
128頁　定価(本体2,800円+税)　ISBN 978-4-7639-6032-0

❺ 地域における連携・協働 事例集　吉浦 輪●著
対人援助の臨床から学ぶIP
168頁　定価(本体2,400円+税)　ISBN 978-4-7639-6033-7

失語症臨床ガイド　　竹内愛子●編集
症状別―理論と42症例による訓練・治療の実際

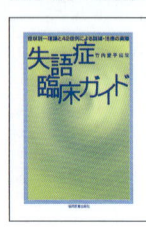

B5判・368頁　定価（本体5,500円+税）
ISBN 978-4-7639-3037-8

失語症臨床において，患者の訓練・治療に必要な知識と方法を提供するガイドブックです．最新の文献に基づいた「概説」と，実際の症例に対しての「症例紹介」が，経験豊富な臨床家によって執筆されています．実習に臨む学生や，臨床経験の浅い言語聴覚士にとって，失語症臨床を考えるための具体的な材料を提供しています．

言語障害の研究入門　　伊藤元信●著
はじめての研究　そして発表まで

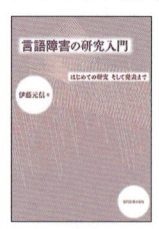

A5判・200頁　定価（本体3,000円+税）
ISBN 978-4-7639-3044-6

はじめて研究に向き合うときの意識の持ち方や研究課題の見つけ方，研究の結実の証となる専門学術誌への論文掲載までをわかりやすく解説した，言語障害研究の入門書．これから言語障害の研究をはじめようとする専門家のみならず，研究について悩みをもつ専門家にも，大きな手助けとなる一冊です．

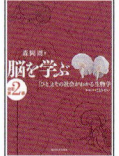

▶森岡 周のレクチャー・シリーズ

脳を学ぶ　改訂第2版　　森岡 周●著
「ひと」とその社会がわかる生物学

神経科学の基礎から「社会脳（ソーシャルブレイン）」まで，初版のボリュームを倍増させて脳科学学習の全領域をカバーした充実の内容です．

A4判・142頁・2色刷（付録紙工作4色刷）　定価（本体3,400円+税）
ISBN 978-4-7639-1073-8

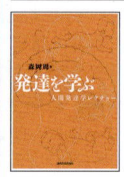

発達を学ぶ　　森岡 周●著
人間発達学レクチャー

発達を複数の視点から理解する方法を，わかりやすく解説しています．発達学の教科書で手薄だったブレインサイエンスの理論的根拠も漏れなく解説．

A4判・164頁・2色刷　定価（本体3,400円+税）
ISBN 978-4-7639-1077-6

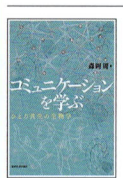

コミュニケーションを学ぶ　　森岡 周●著
ひとの共生の生物学

人間とその社会との成り立ちをコミュニケーションという観点から解説．従来のコミュニケーション理解をさらに一歩進めた新しいコミュニケーション学．

A4判・140頁・2色刷　定価（本体3,400円+税）
ISBN 978-4-7639-1083-7

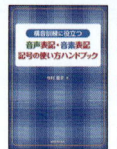

構音訓練に役立つ　　今村亜子●著
音声表記・音素表記　記号の使い方ハンドブック

A5判・148頁　定価（本体2,200円+税）
ISBN 978-4-7639-3051-4

[ ]と／／を正しく使い分けて，構音訓練の記録をつけることができるようになるための必読書です．日々の訓練に役立つ理論と方法を，Q&Aや具体例を交えて解説．

この道のりが楽しみ　　平澤哲哉●著／大西成明●写真
《訪問》言語聴覚士の仕事

A5判・188頁　定価（本体2,000円+税）
ISBN 978-4-7639-3048-4

早期退院の流れのなか，失語症を抱えた患者さんへの在宅ケアがいっそう重要になっています．在宅ケアに関心のある言語聴覚士の方，必読です．

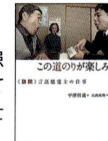

失語症の認知神経リハビリテーション
カルロ・ペルフェッティ●編著
小池美納●訳　宮本省三●解説

失語症を失行症と同様に「高次脳機能障害」の別の病態として捉え直し，その分析と具体的な治療方法を解説．

B5変判・216頁　定価（本体4,000円+税）
ISBN 978-4-7639-3055-2

言語聴覚士のためのAAC入門　　知念洋美●編著

B5判・256頁・2色刷　定価（本体4,000円+税）
ISBN 978-4-7639-3054-5

言語聴覚士に必要なAAC（拡大・代替コミュニケーション）の知識，技術，最新情報を網羅した一冊．AACの定義，構成要素や導入の流れを概観したうえで，臨床でAACを活かすためのヒントを数多く示しています．

リハビリテーションのための脳・神経科学入門　改訂第2版　　森岡 周●著

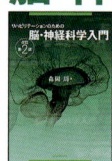

A5判・244頁　定価（本体2,800円+税）
ISBN 978-4-7639-1079-0

リハビリテーション専門家にとって必須の脳・神経科学の知見を紹介した初版を，9割近くの内容を一新して大改訂！

書籍のご注文にあたって
- 掲載書籍は全国の医学書専門店，弊社常備特約店で取り扱っております．店頭にない場合は，専門店や特約店に限らず，その他の書店につきましてもご注文いただければお取り寄せが可能です．
- お近くに書店がない場合は，直接弊社へご注文ください．また，弊社ホームページ上からもご注文いただけます．書籍をお送りする方法には，①郵便振替用紙での払込後に郵送，②代金引換の宅配便，がございます．なお，①②とも送料をご負担いただきますので，予めご了承ください．
- 表示の価格は本体価格です．別途，消費税が加算されます．
- 落丁，乱丁などの事故品は，ご購入書店または弊社でお取替えいたします．

ご用命はぜひ当店へ
取り扱い店

■各種お問い合わせはこちらまで

株式会社 協同医書出版社
〒113-0033　東京都文京区本郷 3-21-10

電話　▶03-3818-2361（代表）
FAX　▶03-3818-2368（代表・編集部）
　　　▶03-3818-2847（営業部）
郵便振替　▶00160-1-148631
E-mail　▶kyodo-ed@fd5.so-net.ne.jp（編集部）
　　　　　kyodo-se@fd5.so-net.ne.jp（営業部）
HP　▶http://www.kyodo-isho.co.jp/

表 3-10　認知症の原因と種類

1. 変性疾患 (1) アルツハイマー型認知症（アルツハイマー病） (2) 非アルツハイマー型認知症： 　①レビー小体型認知症 　②前頭側頭葉変性症―前頭側頭型認知症・進行性非流暢性失語・意味性認知症 　③嗜銀顆粒性認知症 　④神経原線維変化認知症 　⑤パーキンソン病，進行性核上性麻痺，大脳皮質基底核変性症，ハンチントン病など
2. 脳血管障害 　①脳血管性認知症　②ビンスワンガー型認知症
3. その他の疾患：感染性疾患 (クロイツフェルト・ヤコブ病など)，頭蓋内病変（正常圧水頭症，慢性硬膜下血腫など），代謝・内分泌障害（甲状腺障害など），中毒性疾患など
4. 混合型認知症（「アルツハイマー型認知症＋脳血管性認知症」など）

ある。画像診断は原因疾患や部位・範囲，認知症タイプを推定するのに有用であるが，認知症の重症度を判定するものではない。長い経過の中では，認知症者の過ごす場所も症状も変わることがあり，適宜再診断することも必要である。

4 認知症の原因と種類

認知症の原因と種類には，表 3-10 のようなものがある。これらには，原因疾患の治療により改善する可能性のあるものも含まれる（認知症は従来不可逆的で治癒不能とされていた）[脚注1]。

認知症の直接的な原因ではないが，廃用症候群，長期臥床，栄養障害などの身体的要因，入院，転居，配偶者の死などの環境や人間関係の変化，身体的・精神的ストレスといった社会的・心理的要因が，認知症の症状を増悪させたり変容させたりすることがある。

5 認知症型に特有な症状・経過

認知症の種類（表 3-10）の中のいくつかについて，それらに特有な症状や経過を以下に示す。記憶障害などが初期には目立たず，後に記憶障害などが目立ってくるという経過をたどる認知症もある[脚注2]。

❶ アルツハイマー型認知症

発症時期は明確ではなく，徐々に進行する。全体の経過期間は 3 年から十数年にわたるといわれ，経過期間を重症度や出現する症状の特徴などから，前期（軽度），中期（中等度），後期（重度）の 3 期に分けることが多い。前期は 2〜3 年，中期は 4〜5 年，後期は 2〜3 年とされるが，個人差が大きい。加藤（2003）は経過をその特徴から，「1 期：健忘期－体験全体のもの忘れ」「2 期：混乱期－行動障害（BPSD）の出現」「3 期：認知症期－常時ケアが必要」に分けている。正常高齢者と認知症者の境界領域に MCI（Mild Cog-

---

[脚注1] 認知症の種類ではないが，65 歳未満で発症した場合を「若年性認知症」とも呼ぶ．

[脚注2] 認知症の類型には変遷や分離の試みがみられ，今後も修正や追加がされる可能性がある．

nitive Impairment：軽度認知障害）が提唱されている。表3-7に，IADL（手段的日常生活活動－買い物，金銭管理など），ADL（日常生活動作－食事動作，衣服着脱など），介護状況（介護度）の項も加えて，アルツハイマー型認知症の症状と経過を示した。身体的な機能低下は中期後半までは目立たないが，後期には徐々に全介助の状態になり認知症は全般的になる。

❷ 脳血管性認知症

急に発症することが多く，脳の損傷部位や広がりに対応した運動障害や高次脳機能障害を伴うことも多い。再発を繰り返すと階段状に認知症も悪化する。再発しなければ軽度にとどまることも多い。日時の見当識の誤りが多く，初期には自発性の低下，感情失禁，不眠，不穏などの症状が目立つ場合もある。もの忘れの自覚はしばらくある。多発性脳梗塞では1年から数年かけて認知症が形成される。パーキンソン症候群では軽度認知症を伴うことがある。運動障害が重度で高齢者の場合，廃用性の低下をきたし認知症が悪化することもある。経過によってはアルツハイマー型認知症との混合型認知症になることもある。

❸ レビー小体型認知症

初期から抑うつや幻覚（特に幻視）・妄想や不安といった，いわゆるBPSDが目立つことが多く，初期には記憶障害はあっても比較的軽く，いわゆるMCIのレベルであることが多い（小阪，2010）。進行とともに記憶障害も目立ち認知症がはっきりしてくる。パーキンソン症状がしばしば現れ，転倒や転落を起こしやすい。寝たきりになるのが早いこともある。カプグラ症候群（"この人は夫にそっくりだけど夫は別のところにいる"），レム睡眠関連行動異常（夢に合わせて声をあげ歩く）などもみられる。話が通じなくなることもある。

❹ 前頭側頭型認知症

ピック病が代表的である。記憶障害と見当識障害は初期には比較的保たれる。店の商品を勝手に食べる，万引きや無銭飲食をするなどの反社会的行為や行動抑制の困難が目立つ。思いやりにも欠ける。決まった時間に決まったことをする（時刻表的生活），常同行動（毎日同じものを食べる），滞続言語なども特有な症状である。自発性や関心の低下が目立つタイプもある。局所神経徴候は初期にはみられない。

❺ 進行性非流暢性失語

スムーズに話せない（運動性失語様），ことばがだんだん出ない，さらに無言に至るという進行性を示す。物事の理解はよく，一定の対応力がある。「認知症」像とは異なる印象。

❻ 意味性認知症

「電話って何ですか？」と電話ということばは分からないと言うのに，生活場面では電話を使っている。比喩表現の理解ができない。語義失語（語の意味の理解の障害）に類似する。井村ら（1965）は，「語義失語の病像には，痴呆と重複していると思われる一面がある（見ようによっては一種の痴呆）」と述べている。

❼ 嗜銀顆粒性認知症（嗜銀性グレイン病型認知症）

嗜銀顆粒はアルツハイマー型認知症などにも出現するが，嗜銀顆粒だけがたくさんできて認知症を生じる。認知症の程度は軽く，進行も遅い。MCIの原因疾患の1つとして取り上げられてきている。

6 認知症と言語障害・言語症状

　認知症に現れる言語障害を「失語症」とすることが適切なのかという問題がある。波多野(1997)は、「痴呆における言語障害を一般的なかたちで述べることは容易ではない、他の種々さまざまな心的機能障害群が言語に反映して現象が複雑化し、個々の障害の輪郭が不明瞭になることが多い」と述べている。波多野はまた、アルツハイマー型認知症では一定の段階になると言語障害がみられ、失名辞失語様－超皮質性感覚失語様－ウェルニッケ失語様－全失語の状態に移行するとしている。BensonとArdila(1996)は、アルツハイマー型認知症は失語症様の障害を呈するが、典型的な失語症ではなく、進行の段階により異なった失語症に類似した症状を呈するとし、前期・中期・後期の言語と発話の特徴を列記している。表3-11に言語と発話の特徴を示す。経過とともに検査自体に適応できなくなってくるので、言語障害の量的な把握よりも症状特徴の記述が大切になる。前頭側頭葉変性症による認知症の一部に、原発性（緩徐）進行性失語や語義失語に類似した症状を示すものがあるが、その異同については明確ではない。脳血管性認知症については、病変の場所がどこかという要素が大きく、「失語症」や運動障害性構音障害を生じることがある。脳血管性疾患の発症以前に認知症がある場合、言語障害の有無や状態を把握する必要もある。

7 認知症者の言語機能・コミュニケーション能力の評価

　認知症者の言語機能・コミュニケーション能力そのものを評価する、一般性の高い評価法は本邦ではまだみられない。認知症者の言語機能・コミュニケーション能力を把握するための基本になるのは、本人とのインタビューややりとり、場面観察、家族などからの情報である。「3 認知症と検査・評価」の項(126頁)にあるHDS-RやMMSEは質問形式であり、聴く・話すなどの言語的内容を含む。観察方式でも会話や社会的交流の項目があったり、CDRでは本人への質問もある。これらを通して言語機能やコミュニケーション能力の状態を伺うこともできる。これらに加えて、SLTAなどの失語症検査などを用いて評価しているのが実際であろう。しかし、失語症検査などは検査項目が多く時間がかかるため、すべてを実施するのが難しい場合も少なくなく、結果や取り組みの安定性・一貫性に問題が出ることもある。時には怒りにつながったり拒否されることもある。そのため、簡便で短時間に実施できる負担

表3-11　アルツハイマー型認知症の言語・発話の特徴
（BensonとArdila, 1996）

＜前　期＞	＜中　期＞	＜後　期＞
喚語困難	言語理解の低下	重度な失名詞
軽度な理解の低下	空虚な発話	反響言語
意味性錯語と迂言	音韻性錯語	反復言語（同語反復）
良好な復唱	復唱の長さの減少	語間代
音韻面は保持	文法的に単純化	半緘黙→全緘黙
文法面は保持	読み書きの障害	読み書き不能
正常な構音	発話の声量・明瞭度の減少	運動性構音障害
読解より音読の方が良い		
軽度な書字障害		

の少ない評価法の開発が最近検討されてきている。例えば，町田ら(2003)の開発した「ミニコミュニケーションテスト－MCT」は，聴く・話す・読むの評価に重点を置き，名前・年齢・出身地・日付・時間的見当識・発声持続・数唱・復唱・呼称・口頭命令・語列挙・情景画の説明・短文の音読の13項目で，個々の問題数も少なくした構成になっている。平均実施時間は約7分であったという。

8 認知症者と会話－その可能性と必要性

一見楽しげに談笑しているが，かみ合っていない認知症者同士の会話を偽会話ともいう。共に楽しむ，個々の話す活動の機会として意義があるとされる。阿保(1993)は，認知症者同士のかかわりをコミュニケーションという観点からみると，

①「意味」に関心づけられる（まとまらない内容であるのに，それでも内容を理解し合おうとする）。

②「意味」をあえて問題にせずかかわること自体を目指す（内容にはこだわらずコミュニケーションしている，ことばを交わしている，という形・形式が共有できればよい）。

③かかわりへの関心だけに支えられる（会話などを実際にしなくても，できなくても，誰かと一緒にいる，他者とかかわっているだけでよい）。

の3つのレベルがあるとしている。（　）内の表現は筆者の解釈である。

室伏(2008)は，認知症の症状には認知症というハンディキャップを持ちながら生きる感じ方，考え方，悩み方などのその人の心が表されていて，これは検査などから得られるものではなく，付き合いでの会話や言動から理解し把握されるものであると述べている。浜田(1999)は，身体をつきあわせて生きる他者とのあいだの＜見る－見られる＞という能動－受動の関係は，人間関係の原初であると述べている。会話もその1つである。当然のことであるが，会話，コミュニケーション，やりとりは相手があって初めて成立する。水谷(1997)は，①コミュニケーションの基底をなすものは会話である，②会話は合意の形成や情報の伝達といったコミュニケーションの外部に設定された目的をもたない，自己目的的なコミュニケーションである，③自己目的的な会話と何らかの目的をもったコミュニケーションとは「基づけ」の関係にあると述べている。これに関連して木下(2004)は，デイケアでの事例M（85歳，女性，認知症は夫の死後出現）との会話の試みを報告している。Mはデイケアでは，孤立化とすぐ帰りたがる帰宅願望が問題になっていた。木下はMが1人の時，Mのいる場所で21回の会話を試み，その後Mが帰宅願望を出さなくなったのは，「ここに居てもよい」という安心感が生まれたからではないか，その変化は「目的のための会話でなく，話したい時に話したいことを自由に話してもらう，後続発話を生むことを最優先し，自由な発話を妨げることは可能な限り控える」という会話のスタンスをとったことにあったのではないかと考察し，自己目的的な会話の効果を実感するようになったと述べている。

筆者がかかわったBさん（80歳，女性，脳梗塞で入院，夫の死後認知症が目立ってきた）は，夫の死を覚えていない，病室なのに自宅にいるかのように言う，夕方になると帰ろうとする，いないのにそこに赤ん坊がいると言うなどの認知症の症状が伺われた。しかしその一方で，次のような言動もみられた。

●夕食後看護師に"あんたの子どもは食べたの？"と聞き，「これからです」に"それじゃあ遅くなるね，早く帰りなさい"と言う。

●筆者がマスクをして同室の別の患者さんと話していると，"じろうさん，じろうさん"と何度も呼びかけてくる。"あえー，知らないふりして"と怒り出す。そちらを見ると"おや，いいふりして，マスクかけてたね"と笑う。

無視していると怒ったり，優しさやひょうきんさもあったりと，Bさんは相手がいると生き生きとしているようにみえた．相手が先生であれ看護師であれ特に構えることもなく，以前からの知り合いのようにやりとりする姿は，Bさんの変わらない姿なのかもしれないと思われた．機会を重ねるにつれて，筆者をいつも"じろうさん"と呼び，特定の人という扱いになっていった．筆者はデイサービスセンターで，話し相手のボランティア（STとしてではなく）を行っている．通所間もないある認知症の利用者と毎回30分ほど話をしているが，徐々に話す量や声の大きさが増し，他の利用者との橋渡しをしているうちに，話しかけることも話しかけられることも増えていった．筆者についての認識も，"すぐ忘れるけど，何だか聞いたことのある声だなあ"になっていった．

阿保（2004）は，「痴呆老人が交わす言葉は，それが指し示す内容が抜け落ちているが，言葉を交わすという行為自体は非常によく保たれていて，会話の形式が際立っている」「かかわる立場の人は，とにかく聴く耳をもつこと，そして何でもいいから返事をしていくことが大切であり，その後のことは本人に任せればよい」と述べている．室伏（1990）は認知症高齢者に，ペースに合わせることを基本によく付き合っていくと，内容的にも表現的にもよいものが加わりなじみにもなると述べている．その人がいる場所で，寄り添う形で，どんな話も受け入れて，無理はしないで，なにより継続的にかかわるというかかわり方は，認知症者の会話の可能性を拓き，認知症者に必要なものになり得るといえよう．

北川（2007）は，認知症高齢者との言語的コミュニケーションの可能性と必要性について，

①その時の状況やコミュニケーション能力にふさわしい複雑さあるいは選択肢を備えた会話を有効に活用することは，言語機能の維持だけでなく利用者の自尊心の保持にも貢献する．

②発したメッセージに刺激され触発された援助者が，その楽しさを率直に自分のメッセージにのせて伝えるといったごく普通の会話がちりばめられていることが，コミュニケーションへの意欲の保持に貢献する．

③コミュニケーションを援助することは人とかかわる，人と話す，声を出すことへの意欲を萎えさせない，発語発声機能の衰退を抑止する活動でもある．

などをあげている．

9 認知症者とST

本多（2007）は，STの認知症へのかかわりについて調査している．それによると，①認知症をともなう例が言語訓練対象者の半数前後かそれ以上という回答が多く，認知症へのかかわりが日常的にある，②かかわりの内容では摂食・嚥下障害の評価が最も多い，③認知症にともなうコミュニケーションや生活上の障害についてもかかわるのがよいという意見が多い，④評価や訓練の方法，標準的モデルや指針の必要性，制度・環境面の限界など課題や悩みがある，などの結果であった．そのうえで，ST自身が自らの専門性のよりどころは，認知，言語，摂食・嚥下，聴覚といった広い範囲にあることを自覚し，認知症臨床の中でSTが役に立てる場を積極的に開拓していく姿勢の重要性を指摘している．STが認知症者と出会う機会は今後確実に増加する．STが，どこにかかわり，どのように機能し，どのような役割を果たしていくのか問われている．

STが認知症者と出会う場は，病院（急性期・回復期・維持期：入院・外来），入所施設（介護老人保健施設・特別養護老人ホームなど），通所施設（デイケア・デイサービスなど），在宅・訪問，地域などさまざまである．各々の出会いの場で，①言語障害の評価，②認知機能などの検査，③合併した場合の失語症・構音障害・嚥下障害な

どの評価や援助，④回想，音楽，趣味，園芸，家事などのさまざまな素材やアクティビティの場を活用したコミュニケーション活動，⑤コミュニケーションの状態や方法などの周囲（家族や介護者）への情報提供や助言，⑥コミュニケーションやかかわり合いの橋渡しや促し，⑦環境の調整や整備など，STとして求められること，できること，したいことに取り組むことになる。

認知症は長い経過をたどる。個々のSTは，どのような場にいるのかによって，その取り組みの中心になるものは異なり，状況に応じた柔軟な対応（力）が求められる。同時に，認知症者との出会いがどこであっても，認知症者とかかわるSTは，常に一人ひとりの「認知症を生きる不自由とは何か」を考え，一人ひとりの会話の可能性と必要性を求めていくスタンスを有したい。

3 右半球損傷後のコミュニケーション障害

　従来，言語治療の対象となってきた右半球損傷後の言語障害といえば，右利き交叉性失語や非右利き者の失語，ディサースリア（dysarthria，運動性構音障害）であった。近年，これらの言語障害とは異なった種類のコミュニケーション障害が明らかにされ，注目を浴びている。左半球損傷によって引き起こされる失語症の症状として，音韻面，意味・語彙面，統語面といった言語の基底的な障害があげられるが，右半球損傷後では，こうした基本的な言語機能は保たれているものの，言語の運用面での障害が生じることが確認されている。言語的な情報処理にはほとんど問題がないにもかかわらず，「話のピントがあわない」「話にとりとめがない」「こちらが尋ねたことと関係のない答えがかえってくる」ということばで表現されるような障害がみられ，日常のコミュニケーション場面でトラブルを起こすことも少なくない。介護場面では介護者の負担感を増悪させる要因の1つになっているという報告（山崎ら，2000）もある。

　右半球損傷後のコミュニケーション障害には，右半球固有の機能障害が深く関わっていると考えられている。例えば，右半球損傷者に非失語性の呼称障害がみられることがある。失語症による呼称障害とは異なり，あるカテゴリー（病気や障害に関連する事物）に限局した呼称で奇妙な反応がでるといわれる。この症状を示す右半球損傷者は，病態失認，強い作話傾向などがあり，このような非言語面の障害と関連した症状であると考えられている（森と山鳥，1982）。本項では，まず右半球損傷により生じる非言語面の障害について簡単に触れてから，コミュニケーション障害について詳しくみていくこととする。なお，脳の損傷によって引き起こされるさまざまな機能障害については，第7章にまとめられている。

1 非言語面の障害

　右半球損傷によって生じる主な障害をまとめると以下の通りである。これらは右半球が損傷を受けた場合に出現する可能性のある症状であり，すべての患者に必ず起こるということではない。

❶ 半側空間無視

　半側空間無視とは，病巣がある大脳半球と反対側の刺激に対して，それを発見して報告したり，反応したり，その方向を向いたりすることが障害される病態である（Heilmanら，1993；石合，2003）。半側空間無視は急性期を除けば右半球損

傷後に生じる左半側空間無視がほとんどであり（石合，2008），右半球損傷者に比較的よくみられる症状といえる。

半側空間無視があると，食事・着衣・移動・読字・書字など日常生活のあらゆる場面で困難を引き起こすことになる。

❷ 全般的な注意障害

左右半球のどちらが損傷されても注意障害は出現するが，右半球損傷の場合，重症度・頻度とも左半球損傷に比べてやや高くなる傾向にある（長谷川，2001）。右半球損傷により，刺激に対する覚醒レベルの低下，注意持続の障害，選択的注意の障害，注意の配分の障害など，さまざまな注意障害が起こることが知られている。注意は他の認知機能の根幹をなす基本的な機能であり，それが障害されると，認知とコミュニケーションに重大な影響を及ぼすことになる。

❸ 身体認知の障害

自己の身体像に関する認知の障害で，身体の一側にみられる片側身体失認と両側にみられる両側身体失認がある。原則として，左半球損傷の場合は両側性の身体失認が生じ，右半球損傷では反対側の半側身体失認が生じることが多い（原と村山，2008）。片麻痺の存在を否定する症状（狭義の病態失認）のほかに，身体の半分が喪失したと訴えたり，半側の上下肢を使おうとしないなど，半身が存在しないかのような行動をとることがある。

❹ 相貌認知の障害（相貌失認）

家族や友人など熟知した人の顔が誰であるか認知できなくなる症状である。声をきけばただちにわかり，またその人の髪型や衣服など顔以外の特徴から判断することはできる。

❺ 地誌的障害（地誌的失見当）

自宅や熟知した場所で道に迷ってしまう症状であるが，見慣れた建物を同定できない街並失認と，目的地までの道順や方角がわからなくなる道順障害という2つに分けて考えられることが多い（高橋，2001）。

❻ 構成障害

上肢や手指に運動障害，感覚障害がないのに，絵や図を模写したり積み木を組み立てるなどの構成行為が障害される。左半球損傷では全体的な空間関係は保たれるが細部の省略や簡略化がみられる傾向があるのに対して，右半球損傷では細部にこだわってしまい形態全体を大まかに把握するのが苦手であると，左右半球間で差がみられるとする報告が多い（平林ら，2008；坂爪，2003など）。図3-6は右半球損傷者による立方体の模写例である。立体的に描かれているものの，立方体の各々の面の把握が不正確で歪んだ図形となっている。

❼ 情動・感情の障害

右半球損傷によって起こる感情面の変化として，感情の平板化，無関心，他者の感情に対する感受性の低下などが報告されている。ことばで伝えられる場合だけでなく，顔の表情やジェスチャーなど非言語的な手段で伝えられる情動的な内容を理解したり，また表出する能力も損なわれることがある。

❽ 運動維持困難

開眼，開口，挺舌（舌を出す）などの動作を持続的に維持できない症状である。また，それぞれの動作を単独には持続できても，組み合わせて同時にさせると，どちらかの動作が中断してしまうこともみられる。

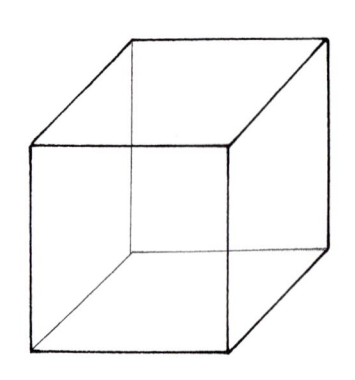

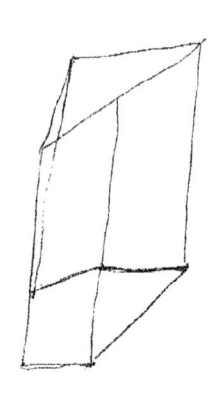

図3-6 右半球損傷者の立方体の模写例
立方体の各々の面の把握が不正確で歪んだ図形となっている

❾ 着衣失行

 日常の着衣動作の自動的で自然な能力が障害され，服の上下，左右，裏表がわからなくなり，衣服を身につけることが困難になる症状である。半側空間無視や他の失行から二次的に起こることが多い。

2 談話の障害

 談話（discourse）とは，「いくつかの文が連続し，まとまりのある内容をもった言語表現」（言語学大辞典，1996）であり，話されたもの，書かれたものの両方が含まれる。談話の研究においては，異なる理論的背景により，その捉え方が異なっている。ことばの仕組みに重きを置く形式（構造）主義的な考え方では，談話を「文よりも大きい言語単位」と捉え，談話文法の規則を探り出そうとするが，ことばの働きに注目する機能主義的な立場では，談話を「実際に使用されている言語」と捉え，言語使用のありかたを研究対象としている。本項では談話を「実際に使用される，まとまりのある意味を伝える言語表現」と捉え，談話レベルの障害についてみていくこととする。

 談話にはさまざまな種類がある。1人が一方的に話したり書いたりする形式として手続き談話，解説談話，物語談話などがあり，また，複数の話者が相互作用を及ぼしながら関わるものとして会話がある。談話が成立するためには背景に何らかの文脈（context）が存在するが，その文脈には言語的なもののほかに，その場の状況や知識といったものも含まれる。言語的な文脈の例をあげてみる。「このパソコンは重い」という発話は，前あるいは後ろにくることばによって意味が明確になる。「持ち歩くのは無理だ」という発話が続くのであれば，「パソコン本体の重量がある」という意味になるが，「電源を入れてすぐ立ち上がりますか」と聞かれたあとであれば「パソコン内部に保存されているデータの量が多くてパソコンの処理に時間がかかる」という意味になる。たいていの場合，言語的な文脈があるはずだが，意味のつながりを示すことばが前後にない場合もある。例えば，倒れて苦しんでいる人を見たときの「呼んでください」という発話は，その場に居合わせた人には救急車を呼ぶことだと解釈できる。これが状況（場面）的な文脈である。

 談話の理解や表出には，こうしたさまざまな文脈を常に考慮する必要があるが，右半球損傷により，複雑な談話状況を適切に処理する能力が低下し，理解と表出の両面に障害が現れることがあ

る。例えば，話し手の真意がわからない，具体的な情報しか頭に入らない，文脈やニュアンスの理解が難しい，小説のテーマや登場人物の関係がつかめない，比喩や皮肉，ユーモアの理解が困難になるなどの問題が認められる。表出面では，聞き手の意向を無視して話しすぎる，話題が飛躍する，重要でない細部の説明にこだわり話が横道にそれる，要点をまとめられない，会話のルールを無視するなどが指摘されている。このような談話の障害は右半球損傷者すべてに生じるわけではないが，右半球損傷後に出現するコミュニケーション障害の中核をなすものである。談話の障害の原因の1つとして，心の理論（Theory of Mind：他者の心的状態を推測し理解する能力）の障害があると考えられ，右半球損傷者対象に研究が行われてきた。Weed（2008）は，心の理論の障害に関する今までの研究論文のレビューを行い，談話の障害の基底には心の理論の障害があるという仮説は完全に実証されてはおらず，今後，課題の種類や難易度などを統制した研究が実施されることが望ましいと述べている。以下に，談話の障害につながる主要な問題点を文献（藤田，2008；Myers，1999；竹内，2002）から抜き出し，まとめる。大まかに5つの問題に分けたが，これらは完全に独立したものではなく，それぞれ相互に関連性があると考えられる。

❶ 推論する能力の低下

談話を理解するためには，場面・文脈に関する情報や話し手が送る言語情報，そして過去の経験や常識などを関連づけ，全体の意味を推論する必要がある。右半球損傷者は単純な推測は可能でも，複数の解釈や修正が必要となる複雑な推論では障害が明らかになる。日常のコミュニケーション場面のみならず，論理的に推理する課題場面でも正しく推論を組み立てられない者がいることが報告されている（石坂ら，1997；Myers，1999；竹内，1995）。石坂ら（1997）は田中ビネー知能検査（1987年全訂版）の「話の不合理」課題を右半球損傷者と失語症者に実施し，その結果を検討した。話のどこが論理的に不適切かを説明させる課題であるが，反応例の一部を以下に示す。

課題：あるデパートで，豊臣秀吉展が開かれました。会場には秀吉が7歳の頃の頭蓋骨と，秀吉が使った鎧や兜，刀が展示されていました。

回答例：その骨だの頭蓋骨だのっては当然だと思いますね。今の時代には…鎧兜は，ちょっと時代がずれてるんじゃないですか。

患者はこの不合理な話を否定するために自分の推論を組み立てる際，「鎧兜」という部分にだけ注目してそれが今の時代と合わないと考え，そこから発想を転換することができず，「7歳の頃」という他の手がかりに気づかないようである。左半球損傷の失語症者では喚語困難や聴覚的理解の低下によると思われる誤りが出現しているのに対し，右半球損傷者は「ずれていて答えの核心に至ることができない」ような答えが目立ち，両群の回答には質的な差異がみられると報告されている。推論は多くの操作を含む複雑な処理であり，注意や記憶といった認知機能と関連していると考えられている。

❷ 中心的なテーマや主要な概念を把握し表出する能力の低下

多くの研究から右半球損傷者は物語や会話などのテーマを理解したり，重要なポイントをおさえ要領よくまとめて話すことが困難になることが明らかになっている（Gardnerら，1983；MyersとBrookshire，1994，1996）。談話では，聞き手も話し手も語彙や文などの細部にこだわらず，全体のテーマを意識する必要がある。右半球損傷者にみられる覚醒レベルの低下，注意持続の障害，選択的注意の障害といったさまざまな注意の障害や，主要なテーマを引き出すために個々の情報を統合する働きの低下が，全体構造を捉えることの障害に関連しているのではないかと考えられてい

る。叙述課題での絵の説明や，実際の状況を解釈する際も同様に，個々の事物から重要な手がかりを抜き出し，それらを統合して全体のテーマを捉えることが必要になる。宮崎ら（2009）は標準失語症検査補助テストのまんがの説明課題「黒猫と白猫」を健常者と右半球損傷者に実施し，右半球損傷者の談話特徴を検討した。黒猫が白猫に魚を横取りされてしまい，魚を手に入れることができなかったという主題について，健常者がすべて言及したのに対し，右半球損傷者の75.7％はこの結末について言及せず，「黒猫が魚を食べ，白猫はそれを見ている」と説明する者が多かったと報告している。また，「魚は消えてしまった」「黒猫が魚の番をしていて白猫から魚を守った」「粉々になったお皿の破片と一緒になり食べられない」など，さまざまな独自の解釈をした者もあったという。物語のテーマを推測するために個々の情報は捉えられても，それらを関連づけ統合することが困難であることが示されたといえる。

❸ 情報内容の質的な低下

　右半球損傷者の中には発話量が少なくおざなりな受け答えをする者もいるが，典型的な発話の特徴としてあげられるのは，冗長で多弁，その割に情報量は少ない，話が脱線したり繰り返しが多いということである。主題とは無関係な細かい説明に終始し，話がとりとめなく続いていき，時には作話がみられることもある。会話の状況に無頓着で，質問されたことを答えるかわりに，話題からそれた独自の考えを言ってしまうなど，効率的なコミュニケーションがとれていないことが多い。市川ら（2009）は右半球損傷者，健常者対象に標準失語症検査のまんがの説明（口頭表出）課題を実施し，その談話を分析した結果，右半球損傷群に冗長性や命題表出の不足など情報伝達効率の低下が認められたと報告している。また，神経心理学的検査の結果を用いて因子分析を行い，談話特徴と各因子との関連性を検討したところ，遂行機能障害やワーキングメモリーの障害，および一般的な知識や語彙の意味処理障害と関連があることが示唆された。標準失語症検査補助テストまんがの説明課題を実施した室井ら（2009）の研究でも，自立語数などの形式的な側面とまんが説明における誤りなどの質的な分析から，右半球損傷群の発話は冗長性が高くなりやすく，効率的なコミュニケーションが行えていないことが明らかにされている。

❹ 言外の（字義通りでない）意味を理解し表出する能力の低下

　日常使われていることばの中には，字義通りの意味を超えた解釈が必要なものが含まれている。例えば，「彼は石橋をたたいて渡る人だ」といえば，石でできた橋をたたきながら渡る人という文字通りの意味ではなく，とても用心深い人だと理解するし，「君は僕の太陽だ」といわれて「生物学的にありえない」という反応はかえってこない。また，「この部屋は暑いわね」という表現にはただ単にこの部屋の温度が高くて暑苦しいという意味だけではなく，暑いので窓を開けて欲しいという間接的な要求が含まれていることもある。このようなことわざ，慣用句，比喩，間接発話行為，皮肉などは，文字通りではない意味をもち，文脈に依存して使用されるが，右半球損傷者の中には，こうした言外の意味を理解することが困難になる者がいる。例えば，「焼け石に水」ということわざの意味を尋ねられたある右半球損傷者は，「いくら石を冷やそうにも水で石をさまそうとしてもなかなか冷やせません。」と説明している。具体的にはどういうことかと促されてはじめて「こうと思ったこと絶対に曲げない，そういう主張意志を」と再解釈をしているが，正確な意味にはたどりつかなかった。慣用句や比喩の理解を検討するために慣用句と線画とのマッチング課題を用いた研究（MyersとLinebaugh，1981；Rinaldiら，2004；Van LanckerとKempler，

1987；Winner と Gardner，1977 など）によれば，右半球損傷者は字義通りの絵を選ぶ傾向があることが示されている。絵を用いる代わりに，慣用句の意味を説明する句を選択肢から選ぶ課題を実施した研究（山澤ら，2003）では，失語群と右半球損傷群間に正答数の分析では有意差は認められなかったものの，誤答分析の結果，右半球損傷群は字義通りの誤答を選ぶ割合は失語群より高く，「上司にごまをする」「子どものいたずらに手を焼く」という慣用句は，右半球損傷群のみに字義通りの誤答がみられた。言外の意味を処理するには，言語的な情報と文脈情報を統合し，推論を修正していくことが要求されるが，言外の意味を適切に処理できない要因として，注意の容量の低下，複数の意味を活性化できないこと，不適切な別の意味を抑制できないことなどが考えられている（Myers，1999）。

❺ コミュニケーション文脈への感受性の低下，会話技術の障害

コミュニケーションの語用論的な側面に関する障害といってもよいであろう。右半球損傷者は言語的，状況的文脈や会話の慣習的なルールに無関心で，日常のコミュニケーションが円滑に進まないことが多い。以下に，会話をスムーズに展開するために必要な技術に関する項目を列挙する。

1. **会話の前提**：前提とは発話の中で話し手，聞き手が共通に了解していることをさす。前提が冗長すぎて話がくどくなったり，前提を無視して自分勝手に話を始め何の話かわからなくなってしまう。
2. **話題の開始，保持，転換**：話題を維持し展開していくかわりに，突然関連のない話を始めてしまう。
3. **会話の修復**：言い誤った場合にその間違いを訂正しない。また，話が不明瞭な場合でも確認のための質問をしない。
4. **発話行為**：話の内容について，コメントを言ったり，要請したり，主張するなどの発話行為をとろうとしない。
5. **話者交替**：話し手と聞き手の役割を適切に交替できない。抑揚の変化や休止の挿入，表情の変化などによる交替のサインに無頓着である。
6. **身体的表現の理解と表出**：アイコンタクトが減少し，顔の表情の理解や表出が困難になる。相づちやうなずきなど身体的な表現が減少する。

3 プロソディーの障害

音声言語には2つの特徴が同時に含まれている。母音や子音など個々の音に区切られる分節的特徴と，個々の音を超えた超分節的特徴，つまりプロソディーである。プロソディーとは話しことばのアクセント，イントネーション，リズム，ポーズなどの総称であり，声の高さ，長さ，強さに関連している（杉藤，1992）。プロソディーは基本周波数，持続時間，振幅という音響的パラメータの変化によって表される。プロソディーには，言語学的な情報と感情的な情報を伝える働きがある。文末の基本周波数の変化によって疑問文，平叙文，感嘆文といった文の種類を区別したり，アクセントや強勢の変化で単語の意味を明確にするのが言語的プロソディーである。一方，喜怒哀楽といった感情や，皮肉，敬意などの態度を伝えるのが感情的プロソディーである。このような情報は日常生活で円滑なコミュニケーションを図るために重要な手がかりとなるが，右半球損傷後に，プロソディーの産生と理解に困難を示す者がいることが知られてきた。Ross（1981）はプロソディーの産生・理解障害を右半球損傷と関連づけ，失プロソディー（aprosodia）という用語を使用して説明した。Rossらは，左半球における失語症のタイプとその損傷部位の鏡像のように，プロソディーの障害特徴が右半球の損傷部位によって異なる（例えば，運動性失プロソディー

はプロソディーの産生より理解が保たれていて，ブローカ野と対応する前方部の損傷部位と関連がある）と考えたが，その後の研究では損傷部位とプロソディー障害のタイプとの関係は明らかにされていない。右半球損傷により，感情的プロソディー，言語的プロソディーのいずれもが障害を受けることが指摘されているが，以下では産生と理解に分けてまとめてみる。

❶ プロソディーの産生

　右半球損傷者の中には，単調で平板な話し方をする者や，抑揚をつけて自分の感情を表現するかわりに，「悲しい」「私は怒っているんだ」というような単語や文で感情を伝える者がいる。訓練場面では指示された通りに，感情を示す抑揚をつけて文を言うことができるが，自発話になると感情のこもらない単調な話し方になってしまう者もいる。実験的研究から，右半球損傷後に，喜怒哀楽を表す感情的プロソディーだけではなく，疑問文や平叙文といった文のタイプを区別する言語的プロソディーの産生も困難になることがわかってきた。発話の音響分析の結果，右半球損傷者はピッチ（音の高さ）の変化が乏しいことが明らかにされている。このような研究から，ピッチのコントロール，ピッチの範囲の減少が右半球損傷に伴うプロソディー産生障害の重要な要因であるということが示唆されている（Myers, 1999）。

❷ プロソディーの理解

　右半球損傷後に，プロソディーの産生と同様，その理解も障害されることがある。プロソディーによって伝達される喜び，悲しみ，怒りなどの感情を同定する実験的研究により，感情的プロソディーの理解が困難になることが確認されてきた。文の内容とプロソディーが一致しない刺激（例えば「子犬が死んでしまった」という文を嬉しそうな感情をこめて話されたもの）を聞き，プロソディーが伝えている感情を同定する課題では，左半球損傷者や健常者に比べて右半球損傷者は，より困難を示すことが報告されている。言語的プロソディーについても，単語の強勢の理解や文のタイプ別のイントネーションの理解が低下する者がいることが明らかになってきた。このことは感情障害がプロソディー理解障害の主要な原因ではないことを示唆している。プロソディー知覚に関する研究から，右半球損傷に伴うプロソディーの理解障害には，ピッチの弁別といった知覚レベルの問題が大きく関わっていると考えられている（Myers, 1999）。

4 読み書き・計算の障害

　今まで右半球損傷者のいわゆるコミュニケーション障害について述べたが，読み書き・計算の障害について簡単に触れておく。

❶ 空間的読み書き・計算の障害

　半側空間無視，注意障害などによって，読解，音読，書字，計算に障害がでることがある。具体的には，ページの左側を無視するため内容が理解できない，右側につめて字を書く，字画の脱落・繰り返し・付加などがみられその誤りに気づかない，用紙の空間をランダムに使う，左側の桁を無視して計算するなどの症状が現れる。図3-7は自由会話時に右半球損傷者が行った書字例である。暗算でできなかったものを筆算で行ってから自由会話に移ったところ，机の隅に置いてあった筆記具をとり，STの質問に答えながら書いたものである。紙面の右側から書き始めたが，文字の大きさが不揃いで，縦書きと横書きが混在し，重ね書きもみられる。

❷ 過剰書字／過書（hypergraphia）

　身近にある筆記用具を手にとり自発的に書き始め，周囲を気にすることなく半自動的に書き続け

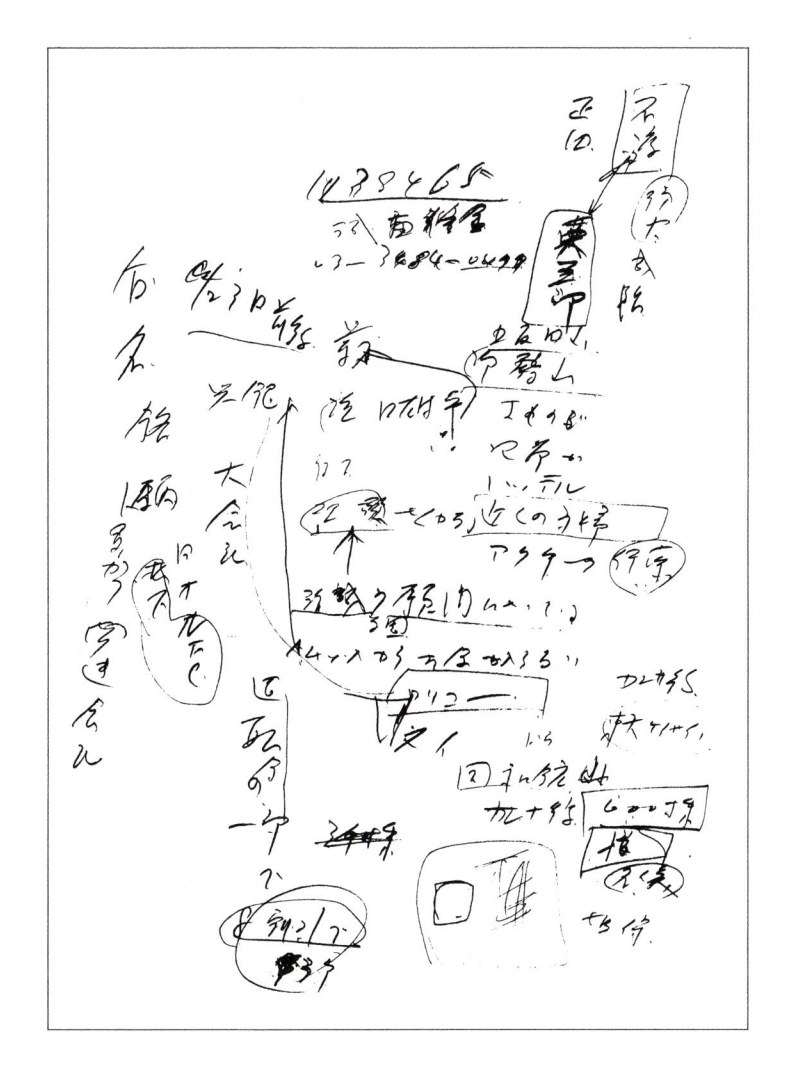

図 3-7　右半球損傷者の書字例
(『脳卒中後のコミュニケーション障害』(竹内愛子，河内十郎・編，1995)より転載)

る症状である．脳卒中発症後しばらくして現れ，2週間から2カ月ぐらい持続して消失するのがほとんどである．文字の形態や空間配列には乱れが多く，文字の誤り，重ね書きもみられる．右半球の抑制が解かれ左半球の言語機能が自走することにより，このような症状が生じるのではないかと考えられている (山鳥，1989，1992，1993；Yamadori ら，1986)．

5 訓練と予後

　右半球損傷によるコミュニケーション障害の評価や訓練アプローチは，いくつかの文献 (本多と綿森，2005；Lundgren ら，2011；Myers，1999，2008；竹内，2002 など) で紹介されている．本邦では標準化された包括的な検査は開発されておらず，訓練法や訓練効果に関する研究も皆無に等しい．重症度を示す尺度や予後予測の指標となるものもまだないが，経験や限られたデータ

から，重度の注意障害や無視を伴う場合，予後は不良である可能性が高い（Myers, 1999）といわれている。ここでは，談話の障害とプロソディー障害への臨床的介入に加え，家族への支援という環境調整的なアプローチについて，文献（本多と綿森，2005；Myers, 1999, 2008；竹内，2002）を参考にして，以下にまとめた。

❶ 談話の障害へのアプローチ

(1) 推論する能力の改善をめざす訓練

　推論を促す課題として，まんがや情景画を説明する，話の不合理な点を発見し説明する，慣用句・ことわざ・ユーモアなどを理解して説明する，語や概念の類似性を発見して説明する，物語の登場人物や場面についての質問に答える，などがあげられる。使用する刺激によって難易度を変えることができる。

(2) 中心的なテーマや概念を把握し，まとめる能力の改善をめざす訓練

　続き絵カードや文を配列して説明する，物語を聞いて自分のことばでまとめて話す，あるテーマについて話す，絵の題名や物語の見出しをつける，などの課題がある。必要に応じてSTが質問をすることにより，要点の理解を深めていく。このような課題は，情報内容の質を高め，効率のよい情報伝達を促すことにもつながる。

(3) 会話技術の改善をめざした訓練

　コミュニケーションを円滑に進めるために必要な会話の技術や慣習的なルールといった語用論的な側面への働きかけが中心となる。PACEを用いたやりとり訓練やロールプレイ，あるいはグループ訓練などにおいて，ある会話状況を設定し，会話の展開の妨げとなる行動（例えば，突然話し始めるなど）を減らし，会話を促進するさまざまなストラテジーの定着をはかる。適宜，訓練場面をビデオに録り，適切な対応，不適切な行動について話し合いながら，自覚を高めていくようにする。

❷ プロソディー障害へのアプローチ

　プロソディー理解の訓練として，感情的プロソディーを同定する課題，プロソディーと表情をマッチングさせる課題，平叙文か疑問文か文型を見分ける課題などがあげられる。産生の訓練には，感情的なプロソディーを模倣したり，文脈にあった適切な感情を示すプロソディーを産生する課題などがある。このような課題に加え，プロソディーの代償手段として，自分の気持をことばで伝えることや，ジェスチャー・顔の表情などの手がかりを利用することも促していく。

❸ 環境調整的アプローチ：家族への支援

　コミュニケーション障害のある右半球損傷者のQOLを高め，社会的活動や生活への参加を向上するうえで，家族が果たす役割は重要である。病前に比べコミュニケーションがとりにくくなったと感じる家族に，右半球損傷後のコミュニケーション障害の特性や問題点，コミュニケーションのとり方や接し方のポイントなどについて，充分な情報を提供する。STは臨床場面で患者に直接働きかけるのみならず，患者を支える家族を支援する役割も担っている。

6 おわりに

　1860年代，左半球損傷による失語症が明らかにされて以来，左半球は「優位半球」として知られてきたのに対し，右半球は「劣位半球」「沈黙の半球」などと呼ばれ，その機能についてほとんど関心が持たれなかった。右半球損傷に伴うコミュニケーション障害や認知の障害について研究が進んできたのは1970年代以降のことである。

最近では脳機能画像研究の手法も採り入れられ，右半球の機能や損傷後の症状について新たな視点から検討されている。ただ，右半球損傷後のコミュニケーション障害のメカニズム，局在，回復過程などについて，まだまだ解明されていないことが多い。今後，検査法の開発研究や治療研究を通して右半球損傷によるコミュニケーション障害に対する理解がより深まることが望まれる。

引用文献

阿保順子：痴呆老人のコミュニケーションにおける3つのレベル－痴呆老人の生活世界への理解に向けて．看護研究 26：529-551，1993．

阿保順子：痴呆老人が創造する世界．岩波書店，2004．

American Psychiatric Association：Quick Reference to the Diagnostic Criteria from DSM-Ⅳ-TR. Washington, 2000（高橋三郎，他・訳：DSM-Ⅳ-TR 精神疾患の分類と診断の手引き新訂版．医学書院，2006）．

Benson DF, Ardila A：Aphasia：a clinical perspective. Oxford University Press, 1996.

遠藤教子，福迫陽子，他：一側性大脳半球病変における麻痺性（運動障害性）構音障害の話しことばの特徴．音声言語医学 27：129-136，1986．

藤田郁代：右半球病変・脳外傷によるコミュニケーション障害（鹿島晴雄，他・編：よくわかる失語症セラピーと認知リハビリテーション）．永井書店，pp295-303，2008．

福迫陽子，他：麻痺性（運動障害性）構音障害の話し言葉の特徴－聴覚印象による評価．音声言語医学 24：149-164，1983．

Gardner H, et al：Missing the point：The role of the right hemisphere in the processing of complex linguistic materials. In E Perecman (Ed.), Cognitive processing in the right hemisphere. Academic Press, New York, pp169-191, 1983.

浜田寿美男：「私」とは何か．講談社，1999．

波多野和夫：痴呆性疾患（高橋 徹，他・編：最新脳と神経科学シリーズ7 失語症からみたことばの科学）．メジカルビュー社，pp71-79，1997．

原 寛美，村山幸照：身体失認（鹿島晴雄，他・編：よくわかる失語症セラピーと認知リハビリテーション）．永井書店，pp425-430，2008．

長谷川賢一：全体的症状としての高次脳機能障害（長谷川賢一・編著：高次脳機能障害）．建帛社，pp38-57，2001．

Heilman KM, et al：Neglect and related disorders. In KM Heilman, E Valenstein (Eds.), Clinical Neuropsychology 3rd ed. Oxford University Press, New York, pp279-336, 1993.

平林 一，他：構成・着衣の失行（鹿島晴雄，他・編：よくわかる失語症セラピーと認知リハビリテーション）．永井書店，pp445-452，2008．

本多留美，綿森淑子：談話レベルの処理障害（笹沼澄子・編：言語コミュニケーション障害の新しい視点と介入理論）．医学書院，pp199-220，2005．

本多留美：認知症へのSTのかかわり．コミュニケーション障害学 24：45-49，2007．

星 拓，北川一夫：病型別に見た初発神経症状の頻度（小林祥泰・編：脳卒中データバンク）．中山書店，pp30-31，2005．

市川 勝，他：右大脳半球損傷患者における談話特徴と認知機能の関連性の検討．高次脳機能研究 29：49-59，2009．

井村恒郎，他：失語の意味型，1965（井村恒郎著作集2 脳病理学・神経症）．みすず書房，pp292-303，1983．

石合純夫：高次脳機能障害学．医歯薬出版，2003．

石合純夫：半側空間無視・無視症候群（鹿島晴雄，他・編：よくわかる失語症セラピーと認知リハビリテーション）．永井書店，pp387-399，2008．

石坂郁代，他：右半球損傷者の「話の不合理」の理解．臨床神経心理 7：43-54，1997．

伊藤元信：単語明瞭度検査の感度．音声言語医学 34：237-243，1993．

梶浦一郎，他：脳卒中の治療・実践神経リハビリテーション．市村出版，pp152-178，2010．

亀井 孝，他・編：言語学大辞典，第6巻．三省堂，1996．

加藤伸司：老年期認知症（長嶋紀一・編著：介護福祉士選書・7 新版老人心理学）．建帛社，pp107-135，2003．

木下みどり：痴呆性高齢者との会話の可能性に関する一試論．人間文化研究 2：33-50，2004．

北川公子：認知症高齢者とのコミュニケーション（中島紀恵子，他・編著：認知症高齢者の看護）．医歯薬出版，pp49-59，2007．

小阪憲司：知っていますか？レビー小体型認知症．ぽ〜れぽ〜れ（認知症の人と家族の会会報）363：6-7，2010．

Lundgren K, et al：Treating metaphor interpretation deficits subsequent to right hemisphere brain damage：Preliminary results. Aphasiology 25：456-474, 2011.

町田綾子，他：痴呆性高齢者の認知・言語コミュニケーション能力を短時間で測定する「ミニコミュニケーションテスト－MCT」の開発と信頼性・妥当性の検討．日本老人医学雑誌 40：274-281，2003．

宮崎泰広，他：右半球損傷者の談話特徴について．高次脳機能研究 29：112-113，2009．

水谷雅彦：伝達・対話・会話－コミュニケーションのメタ自然誌へ向けて（谷 泰・編：コミュニケーションの自然誌）．新曜社，pp5-30，1997．

森　悦朗, 山鳥　重：右外側型脳内出血に伴ったnon-aphasic misnamingの1例. 失語症研究 2：261-267, 1982.

室伏君士, 他：痴呆性老人（室伏君士・編著：老年期痴呆の医療と看護）. 金剛出版, pp129-194, 1990.

室伏君士：認知症高齢者へのメンタルケア. ワールドプランニング, 2008.

室井利英, 他：右半球損傷による談話の特徴. 高次脳機能研究 29：112, 2009.

Myers PS：Right Hemisphere Damage：Disorders of Communication and Cognition. Singular Publishing, Delmar, 1999（宮森孝史・監訳：右半球損傷－認知とコミュニケーションの障害. 協同医出版社, 2007）.

Myers PS, Blake ML：Communication Disorders Associated with Right-Hemisphere Damage. In R Chapey (Ed.), Language Intervention Strategies in Aphasia and Related Neurogenic Communication Disorders 5th ed. Lippincott Williams&Wilkins, Baltimore, 2008.

Myers PS, Brookshire RH：The effects of visual and inferential complexity on the picture descriptions of non-brain-damaged and right-hemisphere-damaged adults. Clinical Aphasiology 22：25-34, 1994.

Myers PS, Brookshire RH：Effect of visual and inferential variables on scene descriptions by right-hemisphere-damaged and non-brain-damaged adults. Journal of Speech and Hearing Research 39：870-880, 1996.

Myers PS, Linebaugh CW：Comprehension of idiomatic expressions by right-hemisphere-damaged adults. In RH Brookshire (Ed.), Clinical Aphasiology：Conference Proceedings. BRK Publishers, Minneapolis, pp254-261, 1981.

日本聴能言語士協会講習会実行委員会・編：アドバンスシリーズ／コミュニケーション障害の臨床4 運動性構音障害. 協同医書出版社, pp29-113, 2002.

日本音声言語医学会・編：声の検査法－臨床編. 医歯薬出版, p209, 1995.

西尾正輝：ディサースリア臨床標準テキスト. 医歯薬出版, pp149-153, 2007.

小澤　勲：認知症とは何か. 岩波新書, 2005.

Rinaldi MC, et al：Metaphor comprehension in right brain-damaged patients with visuo-verbal and verbal material；a dissociaton (re) considered. Cortex 40：479-490, 2004.

Ross ED：The aprosodias：Functional-anatomic organization of the affective components of language in the right hemisphere. Archives of Neurology 38：561-569, 1981.

坂爪一幸：構成障害（鹿島晴雄, 種村　純・編：よくわかる失語症と高次脳機能障害）. 永井書店, pp306-314, 2003.

杉藤美代子：プロソディーとは何か. 月刊言語 21（8）：16-21, 1992.

高橋伸佳：地誌的失見当. Clinical Neuroscience 19（4）：74-76, 2001.

竹内愛子：右脳損傷後のコミュニケーション障害（竹内愛子, 河内十郎・編著：脳卒中後のコミュニケーション障害）. 協同医書出版社, pp125-133, 1995.

竹内愛子：右脳損傷によるコミュニケーション障害（伊藤元信, 笹沼澄子・編：新編言語治療マニュアル）. 医歯薬出版, pp343-365, 2002.

Van Lancker DR, Kempler D：Comprehension of familiar phrases by left- but not by right-hemisphere damaged patients. Brain and Language 32：265-277, 1987.

Weed E：Theory of mind impairment in right hemisphere damage：A review of the evidence. International Journal of Speech-Language Pathology 10：414-424, 2008.

Winner E, Gardner H：The comprehension of metaphor in brain-damaged patients. Brain 100：719-727, 1977.

山田律子：認知症高齢者の生活環境づくり（中島紀恵子他・編著：認知症高齢者の看護）. 医歯薬出版, pp79-99, 2007.

山鳥　重：右脳と言語機能－右半球損傷の立場から－. 失語症研究 9：155-162, 1989.

山鳥　重：右半球損傷と言語行動. 失語症研究 12：168-173, 1992.

山鳥　重：右半球と言語. 聴能言語学研究 10：190-198, 1993.

Yamadori A, et al：Hypergraphia；a right hemisphere syndrome. Journal of Neurology, Neurosurgery, and Psychiatry 49：1160-1164, 1986.

山崎せつ子, 他：左側無視を有する患者の介護者が遭遇している困難と福祉的援助の需要. 総合リハビリテーション 28：579-587, 2000.

山澤秀子, 他：失語症者の慣用句の理解－右半球損傷者との比較. コミュニケーション障害学 20：16-23, 2003.

第 II 部

コミュニケーション障害と脳のしくみ

第 4 章
脳の構造と機能

1 脳の構成

1 脳の概要

　脳は，大脳半球，間脳，中脳，小脳，橋，延髄の6つの部分から成り立っている。図4-1に示すように，間脳から延髄までが1本の幹のように連なり，その上に大脳半球と小脳が樹木が枝を広げたように付着しているので，間脳，中脳，橋，延髄を一括して脳幹と呼ぶ。

　脳幹の中でも特に下位脳幹として一括されることもある中脳，橋，延髄は，生きていくために必要な基本的な機能を営む部分にあたり，また小脳は運動に関係している。コミュニケーション活動に関係する高次の機能を営むのは大脳半球で，特にその表面を覆っている大脳皮質が中心的な役割を担っている。

　脳の中心部には，複雑な形をした空洞があり，これを脳室という。脳室は，脳の先端から順に大脳半球の中を複雑に広がっている側脳室，間脳に挟まれた薄い第三脳室，細く長い中脳水道，小脳の下に位置する第四脳室が区別され（図4-2），その先は細い中心管となって延髄と脊髄の中央を占めている。脳室の中は脳脊髄液で満たされており，周囲の脳実質とは成分が異なるので，CTスキャンやMRIなどの断層撮影の際に明確にとらえられ，しかもその形態が脳の切断面の高さによって違ってくるので，画像から病巣の位置を判断するときの重要な手がかりとなる。

　脳はきわめて重要な組織なので，頑丈な頭蓋骨によって保護されているが，さらに頭蓋骨の内部でも，上から順に硬膜，クモ膜，軟膜と呼ばれる三重の膜に包まれて保護されている。硬膜とクモ膜は脳と脊髄全体をすっぽりと覆っているが，軟膜は，脳実質に張り付いて皮質の溝の中まで侵入している。クモ膜下腔と呼ばれるクモ膜と軟膜の間は脳脊髄液で満たされており，脳は頭蓋骨と三重の膜で保護されているだけではなく，脳脊髄液の中に浮いている状態にもなっている。脳室とクモ膜下腔とは，第四脳室の腹面にある開口部で繋がっている。脳脊髄液は，脳室内の脈絡叢と呼ば

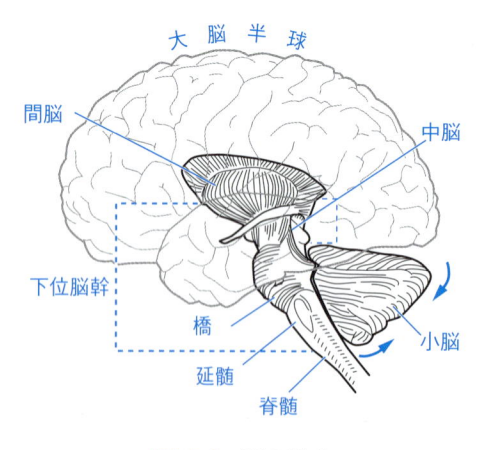

図4-1　脳の構成
中枢神経の区分（PenfieldとRoberts，1959）。小脳は大脳半球と延髄を明示するために矢印の方向にずらしてある（今村，1970）。

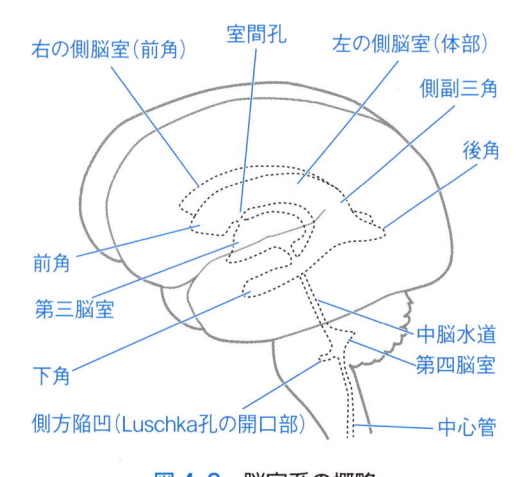

図4-2　脳室系の概略
脳の側面像に投射した図（椿，1983）。

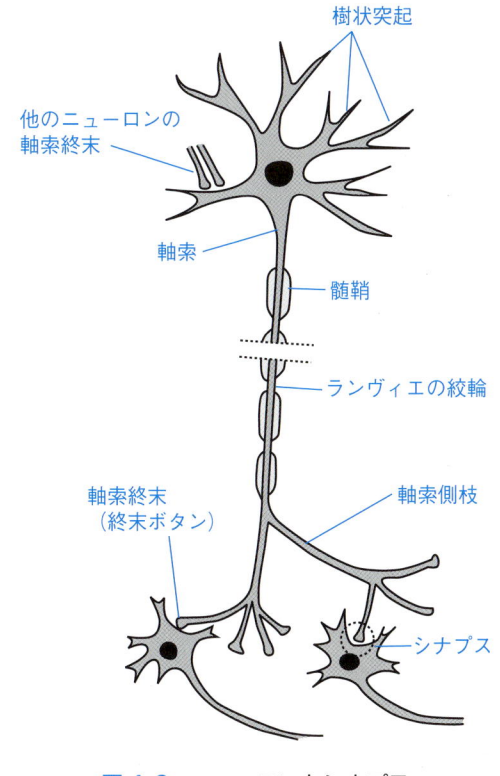

図4-3 ニューロンとシナプス

れる毛細血管に富んだ組織で生成されてこの開口部からクモ膜下腔に出て脳と脊髄を取り囲むが，最終的にはクモ膜顆粒と呼ばれる小さな突起を通って硬膜静脈洞に入り血液に合流する。脳脊髄液のこうした流れに障害が起きて脳脊髄液が脳内に貯留すると水頭症となる。

2 脳の基本的生理過程

　脳は，ニューロン，グリア細胞，血管などから構成されているが，その中で脳の働きを担うのはニューロンである。ニューロンは，細胞体から多数の突起が出ている点に特徴があり，樹枝状に伸びた多数の突起を樹状突起，比較的細く長く伸びた1本を軸索という（図4-3）。樹状突起と細胞体は，他のニューロンから情報を受け取る受信部で，軸索はニューロンの活動を他のニューロンに伝える出力部である。細かく枝分かれした軸索の先端が多少膨らんで他のニューロンの樹状突起や細胞体に接着しており，この部分をシナプスという。1つのニューロンが活動すると，シナプスから伝達物質と呼ばれる化学物質が分泌され，それがほんの僅かなシナプス間隙を越えて次のニューロンの膜に到達することによって，次のニューロンへの活動の伝達が成立する。微小電極を用いてニューロンの内側と外側の電位（膜電位という）を測定すると，ニューロンが活動していない状態（静止時という）では内側が外側に対してマイナスの電位を示し，この状態を分極という。ニューロンが刺激を受けるとこの分極がくずれて内側の電位がプラスの方向に変化するが，これを脱分極という。脱分極が一定のレベルに達すると電位が一過性に逆転して内側がプラスになるが，これがニューロンの活動にあたる。こうした膜電位の変化は，ニューロンを包む細胞膜のイオン透過性が変化して，プラスの電位を持つナトリウムイオンがニューロン内に大量に流れ込むことによる。シナプスで分泌される伝達物質には，次のニューロンに脱分極を起こすものと，逆に内側の電位をさらにマイナスにする過分極を起こすものとがあり，脱分極を起こす伝達物質を分泌するニューロンを興奮性ニューロン，過分極を起こす伝達物質を分泌するニューロンを抑制性ニューロンという。人間の脳は，200億個ともいわれるきわめて多数のニューロンが突起で連絡し合ってニューロン網を形成しており，その中で個々のニューロンの活動が次々に伝達されていくことによって脳の働きが成立する。その主役は興奮性ニューロンが担うが，その中で抑制性ニューロンがこの伝達をさまざまに修正することによって高次機能が成立すると考えることができる。人間の脳はきわめて高等な働きを営んでいるが，その働きを担うニューロンは単なる細胞で，個々のニューロンが活動する仕組みは人間の場合も動物の場合も基本的には同じであり，ニューロン自体が高等な働き

第4章　脳の構造と機能

を行っているわけではない。それなのにニューロンの集合である脳が高等な働きを営むのは，多数のニューロンの間できわめて精密な機能分化が成立していることによる。動物が高等になるほど脳は大きくなるが，それは，脳が大きくニューロンの数が増えれば，それだけ機能分化の様相も多様になるからである。後に述べるように，脳，特に大脳皮質の特定の部位の損傷によって特定の高次機能の障害が起こるが，これはまさに，ニューロンの機能分化を示している。損傷が生じた部位のニューロンが障害された高次機能を担うために分化しているのである。

グリア細胞は，数からいえばニューロンよりはるかに多いが，脳の働きとは直結しておらず，ニューロン相互の間やニューロンと血管との間を埋めて結合組織としての役割を果たしており，神経膠細胞とも呼ばれる。

3 脳を理解するための基本的用語

軸索が多数集まって束になったのが，一般に神経と呼ばれているもので，神経は，軸索が髄鞘と呼ばれる鞘に包まれているために白く見えるので，白質ということもある。これに対してニューロンの細胞体が多数集まった部分は，肉眼で灰白色に見えるので，灰白質という。灰白質が層状をなしているのが皮質で，大脳皮質と小脳皮質とがある。灰白質がかたまって脳の深部に埋もれている場合は神経核，あるいは単に核という。大脳基底核，視床，視床下部などがそれにあたる。白質と灰白質とが混在している組織は網様体と呼ばれ，間脳から中脳，橋，延髄にわたって，中心部に広く分布している。

このように脳は内部にもさまざまな組織が埋もれているので，それらを明らかにするには脳を切断する必要があり，通常は，額に垂直な方向に切る前額断（冠状断ともいう），水平な方向に切る水平断，矢が飛んでいく方向に垂直に切る矢状断の三種の切断法が用いられる（図 4-4a）。

こうした断面によって明らかにされた脳の内部の構造の位置を表記するための表記法も理解しておく必要がある（図 4-4b）。前後の軸には"前側－後側"，"吻側－尾側"，が使われるが，上下の軸は，四つ足の動物の脳と人間の脳に共通する用語として"背側－腹側"が用いられる。もちろん"上側－下側"が用いられることもある。脳は左右対称な一対の構造からなるので，横の軸は"外側－内側"となる。こうした用語によって，視床など多数の核の集合からからなる組織内の特定の核の位置を知ることができる。視床前背外側核とあれば，視床の中で前方で，上方かつ外側に位置する核を意味するなどである。この表記法は，損傷部位の表記にも用いられる。

2 脳各部の構造と機能

1 大脳半球

❶ 大脳皮質の外形と区分

大脳皮質の表面には，不規則に走る多数の溝と，その溝に囲まれた隆起部とがあり，溝を脳溝，隆起部を脳回という。特に大きな脳溝は，裂と呼ばれることもある。脳溝と脳回は，頭蓋骨の内部という限られた容積の中で，重要な働きを持つ大脳皮質の面積を大きく保つために生じたもので，脳溝の中にも大脳皮質が埋もれている。脳溝

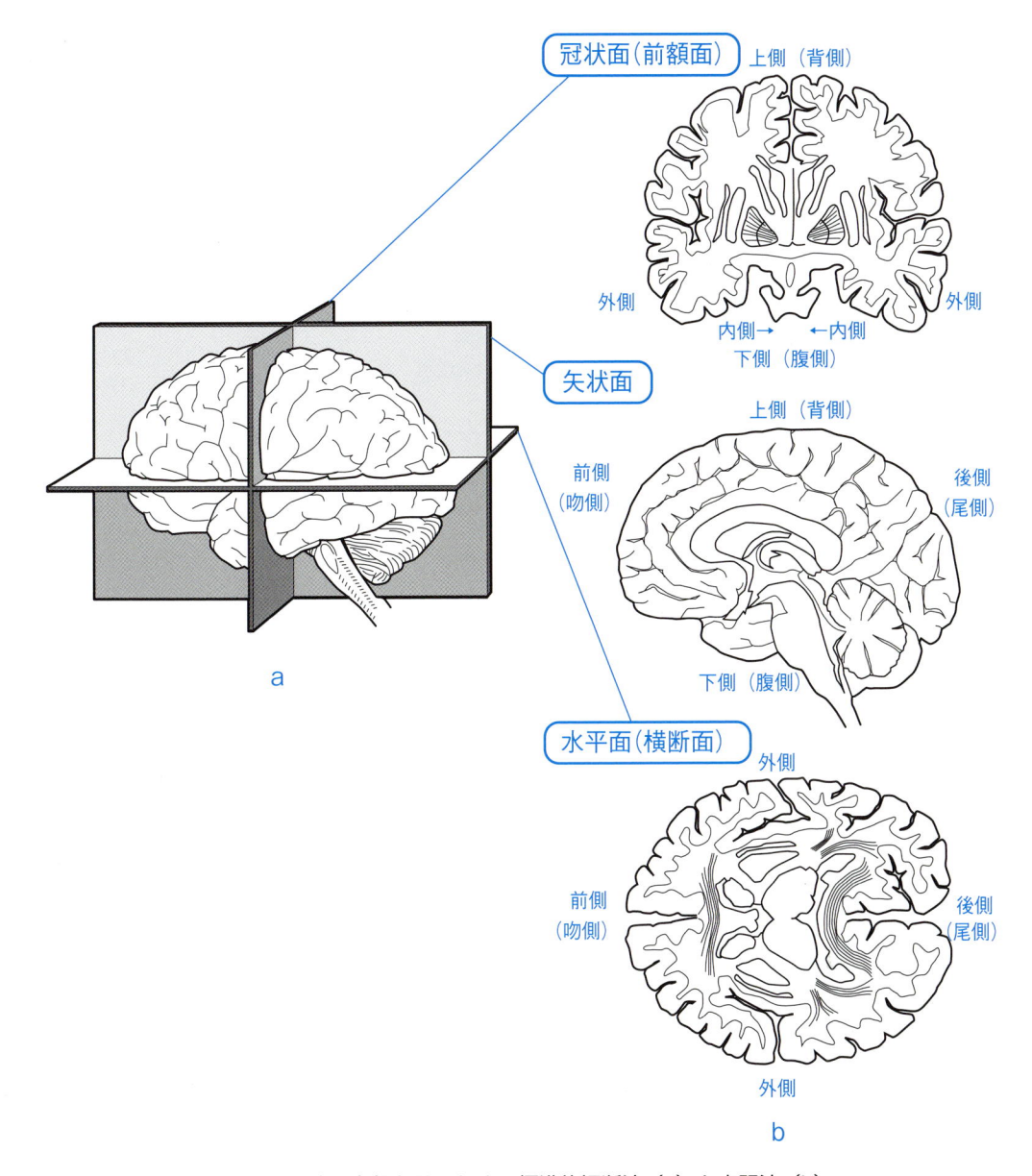

図 4-4 脳の内部を見るための標準的切断法（a）と表記法（b）

と脳回の走り方は，個体間で多少の差異はあるが動物種によってほぼ一定しているので，主要な脳溝と脳回には名称がつけられており（図 4-5a, b, c），その名称によって大脳皮質上の位置を表すことがよく行われる。

人間や霊長類動物では大脳皮質は，特に大きな脳溝を境に，前頭葉，頭頂葉，側頭葉，後頭葉の4つの脳葉に区分されるが，この区分は機能面の区分ともよく一致している。前頭葉と頭頂葉は，大脳半球の中央を上下に走る中心溝（ローランド溝ともいう）で，また前頭葉および頭頂葉の前部と側頭葉は，大脳半球の外側面下部を斜めに走る外側溝（シルヴィウス裂ともいう）で明確に分けられているが，頭頂葉および側頭葉と後頭葉との境には境界となる大きな脳溝はなく，便宜的に分けられているに過ぎない。一応の目安は，外側溝の後端と大脳半球の内側面で頭頂葉と後頭葉を分けている頭頂後頭溝の上端にあたる頭頂後頭溝切

a：大脳半球外側面の脳回

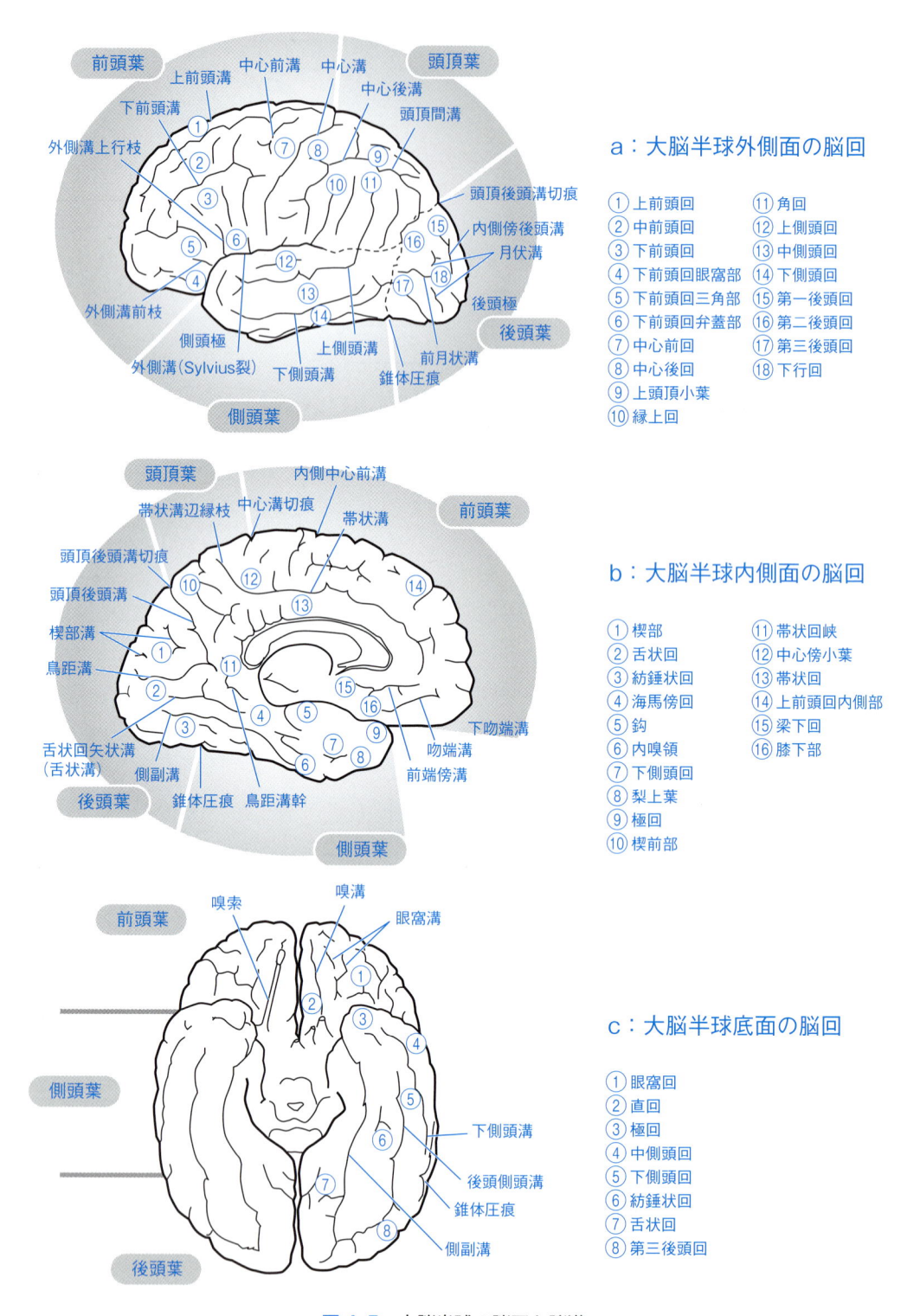

① 上前頭回
② 中前頭回
③ 下前頭回
④ 下前頭回眼窩部
⑤ 下前頭回三角部
⑥ 下前頭回弁蓋部
⑦ 中心前回
⑧ 中心後回
⑨ 上頭頂小葉
⑩ 縁上回
⑪ 角回
⑫ 上側頭回
⑬ 中側頭回
⑭ 下側頭回
⑮ 第一後頭回
⑯ 第二後頭回
⑰ 第三後頭回
⑱ 下行回

b：大脳半球内側面の脳回

① 楔部
② 舌状回
③ 紡錘状回
④ 海馬傍回
⑤ 鈎
⑥ 内嗅領
⑦ 下側頭回
⑧ 梨上葉
⑨ 極回
⑩ 楔前部
⑪ 帯状回峡
⑫ 中心傍小葉
⑬ 帯状回
⑭ 上前頭回内側部
⑮ 梁下回
⑯ 膝下部

c：大脳半球底面の脳回

① 眼窩回
② 直回
③ 極回
④ 中側頭回
⑤ 下側頭回
⑥ 紡錘状回
⑦ 舌状回
⑧ 第三後頭回

図 4-5　大脳半球の脳回と脳溝

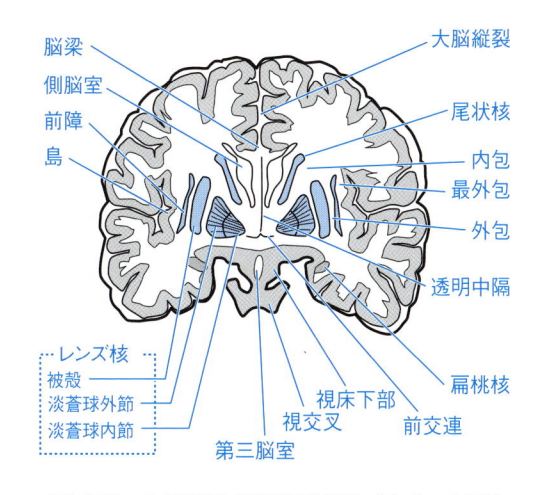

図 4-6 大脳半球の前額断面図（今井，1979）

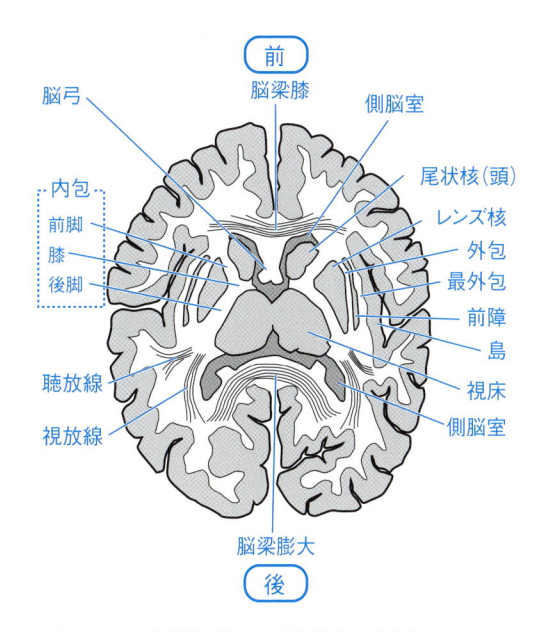

図 4-7 大脳半球の水平断面図（今村，1970）

痕とを結ぶ線が頭頂葉と後頭葉の境界で，外側面の底部に位置する錐体圧痕と呼ばれる小さなくぼみと外側溝の後端とを結ぶ線が側頭葉と後頭葉との境界とされている（図 4-5a の脳の後部参照）。しかしこうした曖昧さのために，この境界近辺の皮質は，側頭後頭接合部，頭頂後頭接合部，さらには側頭頭頂後頭接合部などと呼ばれることも多い。前頭葉と側頭葉の前端は，それぞれ前頭極，側頭極といい，後頭葉の後端は後頭極という。

大脳半球の前額断面図（図 4-6）と水平断面図（図 4-7）から明らかなように，外側溝の内部は複雑な形状を呈しており，この中に埋もれている皮質を島皮質あるいは単に島という。島皮質にも複数の脳溝と小さな脳回が存在している。島皮質は，個体発生の初期には表面に露出していた皮質が，上からは前頭葉後部と頭頂葉前部が，下からは側頭葉が島皮質を覆うように発達して外側溝が形成された結果その深部に埋もれたもので，島皮質を覆う皮質を一括して弁蓋部といい，それぞれを前頭弁蓋，頭頂弁蓋，側頭弁蓋という。後で詳しく述べるが，この弁蓋部は，コミュニケーション活動と密接に関係している。

❷ 大脳皮質の微細構造とブロードマンの脳地図

人間の大脳皮質は，厚さの平均が 2.5 mm ほどで，最も厚い中心前回で 4.5 mm〜5 mm，最も薄い前頭極や後頭極で 1.5mm 程度とされている。その中にはニューロンの細胞体と樹状突起，神経線維，グリア細胞，血管などが含まれている。大脳皮質を構成するニューロンには，錐体細胞，星状細胞など，形や大きさがさまざまなものがあるが，同じ種類でほぼ同じ大きさのニューロンが層をなして集まる傾向があるため，大脳皮質の垂直切片を顕微鏡で見ると層構造が認められる。これを細胞構築というが，人間や霊長類動物では，大脳皮質の大部分が 6 層構造を示している。表層にあたる 1 層にはほとんどニューロンはなく，2〜3 層は他の皮質領野に情報を送り出す出力層，4 層は皮質下や他の皮質領野からの情報を受け取る入力層，5〜6 層は皮質下の部位と連絡したり，他の皮質領野からのフィードバック受ける層にあたる。そのため細胞構築は，感覚情報を受容する感覚野では 4 層が厚く，運動野では運動の指令を

第 4 章 脳の構造と機能　153

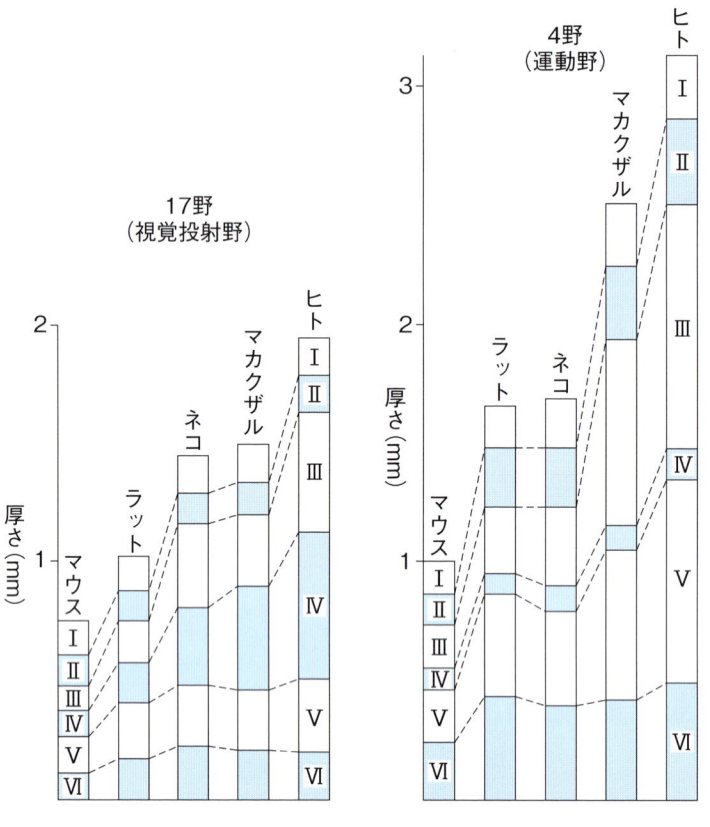

図 4-8　皮質部位による層構造の違い

出す2〜3層と5層が厚いなど（図4-8），大脳皮質内の部位によって異なっているので，同じ細胞構築を持つ部位の範囲を調べていくことによって大脳皮質を区分することができる。図4-9は，20世紀の初頭にブロードマンが提唱した区分で，ブロードマンの脳地図と呼ばれている。大脳皮質全体に調べていった順番に1〜51まで番号をつけて区分しているが，12〜16と48〜51の9カ所にあたる部位が欠如している。この脳地図は，その後いくつかの領野がさらに細分化されたことはあっても，基本的には誤りがないとされ，また区分された各部位は機能とも密接に関係していることが明らかにされているので，この番号を表示すれば，それが大脳皮質のどこにあってどのような機能を持つ部位なのかが世界中で通用するようになっている。

❸ 大脳皮質の働きと機能区分

　大脳皮質の働きの1つは，感覚受容器が受け取った外界の情報を分析・処理することである。感覚受容器には，眼，耳の他に皮膚や筋肉にあって触ったときの感じや温度，圧力，間接の曲がり具合などを感受する体性感覚の受容器があるが，これらで受け取られた情報は，それぞれ別個の経路で大脳皮質の異なる部位に到達する（図4-10）。

　眼が受け取った視覚情報は，後頭葉内側部の鳥距溝の内部とその近くに到達するが，この領域を視覚投射野という。ここはブロードマンの17野にあたり，肉眼でも白く見える層を持つ特殊な細胞構築を示すことから，有線野（線条野ともいう）と呼ばれることも多い。

　耳で聞いた聴覚情報が到達する聴覚投射野は側

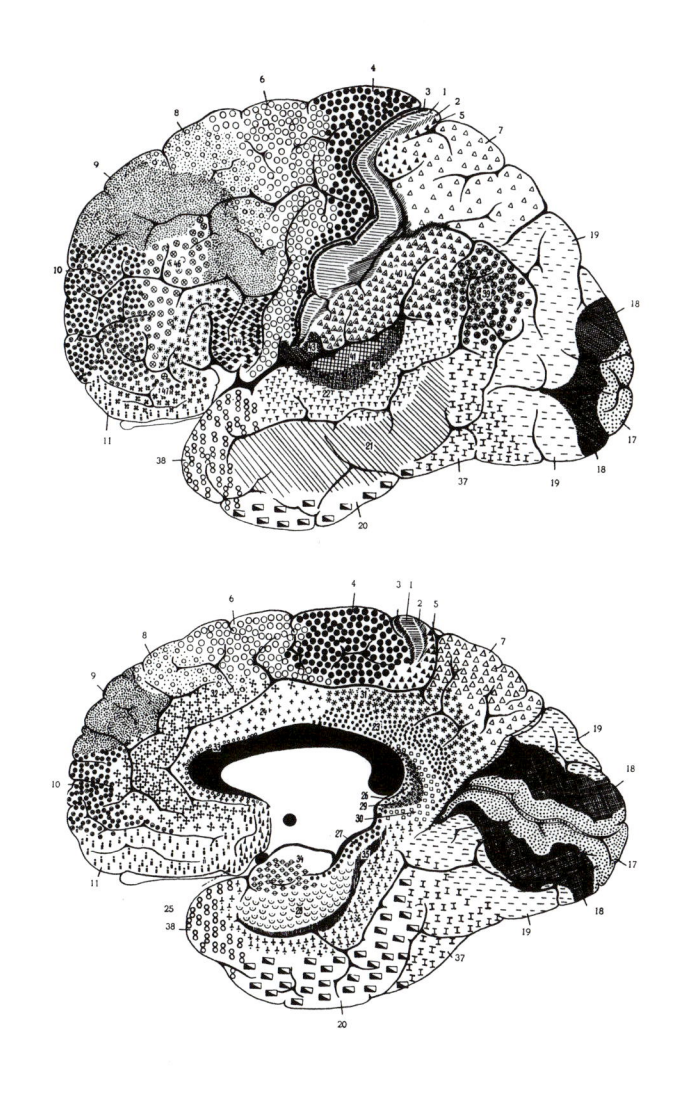

図 4-9 ブロードマンの脳地図
（平山と河村，1993）

頭葉の外側溝に埋もれた位置にある41野で，皮膚や筋肉からの情報が到達する大脳皮質の領域は，頭頂葉の前端の中心溝の後壁から中心後回にあたる部分に位置しており，ブロードマンの領野では，前から順に3，2，1野に相当している。

このように，外界からの情報が最初に到達する大脳皮質の領域は，一括して感覚投射野と呼ばれているが，それぞれの感覚投射野の周囲には，感覚投射野からの情報を受けてさらに高次の分析・処理を行う領域があり，これを感覚連合野とい

う。感覚連合野には，視覚連合野（18，19野），聴覚連合野（52，42，22野），体性感覚連合野（5，7野）などが区別される。

大脳皮質のもう1つの働きは，筋肉に命令を伝えて運動を起こすことで，この働きを主に行っているのが前頭葉後端の中心溝の前壁から中心前回に位置する運動野で，ブロードマンの4野にあたる。運動野の前には，運動野が出す命令を組み立てたり調節したりする一段高次の運動機能を持つ領野があり，運動連合野という。運動連合野は前

頭葉の内側面にもあり，これは補足運動野と呼ばれている。補足運動野の前部には，前補足運動野と呼ばれる部位があり，これも運動連合野に含まれる。

　大脳皮質には，これまで述べてきた各種感覚投射野と感覚連合野，運動野と運動連合野以外にも広い領域が残っており，この部分は感覚や運動とは直接は関係しない，より高次の働きを行う領域で，連合野と呼ばれている。連合野はさらに異種感覚連合野と超モダリティー連合野に分けられるが，異種感覚連合野はさらに視覚，聴覚，体性感覚連合野に囲まれた位置にあってそれぞれの感覚連合野で高次の分析・処理を受けた情報が収束する後部異種感覚連合野と，前頭葉の運動連合野の前に位置する前部異種感覚連合野に区分される。また，超モダリティー連合野は，前頭葉の最前部に位置して前頭前野と呼ばれるものと，側頭葉の前部に位置するものとが区別されている。連合野が高等な機能を営んでいることは，大脳皮質に占める連合野の割合が動物が高等になるほど大きく，人間で最もよく発達していることからも明らかである。連合野がどのような仕組みでどのような働きを営んでいるかはまだよくわかっていない部分が多いが，感覚野で処理された情報をまとめてその意味を把握したり，周囲の状況に応じて行動を判断するなど，一般に心の働き，精神活動などと呼ばれているものの多くがこの部分と関係していることは十分考えられる。

❹ 大脳皮質と末梢との関係

　各種感覚投射野と運動野は，大脳皮質の中でも末梢と最も関係の深い部分で，どちらも末梢ときわめて厳密な部位的対応関係を保っている点に特徴がある。

　図4-11に左半球の中心溝を挟んで相対峙している運動野と体性感覚野を図式的に示してあるが，この部分には身体の右半分がちょうど逆立ちをしたかたちで表現されている。この図4-11の

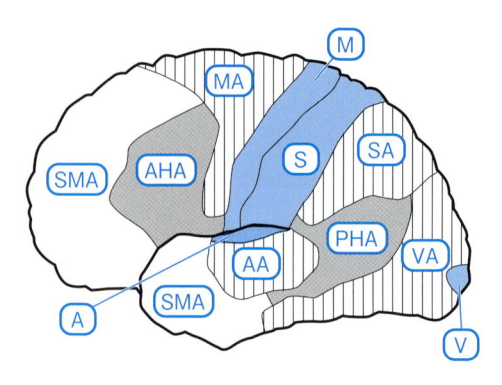

図4-10　大脳皮質の機能区分
大脳皮質は，末梢と直接関係を持つ部分（青色の領域），間接的に関係を持つ部分（縦縞の領域），ほとんど関係のない部分（灰色の領域），まったく関係のない領域（白色の領域）に区分される。思考などの高次機能は，青色の領域からの情報が，灰色や白の領域で統合されることによって成立する。
A：聴覚投射野，M：運動野，S：体性感覚投射野，V：視覚投射野（A，M，S，Vは一次野），AA：聴覚連合野，MA：運動連合野，SA：体性感覚連合野，VA：視覚連合野（AA，MA，SA，VAは二次野），AHA：前部異種感覚連合野，PHA：後部異種感覚連合野，SMA：超モダリティー連合野

意味は，例えば運動野の場合でいえば，手の指が描いてある部分からは対応する手の指に運動の指令を伝える神経が出ていることを表している。図で舌や口のまわり，指先などの面積が実際の身体の割合より大きくなっているのは，この部分の運動が精密で，筋肉も複雑に分化しており，それぞれに指令を伝える神経を出すために多量のニューロンが必要なことを意味している。体性感覚野の場合も，口のまわりや指先など感覚が鋭敏な部位の面積が広くなっているのは，それらの部分の皮膚には多数の受容細胞が分布しており，そこから出る多数の神経を受ける多量のニューロンが必要なためである。この事実も，個々のニューロンは高等な機能を持たず，高等な機能が成立するためには，多数のニューロンが必要なことを表している。

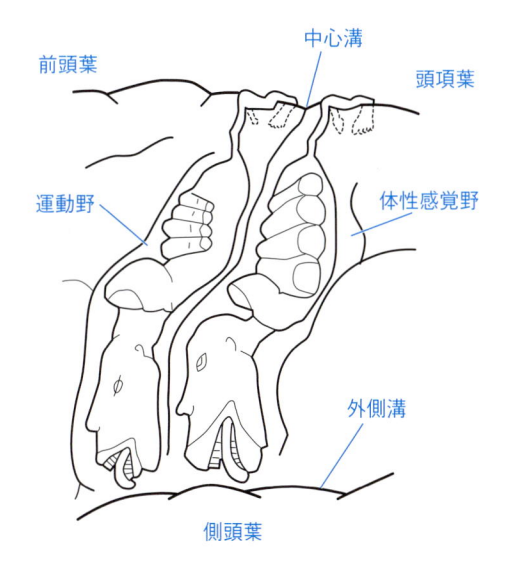

図 4-11　運動野と体性感覚野の身体部位再現

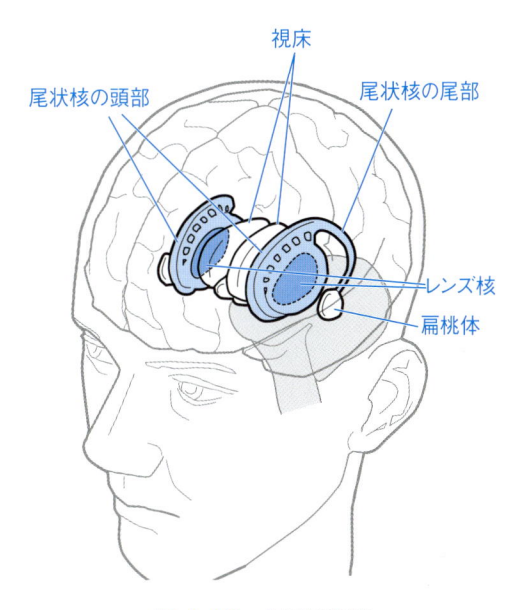

図 4-12　大脳基底核

　運動野と体性感覚野にみられるもう1つの特徴は，身体部位との間の交叉性一側性支配と呼ばれる関係である。人間でもほとんどの動物でも，身体は左右相称にできており，大脳半球も左右相称なものが一対あって，それぞれ左大脳半球，右大脳半球と呼ばれている。左右の大脳半球の間は，数カ所で交連線維と呼ばれる神経線維によって結ばれている。

　左右相称な身体と左右相称な大脳半球との関係は，一方の大脳半球は身体の半側と連絡するかたちになっており，しかもその関係が原則として交叉性に成立している。したがって，右手で物を触ればその情報は左半球の体性感覚野に伝わることになり，また右手の運動は左半球の運動野の命令によって起こることになる。こうした関係があっても，左右大脳半球は脳梁などの交連線維によって密接に連絡しているので，左右の手足のまとまった運動には何の不都合もない。しかしこの交叉性一側性支配はあくまでも原則的なもので，これが完全な形で成立しているのは，指先など遠位な筋肉に限られ，躯幹の中心に近づくにつれて同側性の支配が増加し，声帯など身体の中央に位置する器官は，両側性の二重支配となっている。後で述べるように，この交叉性一側性支配の関係は，大脳皮質の損傷によって起こる各種の症状の面で重要な意味を持ってくる。

❺ 大脳基底核

　大脳半球の底部の白質の中に埋もれている大きな灰白質の塊が大脳基底核（図4-12）で，尾状核，被殻，淡蒼球，視床下核，黒質などが含まれる。大きく形状も複雑なために，頭，体，尾に区分される尾状核と被殻とは，人間では内包前脚によって分けられている（図4-7参照）が，頭の部分で繋がっており，発生上も細胞構成の点でも同一の組織で，一括して線条体と呼ばれている。淡蒼球は，被殻の内側に接する外節と，その内側部で内包に接する内節とに区分される。被殻と淡蒼球外節および内節は，3つのレンズを重ねたように見えるところから一括してレンズ核と呼ばれることもある。位置的には中脳に属する黒質は，細胞が粗に分布している網様部と細胞が密な緻密部とに区分される。黒質網様部は，淡蒼球内節と細胞構成の点で同質で，一体となって機能している。

第4章　脳の構造と機能　　157

皮質からの入力部：線条体
基底核の出力部：淡蒼球内節と黒質網様部
直接路：線条体→出力部
間接路：線条体→淡蒼球外節
　　　　→視床下核→出力部

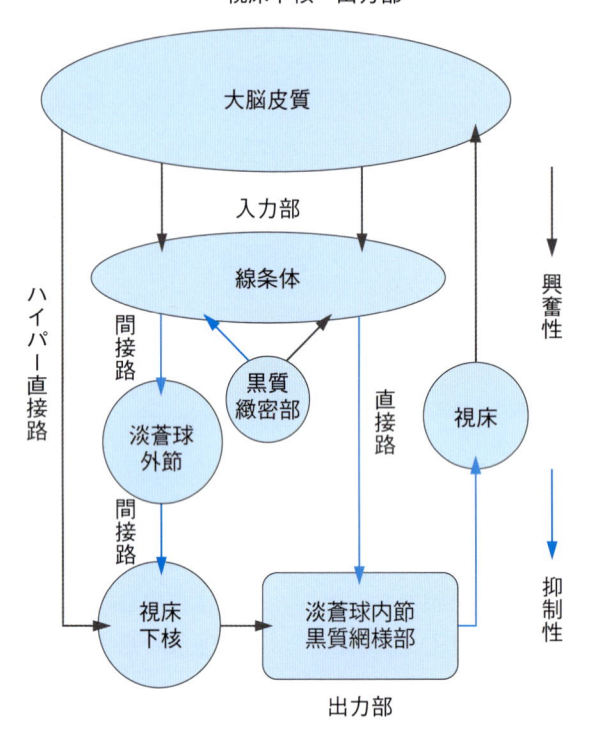

図4-13　大脳基底核の線維結合

　これら諸核のうち，大脳基底核の入力部は線条体と視床下核で，出力部は淡蒼球内節と黒質網様部である。線条体は，大脳皮質の広範な領域と視床の髄板内核や腹外側核などから投射を受けている。大脳皮質からの投射はいずれも興奮性で，明確な機能局在分布を示している点に特徴があり，感覚・運動野からの投射は後方の被殻尾側部に体部位局在性を持って終止し，前頭・側頭・頭頂連合野からの投射は，前方の被殻吻側部と尾状核に終わっている。入力部から出力部への経路は，線条体から淡蒼球内節と黒質網様部に直接投射する直接路と，淡蒼球外節と視床下核を順に経由して淡蒼球内節と黒質網様部に多シナプス性に投射する間接路の2つがある（図4-13）。線条体の出力はGABAを伝達部物質とする抑制性の投射なので，直接路は淡蒼球内節・黒質網様部に抑制性に働くが，間接路は，線条体−淡蒼球外節−視床下核までは抑制性でも視床下核から淡蒼球内節・黒質網様部の投射が興奮性のために，最終的に興奮性投射となる。

　大脳基底核のもう1つの入力部である視床下核も大脳皮質と視床からの投射を受けており，大脳皮質からの体部位局在性を持つ興奮性入力を，淡蒼球内節・黒質網様部に直接送っている。この経路はハイパー直接路と呼ばれているが，大脳皮質からの情報を先に述べた直接路，間接路よりも速く出力部に興奮性に伝えている。

　大脳基底核の出力部である淡蒼球内節と黒質網様部は，視床の前腹側核や腹外側核などにGABA作動性の抑制性出力を送っている。こう

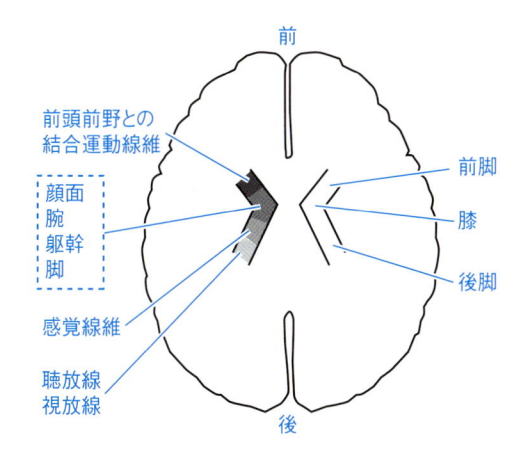

図4-14 内包の区分(右)と機能分化
(Weimer, 1990)

した視床の諸核からは大脳皮質への投射があるので,大脳皮質-大脳基底核-視床-大脳皮質というループが成立している。大脳基底核からの出力は抑制性なので,その投射を受ける視床ニューロンは常に抑制された状態にあるが,大脳皮質からの興奮性入力によって線条体が活性化すると,直接路を介して抑制性入力が出力部である淡蒼球内節・黒質網様部に入るので,出力部の活動は抑制され,その結果,視床ニューロン,さらにはその投射先の大脳皮質は抑制が解除された脱抑制の状態となる。一方,間接路とハイパー直接路は出力部を興奮させるので,視床ニューロンに対する抑制作用が強まることになる。ループ内の3種の経路の伝達速度の違いから,まずハイパー直接路からの入力が視床ニューロンと皮質ニューロンの活動を抑制し,次いで直接路からの入力が脱抑制の状態をつくり,最後に間接路からの入力が抑制状態をもたらすことになる。こうした抑制・脱抑制・抑制の系列が,運動の開始と終止を制御していると考えられているが,こうした系列の中でドーパミン作動性ニューロンで構成されている黒質緻密部は,線条体から入力を受けて線条体に投射しているが,線条体の中の直接路のニューロンに対しては興奮性に,間接路のニューロンに対しては抑制性に作用して,大脳基底核全体の活動を調節している。線条体のニューロンが同じドーパミンニューロン群に対して異なる反応を示すのは,線条体ニューロンのドーパミン受容体の性質の違いによる。黒質緻密部のニューロンの変性・脱落により,運動減少疾患であるパーキンソン病が起こることはよく知られている。

大脳皮質-大脳基底核-視床-大脳皮質のループは,全体を通じて機能局在が維持されており,大脳皮質の感覚・運動野から体部位局在性を持って線条体に入った投射は,視床から大脳皮質に戻るまで体部位局在性が保たれている。

大脳基底核と運動との関係は早くから知られていたが,最近では,尾状核と前頭連合野との密接な線維結合を根拠に,高次機能への関与も考えられており,運動への関与も,感覚情報や記憶が媒介する複雑な過程を含むものであることが示唆されている。また,左半球の大脳基底核,特に被殻の出血で失語が起こることがあるなど,コミュニケーション機能との関係も注目されている。

❻ 大脳白質

大脳半球内の神経線維を総称して大脳白質と呼ぶが,これには投射線維,連合線維,交連線維の3つが区別される。

(1) 投射線維

視床などの皮質下のさまざまな核や,さらに下って脳幹や脊髄と大脳皮質とを結ぶ線維群で,感覚受容器からの情報を大脳皮質に伝える上行性の感覚伝導路,大脳皮質から筋肉など末梢の効果器へ運動の指令を伝える下行性の運動伝導路,視床の連合核と往復する線維などが含まれる。投射線維の大部分は,レンズ核と尾状核および視床に挟まれた内包(図4-14)に集まっており,ごく一部が被殻の外側の外包を通っている。くの字型に曲がっている内包は,前脚,膝,後脚に区分され,内包最前部にあたる前脚には,前頭葉の連合野と皮質下とを結ぶ線維が集中してる。残りの膝

と後脚では，大脳皮質の機能分化と同じく皮質から下行する運動性の線維は前方に，皮質に上行する感覚性の線維は後方に集まっており，内包膝には頭部や顔面の筋肉を動かし，発声にも関係する皮質核路が，後脚の前部には躯幹と四肢の筋肉を動かす皮質脊髄路が通っている。一方，体性感覚投射野に向かう触放線，聴覚投射野に向かう聴放線，視覚投射野に向かう視放線などの感覚性線維は，内包後脚の終端を占めている。このように内包には，大脳皮質の広範な部位と連絡する多数の線維が集中し，内包を通過した後に大脳皮質の広い範囲に放散しており，これを放線冠という（図4-15）。この点からも明らかなように，内包の損傷はたとえ小さな場合でも，皮質損傷よりも重大な結果をもたらすことになる。

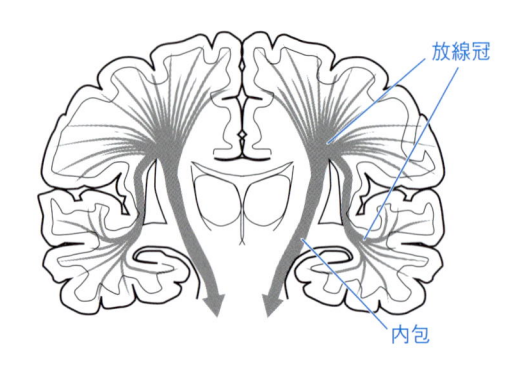

図 4-15 内包と放線冠（Weimer, 1990）

(2) 連合線維

同側の大脳皮質内の異なる部位同士を結ぶ線維群で，近隣同士を結ぶ短いものから離れた部位間を結ぶ長いものまでさまざまな種類があり，いずれも両方向性の線維を含んでいる点に特徴がある。図4-16は，古くから脳の解剖のテキストに掲載されている人間の主要な長連合線維を示したものだが，これには科学的根拠が乏しいことが明らかにされている。動物を対象とした研究では，大脳皮質の一部に加えた損傷によって生じる軸索の変性を追跡するか，特定の部位に注入した物資が軸索を通じてどこまで運ばれているかを追跡するなどによって，長連合線維の起始部と経路，終止部を確実にとらえることができるが，人間の場合はそうした方法を使うことができないために，連続切片による断片的な知見からの推測に基づかざるを得なかったからである。ところが近年新しい技術が開発され，人間の長連合線維の実態もかなり明らかにされて，従来の知見に修正が求められている。

新しい方法とは，水が軸索の方向に沿って拡散する性質をMRIでとらえる拡散テンソル撮像法（Diffusion Tensor Imaging：DTI；拡散テンソルtractographyともいう）と呼ばれるもので，これによって健常な脳の中の白質の走行状態を明確にとらえることができる。しかしこの方法にも，複数の白質が交叉あるいは接近している場合はそれらを明確に区別することが困難なこと，白質の起始部と終止部を明確にとらえることができないことなどの欠点があり，現在こうした欠点を補うさまざまな方法が工夫されている。そうした方法の1つが，サルの脳で確実に明らかにされた結果と人間の脳でDTIによって明らかにされた結果とを対応づけるもので，それによると，図4-16aにある上縦束（Superoor Longitudinal Fascicurus：SFL）は，起始部も経路も終止部も異なるSFL Ⅰ，SLF Ⅱ，SLF Ⅲ，弓状束の4つに区分されている。その中で，古くからウェルニッケ領野とブローカ領野を結ぶとされてきた弓状束は，吻側の終止部がブローカ野ではなく，中心前回の運動前野と運動野であることを示す結果も報告されている。後に詳しく述べるが，ブローカ領野は，細胞構築学的に異なるブロードマンの44野と45野に分けられるが，44野は弓状束が終止している可能性が残されているものの，45野は，上側頭回から側頭葉を前方に向かい，最外包を通る線維によってウェルニッケ領野と連絡しているとする結果も明らかにされている。ウェルニッケ領野とブローカ領野との連絡は，まだ決着

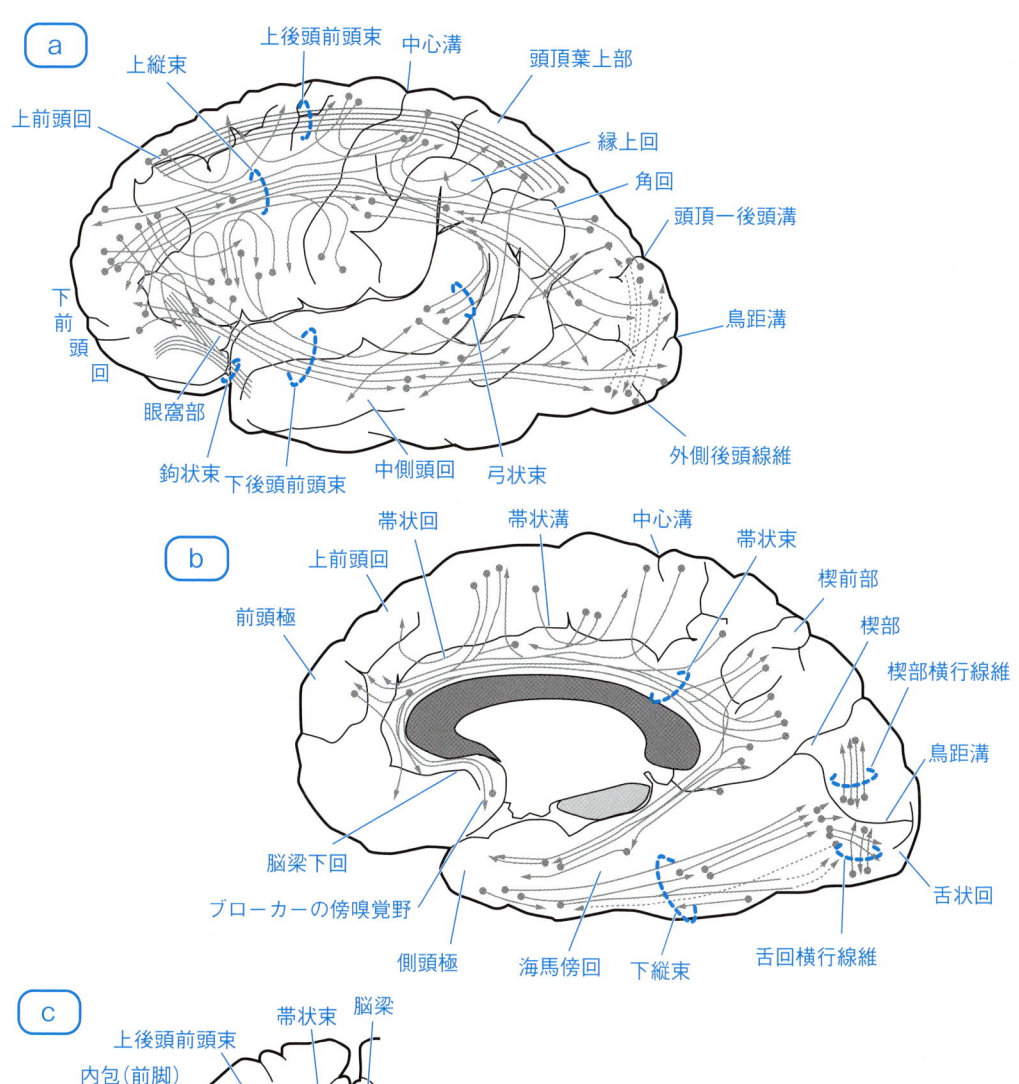

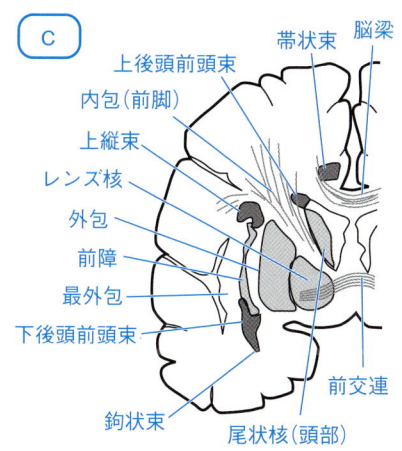

図 4-16　大脳皮質の主要な長連合線維（今井，1979）
a：外側面，b：内側面，c：横断面

はついたわけではないが，長年神経心理学で信じられてきた経路とは異なる経路で連絡している可能性が出てきたのである．

(3) 交連線維

　左右の大脳半球の間を結ぶ線維群で，種々のものがある（図4-17）が，大脳皮質を連絡するのは脳梁と前交連である．

　脳梁は，大脳皮質の大半を結ぶ最大の交連線維で，左右のほぼ対応部位同士を結ぶとされているが，一部に例外もあり，右半球後頭葉の視覚連合野から左半球のブローカ野に達する線維も明らかにされている．感覚投射野と一次運動野とは，視野と身体の正中部以外は脳梁に線維を送っておらず，脳梁線維を持つのは主として感覚連合野と運動連合野以降の高次皮質である．

　脳梁は，前から順に脳梁吻，脳梁膝，脳梁幹，脳梁膨大に区分されるが，それぞれの間に明確な境界があるわけではない．幹と膨大の移行部はやや狭くなっているので狭部と呼ばれることもある．脳梁を通る線維には，大脳皮質自体の機能分化に対応した機能の分化があって，前部は運動性，後部は感覚性となっており，特に脳梁膨大は左右の視覚連合野の連絡にあたっている．図4-18に脳梁各部が連絡するおよその皮質部位をまとめてある．膨大は脳梁に集中した線維が脳梁を出た後に大脳皮質の後部に向けてU字型に走るので，大鉗子という．これに対して脳梁の前端で前方にU字型に走る線維は小鉗子という（図4-19）．脳梁を通過した線維は，一斉に放射状をなして広い大脳皮質の各部に広がっていくので，これを脳梁放線と呼ぶこともある．脳梁が連絡していない側頭葉底面の皮質は，前交連が連絡している．

　図4-17にある中間質（視床間橋ともいう）は，左右の視床を連絡しているが，視床内側部の組織が突出したもので，交連線維ではない．先天的に欠如している例が多い．

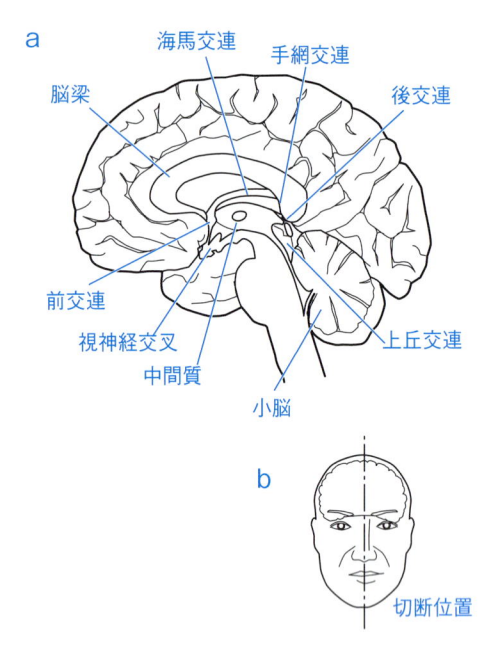

図4-17　主要な交連線維
aはbのように脳を切断した後の正中矢状断で，右半球の内側面を示す．

　交連線維は大脳半球の正中面で，まとまった線維として他の組織から分離しており，これを外科的手術によって切断することはさほど困難ではない．脳梁を始めとする交連線維を切断された脳は，分離脳と呼ばれるが，左右の大脳半球の連絡が絶たれた状態にあり，左右各半球の機能を独立に検討することができる．人間でもてんかんの治療のためにこうした手術が行われ，左右大脳半球の機能の側性化など，貴重な知見が多数得られている．

❼ 大脳辺縁系

　図4-20に示したように大脳半球の内側面で，脳梁とその下の間脳を取り囲むかたちに連なっている梁下回，帯状回，海馬傍回，鉤などの皮質部位は，系統発生的に古く下等な動物でもよく発達していること，大脳皮質の典型である6層構造を示さないこと，などの点で共通しており，辺縁葉，辺縁皮質などと呼ばれている．辺縁葉は，側頭葉の内側面に埋もれている扁桃体と海馬などと

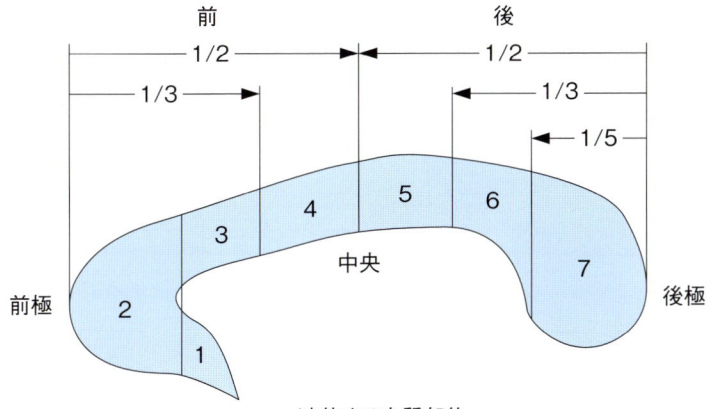

連絡する皮質部位

1　吻　　　眼窩前頭皮質尾部，前運動野下部
2　膝　　　皮質前頭前野
3　幹前部　運動前野，補足運動野
4　幹中部　運動野
5　幹後部　頭頂葉前部，頭頂葉後部
6　峡部　　側頭葉上部，頭頂葉後部
7　膨大　　頭頂葉下部，後頭葉

図 4-18　脳梁の区分と連絡する皮質部位

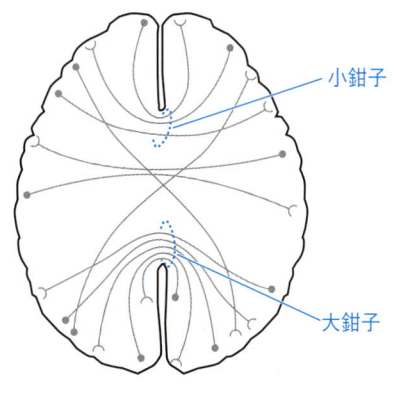

図 4-19　大鉗子と小鉗子

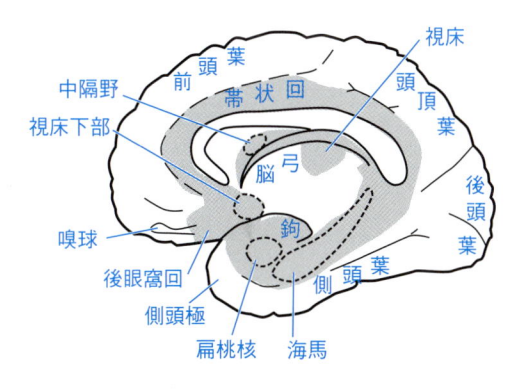

図 4-20　大脳辺縁系（今村，1970）

密接な線維連絡を持っており，これらも含めて大脳辺縁系という。

　大脳辺縁系は，かつては本能の座などと呼ばれていたが，今日では，情動と記憶に関与しているとみられている。特に海馬は記憶との関係が深く，海馬の両側性の損傷は，経験が一切記憶として残らない重篤な前向性健忘を起こす。一方扁桃体は，情動との関係が深い。

2　間　脳

❶ 間脳の構成

　間脳は，第三脳室を囲む灰白質の塊で，多数の神経核からなり，視床を中心に，視床上部，視床下部，視床腹部，視床後部に分けられる。

　視床上部には，手綱核と呼ばれる小さな核と概

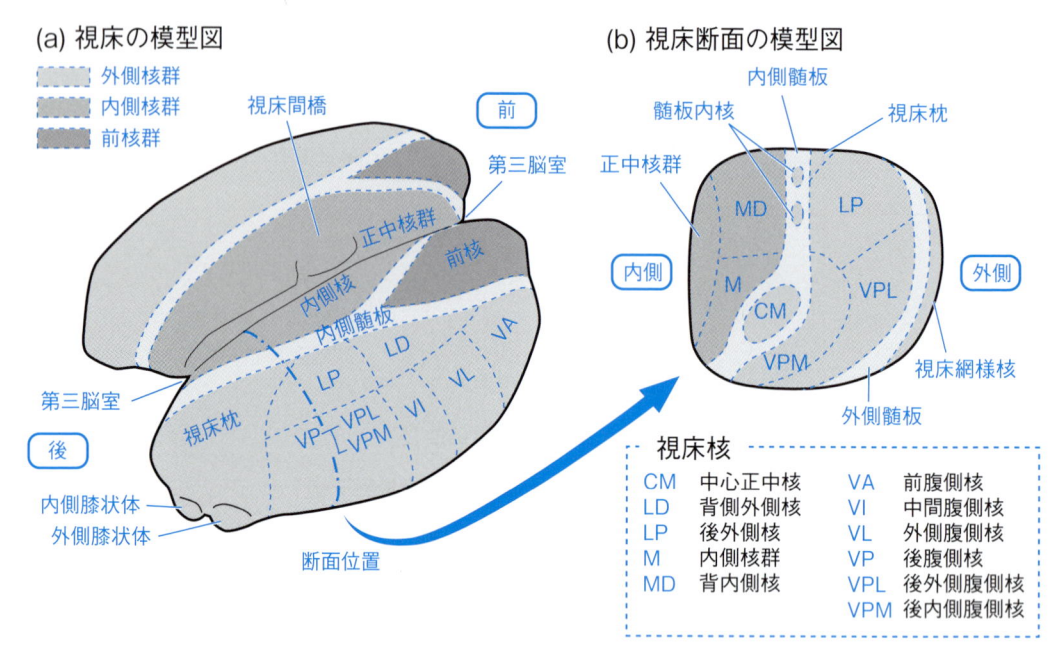

図 4-21 視床の模式図（a）と前額断面の模式図（b）

日周期に関与するメラトニンを分泌する松果体があり，自律神経系に関係した部位と考えられている．視床腹部には，ルイス体があり，大脳基底核や中脳の赤核，黒質などと密接な線維連絡を持つことから，錐体外路系の一部と見られている．

視床後部には，視覚の中継核である外側膝状体と聴覚の中継核である内側膝状体の2つの核があるが，機能上は視床の一部として扱われることが多い．

❷ 視　床

視床は，間脳の背側部を占める大きな灰白質の集団で，外側は内包後脚によって大脳基底核と分けられ，第三脳室に接している．視床内部には，ほぼ垂直に走る白質の隔壁があり，その前部がＹ字形に分枝しているので，それを境に前核群，内側核群，外側核群の3つに大別される（図4-21a, b）．

この白質の隔壁は内側髄板と呼ばれるが，この中にも小さな神経核が埋もれており，髄板内核群という．内側髄板の後下部には，比較的大きな中心正中核が埋もれている．内側核群は，背側部の背内側核と下部の背側核とに分けられるが，最内側部で第三脳室に接している部分は，正中核群と呼ばれて他と区別される．前核群と内側核群とは系統発生的に古く，一方，3つの核群の中では最大の外側核群は系統発生的に新しく，高等動物でよく発達している．外側核群のさらに外側にも白質の隔壁があり，外側髄板というが，その外側には薄い板状の網様核がある．

視床は，非常に多数の神経核群からなる複雑な構成を示すために，核の名称や分類区分がまだ確定されていない面も多い．視床の大半の核は，大脳皮質と密接な線維連絡を持ち，大脳皮質の機能の実現に重要な役割を果たしているが，線維結合の様相などを手がかりに，次のような分類が試みられている．

(1) 投射核群

大脳皮質の特定の部位に組織的な局在を持って投射する核群で，視覚情報を中継する外側膝状体，聴覚情報を中継する内側膝状体，体性感覚情

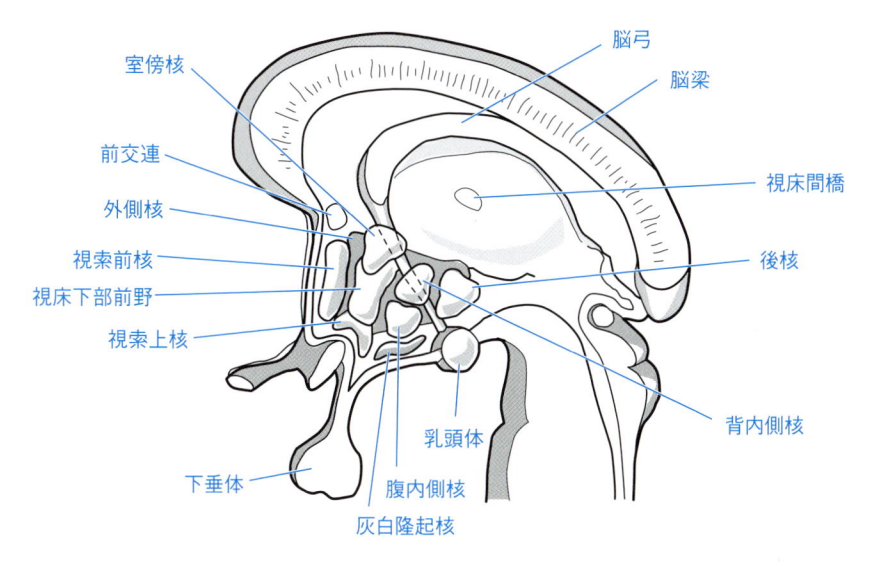

図4-22 視床下部

報と味覚情報を中継する後腹側核，運動にかかわる中継にあたる前腹側核と外側腹側核が含まれる。後腹側核は，顔面の体性感覚情報を中継する後内側腹側核と，顔面以外からの体性感覚情報を中継する後外側腹側核とに分けられる。前腹側核は黒質網様部や淡蒼球などからの入力を受け，外側腹側核は淡蒼球や小脳などから入力を受けて運動野に中継している。

(2) 連合核群

大脳皮質や大脳辺縁系など脳内の広範な部位と密接な両方向性の線維連絡を持つ核群で，皮質前頭前野との連絡が密で，作業記憶などの高次機能にかかわる背内側核，乳頭体から乳頭視床路を受けて記憶に関与するとみられている前核群，さらに背側外側核，後外側核，視床枕から構成され，立体認知や感覚情報の統合に関与すると考えられている外側核群などが含まれる。外側核群のうち後外側核と視床枕は，視覚に関連した皮質と密接な線維連絡を持っている。

(3) 非特殊核群

大脳皮質の広範な領域に投射する核群で，上行性賦活系に関係すると考えられており，髄板内核，中心正中核が含まれる。外側髄板のさらに外側には，視床のほぼ全域を覆う薄い層からなる網様核があるが，これも非特殊核群に分類される。網様核には大脳皮質への投射はなく，前核を除く視床の核群にGABA作動性の抑制性線維を送ってそれらの活動の調節に関与している。

❸ 視床下部

視床下部は，間脳の底面に位置する灰白質の集団で，図4-22に示すように，多数の核群から構成されているが，すぐ下に視神経交叉と脳下垂体があることから，視交叉前域，視神経上域，漏斗領域，乳頭領域の4つに大きく区分されることもある。脳下垂体を介してホルモン系の調節を行うとともに，自律神経系の中枢として，物質代謝，体温調節，性機能，情動行動などに深く関与している。大脳皮質で営まれる高次機能とは直接の関与はないが，脳弓を介して海馬と密接に連絡している乳頭体は，損傷によって記憶障害が起こることから，記憶との関係が注目されている。

3 小　脳

　小脳は，中脳と橋の背方，第四脳室の上に位置する中央がくびれた長円体で，左右に膨れた部分を小脳半球，くびれた部分を虫部という。表面は薄い灰白質の層で覆われており，これを小脳皮質という。内部は皮質に出入りする髄体と呼ばれる白質と，その中に埋もれた小脳核からなる。小脳核には，歯状核，室頂核，球状核，栓状核の4つがある。球状核と栓状核は，その位置からまとめて中位核と呼ばれることもある。脳内の他の部位との連絡は，上，中，下3つの小脳脚によって連絡し，脊髄や前庭器官から入力を受け，さらに錐体外路系に属する諸核とも密接な連絡を持って，運動や姿勢の調節，平衡機能などを営んでいる。最近では，高次機能との関係も注目されている。言語発達は正常なウイリアムズ症候群では小脳の大きさは正常で，言語機能に障害があるダウン症候群では小脳が健常者より小さいことから，小脳と言語との関係が示唆されているが，成人の小脳損傷では，構音障害は起こるが言語障害が起こることを示す証拠はほとんどない。

4 下位脳幹と脳神経

　中脳，橋，延髄は，脊椎動物全般を通じて基本構造に大差がないことから，一括して下位脳幹と呼ばれることもある。

　下位脳幹には，間脳や大脳半球と脊髄とを結ぶ各種の上行性，下行性の線維と，それらを中継する神経核，さらには背側に位置する小脳と連絡する線維とそれに関連した神経核とがある。また，12対の脳神経のうち嗅神経と視神経を除く10対がこの部位から出ているので，これらの線維および起始核（運動核）と終止核（感覚核）にあたる脳神経核が散在している。また下位脳幹全体を通じてその中心部には，白質と灰白質が混じり合った網様体が広く分布しており，これを脳幹網様体という。脳幹網様体は，大脳皮質の覚醒レベルの維持に関与している。

3　脳内の機能系

　ここまでは，脳を横断的にみて各レベルの構造と機能の概要を述べてきたが，脳を縦断的にとらえると，各レベルを越えた縦の繋がりを持ってそれぞれ固有の機能を営んでいるいつかの機能系を見出すことができる。ここではその中でも主要なものについて述べていくことにしたい。

1 感覚系

　脳が内外の刺激を受容・処理する働きは，各種の感覚受容器で受容細胞が刺激エネルギーを神経の活動に変換することから始まり，感覚伝導路の途中で何回かの中継を経ながら情報が次第に処理され，大脳皮質感覚野に到達してさらに高次の処理が行われるが，この間の受容器から皮質感覚野までを感覚系という。感覚系は，感覚モダリティーによってそれぞれ独自の受容器を持ち，そこから始まる感覚伝導路が皮質感覚野に到達するまで固有の経路を介して相互に独立に機能している。

● 視覚系

　視覚系の受容細胞は，眼の網膜の最奥部にある

a. 脳の底面

左視野／左眼／鼻側／耳側／右眼／視交叉／視神経／視索／外側膝状体／視放線／一次視覚皮質／外側膝状体／右半球／左半球

b. 左半球後頭葉の内側面

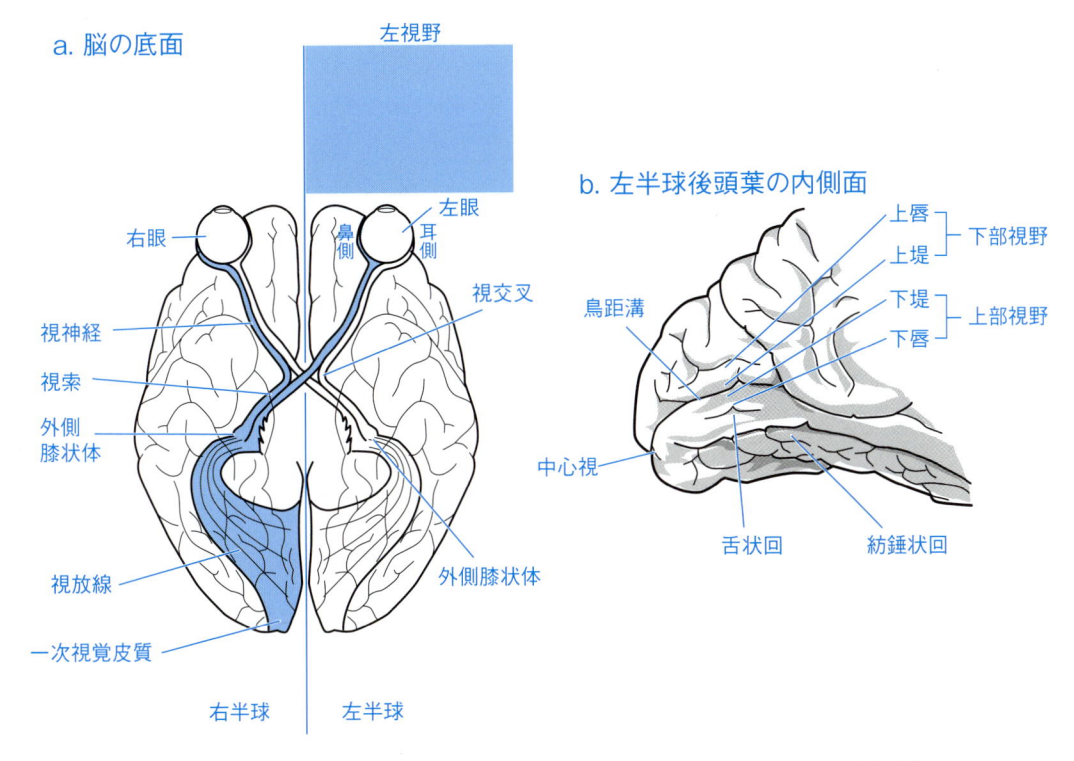

上唇／上堤　}下部視野／下堤／下唇　}上部視野／鳥距溝／中心視／舌状回／紡錘状回

図 4-23 人間の視覚伝導路の概要（a）と視野の上下と皮質部位との関係（b）
(a) は脳を底面から見た図で，左右が逆転している。
(b) には左半球後頭葉の内側面のみを示してある。

錐体と桿体と呼ばれる 2 種類の細胞で，ここで光のエネルギーが神経の活動に変換される。錐体はそれぞれ固有の波長の光に最も強く反応する赤錐体，緑錐体，青錐体の 3 種があり，いずれも網膜の中心部（中心窩という）に集中していて，色や輪郭など精密な情報の受容に関与している。一方，弱い光にも反応する桿体は網膜の中心窩の周辺に多く，明るさや運動の受容に関与している。光受容器で発生した神経の活動は，網膜内を光の進行とは逆方向に双極細胞，網膜神経節細胞と中継され，網膜神経節細胞の軸索が網膜の一点に集中してそこで眼球から出て視神経となる。視神経は，脳の底面の視神経交叉で網膜鼻側半分から出た線維が交叉しており，交叉後を視索と呼ぶ。視神経も視索も網膜神経節細胞の軸索であることに変わりはないが，視神経が一方の眼からの軸索のみを含んでいるのに対して，視索は左右両方の眼からの軸索を含んでいる点が異なっている。視索は視床の最後部に位置する外側膝状体に終わる。人間やサルの外側膝状体は 6 層構造をなし，下から順に番号が付けられているが，各層を構成する細胞の大きさの違いから，1，2 層を大細胞層，3〜6 層を小細胞層と呼んで区別している。大細胞層は，明るさや運動などの情報を素早く伝え，小細胞層は，色や形など精密な情報をゆっくり正確に中継する。外側膝状体のニューロンの軸索が大脳皮質後頭葉の視覚投射野に達するが，この間の線維は，小さな核から出て広い皮質領野に放射状に広がって投射していることから，視放線と呼ばれる（図 4-23a）。

視覚投射野はブロードマンの 17 野にあたるが，肉眼でも白い線が見えるために，有線野，線条野と呼ばれることもある。人間の 17 野の大部分は，その大半が大脳半球後頭葉の内側面に位置して前

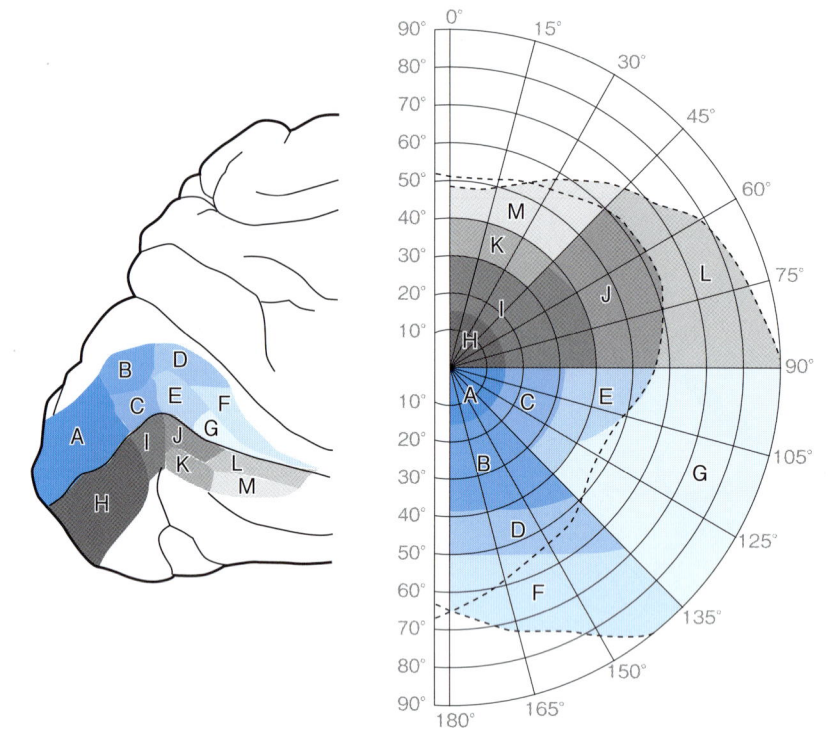

図 4-24 視覚投射野（17 野）における視野部位再現
視野の中心にあたる視角 10°までの範囲が後頭極から前方に広い範囲を占め、残りの広大な視野がさらに前方の狭い範囲に押し込められている。

後に走る鳥距溝の内部とその上唇と下唇に位置していることから、鳥距皮質と呼ばれることもある。

図 4-23a に示したように、視覚伝導路は、視神経交叉での半交叉のために、両眼とも凝視点の右側の視野は左半球に、左側の視野は右半球に投射されることになる。そのため一側の 17 野が完全に破壊されれば、両眼の視野とも損傷側とは反対の視野半分が欠けて見えなくなる同名性半盲が起こる。同名性という名は、右眼も左眼も、右あるいは左という同じ名の視野が見えなくなることに由来している。

17 野と視野とはこうした左右の関係だけではなく、さらに精密な部位的対応があり、視野の上半分は鳥距溝の下堤と下唇に、上半分は上堤と上唇に投射しており（図 4-23b）、視野の上下を分ける水平経線は、鳥距溝の底に位置している。また視野の中心部は後頭極に、周辺部は前方に投射しているが、対象を精密に分析する中心視対応部位は、17 野でも非常に広い面積を占めている（図 4-24）。これは、情報を精密に分析する網膜の中心窩には、きわめて多数の錐体が密集しており、それから出る軸索の数も圧倒的に多く、その数が視覚伝導路全体を通じて視覚投射野まで維持されていることに由来している。

このように、視覚投射野に網膜の各部が忠実に再現されていることを網膜部位再現というが、網膜には視野が眼のレンズ系を介して上下・左右が逆転したかたちで再現されているので、網膜部位再現は視野部位再現とも呼ばれる。図 4-24 は、視覚投射野における視野部位再現を示したものである。

17 野の周囲を二次視覚野である 18 野が、さらにその周囲を三次視覚野の 19 野が囲んでおり、

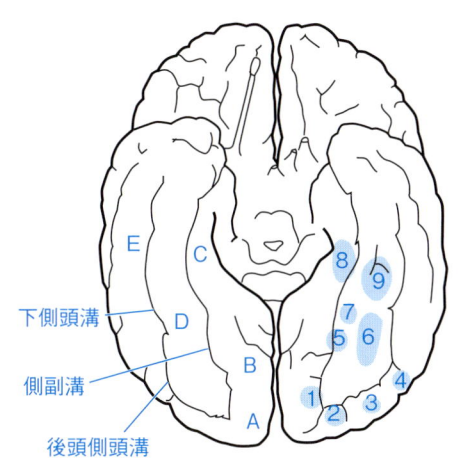

A：下後頭回
B：舌状回
C：海馬傍回
D：紡錘状回
E：下側頭回

1：色彩視中枢 V4
2：後頭顔領野（OFA）
3：外有線野身体部位領野（EBA）
4：運動視中枢 V5
5：色彩視中枢 V4α
6：視覚性単語形態領野（VWFA）（左半球のみ）
7：紡錘状回身体部位領野（FBA）
8：海馬傍回場所領野（PPA）
9：紡錘状回顔領野（FFA）

図4-25　各種の刺激に反応する脳の領域

18，19野は皮質の外側面にも広がっている。18野を傍有線野，19野を周有線野と呼び，両者を一括して前有線野という。また，18野と19野を視覚連合野と呼ぶこともある。17野は，同側の18野と19野に終わる短い線維しか出しておらず，視覚野と皮質の他の領野との連絡は，18野と19野から出る連合線維によって成立している。左右両半球の視覚皮質間の連絡も，18野と19野から出で脳梁膨大を通る線維によって成立している。

20世紀後半の脳の研究の中で最も目覚ましい進歩を遂げたのは，サルの視覚皮質における情報処理過程の解明といえるが，その過程の中で，視覚皮質の区分もブロードマンの番号とは異なる見方がされている。それによると17野はそのままV1に対応しているが，18野と19野がさらにV2，V3，V4，MTなどさまざまな領野に区分され，それぞれが異なる機能を持つことが明らかにされており，人間にもそれがあてはまることが明らかになりつつある。

詳細は他書に譲るが，17野までの視覚伝導路には，4A，4B，4Cα，4Cβに細分化される17野の厚い第4層のそれぞれに異なる情報が入ってくるなど，精密な機能分化が成立している。この機能分化は，17野から視覚連合野，さらには皮質のより前方へと続く経路でも保たれており，17野から前方への流れには，色や輪郭など対象の認知に必要な情報を側頭葉に向けて伝える腹側経路と，空間情報を伝える背側経路の2つがあるとされたが，その後，背側経路は，空間位置や運動に関する情報を頭頂葉下部に伝える腹背側経路と，対象の形態や位置，運動に関する情報などを意識にのぼらないかたちで頭頂葉上部から前頭葉に伝えて行為と結びつける背背側経路の2つに区分され，さらに最近では，前頭前野に向かう視覚性作業記憶に関与する経路と，運動前野に向かう視覚に導かれた行為に関与する経路，側頭葉内側部に向かう空間内の移動に関与する経路の3つの流れが提唱されている（Kravitsら，2011）。一方では，こうした後頭葉から前方に向かう皮質の視覚経路は，視覚情報の処理が段階的に進むことを前提としているが，この段階制を否定して，視覚皮質から始まる視覚情報処理の流れの存在自体の意義を否定する考え方も提唱されている（de HaanとCowey，2011）。

一方，腹側経路に関しては見解が一致しており，色，形，大きさ，位置，奥行き，運動など視覚刺激が持つ属性と，顔，文字，風景，身体部など刺激のカテゴリーが，それぞれ別個の領野で処理されていることが賦活研究によって明らかにさ

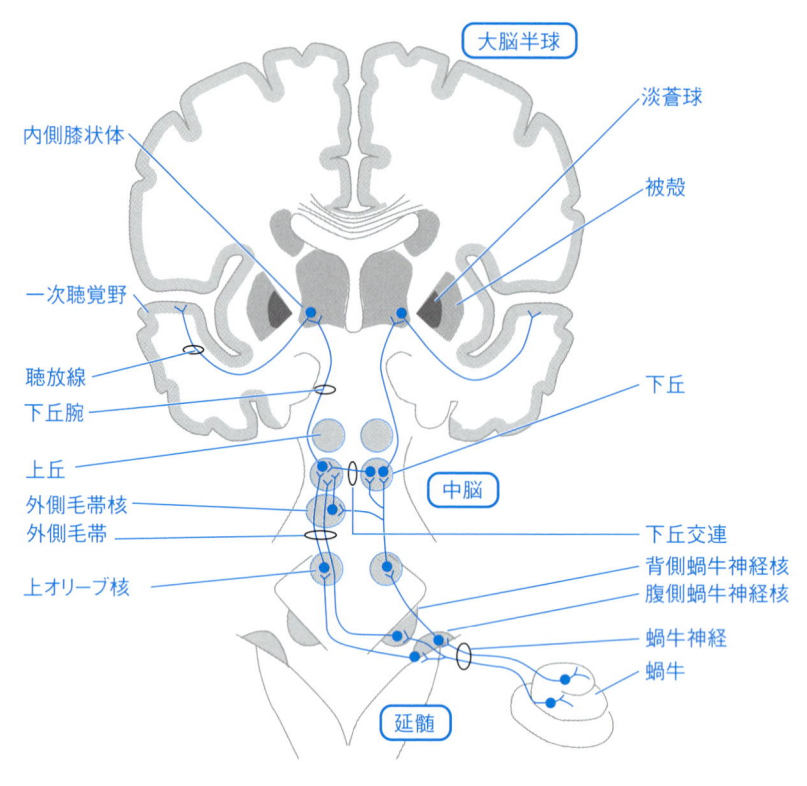

図 4-26　人間の聴覚伝導路

れ（図 4-25），この点は，後に述べる損傷研究の結果とも一致している。

❷ 聴覚系

音を受容する組織である耳は，音を集めて鼓膜に伝える耳介と外耳道，鼓膜に続くツチ骨，キヌタ骨，アブミ骨の 3 個の耳小骨からなる中耳，先端に行くほど細くなる長さ 35 mm ほどの円柱が 2 と 3/4 回螺旋状に巻いている蝸牛からなる内耳とに区分される。蝸牛は前庭階，中央階，鼓室階の 3 つの層に分かれ，いずれもリンパ液で満たされている。中央階と鼓室階を境する基底膜の上にあるのがコルチ器官と呼ばれる聴覚の受容器官で，そこには人間でおよそ 12,000 個の外有毛細胞と 3,500 個の内有毛細胞があり，基底膜に固定されている。このうち数が少ない内有毛細胞が聴覚の受容細胞で，外有毛細胞は遠心性の神経との結合が強く，内有毛細胞の活動を強める働きを持つとみられている。聴覚刺激である音は空気の振動で，これが鼓膜でとらえられた後，3 個の耳小骨によって増強されて蝸牛の入り口にあたる卵円窓の膜を変位させ，その影響で基底膜の一部の屈曲とリンパ液の動きを生じ，それによって内有毛細胞が倒れて電気信号が発生する。卵円窓の変位による基底膜の屈曲は，音の周波数によって屈曲が生じる位置が決まっており，卵円窓に近い位置では高い周波数，蝸牛の先端に近い位置では低い周波数によって屈曲が生じる。このように，さまざまな周波数からなる自然界の聴覚刺激は，その周波数成分に応じて基底膜の特定の位置を屈曲させ，その位置にある内有毛細胞を活動させる。これは言い換えれば音の周波数，すなわち音高は，基底膜上のどの位置の内有毛細胞が活動するかによって反映されているわけで，これを周波数再現という。この音高と活動する細胞との対応によって成立している周波数再現は，聴覚伝導路全体を

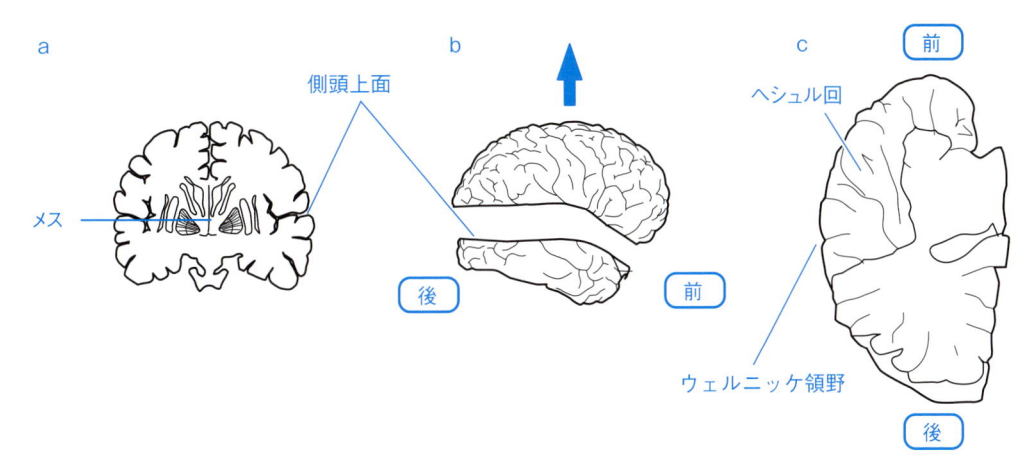

図4-27 人間の側頭上面と聴覚投射野（ヘシュル回）
cは，aの外側溝に沿ってaに示すようにメスを入れ，外側溝より上の部分を取り除いて（b），側頭葉上面を見えるようにしたもの。

通じて維持されている。一方音の大きさは，発生する電気信号の頻度に反映されている。

図4-26に人間の聴覚伝導路の概要を示したが，同じレベルの中継核が機能の異なる複数の亜核に分かれ，それらの核で中継される線維と中継されない線維，さらには交叉する線維と交叉しない線維が混在しているなど，視覚伝導路と比較しても格段に複雑な構造を呈している。

延髄から中脳にかけてこうした複雑な中継を受けた聴覚伝導路は，外側毛帯と呼ばれる線維としてまとまって上行し，下丘に入る。下丘で中継された全ての聴覚情報は，視床の内側膝状体に送られて中継されるが，視覚の外側膝状体とは異なり内側膝状体の構造も複雑で，腹側部，背側部，内側部に区分され，聴覚に特殊化した中継核にあたるのは腹側部で，聴放線を介して外側溝の中に埋もれた一次聴覚皮質，ブロードマンの41野に投射している。背側部と内側部には，聴覚以外の入力も入っており，一次聴覚皮質の周囲の皮質に投射している。

人間の脳の外側溝にメスを入れて側頭葉を傷つけないように上部の前頭葉と頭頂葉を取り除くと（図4-27a, b），外側溝の中に隠れていた比較的平坦な側頭上面が露出される（図4-27c）。側頭上面の中央付近には，内側から斜め前方に走る脳回，ヘシュル回が認められるが，41野はこのヘシュル回上に位置し，その内側の52野と外側の42野が二次聴覚皮質，それらの周囲の22野が三次聴覚皮質とされてきた。しかしヘシュル回が2つの例があるなど，この部位の個体差や左右差が著しいこともあって，聴覚皮質の正確な位置と構成については不明な点が多い。最近になって組織化学や免疫化学など新しい解剖学的手法を駆使した研究や機能画像研究の結果をもとに，聴覚皮質の再区分が試みられているが，それでも研究者の間で再区分された皮質領野の数や名称が異なるなど，結果に一致をみない点も多い。そうしたなかでも一次聴覚皮質がヘシュル回の一部に位置している点は，研究者の間で一致がみられている。しかし，一次聴覚皮質＝ヘシュル回といった，巨視的な解剖学的区分とは一致していない点も強調されている。

人間の一次聴覚皮質近辺における周波数再現についてはさまざまな方法で検討されてきたが，近年，空間分解能が格段に高い7テスラのMRIを用いるなどによりかなりの知見が得られており，ヘシュル回の内側部に高周波数対応部位があって外側に進むにつれて低周波数に移行し，再び高周

第4章　脳の構造と機能　171

波数に進む鏡映像型の周波数再現があることが知られている。

聴覚系に関しても，側頭葉を前方に進んで前頭葉に達する腹側経路と，後方に進んで頭頂葉を経て前方に進む背側経路とが区別されている。

❸ 体性感覚系

体性感覚には，痛覚，温度感覚，触覚，固有感覚（筋や関節の位置覚や運動感覚）などが含まれ，それぞれ受容器となる特殊な細胞が皮膚や筋肉に分布している。躯幹や四肢からの情報は脊髄神経，頭部や顔面からのものは三叉神経を介して中枢に入るが，視床の中継核である後腹外側核などに達するまでの経路は，温覚や痛覚を伝える前外側系と，触覚や固有感覚を伝える内側毛帯系の2つの系統が区別されている。

皮質体性感覚野は，大脳皮質中心溝の後壁から後堤，後唇へと続くブロードマンの3-1-2野で，3野は，中心溝の底面に位置して深部感覚が投射している3a野と，皮膚感覚が投射している3b野とに区分されている。細胞構築学的に最も一次投射野の特徴（受容層にあたる第Ⅳ層が厚く小型の顆粒細胞が多い）が強いのは3b野で，1野と2野は出力細胞にあたる大錐体細胞が増加し，顆粒細胞は少ない。2野の後方には5野と7野があり，ここは大錐体細胞も含む体性感覚連合野に相当する。3a野には顆粒細胞が少なく，すぐ前の運動皮質（4野）への移行型にあたる。

視覚系の視野部位再現や聴覚系の周波数再現と同様に，体性感覚伝導路全体を通じて身体部位再現が認められ，中心溝が外側溝に接する位置から大脳皮質内側面まで続く皮質上広い面積を占める体性感覚皮質には，反対側の身体半側が逆立ちしたかたちで再現されている（図 4-11 参照）。

中心溝の下端で外側溝に埋もれた部分にあたる頭頂弁蓋には第二体性感覚野と呼ばれる領野があり，視床後外腹側核からの投射を受けているので一次体性感覚野と並列的な位置づけをする立場もある。しかし，視床の後腹側核や後核群などからの投射も多く，また同側と対側の一次体性感覚野や対側の第二体性感覚野などへの投射があることなどから，一次体性感覚野より高次の中枢とみられているが，その機能の詳細は，体部位再現の有無も含めて明らかではない。

❹ 運動系

大脳皮質の中で運動の実現に最も強く関係しているのはブロードマンの4野にあたる一次運動野で，中心溝の前，中心前回に位置し，ここには身体半側の各部が上下が逆転したかたちで表現されている（図 4-11 参照）。体性感覚野の場合と同様に，運動野でも手の指など精密な運動を行う身体部位が強調されて広い面積を占めている。

運動野に表現されているこの身体像は，その各部から対応する身体部位の筋肉に運動の指令が出ていることを意味しているが，その主たる起始部はⅤ層にあるベッツの大錐体細胞を代表とする大きな錐体細胞群で，その軸索が途中で中継されることなく直接に，あるいは1個の介在ニューロンのみを介して脳神経運動核や脊髄前角の運動ニューロンまで伸びている。脳神経核に終わるものを皮質核路，脊髄まで下降するものを皮質脊髄路という。運動野の身体部位表現に対応して皮質核路は運動野の下1/4から発して内包の膝部を通過しており，皮質脊髄路は運動野の上部から発して内包後脚の前部を通過している。

皮質脊髄路は，延髄底面の多数の線維が集まった錐体の中を通過しているので錐体路とも呼ばれ，錐体路以外の運動経路を総称して錐体外路と呼び，錐体路は随意運動を支配し，錐体外路は筋の運動と緊張を不随的・反射的に調整していると考えられた時期もあった。しかし，錐体路には，4野以外にも運動連合野にあたる運動前野（6野）や体性感覚野（3-1-2野）など他の皮質領野からの線維も多数含まれており，また，錐体路に含まれる運動伝導路も大脳基底核を中心とするいわゆ

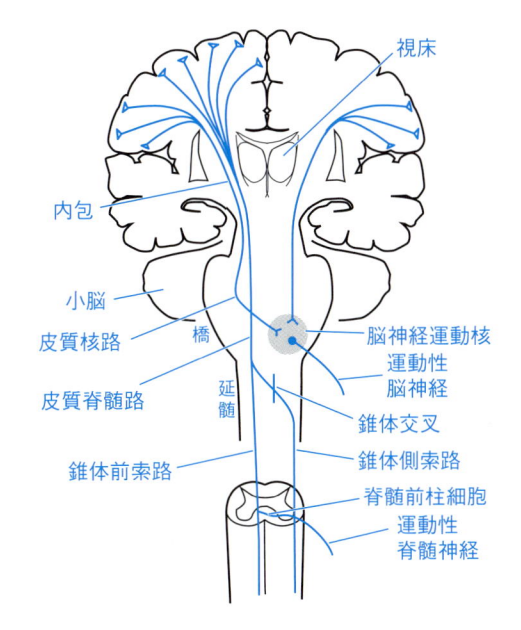

図 4-28　錐体路

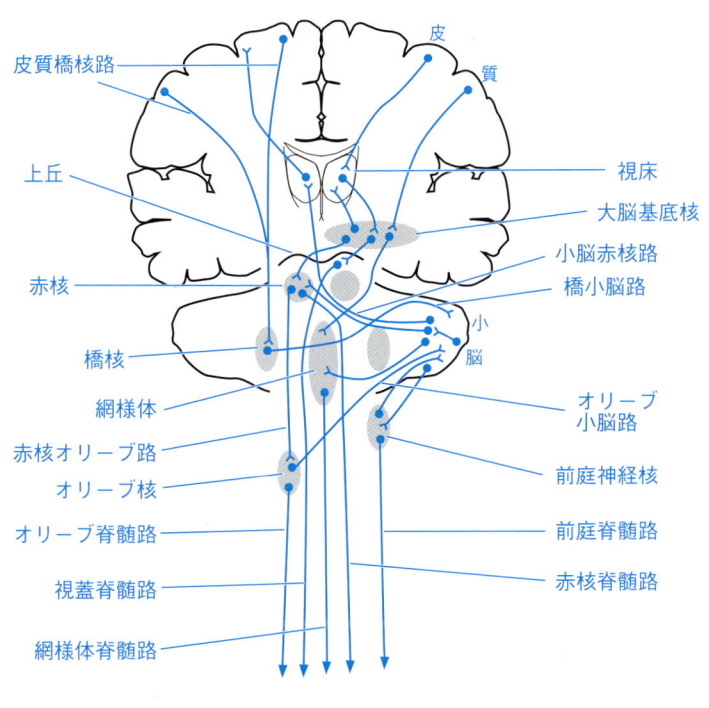

図 4-29　錐体外路

第 4 章　脳の構造と機能　173

る錐体外路系と密接な線維結合を持つことが明らかにされ，錐体路と錐体外路とを，相互に独立に機能する別個の運動系とみる考え方は否定されている。しかし，この二分法は，きわめて複雑な運動伝導路を整理して記述するためには役立っており，ここでもこの二分法に基づいて運動伝導路を図示しておく（図4-28，図4-29）。

錐体路内の運動線維は，延髄下端の錐体交叉で大半が左右交叉して脊髄側索を下行するが，これを錐体側索路，または外側皮質脊髄路という。残りの線維はそのまま同側の脊髄前索を下行し，錐体前索路，前皮質脊髄路と呼ばれるが，これも大半が脊髄内で交叉して反対側の運動ニューロンに終わっており，ごく一部が同側のまま終止している。脳幹の脳神経運動核に終わる皮質核路も，多くは終止核の直前で左右交叉を行っている。

このように，錐体路内の運動伝導路のほとんどが左右交叉を行っているため，運動系でも皮質と身体各部との関係は交叉性一側性支配となっおり，特に上肢の繊細な運動などは完全にこの形態を取っている。しかし，躯幹や身体中央の運動に関しては，同側性支配も加わった両側性二重支配が目立ち，特に発声に関係した筋群はいずれも身体中央に位置するのでこの傾向が著しい。例えば，声帯筋に広く分布する上および下喉頭神経を出す疑核には，皮質核路が交叉性，非交叉性に終止している。そのため，一側の大脳半球を切除した場合には，反対側の四肢の麻痺は起きても発声には障害が起こらないことがある。

一次運動野（4野）の前に位置するブロードマンの6野と8野が二次運動野，運動連合野で，一段高次の運動調節機能を持つとされているが，8野の一部で中心前回の背側部に位置する領野には，随意的眼球運動に関係した働きがあり，ここを前頭眼野という。前頭眼野は，後頭葉の視覚連合野と上縦束を介して密接に連絡している。

いわゆる錐体外路系は，図4-29に示すように，多数の神経核と線維束からなるきわめて複雑な構成となっているが，これらの諸核と線維束群が複雑に作用し合って，皮質運動野で方向付けられた運動の実現を微細に調整するのが錐体外路系の働きとされている。図4-29には示されていないが，こうした運動の調整には，感覚系のフィードバックも重要な役割を果たしており，特に体性感覚野は重要で，そこの損傷でも運動障害が起こる。

❺ 脳の血管系

脳に入る動脈には，内頸動脈と椎骨動脈の2つがある（図4-30）。大動脈から別れた左右の総頸動脈は，さらに外頸動脈と内頸動脈とに分かれ，外頸動脈は頭部や顔面の表面に血液を供給するが，内頸動脈は脳の底面を前方に走って脳循環に参加している。一方，左右の椎骨動脈は，延髄の下方で1本に合流し，脳底動脈となって橋の底面を，左右に上・下小脳動脈などの分枝を出しながら前方に走り，橋の前端で再び左右に分かれ，後方に後大脳動脈を出すとともに前方に走る後交通動脈を伸ばして内頸動脈と連絡している。

後交通動脈を介して椎骨動脈と合流した左右の内頸動脈は，前方で中大脳動脈と前大脳動脈を出しているが，左右の前大脳動脈は前交通動脈によって連絡しているので，脳の底面には動脈の大きなループが形成されていることになり，これを大脳動脈輪，ウイリス動脈輪という（図4-31）。

大脳皮質に血液を供給しているのは，前大脳動脈，中大脳動脈，後大脳動脈の3つで，前大脳動脈は，脳底から前頭葉の内側面を上行し，脳梁の上を後方に走りながら上方に多数の分枝を出し，前頭葉と頭頂葉の内側面の血液供給を受け持っている（図4-32a）。内側面を上行した分枝の先端は，一部前頭葉と頭頂葉の外側面にも及んでいる（図4-32b 参照）。

中大脳動脈は，ウイルス動脈輪からほぼ直角に別れた後，側頭葉の前部を横切って外側溝の底面に達し，そこを後方に走りながら上下に枝を出し

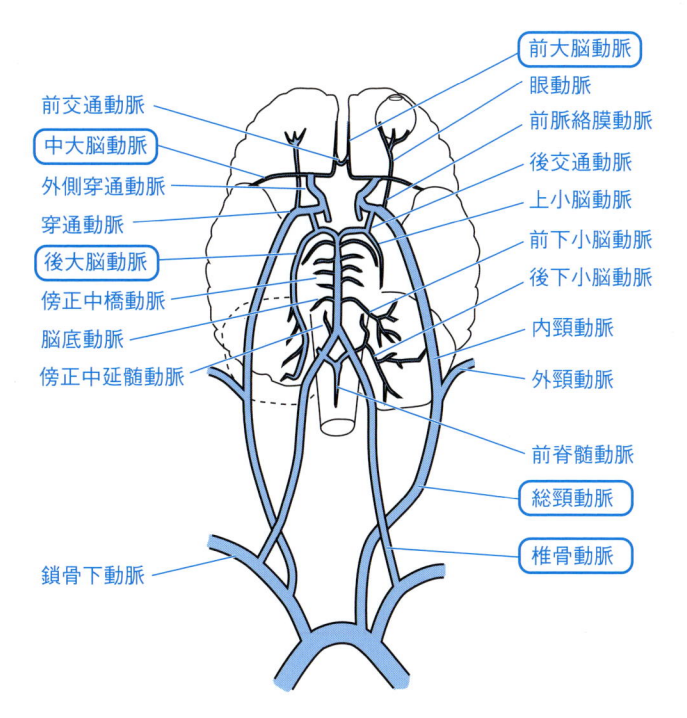

図 4-30　脳に入る動脈
脳は底面で示してある。

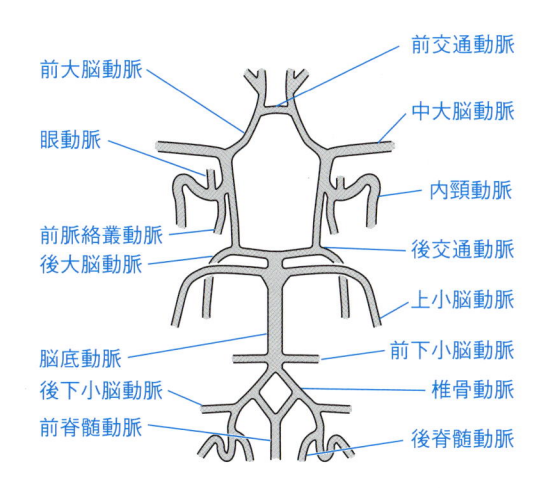

図 4-31　大脳動脈輪（ウイリス動脈輪）

第4章　脳の構造と機能　175

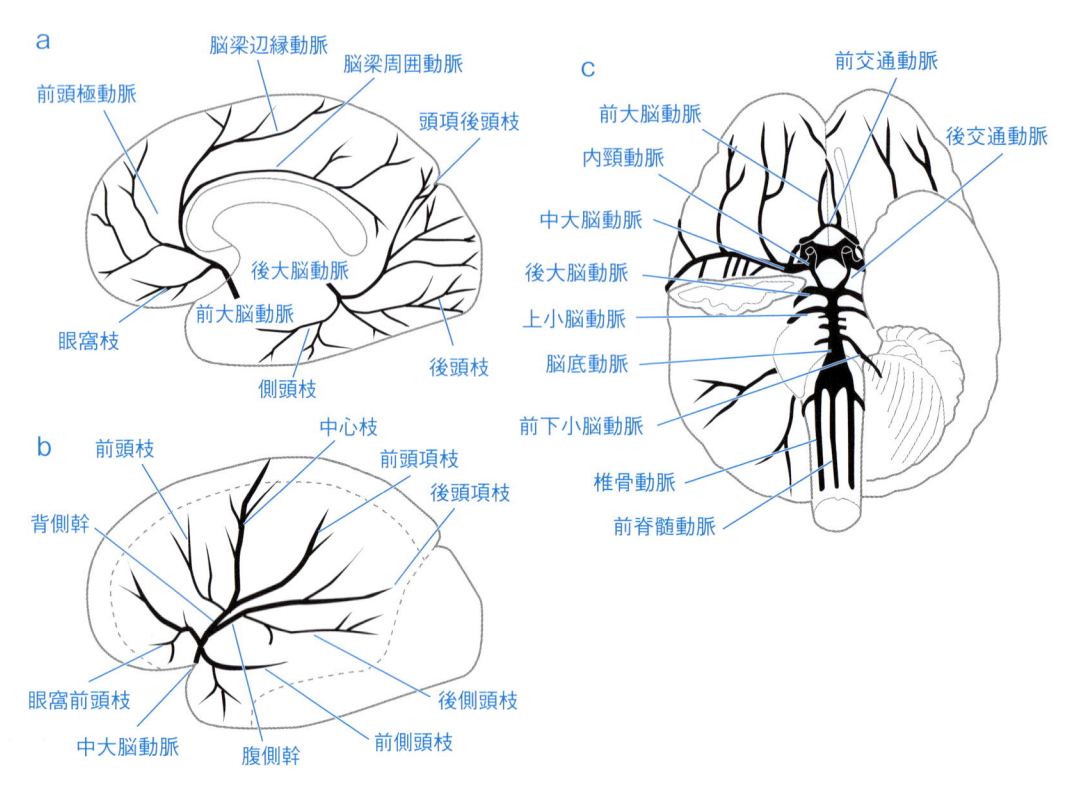

図 4-32　大脳皮質に血液を供給する動脈

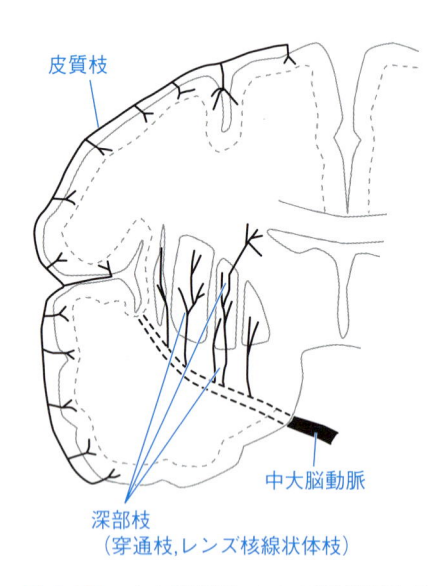

図 4-33　中大脳動脈－レンズ核線条体枝

て，大脳半球外側面のほぼ全域に血液を供給している。したがって，中大脳動脈が基幹部で閉塞すると，大脳皮質の広範な領域に梗塞が生じ，高次機能に重篤な障害が起こる。特に左半球の場合は，話すことも理解することもできない全失語となる。なお，中大脳動脈は，側頭葉を横切る際に深部枝，穿通枝などと呼ばれる小さな分枝を上方に出して大脳基底核にも血液を供給しているが（図 4-33），この分枝は小さな動脈瘤ができて出血しやすいとされている。

前大脳動脈と中大脳動脈が内頚動脈系の系統とすれば，椎骨動脈の系統にあたる後大脳動脈は，ウイリス動脈輪からほぼ直角に別れた後，後方に走って後頭葉の全域と，側頭葉の底面および内側面を受け持っている（図 4-32c）。

図 4-32b に点線で示した領域は，前，中，後 3 つの大脳動脈の境界領域，すなわち血液供給の僻地にもあたる部分で，分水界領域とも呼ばれて

いる。この部分は，例えば一酸化中毒のときに回復が最も遅れて細胞の壊死が起こるなど，他の皮質領域は残してここだけがまとまって損傷され，その結果，特異な症状が起こることがある。

引用文献

de Haan EhF, Cowey A：On the usefulness of 'what' and 'where' pathways in vision. Trends of Cognitive Science 15：460-466, 2011.

平山惠造, 河村　満：MRI脳部位診断. 医学書院, 1993.

今井邦彦・編：シリーズことばの障害1　言語障害と言語理論. 大修館書店, 1979.

今村護郎・編：講座心理学14　生理学的心理学. 東京大学出版会, 1970.

Kravitz DJ, et al：A new neural framework for visuospatial processing. Nature Reviews Neuroscience 12：217-230, 2011.

Walsh K：Neuropsychology. A Clinical Approach. Churchill Livingstone, Edinburgh, 1978（椿　忠雄・監訳：神経心理学－臨床的アプローチ. 医学書院, 1983）.

Weimer, RA：Brain and Behavior. Assessing Cortical Dysfunction Through Activities of Daily Living. The C.V. Mosby Co., St. Louis, 1990.

第5章
脳の病気と病巣局在法

1　脳の病気

　失語症は脳の損傷によって起こるが，脳の損傷の原因にはさまざまなものがある。最も多いのは脳卒中で，他には交通事故などで頭を打ったりする頭部外傷，脳に腫瘍ができる脳腫瘍，脳がウイルスや細菌に侵される頭蓋内感染症，火事や炭鉱の事故などの後遺症として問題になる一酸化炭素中毒を始めとする脳の中毒性障害などがある。ここではその主なものについて述べておくことにしたい。

1　脳卒中

　脳卒中ということばは脳の血管系の異常によって起こる病態全てを意味しており，医学的には脳血管障害といい，英語の Cerebrovascular Accident を略して CVA ということもある。

　ひとくちに脳卒中といってもその起こり方はさまざまで，脳の血管が狭まって詰まったり，血管内を流れてきた物質で詰まったりする場合と，血管が破れて出血する場合とが区別される。脳内の血管が詰まると，そこから先に血液が流れなくなるために，その動脈によって血液を送られていた領域は血液の供給が減少したり絶たれたりすることになり，この状態を虚血という。

　脳のような重要な働きを担っている組織では，多くの場合，1つの動脈だけから血液の供給を受けているのではなく，主要なものは1つとしても，他にも側副血行路と呼ばれる経路を持っているので，そのうちの1つが詰まってもそれを補うかたちで側副血行路の血行が盛んとなり，結果として何も異常が生じないことがある。しかし，こうしたことが起こらず血液供給が完全に絶たれると，重大な結果が生じることになる。

　脳の働きを担う細胞であるニューロンは，さまざまな種類の大切な働きを持つが，それらを実現するために多量の酸素を必要としている。人間の脳の重さは，全体重の 2.5％ ほどにすぎないが，脳で消費される酸素の量は，身体全体の消費量の 25％ にもなるといわれているほどである。

　酸素は血液によって運ばれるので，血液が流れてこなくなった脳の領域では酸素が欠乏し，その部分のニューロンは働くことができなくなり，その結果，手足の麻痺や意識喪失など，さまざまな症状が生じてくる。しかし，短時間のうちに再び血液が流れてくるようになれば，いったん働かなくなった脳のニューロンは再び活動を開始するようになり，それまで現れていた症状も消失する。このように，脳の血流が一時的に断たれたために起こる症状を一過性脳虚血発作という。

　しかし，いったん働かなくなった細胞が再び働くようになるのは，虚血が短時間の場合に限られる。完全な虚血状態が10分も続くと，その後血流が再開しても，もはや脳の機能は回復しないといわれている。それは，虚血状態になった脳の部分のニューロンが死んでしまうからである。

　身体全体は生きているのに，身体を構成する一部の細胞が死ぬことを壊死というが，脳の動脈が閉塞して脳の一部のニューロンに壊死が生じた場合を脳梗塞という。ニューロンが死ぬと細胞膜が破れて水分が流出し，その部分はドロドロの状態になるので，脳梗塞のことを脳軟化ということもある。

　脳の動脈はクモ膜下腔を走行してその分枝が脳実質に入っており，これを穿通枝というが，脳深部の穿通枝が閉塞して生じる小さな梗塞（直径1.5 cm 以下）をラクナ梗塞という。

　脳梗塞が生じた部位，すなわち梗塞巣は，組織

が欠如しているのでX線の透過率が高く，CTスキャンの画像では低吸収域として黒く表示される。

脳梗塞は，原因となる動脈の閉塞がどのように生じたかによって，脳血栓と脳塞栓とに区別される。

2 脳血栓

手足などに軽い怪我をしたときによく経験するように，血液には，血管から流れ出て外気に触れるとすぐに固まる性質がある。この性質は，多量の出血を防ぐなど重要な役割を持っているが，血管の中では，血液は絶えずスムースに流れる必要があるので，固まらないようにできている。しかし，血液が血管の中でも固まってしまう場合があり，これを血栓という。血栓が脳の動脈の中で形成されて血管が閉塞した場合が脳血栓である。

血管の中で血液が固まってしまう原因の1つは動脈硬化である。血液の中にはさまざまな物質が含まれており，それらが歳とともに少しずつ血管の内壁に沈着するようになる。なかでもコレステロールは沈着しやすく，そこに石灰なども貯まって血管の壁が固くなり，弾力性を失っていく。この状態を動脈硬化というが，このときの血管の内壁は，沈着した物質がお粥のような状態を呈し，血管の内腔が狭まって血液の流を悪くしている。この状態の動脈硬化を粥状硬化といい，脳の血管としては最も危険な状態にあたる。

動脈硬化が進んだ状態では，粥状物質が引き金となって血液が凝固して血栓が生じ，それが次第に増大して，ついには動脈を閉塞してしまうことになる。脳の動脈がこうした経過で閉塞し，その結果梗塞が起こる場合が脳血栓である。

脳血栓は，その成立過程からも明らかなように動脈硬化が進行している高齢者や高血圧者によく起こり，若年者でも身体の他の部分に動脈硬化性の病気を持つような場合に起こることになる。動脈の閉塞は次第に進行するので，症状の現れ方も漸進的で，急激に出現する脳出血などとは明らかに異なっており，朝，目が覚めたら，既に筋力低下が進行していた手足が完全に麻痺してしまっていた，などの事態が起こることになる。

3 脳塞栓

脳血栓では脳の動脈の一部に生じた血栓が次第に増大していくのに対して，血管の中を他の部分から流れてきた物質が脳の動脈にひっかかって閉塞を起こす場合が脳塞栓である。そのため脳塞栓は，脳血栓とは異なって何の前ぶれもなく突然起こることが多い。脳塞栓で血管を詰まらせる物質を塞栓あるいは栓子というが，これは，他の部位で形成された血栓が血管壁からはがれたものが多く，その大部分は心臓や心臓を出たばかりの太い動脈にできた血栓で，これは以前から心臓に疾患を持つ場合に起こりやすい。そのため脳塞栓は，そうした疾患を持つ若年者でも起こることがあり，その点も脳血栓とは異なっている。

脳血栓も脳塞栓も，ともに脳の血管が閉塞してしまう病気で，その起こり方は異なっているが，閉塞した後はどちらも脳梗塞が起こる。その結果，脳の働きの一部に異常が生じ，結果として表れる症状は，どちらも同じものになる。

4 脳内出血

脳の血管が破れ，脳組織の中に血液が流出した場合が脳内出血である。脳内出血がさまざまな症状を起こすのは，流れ出た血液が溜まって凝固し，脳の組織を圧迫して脳の働きを妨げるためで，血管の外に流れ出て凝固した血液の塊を血腫という。血腫が生じた部位，すなわち出血巣は，

X線の透過率を悪くするので，CTスキャンの画像では，高吸収域として白く表示される。

脳内出血の場合は，出血を止め，血腫を取り除く手術をすれば症状が回復することがあるが，出血部位によっては手術が不可能なこともあり，血腫を散らす薬物が用いられる。

脳内出血では，血管が破れた部位から先は血液が十分供給されなくなるので，脳血栓や脳塞栓と同じようにニューロンが壊死して脳軟化が生じることもあり，これを出血性梗塞という。

脳内出血の原因のほとんどは動脈硬化と高血圧で，血管が突然破れて出血が起こるので，症状は前ぶれもなく突然現れる。過度に興奮したときや，過激な身体運動を行った場合などは，血圧が急に高くなるので出血が起こりやすい。いずれにせよ脳内出血は，日中活動しているときに生じ，脳血栓のように睡眠中に起こることはほとんどない。

5 動静脈奇形

脳出血の原因には，他にも脳外傷や脳腫瘍などが考えられるが，特異なものに動静脈奇形と呼ばれるものがある。動脈と静脈とは，ほとんどの場合，間に毛細血管を挟んで連絡しているが，稀な先天性の奇形のために，間に介在するはずの毛細血管がなく，動脈と静脈とがかなり太い状態で直接吻合していることがある。この特異な結合状態が長く続くと，動脈圧によって伸長した血管が，脳内では空間がないために複雑に絡み合い，毛糸の玉のような状態が生じ，それが次第に大きくなっていく。これが動静脈奇形で，脳内に生じていても何の症状も起こさずに終わることもあるが，この部分は出血しやすいために，しばしば脳内出血やクモ膜下出血を起こすことになる。また大きく成長した動静脈奇形は，それ自体が周囲の組織を圧迫して頭痛や機能障害の原因になること

もある。動静脈奇形は，出生後次第に成長していくが，臨床症状を起こすほどに成長するのは，通常は10歳代以降といわれている。近年は，CTスキャンによって簡単に診断できるので，部位によっては出血を起こす前に手術で切除することも可能になっているが，摘出に脳実質も含まれる場合は，相応の後遺症を残すことになる。

6 脳動脈瘤とクモ膜下出血

クモ膜下腔に出血が生じて血腫ができ，脳を外部から圧迫して機能障害を起こす場合がクモ膜下出血である。クモ膜下出血の原因には，脳腫瘍や動静脈奇形などさまざまなものがあるが，最も多いのは脳の底部にできた動脈瘤の破裂である。

動脈瘤は，さまざまな原因により血管壁に脆弱な部分が発生して動脈流の圧力によって動脈の内径が拡張することを意味する。原因としては，先天性の場合もあるが，動脈硬化や感染症，外傷など後天性の場合も多い。動脈の内腔が拡張すると，ラプラスの法則（壁張力＝内圧×内腔）により壁張力はさらに増加して内腔の拡張が続き，ついには破裂に至る。小さな動脈瘤は，脳内のさまざまな部位に生じるが，大きなものは，比較的太い動脈の分枝部に多く発生する。

脳の底面にあるウイリス大動脈輪（第4章，図4-31参照）は，脳の各部に血液を供給する動脈が複雑に分岐するところで，太い動脈が直角に近いかたちで分岐している部分も多く，そこに大きな動脈瘤ができてそれが破裂すると，大量の血液がクモ膜下腔に流出し，重篤な障害を起こすことになる。

動脈瘤は，発生部位によっては破裂しなければ何の障害も起こさないこともあるが，動脈瘤自体が脳組織を圧迫してさまざまな症状を起こすこともある。

7 脳外傷

　頭部に外部からの物理的な力が加わって脳に損傷が生じた場合が脳外傷である。普通考えられるのは，外力によって頭蓋骨が砕け硬膜も破れて脳実質が外気に触れるかたちで破壊される事態で，こうしたタイプを開放性脳外傷，あるいは穿通性脳外傷という。銃弾が頭部に当たって貫通したり脳内に留まる場合もこれにあたる。一方，頭蓋骨には外見上大きな傷がないのに脳の内部に損傷が生じる場合を閉鎖性脳外傷，非穿通性脳外傷という。脳自体は豆腐のように柔らかい組織なので，既に述べたように，頭蓋骨とその内部の三重の幕で厳重に保護されており，さらにクモ膜下腔には脳脊髄液が詰まっていて外力による衝撃を和らげる役割を果たしている。閉鎖性脳外傷は，こうした状態にある脳が急激に加わった強い衝撃によって移動して頭蓋骨などに衝突することによって起こる。しかも多くの場合，直接衝撃を受けた部位とは反対の部位に損傷が生じることが多い。額をバットで殴られると脳の後部に損傷が生じ，倒れて後頭部を強く床にぶつけると前頭葉に損傷が生じるなどである。こうした場合を反衝損傷，あるいはコントラクーという。しかし，左の側頭部に衝撃が加わると右の側頭葉に損傷が生じるなど，反衝損傷が脳の左右で生じることはない。開放性脳外傷は，脳実質が外気に触れているので感染症が起こる可能性もあり，また大きな出血も伴うので，閉鎖性脳外傷より重症となることが多い。

　脳に強い外力が加わって脳全体に激しい加速あるいは減速が生じると，脳の組織の密度が均一ではないために，組織毎に動き出す速度が異なってくるので，組織同士を連絡している軸索に損傷が生じることがあり，これをびまん性軸索損傷という。交通外傷は，身体すなわち脳が高速で動いているときに起こるので，びまん性軸索損傷が生じやすい。

　脳に加わる外力が回転加速度を持つ場合は，大きな線維束である脳梁や脳脊髄液の詰まった脳室など，脳内の他の組織とは異なる密度を持つ部位を中心に脳組織が回転して損傷が生じることがあり，これを剪断損傷という。剪断損傷は，脳梁や脳室近傍の白質など，脳の中心深部にびまん性の小さな出血を起こす。剪断損傷が軽度で小出血が生じない場合でも，神経線維に伸展が生じた結果，意識障害などが起こることがあり，この場合を脳震盪という。脳震盪は可逆性で，長くても数時間で意識が回復するが，意識回復後も見当識障害や外傷後健忘，逆向性健忘がみられることもある。

　脳外傷で脳の組織自体に損傷が生じた場合を脳挫傷というが，脳挫傷が起きなくても機能障害が生じることがある。これは，衝撃によっていろいろなかたちで出血が起こるためで，脳実質内に出血する脳内出血，クモ膜と軟膜の間に出血するクモ膜下出血，硬膜とクモ膜の間に出血する硬膜下出血，頭蓋骨と硬膜の間に出血する硬膜外出血などがある。いずれも血腫ができて脳を圧迫するが，早期に手術して血腫を除去すれば障害の回復も期待できる。しかし，除去手術が遅れると死亡したり症状が永続したりする。

　脳挫傷を一次的損傷と呼び，脳挫傷をきっかけとして起きた頭蓋内血腫や頭蓋内圧亢進などによって代謝障害や酸素不足が生じて脳組織が二次的に破壊される場合を二次的損傷と呼んで区別することもある。

　脳外傷は，貫通銃創など小さな弾丸が局所的な損傷を起こす穿通性を除けば，損傷が広い範囲に及ぶことが多く，脳血管障害と比較しても症状が複雑多彩となり，障害も重度となりやすい。

8 脳腫瘍

　腫瘍とは，身体を構成する細胞が何らかの理由

により異常に分裂・増殖を続けてできた塊で，これが脳に生じた場合が脳腫瘍である。

　脳は，ニューロン，グリア細胞，髄膜，血管などから構成されているが，このうちニューロンは分裂・増殖を行わず，出生後は数が減少することはあっても増加することはない。脳腫瘍ができるのは，ニューロンではなくグリア細胞が分裂・増殖したもので，これをグリオーマ，神経膠腫という。グリオーマのなかでも特に増殖と転移が早く，きわめて悪性なものにグリオブラストーマ，神経膠芽腫がある。

　グリオーマができると，グリアとニューロンは混在しているので，できた部位の機能は失われるが，グリオーマは頭蓋骨内という限られた容積の中に余分なものができて空間を占拠したことになるので，他の部分を圧迫し，そのために本来は健常な脳部位の機能も失われることが多く，こうした場合を遠隔効果という。視床など脳の深部に大きなグリオーマができたために，大脳皮質が頭蓋骨に圧迫されて機能を失うなどである。こうしたことからも，グリオーマのように脳内に余分なものができる場合を占拠性病変という。

　グリオーマができると，直ちに手術で切除しなければならないが，その結果その部位のニューロンも失われることになり，永続的な機能障害が生じるが，遠隔効果による機能障害は，切除により回復することが多い。

　脳を包む髄膜を構成する細胞が異常に分裂・増殖した場合はメニンジオーマ，髄膜腫という。これが発生すると，外部から脳を押し分けるように発達して脳を圧迫して機能障害を起こすが，腫瘍と脳組織とが明確に分離しているので，切除すれば圧迫も解消して機能が正常に戻ることが期待できる。

　脳腫瘍は，形成された余分な組織がX線の透過を妨げるので，CTスキャンでは，高吸収域として白く表示される。

9 頭蓋内感染症

　頭蓋内の組織が細菌やウイルスに侵される場合で，脳実質が侵されるのが脳炎，髄膜が侵されるのが髄膜炎である。髄膜炎が直下の脳実質にも及んでいる場合は髄膜脳炎という。かつては結核菌が髄膜を侵した結核性髄膜炎が高次脳機能障害の原因としてしばしば記載されたが，化学療法の進歩によって現在では皆無といってよく，今日最も出現率が高いのは，単純ヘルペスウイルスに侵される単純ヘルペス脳炎である。

　単純ヘルペス脳炎は，出血と壊死を主とする病変が，前頭葉や側頭葉の底部を始発部位として広範囲に及ぶため，死亡率が高く，生存例でも重篤な後遺症を残す。

　脳実質が細菌に侵されて炎症を起こすなどが原因で脳内に膿汁が産生されると，組織を守るために皮膜が発生して膿汁を包み込むかたちになるが，この状態を脳膿瘍という。脳膿瘍も占拠性病変として脳の機能障害の原因となる。

10 中毒症状

　高次脳機能障害をもたらす中毒症状としては，一酸化炭素中毒と慢性アルコール中毒などがよく知られている。

　一酸化中毒の場合は，第4章，図4-32bに示した分水界領域が損傷されることが多く，その内側の領域と外側の領域がともに正常に残りながらも連絡が絶たれた状態となり，特異な症状が生じることになる。損傷が局所的な場合でも，脳血管障害の場合のように特定の領域全体が損傷されることはなく，損傷が皮質の特定の層に限定される場合や，小さな損傷がび慢性に生じる場合などがある。

　慢性アルコール中毒としては，間脳の乳頭体や

視床背内側核の損傷による，記憶障害を主とするコルサコフ症候群がよく知られている。

11 変性疾患

変性疾患とは，特定のニューロン群の変性が緩徐に進行し，最終的にはその部分に壊死が生じる疾患の総称である。大脳皮質に生じると，皮質ニューロンの壊死のために脳が萎縮し，脳溝の拡大がCTスキャンやMRIで明確に捉えられる。

代表的なのは，アルツハイマー病やピック病などの初老期認知症で，いずれも変性は皮質全域に起こり，全般性認知症を呈するが，症例によっては特定の部位の変性が顕著で，変性が生じた部位に応じた症状を示すこともあり，前頭葉型，側頭葉型，頭頂葉型などが区別される。特に外側溝近辺に萎縮が限局する場合は，長期にわたって言語機能のみが進行性に低下することがあり，緩徐進行性失語，原発性進行性失語などと呼ばれている（第1章，63頁参照）。

2 病巣局在法

神経心理学，すなわち高次脳機能障害学は，患者の臨床像と損傷部位とを対応づけることによって脳の高次機能のメカニズムの解明に寄与してきたが，その点では，損傷部位の把握，すなわち病巣局在はきわめて重要な意味を持っている。

神経心理学がスタートしたBrocaの時代から，病巣局在は患者の死後脳を解剖する剖検法によって行われ，長い間それが唯一の方法であったが，1970年あたりから技術の目覚ましい進歩によってさまざまな方法が登場し，神経心理学の進歩に大きく貢献している。

1 剖検法

上記で述べたように，患者の死後脳を解剖して調べる方法で，顕微鏡レベルの検討も可能なのできわめて正確な手段といえるが，致命的な欠陥も併せ持っている。その1つは，全ての事例で剖検が可能なわけではない点で，どんなに特徴的な臨床像を示した患者でも，遺族が拒否すれば剖検は不可能となる。

もう1つの欠陥は，臨床像を把握した時期と剖検の時期との関係である。特徴的な臨床像を示した患者がいても，患者が生きている間は剖検は不可能で，長い間生存が続き，さまざまな症状が加わってようやく剖検が行われた場合は，何年も前に呈した臨床像と剖検で明らかにされた病巣とをどこまで対応づけることができるかが問題となる。結局，神経心理学は，臨床像が正確に捉えられた症例の剖検が，たまたま時期を置かずに行われるという，きわめて稀な事例に頼らざるを得ない状況にあり，進歩も遅々としたものにならざるを得なかったのである。

2 CT

こうした剖検法の問題を一挙に解決してくれたのが，1970年代のコンピュータ断層撮影法（Computed Tomography：CT）の登場である。検査や観察によって把握した患者の臨床像を，すぐに病巣と対応づけることが可能となったからである。

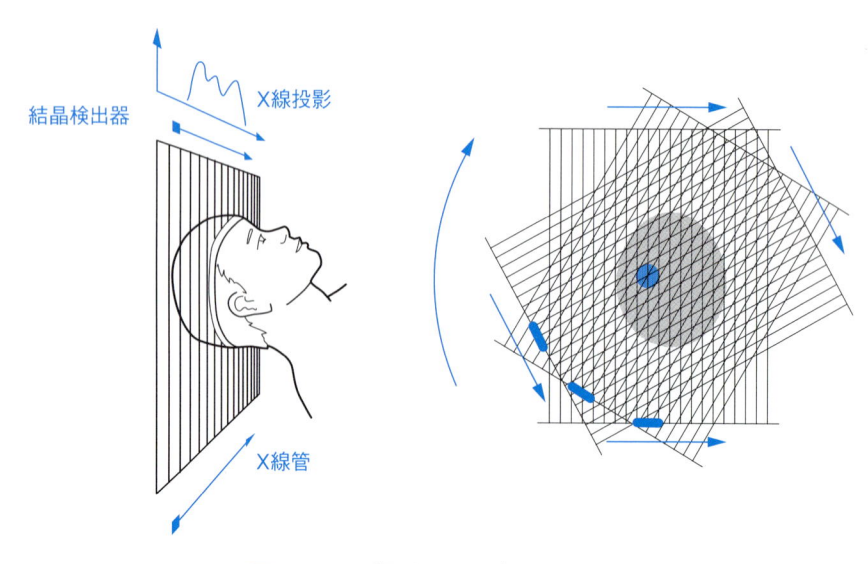

図5-1　CT撮影の原理（飯沼，1980）

　CTは，身体を輪切りにして撮影するX線断層撮影法とコンピュータとをドッキングさせたもので，図5-1のように，細いビームを出すX線の発信部とそれを受ける受信部を対にして移動させ，少しづつ角度を回転させながら同一断面を撮影した結果をコンピュータに入れて再構成すれば，水分の多い梗塞巣は黒く，X線の透過率の低い腫瘍や血腫は白く画像化した病巣を二次元の1つの断面上に表示することができ，断面を少しずつずらしていけば，三次元の脳の中に病巣を定位することができる。

　このように，CTは脳に侵襲を加えることなく構造を観察できる画期的な方法といえるが，X線の発信部と受信部が対になっているために，首があることによって撮影の角度が限定されるという欠点がある。前額断や矢状断は撮影できず，通常は，眼窩中点と外耳道中点とを結ぶ眼窩耳孔（Orbitomeatal：OM）ラインを基準として角度を決めて，水平断に近いかたちで撮影される。

　CTによって異常が捉えられた場合は脳に損傷が生じていることが明らかだが，CT上異常がなくても脳に損傷がないとはいえないことが，次に述べるMRIの登場によって明らかにされている。

3 MRI

　脳内に多量に存在する水に含まれる水素原子に磁気共鳴を起こし，水の分布の状態を画像化するのが磁気共鳴画像法（Magnetic Resonance Imaging：MRI）である。

　水素原子が持つプロトン（陽子）は，歳差運動と呼ばれるコマの首振り運動のような回転運動を続けており，多数の水素原子の運動の軸は通常ランダムだが，静磁場の中に置くと，静磁場方向に軸が統一される。その状態で磁気パルスを加えると，軸が倒れ，再び元の状態に戻るが，水素原子が多いほど戻る時間（緩和時間という）が長くなる。部位によるこの緩和時間の差（梗塞巣で水が多いと長くかかる）を測定して病巣を捉えるのがMRIである。MRIは，加えるパルスの間隔や性質（90°倒すか，180°倒すか）の組み合わせの時系列など撮像方法を工夫することによってさまざまな画像が得られる利点があり，T1強調画像，T2強調画像，プロトン密度強調画像，FLAIR強調画像などがよく使われている。磁気パルスによって軸を180°倒すT1強調画像は，水の多い

脳溝の存在を明確に捉えることができるが病巣の境界がさほど明確ではないのに対して，90°倒すT2強調画像は病巣の境界は明確に捉えられるが脳溝を捉えるには適していない。そのため，同じ断面でT1，T2両方の画像を撮り，T1強調画像の脳溝の形態から撮像面の位置を判断したうえで，T2強調画像によって病巣を明確に捉える，などの方法がとられている。

MRIは，全ての断面での撮像が可能な点と，空間分解能が高い点でCTより優れているが，急性期の浮腫の多い状態の画像を捉えることはできない。しかし最近では，技術の進歩によって，一点に存在していた分子が時間の経過とともに一定の範囲に集まる拡散と呼ばれる現象を捉える拡散強調画像（Diffusion Weighted Image：DWI）や，毛細血管のレベルで微小な血流動態を捉える灌流強調画像（Perfusion Weighted Image：PWI）などが使われるようになり，発症直後の急性期の撮像も可能になっている。通常は発症後0～6時間を超急性期，6～24時間を急性期，24～約2週間を亜急性期，2週間以上を慢性期と大まかに区分されているが，DWIの登場により，慢性期までに至る画像の変化を追跡することもできるようになり，画像の変化と臨床像の変化を対応づけることも行われている。また，対象とした個人の脳の立体像をコンピュータで合成することができるので，そこに病巣を表示することもできる。

CTの場合もMRIの場合も，グループ研究などで複数の事例の病巣の共通部位を知るためには，従来は重ね書きなど人為的な手段が用いられていたが，病巣を信頼性の高いかたちで捉える統計的手法も種々工夫されており，VBM（Voxcel Based Morphometry）などがよく使われている。Voxelというのは，CTやMRIでは画像に厚みがあることから，体積を意味するVolumeと二次元の画素を意味するPixelとを合成して創られた用語で，体積を持つ正規格子単位（Voxel）によって構成されている画像の中で，各Voxel内の灰白質，白質，髄液などの状態を分析して病巣を捉える方法である。

4 PET

陽電子（ポジトロン）放射断層撮影法（Positoron Emission Tomography：PET）は，半減期の短い（2分程度）放射性同位元素でトレースした物質（ブドウ糖など）を血流に入れ，電子の反粒子であるポジトロンが電子と衝突して消滅する際に，正反対の方向に放射される消滅放射線（γ線）をポジトロンカメラで同時に捉え，僅かな時間差からトレーサーの分布を測定する。半減期の短いトレーサーを使用するために，検査施行時間に合わせてトレーサーを作製しなければならず，そのためにPETの装置の他に，サイクロトロンが必要なため，研究に莫大な費用がかかる。

5 SPECT

単一光子放射型コンピュータ断層撮影法（Single Photon Emission Computed Tomography：SPECT）も，体内に放射線同位元素を注入しγ線を捉える点でPETに近いが，半減期が比較的長く（6時間程度），市販されているトレーサーを使用する点で比較的安価な方法といえる。しかし，空間分解能はPETより遥かに低い。

PETもSPECTも，1回の測定で使用する放射性同位元素の量に問題はないが，同一被験者での反復測定はできない。

3 機能画像法

　CTの登場以降の脳画像技術の進歩は目覚ましく，病巣局在の精密化が進むだけではなく，脳の活動状態を捉える機能画像法が出現するに至っている。健常者がさまざまな課題を遂行中に脳のどの部分が活動しているかを捉えることができるようになったのである。神経心理学は，脳の損傷部位と臨床像との関係から脳各部の機能を明らかにしてきたので損傷研究とも呼ばれるが，脳画像技術の進歩によって登場してきた新しい方法は，特定の課題によって活性化する脳の部位を捉えて機能を明らかにするので，賦活研究と呼ばれている。

　PETは，血流が低下したり途絶えている部分にはトレーサーが到達しないので，虚血部位や梗塞部位を知ることができる点では病巣局在法といえるが，逆に活動が盛んで血流が多い部位では高信号域となるので，早くから賦活研究にも活用されている。他に賦活研究に使われる機能画像法としては，fMRI，MEG，NIRSなどがあり，これらは，当初は健常者を対象とした研究に使われていたが，最近では，脳損傷患者の研究にも使われて多くの貴重な知見を提供してくれている。

1 fMRI

　機能的磁気共鳴画像法（functional Magnetic Resonance Imaging：fMRI）は，病巣局在法のMRIと同じ装置で測定するが，測定の対象となる標的が異なっている。

　脳の活動に必要な酸素は，ヘモグロビンと結合して血液の中を運ばれていくが，このときの酸素と結合したヘモグロビンは酸化ヘモグロビンといい，組織の活動に酸素を受け渡した後のヘモグロビンは還元ヘモグロビンという。酸化ヘモグロビンは反磁性体で，還元ヘモグロビンは常磁性体にあたるので，fMRIは，脳の活動によって生じた酸化ヘモグロビンと還元ヘモグロビンの量の違いによって生じる局所の磁化率の変化を捉えて信号化する。

　特定の課題によって脳のある部分が活性化すると，そこで生じた神経活動の結果瞬時に酸素代謝が行われて還元ヘモグロビンが増加する。その後，6秒ほど遅れてその部位に多量の血液が供給されるので，酸化ヘモグロビンが増加するが，このときは，必要以上の血液が供給されるので，酸化ヘモグロビンの量がかなり多くなる。還元ヘモグロビンの増加による磁化率の変化は微小なのでfMRIでの信号化はできないが，酸化ヘモグロビンが大量に供給されたときの磁化率の変化は十分捉えることができ，これがfMRIで信号化される。そのため，fMRIで捉えられるのは，実際に生じた神経活動より6秒ほど遅れて生じる血流の変化ということになる。このようにfMRIが捉えるヘモグロビンによる磁化率の変化は，BOLD（Blood Oxygenation Level Dependent）効果と呼ばれている。

2 MEG

　脳磁図（Magnetoencephalogram：MEG）は，脳内に生じた電気活動に伴って発生するきわめて微弱（地磁気の1億分の1程度）な磁界を，頭の周囲に多数の超伝導量子干渉素子（Superconducting Quantam Interference Device：SQUID）からなるコイルセンサーを配置して測定する。

　脳磁図は，皮質の錐体細胞に生じたシナプス後

電位による電流が樹状突起を流れる際に生じる磁気活動を捉えていると考えられており，脳に活動が生じた直後の現象を測定しているので時間分解能の点では優れているが，断層撮影は行われず，磁気活動の発生源を計算処理によって推定している。そのため，発生源が複数ある場合は，推定がきわめて困難となる。

3 NIRS

近赤外光血流計測法（Near Infrared Spectroscopy：NIRS；光トポグラフィーともいう）は，近赤外光（可視光線と赤外線の間の波長の光で，通常 700～3000 nm の光）が，生体組織による散乱と吸収減弱が少なく，かつ酸化ヘモグロビンと還元ヘモグロビンとで吸収スペクトルが異なる特徴を利用した測定法である。頭部に設置した発信源となるレーザーダイオードから 2 種類の近赤外光（780 と 830 nm）を照射し，近くに設置した受信部にあたるフォトダイオードによって反射してくる近赤外光を捉えて血流量を測定する。PET，fMRI，MEG など他の機能画像法は，狭い装置の中に頭部を入れ，かつ画像の乱れを防ぐために頭部をできるだけ動かさないという強い拘束条件がある。一方，NIRS は入射装置と受光装置を頭部に設置するだけなので拘束条件がほとんどないという利点があり，各種の課題なども自然に近い状態で被験者に課すことができる（他の機能画像法では，狭い空間内で仰臥した状態で，鏡などを通じて課題が提示される）。しかし，断層撮影ではないので，脳の表面の血流のみが測定の対象となる。その限度は頭皮から 3 cm ほどなので，皮質下の組織はもとより帯状回皮質など深部の皮質の血流変化も測定できず，空間分解能も数 cm とかなり低い。一方，時間分解能は 100 ms 程度ときわめて高く，脳の血流動態を捉える機能画像法の中では最も優れている。装置が簡便で，移動可能なことも利点の1つといえる。

4 TMS

経頭蓋磁気刺激法（Transcranial Magnetic Stimulation：TMS）は，頭部に設置したコイルに強い電流を瞬間的に流してパルス磁場を発生させて脳に渦電流を誘導することによって，脳を電気的に刺激する方法である。

脳の電気刺激としては，脳の開頭手術の際に，局所麻酔だけを用いて患者を覚醒状態に保ったまま皮質や深部組織を刺激して，幻覚や筋の運動などの陽性効果と発話停止などの陰性効果が起こることが早くから知られていたが，全て脳の手術を必要とする健常とはいえない脳を持つ患者を対象とした研究であるのに対して，TMS は健常者に対して頭部にコイルを設置するだけで非侵襲的に実験を行うことができる。頭皮から 2～3 cm あたりまでを刺激できるとされているが，空間分解能はあまり高くない。刺激によって特定の高次機能が妨害されれば，刺激部位はその高次機能と何らかの関係があると考えられる。

5 画像研究の問題点

脳の損傷部位を知る構造画像はどの部位が損傷しているのかを，特定の部位の働きを知る機能画像は特定の課題でどの部位が活性化しているのかを知ることを目的としている。このように脳内の特定の部位を明らかにすることをブレインマッピングと呼ぶが，近年，技術の進歩によって空間分解能が顕著な上昇を示しており，ブレインマッピングは益々精密になってきている。しかしその一方では，新たな問題にも直面している。それは，脳の個体差の問題である。

第 4 章で，脳溝や脳回の構成は動物種によって

ほぼ一定しているので，人間の大脳皮質の場合，脳溝や脳回の名称あるいはブロードマンの番号を言えば，それがどこにあってどのような機能を持つかが世界中で通用すると述べたが，近年，脳溝や脳回の構成（Onoら，1990），さらには細胞構築学的に規定された領野にもかなりの個体差があることが明らかにされている。たとえば，視覚投射野にあたる17野の細胞構築を持つ領野の面積を健全な半球で測定した研究では，最大値が最小値の3倍にもなることが報告されている（Stensaasら，1974）。言語機能と関係の深いブローカ領野でも，同様に大きな個体差があることが知られている（Amuntsら，1999）。

そのため空間分解能の高い画像法を用いる研究では，多数の被験者から得られた結果を，タライラッハとトルノーの脳図譜（TalairachとTournoux，1988）など標準脳と呼ばれるものに変換することによって個体差の問題を解決することが行われ，変換のためのソフトも考案されている。しかし，変換の過程で生じる誤差の存在は否定できず，また，Talairachらの図譜が60歳のフランス人の女性の脳を基準に作製されていることから，標準脳としての価値も問題にされている。既に頭蓋骨の計測から，ヨーロッパ人の脳は，前後に長く左右の幅が狭い長頭型で，日本人の脳は，前後が短く左右の幅が広い短頭型であるとされてきたが，脳自体を計測した結果でもその点が確認されている。日本人を対象とした損傷研究や賦活研究の結果をより精密にするためには，日本人の標準脳の出現が待たれるところである。

既に述べたように，大脳皮質の機能は細胞構築によって決まってくるので，画像研究の結果も，細胞構築で規定された領野との対応として表記される必要があるが，画像研究を実施した生存脳で細胞構築を捉えることは，運動視の中枢といわれているV5など，特徴的な細胞構築を持つ部位を除いてはまだできていない。

引用文献

Amunts K, et al：Broca's area revisited：cytoarchitecture and intersubject variavility. Journal of Comparative Neurology 412：319-341, 1999.

Ono M, et al：Atlas of The Cerebral Sulci. Thieme, Stuttgart ／ New York, 1990.

Stensaas SS, et al：The topography and variability of the primary visual cortex in man. Journal of Neurosurgery 40：747-755, 1974.

Talairach J, Tournoux P：Co-Planar Stereotaxic Atlas of the Human Brain. Thieme, New York, 1988.

第6章

言語と脳の働き

1 言語野

　言語に関係した脳の働きは非常に広範囲に及び，音声言語に限った場合でも，ことばを聴く聴覚系から発声器官を調節する運動系までが含まれてくる。その中で中心的な役割を果たしているのが言語野で，これは大脳皮質の中で特に言語に密接に関係する領野と定義される。

　言語野は，当初は損傷によって失語症を起こす皮質領域として，失語症患者の死後脳を解剖してその部位が決定されたが，その後，外科的切除によって失語症を起こす部位，覚醒下での皮質電気刺激によって失語様の言語障害を起こす部位としても決定されるようになり，これら3つの方法による結果がよく一致していることから，今日では，図6-1 に示したように，前頭葉下前頭回（第3前頭回ともいう）後部のブローカ領野，側頭葉上側頭回後部のウェルニッケ領野，頭頂葉後下部の角回が言語野にあたるとされている。他に Penfield などは，大脳半球内側面の補足運動野も言語野としているが，他の言語野ほどには重要な機能を果たしていない。

　ブローカ領野は，1861年に2例の運動失語の患者の脳がこの部位に損傷があったとして Broca が初めて提唱したものがその後確認された領野で，運動性言語中枢とも呼ばれるが，下前頭回後部の弁蓋部（ブロードマンの44野）と三角部（45野）に相当している。ブローカ領野のすぐ後ろには，運動野の中でも発話運動に関係した筋肉に運動の指令を出す顔面野が位置しており，ブローカ領野は，声を出してことばを発する働きを，運動連合野の一部として一段高次のレベルでコントロールしていると考えられており，発話の習得につれて，言語の運動心像が形成されていくとみられている。発話運動は，生体や舌，軟口蓋など多数の筋肉の協応を必要とする，人間が行うさまざまな運動の中でももっとも複雑精密なものにあたるが，言語の運動心像は，まさにこれら多数の筋肉の運動をコントロールする運動プログラムにあたるとみることができる。

　ウェルニッケ領野は，1874年に Wernicke が提唱したもので，聴覚性言語中枢とも呼ばれ，ブロードマンの22野の後部に位置して聴覚連合野に相当しており，ここには言語の習得につれて言語の聴覚心像が形成されていくとみられている。コミュニケーション行動の基礎となることばは，話者の声の高さなどによって同じことばでも物理的な性質はそれぞれ異なっているが，私たちは，そうした物理的な性質がかなり違っていても，同じことばとして聴き取ることができる。「リンゴ」ということばは，子供が話しても，女性が話しても，また声の低い相撲取りが話しても，全て「リンゴ」と聴き取ることができる。これは，子供の頃からさまざまな物理的性質を持つ「リンゴ」を聴く経験を繰り返していくうちに，物理的な性質の変動が一定の範囲内であれば，どんな「リンゴ」でも同じように活動してくれる脳の過程が形成されているからで，これが言語の聴覚心像にあ

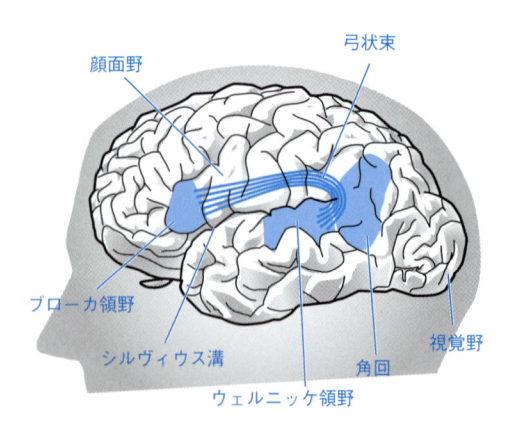

図6-1　言語野（塚田，1977）

たるとみることができる。まだ十分に習得していない外国語の場合は，ちょっと違って話されると同じ単語として聴き取ることができないが，これは，経験が不十分なために形成されている言語の聴覚心像が許容しうる変動の幅が狭いことによる。

　ブローカ領野とウェルニッケ領野は，皮質上離れた位置にあるが，これら2つの言語野同士は，図 6-1 にみるように，弓状束と呼ばれる皮質の連合線維によって連絡しているとされている。このように，言語に関係した皮質の組織は，いずれもシルヴィウス裂の周囲に位置しているので，言語領野を一括してシルヴィウス裂周囲領域と呼ぶこともある。

　図 6-1 の角回は，ブロードマンの 39 野にあたるが，頭頂－後頭連合野の一部で，さまざまな感覚モダリティーの連合野に囲まれて，それらと密接な線維結合を持っており，言語野それ自体というよりは，言語野と周囲の皮質とを仲介する領域とみることができる。

　最近，左側頭葉の底面に位置する紡錘状回の，側頭極から 2〜7 cm の範囲で，電気刺激により言語障害を起こす部位が明らかにされ，側頭葉底面言語領野（Basal Temporal Langage Area；BTLA）と呼ばれて注目されている。刺激が強いと全失語の状態が，弱いと感覚性失語の状態が起こるとされているが，ウェルニッケ領野とBTLA との間には，刺激によって理解障害を起こさない部位が挟まれているので，BTLA はウェルニッケ領野が下部まで伸展したのではなく，ウェルニッケ領野とは別個の言語領野とされている。BTLA の電気刺激では，言語以外の認知機能は保たれている。しかし，この部位を切除しても失語は起きない。

　BTLA は，てんかん患者の覚醒下の電気刺激で明らかにされたもので，健常者にも同様の部位があるかどうかが問題にされたが，健常者を対象とした賦活研究で，BTLA が言語課題で活性化することが報告されている。BTLA の内部にも機能分化があり，前部の刺激では音声言語の障害が，後部の刺激では視覚言語の障害が起こることが報告されている。

2　失語の古典分類と損傷部位

　失語症は，前項で述べた各種言語野自体の損傷や言語野相互の間を連絡する線維の損傷によって生じるが，各言語野が言語機能の中でそれぞれ固有の機能を果たしているので，原因となる損傷がどこにあるかによって，生じる失語症の症状が異なり，それによって失語症のタイプが分類されてきた。

　失語症タイプの分類は，1874 年に Wernicke によって提唱された言語の脳モデルに基づいており，Wernicke の著書の中では，複数の中枢とそれらを結ぶ連合線維によって成立する連合作用を示す図式がいくつも提示されているが，それらを整理したリヒトハイム－ウェルニッケの失語図式（図 6-2）が，かつては失語のテキストなどに必ずと言っていいほど掲載されてよく知られている。

　図 6-2 中 A はウェルニッケ中枢にあたる言語の聴覚心像の座，M はブローカ中枢にあたる言語の運動心像の座，B は概念中枢に相当するもので，皮質の言語器官（図 6-2 中 A，B）を刺激して活動させる皮質の広範な部位の図式的表示で，特定の部位に局在されていない。さらにこの図式では，それぞれの中枢の損傷とその間を結ぶ連絡の切断によって起こる失語症が 7 種あげられ

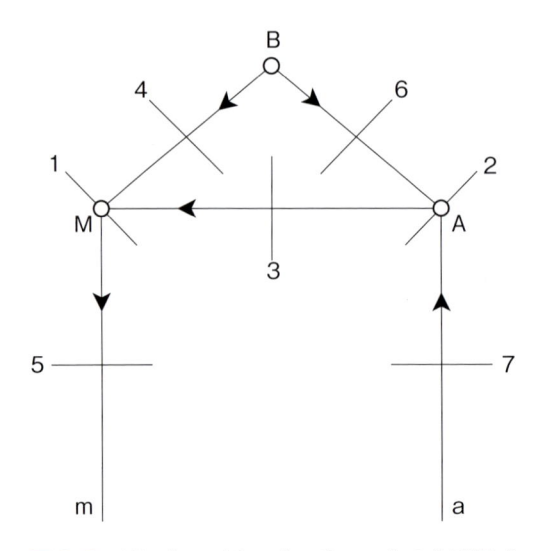

図6-2　リヒトハイム－ウェルニッケの失語図式

M：運動性言語中枢（ブローカ領野）
A：感覚性言語中枢（ウェルニッケ領野）
m：運動器官
a：聴覚器官
B：皮質の言語器官（M&A）を刺激して活動させる皮質の広範な活動の図式的表示（概念中枢に相当するが特定の部位を意味しない）
図中の番号のついた直線は，その部位の損傷または線維の切断を示し，番号は，それによって生じる失語のタイプを示す．
1：皮質性運動性失語（ブローカ失語）
2：皮質性感覚性失語（ウェルニッケ失語）
3：ウェルニッケの伝導性失語
4：超皮質性運動性失語
5：皮質下性運動性失語
6：超皮質性感覚性失語
7：皮質下性感覚性失語

ている（図6-2中1〜7）．

　この図式は，失語症の臨床像を容易に理解することができる有用な図式として広く受け入れられ，ここに至って今日失語の古典論と呼ばれている失語症の分類が確立したのである．

　失語の古典分類は，20世紀に入ってWernickeの連合説が否定され，全体論が優勢の時代が続くと忘れ去られた存在となったが，1960年代に入ってGeschwindがWernickeの復興を計り，ボストン学派と呼ばれるグループが失語症研究の中心となると，再び注目されるようになった．

　図6-3は，Geschwindとともにボストンにおける失語症研究の指導的立場に立つGoodglassが，ボストン学派が全盛を極めていた時期に，古典分類の主要な失語症タイプの特徴と損傷部位とを簡単にまとめたものである（GoodglassとButters, 1988）．図版の下に示した項目は，タイプ分けのポイントとなる主要な言語機能で，これらのうちのどれが障害されているかによってタイプが決まってくる．

(a) 表出性失語

ブローカ失語（皮質性運動性失語）

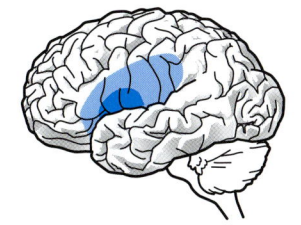

会話時の発話 ---------------- 非流暢
口頭言語の理解 ------------ 比較的正常
復唱 -------------------------------- 障害あり
呼称 -------------------------------- 障害あり
読みの能力：音読 ---------- 障害あり
　　　　　　：理解 ---------- 正常または障害あり
書字能力 ------------------------ 障害あり

超皮質性運動性失語

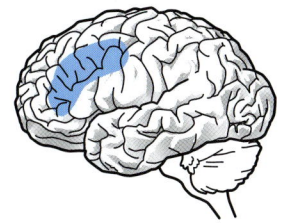

会話時の発話 ---------------- 非流暢
口頭言語の理解 ------------ 比較的正常
復唱 -------------------------------- 良好〜まったく正常
呼称 -------------------------------- 障害あり
読みの能力：音読 ---------- 障害あり
　　　　　　：理解 ---------- おおむね良好
書字能力 ------------------------ 障害あり

(b) 受容性失語

ウェルニッケ失語（皮質性感覚性失語）

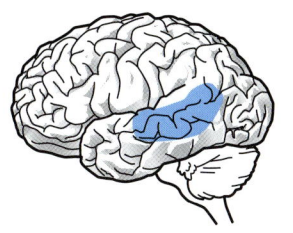

会話時の発話 ---------------- 流暢，錯語
口頭言語の理解 ------------ 障害あり
復唱 -------------------------------- 障害あり
呼称 -------------------------------- 障害あり
読みの能力：音読 ---------- 障害あり
　　　　　　：理解 ---------- 障害あり
書字能力 ------------------------ 障害あり

超皮質性感覚性失語

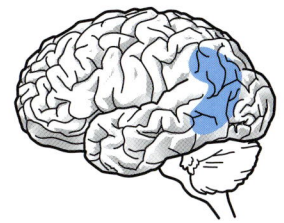

会話時の発話 ---------------- 流暢，錯語，反響語
口頭言語の理解 ------------ 重度の障害あり
復唱 -------------------------------- 良好〜きわめて良好
呼称 -------------------------------- 障害あり
読みの能力：音読 ---------- 障害あり
　　　　　　：理解 ---------- 障害あり
書字能力 ------------------------ 障害あり

(c) その他

伝導性失語

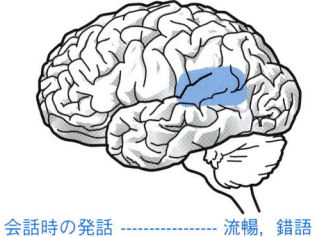

会話時の発話 ---------------- 流暢，錯語
口頭言語の理解 ------------ 良好〜正常
復唱 -------------------------------- 障害あり
呼称 -------------------------------- 正常または障害あり
読みの能力：音読 ---------- 障害あり
　　　　　　：理解 ---------- 良好〜正常
書字能力 ------------------------ 障害あり

混合型超皮質性失語（言語野孤立症候群）

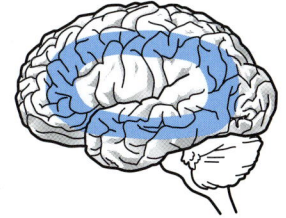

会話時の発話 ---------------- 非流暢（反響言語を伴う）
口頭言語の理解 ------------ 重度の障害あり
復唱 -------------------------------- 良好
呼称 -------------------------------- 重度の障害あり
読みの能力：音読 ---------- 障害あり
　　　　　　：理解 ---------- 障害あり
書字能力 ------------------------ 障害あり

図6-3　主要な失語症タイプと損傷部位

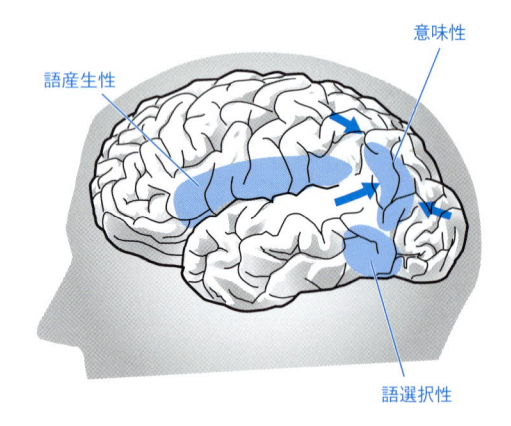

図6-4 失名辞失語の3つのタイプとその病床
(Benson, 1994)

　図6-3中左上段のブローカ失語の損傷部位で，ブローカ領野にあたる部分に濃い色がついているのは，この部分の損傷では一過性のブローカ失語しか起きず，症状が永続する場合は損傷部位がさらに後方に伸展していることを示している．
　超皮質性運動性失語の損傷部位は，ブローカ領野を残してその周囲を囲んでおり，ブローカ領野と他の前頭葉皮質との連絡を離断するかたちになっているが，そのために，帯状回皮質などからの発話のモティヴェーションに関わる入力が断たれ，発話が減少すると考えられる．そのためこのタイプは，後に述べる発動性障害の一種として力動性失語と呼ばれることもある．このタイプで復唱が良いのは，弓状束を介してウェルニッケ領野との連絡が保たれていることによる．
　受容性失語は脳後部の損傷で起こるが，皮質性感覚性失語とも呼ばれるウェルニッケ失語の場合はウェルニッケ領野が損傷され，超皮質性感覚性失語の場合は，ウェルニッケ領野は残してそれより後部の損傷となっている．この2つのタイプはいずれも言語理解が悪いが，前者は復唱も悪く，後者は復唱が良い点が異なっている．ウェルニッケ領野は発話の運動自体には関係していないので，復唱が悪いのは，ことばの聴き取りが悪いか，あるいは聴き取ったことばを発話運動に変換する過程に障害があると考えられる．一方，超皮質性感覚性失語の場合は，ことばを正しく復唱できるほどきちんと聴き取っているにもかかわらず理解できない事態で，真の理解障害にあたる．これは，ウェルニッケ領野を囲む損傷によってウェルニッケ領野と皮質の他の部位〔リヒトハイム－ウェルニッケの失語図式（図6-2）のB〕との離断によるとみることができる．
　伝導性失語は，理解力が比較的保たれている中で，自発話，呼称，復唱に音韻性錯語が著しく，患者は誤りに気づいているので自己修正を繰り返す点が特徴とされるタイプで，損傷は，ウェルニッケ領野とブローカ領野とを結ぶ弓状束を切断するかたちになっている．
　混合型超皮質性失語は，ほとんどの言語機能が重度に障害されている中で復唱のみが保たれている場合で，自発的に話すことも，ことばを理解することもなく，質問には，答える代わりに質問をそのまま言い返す反響言語を示す．損傷は，超皮質性運動性失語と超皮質性感覚性失語とが合併した状態に近く，ブローカ領野とウェルニッケ領野，さらには両者を結ぶ弓状束はいずれも健全に残り，これらを囲むかたちで生じている．しかも，さらに損傷部位の外側の皮質は健全に残っており，言語野全体が周囲の皮質との連絡を絶たれた状態になっているので，このタイプを言語野孤立症候群と呼ぶこともある．
　逆に，ブローカ領野とウェルニッケ領野，さらには弓状束が全て損傷されると，全ての言語機能が重度に障害される全失語が起こる．
　図6-3で左側のブローカ失語，ウェルニッケ失語，伝導性失語の3つは，いずれもシルヴィウス裂周辺領域に損傷があるので，シルヴィウス裂周囲失語症候群として一括されることもある．これに対して，超皮質性運動性失語，超皮質性感覚性失語，混合型超皮質性失語の3つは，損傷部位がシルヴィウス裂周囲領域の外にあるので，超シルヴィウス裂周囲失語症候群（境界領域失語症候群と呼ばれることもある）として一括される．シ

ルヴィウス裂囲失語症候群はいずれも復唱が障害されているが，超シルヴィウス裂周囲失語症候群は，復唱がよく保たれている点が，両者の間の最大の特徴となっている。

古典論の失語類型には含まれていないが近年重視されている失語症タイプに失名辞失語がある。失名辞失語は，全般的に高い言語能力を保ちながらも喚語困難が目立つタイプで，損傷部位の特定は困難とされているが，図6-4に示すように，3つの部位を提唱する立場もある。この立場では，部位によって障害のタイプが異なるとされており，図中，語産生性と記した部位の場合は，ことばは想起されているが発話の開始が困難かあるいは音韻性錯語が出てしまう場合で，意味性と記した部位の場合は，語想起自体が障害されており，ことばを聴いて該当する物品を選ぶポインティング課題もできない。語選択性と記した部位の場合は，語想起はできないがポインティングはできる。

3 古典分類の問題点

前項で述べた失語の古典分類は，今日，さまざまな点で問題視されている。その1つは，失語症状の複雑さに由来している。臨床家が失語症患者と対峙したときに，患者の症状の複雑さのために，どのタイプに分類したらいいのか戸惑うことが多く，事実，患者が示す失語症状の中で，古典論での分類が可能なのはほんの数％に過ぎないとの報告もある。Wernicke自身，自然に生じる脳の損傷はさまざまな領域に及ぶことが多いので，純粋型の出現は極めてまれであると述べているが，リヒトハイム－ウェルニッケの失語図式が19世紀の後半から疑問を持たれはじめ，20世紀に入って全体論の時代に入ると完全に忘れ去られてしまった理由もそこにあった。図式を現実の失語症患者の臨床像に当てはめるのが困難だったために，図式自体の正当性に疑問が生じたのである。現在は，画像技術の進歩や，認知心理学や言語学の失語症研究への参入もあって，失語症の臨床症状に関しても損傷部位に関しても，当時とは比較にならないほど大量のデータに対応していかなければならないのが，今日の臨床家が直面している現状である。そうしたデータの中には，左中前頭回の皮質と皮質下の損傷で単語理解障害が起こることが明らかにされるなど，古典論に反する事実も含まれている。こうした状況の中で失語症を理解する有効な方法として，失語症状を要素的症状に解体してそれらのうち損傷部位の局在が可能なものを明らかにするというアプローチがとられている。大槻（2006）は，局在可能な要素的症状として，失構音，音韻性錯語，喚語困難，単語

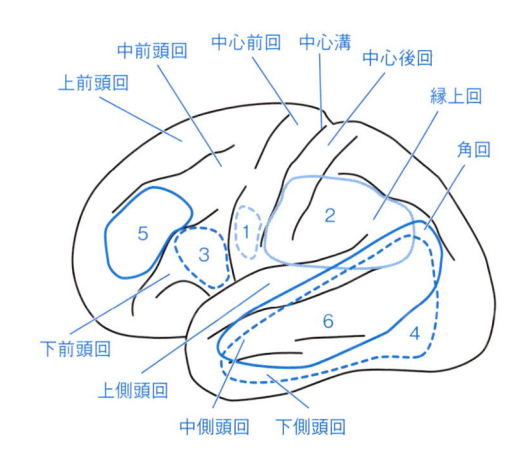

1：アナルトリー（-----）
2：音韻性錯語（——）
3, 4：喚語困難（-----）
5, 6：単語理解障害（——）

図6-5 言語の要素的症状と病巣の関係
（大槻，2006を改変）

理解困難の4つをあげているが，図6-5は，それらをまとめたものである。

　図から明らかなように，アナルトリーは左中心前回下部とその皮質下（図中1）の損傷，音韻性錯語は左中心後回から縁上回を経て上側頭回下部にまで及ぶ広範な領域の皮質と皮質下（図中2）のどこかの損傷，喚語困難は左下前頭回後部（図中3；ブローカ領野に相当）と左角回から側頭葉後下部に及ぶ領域（ウェルニッケ領野を含む）からさらに中側頭回を中心に側頭葉前部に広がる領域（図中4）の損傷，単語理解障害は左中前頭回の皮質と皮質下（図中5）と左上・中側頭回後部（ウェルニッケ領野を含む）からさらに中側頭回を中心に側頭葉前部に広がる領域の皮質と皮質下（図中6）の損傷で起こる。喚語困難と単語理解障害を起こす部位は，重複している部分が多い。

4　ブローカ領野，ウェルニッケ領野，弓状束の問題

　失語の古典論は，図6-1に示した言語野の存在を前提としているが，現在では，この前提にも疑問が提示されている。

　既に述べたようにブローカ領野は，1861年にBrocaが相次いで経験した，Brocaがアフェミーと呼んだ運動性失語患者2例の脳の外観を観察した結果，2つの脳に共通した損傷部位は第3前頭回後部であるとしてここに運動性言語野を局在させたものである。しかし，切断されることなくアルコール漬けにされたまま長期間保存されてきた2つの脳を，2007年にDronkersら（2007）が空間分解能の高いMRIを用いて検討し，2つの脳に共通する損傷部位は，第3前頭回後部ではなく，皮質の長連合線維の1つである上縦束の一部であるという衝撃的な事実を報告した。

　これは，Brocaの主張はもとより，長年失語症研究で重視されてきたブローカ領野の存在意義そのものを否定する可能性のある結果といえるが，一方では，損傷研究の歴史の中でブローカ領野を含む損傷と失語症の関係を示す資料が蓄積されており，また近年の賦活研究も，ブローカ領野と言語機能の関係を種々明らかにしている。そうした中で，ブローカ領野と言語の関係を確認するには，解剖学的観点からのアプローチが有効であろう。

　ブローカ領野は，44野（弁蓋部）と45野（三角部）からなるとされるが，前方の45野は第4層に顆粒細胞が明確に認められる顆粒皮質で，44野は第4層の顆粒性が弱い不全顆粒皮質にあたり，その後部には無顆粒皮質である運動前野の6野と運動野の4野が続いており，そこは頬顔面の運動を制御する部位となっている。Brocaは，下前頭回後部をことばを発するための運動の記憶の中枢（言語の運動心像の座）と位置づけているが，これは，45野-44野-6野-4野と続く皮質が，吻側から尾側に向けて第4層の顆粒性の低下（これは，運動性機能への移行を意味する）と6野と4野が運動皮質の中でも発声に関係する頬顔面の筋肉の制御部位であることを考えると，妥当な主張とみることができる。こうしたことからも，ブローカ領野が，発話の運動に関係していることは認めてよいであろう。

　ウェルニッケ領野の場合はさらに問題が深刻で，Wernicke自身がウェルニッケ失語が起こる損傷部位を，信頼できる剖検の結果に基づいて明確に規定したわけではない。Wernickeの1874年の著書には，ウェルニッケ失語が2例紹介されているが，臨床像が詳しく記載された第1例は生存中のために剖検が行われておらず，第1例と臨床像が類似しているとだけ記述されている第2例

の損傷部位が，既に錯語が多く理解障害が顕著でウェルニッケ失語の臨床像を示したWernickeの師のMeynertの症例の損傷部位と一致したことから，上側頭回後部と規定したに過ぎない。そのため失語症研究史の中ではウェルニッケ領野はその位置や範囲がさまざまな扱いを受けており，「ウェルニッケ領野はどこか？」と題した論文が書かれているほどである（BogenとBogen，1976）。理解障害を示した多数の患者の剖検例の検討や，近年の画像による検討の結果も，側頭・後頭・頭頂領域に広く及ぶとする結果もあれば，上側頭回後部プラス中側頭回後部に限定した報告もあり，また中側頭回であるとする報告もあって一致していない。こうした結果の食い違いを生む原因の1つは，純粋語聾，単語性意味聾，復唱も理解もできないウェルニッケ失語，復唱はできるが理解ができない超皮質性感覚性失語と階層的に続く言語理解の障害の中で，それぞれの研究が患者のタイプ分けをどこまで正確に行っているかにある。また，後に言語の半球優位の項で詳しく述べるが，言語理解には両半球が関与しているので，左半球損傷後の右半球の関与が発症後の経過期間などによって症例による違いを生む可能性も考えられる。

先に述べたように，聴覚皮質の解剖学的研究は，本来なら同じ機能を持つはずの細胞構築が同じ22野の後部だけがウェルニッケ領野と規定されたままの事実からも明らかなように，まだ十分には進んでおらず，聴覚投射野がある側頭上面に関しても見解が一致していないのが現状である。これには，聴覚投射野が位置するとされるヘシュル回が1本の場合と2本の場合があるなど，個体差が大きいことも原因となっており，今後の研究の進展が待たれるところである。

図6-1のもう1つの重要な点は弓状束であるが，これも既に第4章で述べたように，弓状束がウェルニッケ領野とブローカ領野を結んでいるとする長年失語症研究の分野で当然と考えられてきたことが否定されている。まだ決着がついたというわけではないが，ウェルニッケ領野があるとされる側頭葉上・後部とブローカ領野とは，背側経路を介して音韻情報が44野に，最外包を通る腹側経路を介して意味情報が45野に伝達されるとする見解が有力となっている。

こうしたことからも明らかなように，ブローカ領野の構成要素にあたる44野と45野は，細胞構築学的にも線維連絡の面でも明らかに異なっており，当然それぞれが言語機能の中で異なる役割を果たしていると考えられる。空間分解能が高い賦活研究では，44野と45野を分けて議論することが当然のように行われているが，損傷研究も，損傷がどちらかに限局して起こる可能性は低いとしても，ブローカ領野という表現で一括して議論する段階からはやく脱却する必要があるといえよう。

5 言語の半球優位

1 言語の半球優位の決定法

ほとんどの場合，言語野は左半球にあるとされ，右利き成人の場合は95％が左とされている。

このように，言語機能が一方の半球だけに依存している事実を，言語の半球優位，側性化などという。一時は左利きは右半球優位とみられていたこともあったが，今日では，左利きも2/3は左半球優位で，残りが両半球優位か右半球優位とされて

いる。両半球優位というのは，左右どちらの半球にも言語機能が局在している場合で，どちらの半球が損傷されても失語になるが，症状が軽度で回復もいいことになる。

当初は，失語患者の損傷半球側が言語の半球優位を知る唯一の方法であったが，1949年に麻酔薬アミタールソーダを一側の頸動脈に注入して一側の大脳半球だけを一時的に麻酔する和田法（アミタールテストともいう）が開発・使用されるようになり，また同じ頃に行われたPenfieldらの覚醒下の皮質電気刺激によって，言語の半球優位に関しては多くの知見が得られるようになった。しかしこの2つの方法は，長期にわたる難治性てんかんや脳腫瘍など，すでに重大な脳疾患を持つ患者に対してのみ適用されるという問題があった。これに対して，PETやfMRI，光トポグラフィー，さらには音源が聴取者に近づくと波長が減少して音の高さが増すドップラー効果を利用して血流速度をとらえる経頭蓋超音波ドップラー法など，機能画像法の出現は，健常者での言語の半球優位測定を可能にしただけではなく，言語課題による左右半球の活性化の程度を比較することによって側性化指数を算出することができ，各個人の言語の半球優位が，きわめて強い左半球優位からきわめて強い右半球優位への連続体上のどこかに位置していることも明らかにしてくれている。また，和田法の場合は，注入側によって生じる言語障害が質的に異なる場合があることも明らかにされている。一方の半球への注入によって言語表出のみが障害され，他方の半球への注入によって言語理解のみが障害されるなどである。また，言語表出の中でも呼称と系列語が乖離する例も報告されている。こうした結果は，両半球が言語機能を持つが，その働きが質的に異なっている場合があることを示唆している。

言語の半球優位を機能的にとらえる方法としては，左右の耳に同時に異なる刺激を提示して，どちらの耳の刺激を聴き取ったかで優位性を判断する両耳分離聴検査や，左右のどちらかの視野に言語刺激を短時間提示する半側視野検査法なども用いられるが，これらの方法でも側性化指数を算出することができる。

2 右半球の言語機能

言語の左半球優位が明らかにされた場合，非優位とされた右半球は言語機能をまったく持たないのかどうかなど，半球優位の実態を知ることが次の問題となるが，さまざまな資料が言語機能の全ての側面が一様に側性化しているのではないことを示している。

そうした資料の1つが，分離脳の右半球の言語機能に関するもので，脳梁など交連線維の切断によって左半球から独立した右半球は，発話は一切行わないが，言語理解に関してはかなりの能力を持っていることが明らかにされている。たとえば分離脳患者は，左視野に瞬間提示された物品や左手で触った物品の名称を口頭で答えることはできない。しかし患者にあらかじめ物品の名称を聴かせておき，左視野に様々な物品を次々に瞬間提示して，該当する物品が出てきたら左手でボタンを押す事態では，分離脳患者は正しく反応することができる。この場合，あらかじめ聴かせた物品の名称は左右両半球に入っているが，左視野と左手は右半球のみが関係しているので，両半球に入った名称のうち右半球に入った部分だけが選択反応に関係しているので，正しい反応は，右半球の単語理解力を示すことになる。同じ条件で，「時間を知るために使うもの」など，物品の定義をあらかじめ聴かせておいても左手が正しい選択反応を示すので，右半球は文章も理解できることになる。このとき，分離脳患者の左手は，「懐中時計」の絵がでたときにボタンを押すが，口頭では「柱時計」と答えている。このように，口頭での反応と左手の反応とが食い違っていることは，脳梁切

断によって左右の半球が完全に独立した状態にあるためで、「懐中時計」を選んだのは右半球であることを保証している。同様の実験で、右半球に読解能力があることも明らかにされている。しかし右半球の言語理解力は語彙レベルにとどまり、肯定文と否定文の区別を越えた統語能力を持たず、未来形の時制の認知も不可能で、さらに単数と複数の区別もつかないなど、高次の言語処理能力に欠けていることが、一部の分離脳患者の研究で明らかにされている。

言語表出に関しては、左半球に瞬間提示された1〜9の数字を口頭で答える患者が報告され、右半球の言語表出として注目されたこともあったが、詳しい検討の結果、左半球の発話であることが確認されている。数字を右視野（左半球）に提示したときは、反応時間はどの数字でも一定していたが、左視野（右半球）に提示したときは、数字が大きくなるほど反応時間が直線的に長くなる（図6-6）。これは、左半球が発生までは至らないかたちで順に数字を数えていき、そのときの運動感覚のフィードバックが皮質下の経路を介して右半球に伝わり、提示された数字とマッチしたときにその情報が右半球から左半球に伝達されて、左半球はそのとき数えていた数を答える、といった経過による左半球の発話と解釈されたのである。分離脳の状況におけるこうした微妙な情報交換は、交叉性手がかりと呼ばれ、分離脳患者を対象とする研究の結果の解釈にあたって考慮すべき重要な要因とされている。

分離脳患者の研究で明らかにされた右半球が言語理解力を持つ事実は、脳腫瘍の治療などのために左半球を切除する手術を受けた事例によっても確認されている。その場合も、早期から左半球に異常があった事例では、さまざまなかたちで機能の再組織化が生じている可能性が考えられるので、健常者の右半球に相当する機能を調べることはできない。その意味で、健常な左半球で言語が習得され、その後に左半球に病変が生じ、発症後短期間で左半球切除が行われた事例が貴重な資料となる。

こうした条件を満足する数少ない事例の1人であるE.C.（Smith, 1966）は、家系に左利きのいない強い右利きの47歳の男性で、てんかんの発作が始まって4カ月後に左感覚運動野から多形成膠芽腫（転移が速いきわめて悪性の脳腫瘍）の切除を受けたが、経過が思わしくないために、その

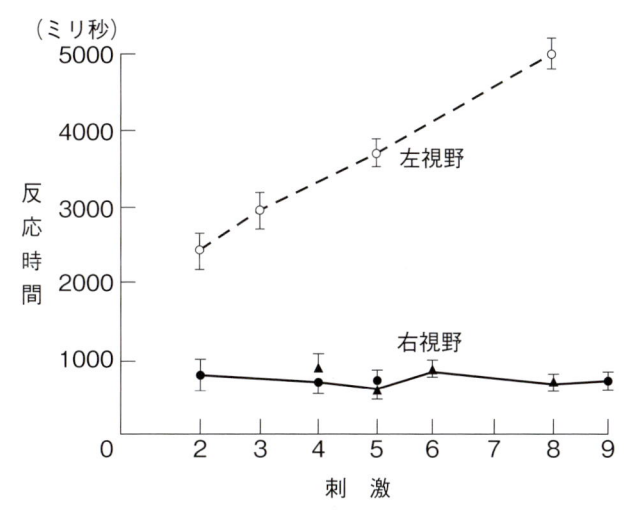

図6-6 分離脳患者の数字の音読の反応時間
（GazzanigaとHillyard, 1971）

9カ月後に左半球切除術を受けた。最初の皮質切除後に運動性失語を呈したことから，E.C.が左半球で言語を習得したことが確認されている。左半球切除後は，右片麻痺と右同名性半盲，重度の表出性と受容性の失語を呈したが，言語の受容は表出よりよく，簡単な言語命令の実行は手術の麻酔から覚めた直後に可能であった。以後も言語理解は明らかな改善を示したのに対して，発話はほとんど回復せず，罵倒語（God damit：コンチクショウ）などは明確に聞き取ることができる正しい構音で発したが，術後10週までは単語も復唱できず，命題的発話はほとんどみられていない。術後18カ月での詳細な検査の結果は，発話に関しては重度のブローカ失語とされたが，理解に関してはほとんど障害がないとされている。しかし，E.C.の統語など，高次の言語処理に関する能力については何も明らかにされていない。

分離脳患者の資料も左半球切除患者の資料も，言語の半球優位は，発話に関しては絶対的ともいえる左半球優位が認められるものの，言語理解に関しては，右半球にもかなりの能力があり，相対的な優位にすぎないことを示しているが，この点は言語の神経機構を考えれば説明できる。

まず，発話機能が絶対的に側性化している点は，発生筋の運動支配と一致している。末梢の筋肉と脳との関係が交叉性一側性支配を原則としていることはすでに述べたが，そのときにも触れたように，この原則は遠位筋では厳密に成立しているが，身体の中央にある筋肉では，両側性二重支配となっている。発声に関係した筋肉は全て身体の中央にあるので左右両半球から支配を受けているが，発声運動は人間が行う様々な運動行為の中でも最も精密なものの1つで，多数の筋肉の微妙な協応を必要としている。そのため，発声運動の指令が左右両半球からそれぞれ独立に出される事態は好ましいものではなく，一方に半球が独占的に支配する法が好ましいと考えられる。これはあくまでも推測にすぎないが，ある種の吃が，一側

の頸動脈に麻酔薬を注入して一方の半球のみを一時的に麻痺させるアミタールテストや，一方の半球の切除後に回復した事実によって支持されている。したがって，子供が最初にことばを発する時点から，左半球だけが発声運動を支配し，ことばを獲得するにつれて，ことばを発する運動プログラムが次第に左半球（ブローカ領野と考えられる）に形成されていくと考えるのである。

一方，音声言語の理解は，聴覚刺激と他の感覚モダリティーの刺激との連合とみることができる。たとえば，「リンゴ」ということばを聴いたとき，眼の前リンゴを見，触り，食べるといった経験が同時に生じるとすると，それぞれのモダリティーで経験した感覚情報は，別個の感覚受容器，別個の感覚伝導路を介してそれぞれの大脳皮質感覚投射野に到達し，さらに感覚連合野で高次の処理を受けた後，角回に収束して相互に連合を形成することになる。こうした経験が何回も繰り返されると，この連合は強固なものになり，入力が1つのモダリティーだけに限られている場合でも，角回を介して他のモダリティーの感覚記憶の痕跡も活性化され，皮質に広範な活動が喚起されることになる。「リンゴ」ということばを聴いただけで，リンゴを見た経験，触った経験，食べた経験の記憶痕跡が喚起されるのである。音声言語の理解は，このようにことばを聴くことによって皮質の広い範囲に活動が起こる事態とみることができる。この過程はどちらの半球でも成立するものであり，したがって言語理解の側性化は弱いといえるのである。

ここで問題になるのは，成人の場合，左半球後部の損傷によってことばの理解が障害される感覚性失語が起こる事実である。ことばの理解が両半球で成立するのであれば，一方の半球が損傷されても障害は起きないはずである。しかし事実は，ウェルニッケ失語にしろ超皮質性感覚性失語にしろ，理解障害を示す失語患者の理解能力は，分離脳患者や左半球切除患者の右半球が示す言語理解

力よりも劣っている。この点の説明としては，左半球から右半球への抑制が考えられている。言語の獲得は，周囲の大人が話すことばをまねて発声することから始まるので，聴覚系と運動系とが密接に関係している。そうした状況のなかで，発声運動は完全に左半球に側性化しているので，本来どちらの半球でも成立する言語理解も，発声との関係から次第に左半球優位となり，左半球から右半球への抑制が働くようになって，左半球の損傷で言語理解力が低下しても，右半球がその理解力を発揮できないが，分離脳や左半球切除の場合は，この抑制がないために，右半球の言語理解力が十分発揮できると考えるのである。この半球間抑制の考え方は，視覚性失語と一側性損傷による連合型視覚性失認における，損傷の大きさと症状の重症度とのパラドックスを説明するためにも使われている（223 頁参照）。

3 発達と言語の半球優位

これまで述べてきた右半球の言語機能は，いずれも成人の場合であり，次に，言語が十分発達していない乳児や幼児，児童の場合は成人と同じかどうかが問題となる。

言語の脳機構が成人と小児では異なることは，小児の獲得性失語と成人の失語との間の臨床像や回復過程の違いにより，古くから指摘されていた。言語習得の開始以降に脳に損傷が生じてそれまで獲得していた言語が失われる小児の獲得性失語は，
　①損傷部位に関係なく発話は常に非流暢で，発話量の減少が著しい，
　②新造語，ジャーゴン，語漏は見られない，
　③言語の理解面は，損傷部位に関係なくおおむね保存される，
　④失語の臨床像は損傷部位に依存しない，
　⑤右半球損傷による失語の出現率は，成人の場合よりかなり高い，
　⑥言語障害は，速やかにかつ完全に回復する，
などの点に特徴があるとされてきた。しかし，1978 年の Woods と Teuber の報告（Woods と Teuber, 1978）を契機に，
　①小児失語でも発話が流暢で錯語や錯文法，ジャーゴンすら認められる症例が存在すること，
　②聴覚的理解がさまざまな重症度で傷害されている症例もみられること，
　③損傷部位と臨床像との間には，成人の失語と同様の関係が認められること，
　④右半球損傷による失語の出現率は，成人の場合と同様に低いこと，
　⑤失語の回復も，緩慢で不完全なこと，
など，従来の見解に反する報告が次々に明らかにされ，小児失語と成人の失語との違いはこれまで考えられていたほどには大きなものではないとする見解が一般的となっている。しかし，こうした見解の根拠となる報告は，
　①小児失語の発症年齢も病因もさまざまであること，
　②言語機能の測定法も多様であること，
　③個別症例報告が多いこと，
などの点で批判されている。こうしたなかで，1990 年代から，小児失語に関する条件を厳密に規定した大規模な組織的研究が，カリフォルニア大学サンディア校の Bates らのを中心としたグループによって行われている（Bates, 1999, Stiles, 2000 などを参照）。

この研究は，
　①対象を出生前から出生後 6 カ月まで（周産期）の脳血管障害による一側性の局所性脳損傷に限定していること，
　②年齢を合わせた健常対照児の成績を用いて，年齢別の比較を可能にしていること，
　③さまざまな言語機能を精密に測定していること，

などの点で特徴があり，結果は以下のようにまとめることができる．

①周産期の脳損傷は，左右どちらの半球の場合も成長後に言語障害を残さない，
②5～8歳に成長した段階（この時期ではまだ言語障害を示す）では，半球間を含む損傷部位の特異性を示さない：全ての言語測度で，左半球損傷児と右半球損傷児との間で有意な差はない，
③言語理解とシンボリックな身振りの使用の遅れは，右半球損傷児の方が大きい：一時的に遅れが認められても，さらなる成長で健常レベルに達する，
④左側頭葉に損傷がある事例で，言語理解の発達に遅れを示した例はない，
⑤言語表出の発達の遅れは，左側頭葉に損傷がある事例で起こりやすい，
⑥前頭葉の損傷は，生後19～30カ月の間は語彙と文法の発達の顕著な遅れをもたらすが左右差はなく，ブローカ領野が言語産生に特別な役割を持つことを示唆する結果は得られなかった．

言語機能の発達については，出生時左半球と右半球は言語に関して等価で，発達とともに左半球優位が進行する，と考える左右半球等価説と，出生時にすでに左半球優位が遺伝的に成立していると考える早期左半球特殊化説との対立として議論が進められてきたが，Batesらのこうした結果は，完全に等価説を支持するものとみることができる．

いずれにせよ乳児では，左半球の損傷後も言語が習得されることになるが，それが左右どちらの半球によって習得されるかが問題となる．この問題に関しては，発達初期の左半球の損傷が，言語野かその近辺にある場合と広範に及んでいる場合は右半球が代わって言語を習得し，損傷部位が言語野から離れている場合は，残っている左半球の言語野が言語を習得する，と考えるのが一般的であった．しかし，近年の賦活研究の結果は，これに反して早期の脳損傷が言語野を含む場合でも，左半球で言語が習得される場合があることを明らかにしている．たとえば，Liegeoisら（2004）は，早期左半球損傷者10例（検査時7歳10カ月～18歳0カ月）の動詞産生課題遂行中の脳の活動をfMRIで検討し，ブローカ領野も含む左前頭葉損傷5例のうち4例が左半球の損傷部位近辺の活性化を示し，ブローカ領野とウェルニッケ領野から離れた部位の損傷5例のうち4例は，両半球か右半球のブローカ領野相当部位を含む領域の活性化を示したと報告している．

このように，早期脳損傷事例でも，半球内再体制化と半球間再体制化を示す場合とがあるが，この違いを生む原因として，近年左半球の海馬が注目されている．たとえばWeberら（2006）は，言語習得の初期から左半球に損傷が生じたさまざまな年齢（12～66歳）の対象者84例（海馬硬化症45例，前頭葉損傷13例，側頭葉外側部損傷28例）の言語の半球優位をfMRIで検討し，ブローカ領野を含む前頭葉損傷群とウェルニッケ領野を含む側頭葉外側群は，健常対照群と同様に左半球優位を示したのに対して，海馬損傷群は両側優位か右半球優位を示したと報告している．

さらにJansenら（2010）は，脳のさまざまな部位の精密に測定した体積の左右差とfMRIで測定した言語の半球優位との関係を検討して，右利きでも右半球優位を示した特異な事例は右半球の海馬の体積が大きいとの結果を得て，言語習得の過程における側性化の進行に，海馬が重要な役割を果たしていると論じている．

小児の脳の言語機能の面での可塑性については，半球切除を受けた小児についても早くから検討され，さまざまな結果が報告されているが，やはり等価説と早期左半球特殊化説との対立の観点から議論されている．

半球切除術は，単純に一方の大脳半球を切除する当初の解剖学的切除術から，切除は必要な部分

だけに限定し，残った皮質部分は他の脳部位との線維結合を切断して，機能は不能だが血流は維持された状態にする機能的半球切除術へと進歩している。その結果受術患者は術後の生存期間の延長だけではなく，身体的にもさまざまな認知機能の面でも良い条件を維持することができるようになった（Battro, 2000を参照）。そうしたなかで，言語の問題に強いインパクトを与えたのは，Dennisらの一連の報告（DennisとKohn, 1975；DennisとWhitaker, 1976など），なかでも圧巻なのは1976年の論文で，生後5カ月前に右半球切除を受けた1例（左半球のみで成長）と左半球切除を受けた2例（右半球のみで成長）の3例が，9歳から10歳に成長した時点で，標準化されたものを含むさまざまなテストを施行して多方面の能力を調べているが，切除半球側の影響がとらえられたのは統語機能だけで，左半球のみで成長した1例は受動否定文も理解できるが，右半球のみで成長した2例は受動否定文を理解できないことを明らかにし，早期左半球特殊化説を支持する決定的な結果として受けとめられた。しかしその後Bishop（1983, 1988）が，健常児ばかりのクラスにDennisらのとまったく同じ統語テストを施行したところ，受動否定文が理解できない児童がかなりいることを明らかにし，Dennisらの結果で受動否定文が理解できた左半球のみで成長した児童はBishopのクラスで成績がよい児童に相当し，理解できなかった右半球のみで成長した2例はいずれも成績が悪い児童に相当するだけで，残っている半球側とは関係なく，早期左半球特殊化説を支持する結果とはいえないと主張している。

半球切除児は，病因や切除前のてんかんの状況などにより，受術後の認知機能のレベルがさまざまな中で，Curtisら（Curtisとde Bode, 2003など）は，日常会話での発話文の長さ（Mean Length of Utterance：MLU）を言語発達のレベルの測度として，MLUの価を揃えた右半球切除児と左半球切除児，さらには健常対照児の言語能力を比較して，左半球切除により孤立した右半球は，病因，切除年齢に関わらず健常児と同様の文法発達を示すという，Dennisらとは異なり等価説を支持する結果を明らかにしている。

4 感受性期の問題

これまで述べてきた結果は，小児の右半球はその限界はまだ明らかではないにしても語りの言語習得能力を持つが，成人の右半球はほとんど持たないことを示している。そこで次に問題になるのは，右半球の言語習得能力がいつ失われるかである。これが言語習得の臨界期，今日では感受性期と呼ばれている問題である。この問題に関しては，Lenneberg（1967）が失語の発症年齢と回復との関係から思春期までとしたことはよく知られているが，7歳までとする主張もありまだ決着がついていない。そうしたなかで，近年9歳を越えても右半球が新しく言語を習得できることを示す資料が相次いで報告されている。その1つは，ラスムッセン脳炎（ウイルス性病因が示唆される主として小児に発症する進行性の慢性脳炎）のために9歳で左半球の部分切除を受けた男児の報告（Herz-Pannierら，2002）で，この報告の特徴は，6歳10カ月の時点で行った語列挙課題遂行時のfMRIで左半球のみが活性化したことから，発症前に順調に進行していた言語習得が左半球でなされたことが確認されている点である。男児は手術直後は重度の失語を呈したが，言語理解は急速に回復し，言語表出と読みの回復は遅くかつ不完全であったとされている。言語機能がかなり回復して発話も単純な文が話せるようになった10歳6カ月の時点（発話はその後さらに劇的な回復を示している）で各種の言語課題遂行中のfMRIが記録されたが，語列挙，文の産生，文の理解の全てで右半球の顕著な活性化を示し，手術後の言

語習得が右半球によってなされたことを明確に示している。

5 言語の半球優位の生物学的基礎

その実態はまだ完全には解明されていないとしても，言語機能に関しては左半球が優位なことは広く認められており，その原因としては，左右大脳半球の間に構造的な差異や生理過程の違いが考えられているが，最近では，構造的な差異を示す資料が多く報告されている。

その端緒となったのは，GeschwindとLevitsky（1968）で，正常な脳100例の解剖学的分析から，外側溝の中に埋もれている側頭上面のヘシュル回より後ろの部分にあたる側頭平面（Planum Temporale：PT）が，右半球より左半球の方が大きい事例が65％と多いことを明らかにした。Geschwindらは，PTをウェルニッケ領野の延長とみなし，この部分が左半球の方が大きいことが，言語の左半球優位の構造的基礎にあたると考えたのである。対象とした100例の利き手に関する情報はないが，通常の左利きの出現率を考慮しても，左半球優位の出現率が90％ほどになるのに対して，65％と低い値であることが問題ではあったが，脳の構造と機能とを結びつける道を開いたこの論文は，当初はなかなか価値を認められず，Geschwind自身，いくつかの専門誌に投稿したがいずれも掲載を拒否され，ようやくサイエンスが掲載してくれた，と書いている（河内，1984参照）が，発表されると直ちに大きな反響を呼び，PTの大きさをさまざまな方法で測定した研究が次々に報告され，さらにこの左右差が成人脳だけではなく，乳児や胎児にも認められることが確認された。そのうえMRIが出現すると，生体脳でPTの大きさを測定することが可能となり，今日まで多数の論文がGeshwindらの結果を支持するかたちで報告されている。

しかし，PTは複数の細胞構築学的領野を含む巨視的な部位で，その機能自体が不明な点も多く，後に述べるように音源定位など言語とは関係しない機能を持つ可能性も示唆されている。そのためかPTの左右差は言語機能の左半球への側性化とは関係ないことを示す結果も多数報告されている。そうしたなかで唯一細胞構築学的視点から検討しているのがGalaburdaら（1978）で，彼らがTptと名付けた領野の左右差を剖検脳で比較し，左半球の方が大きいことを明らかにしている。Tptは上側頭回後部からPT後部まで広がっており，PTの全てを占めているわけではないが，上側頭回後部をウェルニッケ領野とする見解にしたがえば，この結果は言語野の左右差を明確に示すことになる。しかしこの報告もたった4例の結果に過ぎず，しかもそのなかでも大きな個体差を示している。

すでに述べたように，言語の半球優位は言語の受容より表出の面で強いので，当然表出に関係したブローカ領野の左右差に関心が向けられることになるが，この部位は脳溝の構成が複雑で皮質の凹凸も激しく測定が困難で，成人，小児とも右半球の方が大きいとの結果も報告されている。ブローカ領野は，弁蓋部と三角部に分けられ，弁蓋部は44野，三角部は45野に相当するとされているが，MRIの画像を用いてそれぞれの大きさを別個に比較する試みも行われ，左右差が報告されている。しかし，弁蓋部と44野，三角部と45野の関係は一致しているわけではなく，ブローカ領野としての機能を持つ部位の左右差を正しくとらえるには，弁蓋部，三角部という捉え方ではなく，細胞構築学的に明確に規定された44野，45野の大きさを比較する必要がある。しかし，そのような捉え方はまだほとんど試みられていない。そうしたなかで，ブローカ領野の左右差を確実に捉えているのは顕微鏡レベルの左右差を捉えた研究（HayesとLewis，1993）で，45野の皮質第3層の大きな錐体細に注目してその細胞体の断面を

測定し，左半球の方が大きいことを明らかにしている。この結果は，側頭葉の聴覚投射野，聴覚連合野，ウェルニッケ領野でも認められている（Hustsler, 2003）。また Amunts ら（2003）は，44野と45野でニューロピル（有髄と無髄の神経線維の網）が占める割合を測定して，左半球の方が高いことを明らかにしている。これは，左半球の44野と45野の方が，樹状突起がよく発達してシナプスを形成する空間が広く，線維結合が豊富で機能の遂行により適していることを示している。さらに Amuntes らは，この左右差が成人だけではなく，乳児や幼児でも認められることを明らかにしている。

近年，拡散テンソル白質経路図の登場により，脳内の線維結合を可視化することが可能になったために，言語の半球優位に関しては，古くからウェルニッケ領野とブローカ領野との間を結んでいるとされてきた弓状束を可視化して左右差を比較する研究が次々に発表されている。しかしこの方法は，先にも述べたように白質線維の起始部と終止部を捉えることができないという致命的な欠陥を持っており，左右が比較された弓状束が実際にウェルニッケとブローカ領野を結んでいるのかどうかは定かではない。また，弓状束はウェルニッケ領野とブローカ領野を結んでいないとの結果も報告されており，そのためか，この報告によって可視化された弓状束は左半球の方が圧倒的に大きいが，それと fMRI によって測定された言語の半球優位との間には関係はない，とする結果も報告されている（Vernooij ら，2007など）。

6 脳の性差と言語機能

女性と男性の間にさまざまな相違があることは広く認められているが，高次機能に関しても女性は言語機能に優れ，男性は視空間認知機能に優れていることが，多数の実験の結果によって確認されている。高次機能は全て脳の機構に依存しているので，こうした機能の性差には脳の機構の性差が対応していることが考えられるが，その実態はまだ明らかではない。言語機能に関しては，右利き成人で左半球損傷による失語の出現率が男性の方が女性より高いとする報告があるが，これを否定する報告も多く，確定するには至っていない。

左半球損傷による女性の失語の出現率が低いことを認める立場の中でも，その原因の解釈には対立がある。1つの考え方は，女性は言語の左半球への側性化が男性より弱いとするもので，脳梁が女性の方が大きいことをその根拠としているが，脳梁の大きさの性差に関しても，その点を否定する報告もあり，決着をみていない。もう1つの考え方は，左半球内での言語機能の局在が，男性では皮質の前後に広く及んでいるが，女性は前部に集中しているとするもので，左半球内の損傷部位を前部と後部に分けて比較すると，男性では差がないのに，女性では前部損傷による出現率が高いことが根拠になっている（表6-1）。これは，女性では言語機能が左半球の狭い領域に集中していることを示しているが，この点は皮質の電気刺激の結果と一致している。

図6-7は，皮質の電気刺激による呼称障害の出現率を男性と女性で比較した結果を8つの領域に分けて図示したもので，中心前回下部と上側頭回の中・後部を除いた5つの領域で男性の方が出現率が高く，特に前頭葉前部と側頭葉後部では男女の差が統計的に有意になっている。これは女性では刺激によって呼称障害を起こす部位，すなわち言語に関与する皮質領野が男性より狭いことを示しているが，この点は，言語能力が高いほど関与する領野が狭くなることを示した結果と一致している。たとえば，言語性 IQ が100以上と高い5例と50以下と低い3例とで皮質の電気刺激の効果を比較した結果では，低い群の方が頭頂葉に限ってだが呼称障害を起こす有効刺激範囲が広くなっている。また，2カ国語を話す症例では，第

表6-1 左半球内の損傷部位による失語の出現率の男女差
（KimuraとHarshman, 1984）

損傷部位	全人数	失語症者数	非失語症者数
皮質前部			
男　性	15	6（40%）	9
女　性	13	8（62%）	5
皮質後部			
男　性	34	14（41%）	20
女　性	19	2（11%）	17

（失語の出現率）

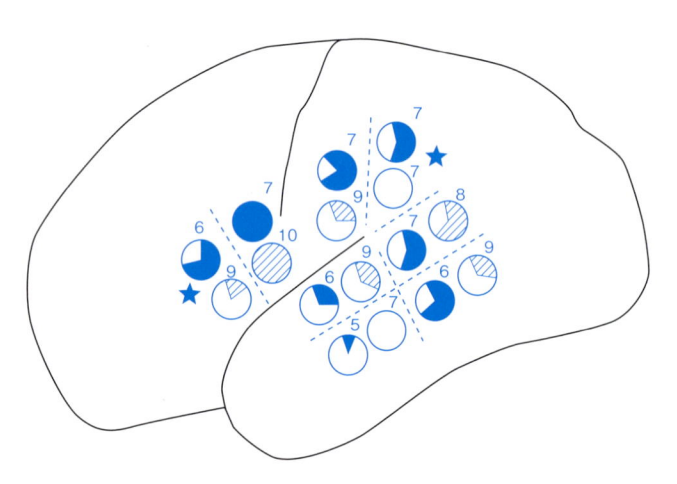

図6-7 皮質電気刺激による呼称障害の出現率の男女差
（Mateer, 1983）
青ぬり：男性，斜線：女性。数字はその部位の刺激を受けた個体数を示す。★男＞女が5%水準で有意なことを示す。

2言語での呼称障害を起こす刺激部位が，第1言語の場合より広い。こうした結果は，言語習得には当初は皮質の広い領野が関与し，習得が進むにつれて次第に狭い領野に局在化されていくと解釈することができる。言語機能に優れた女性は男性より言語習得が進んでいるので，言語に関与する皮質領野も狭くなっていると考えられるのである。

引用文献

Amunts K, et al：Broca's region：Cytoarchitectonic asymmetry and developmental change. The Journal of Comparative Neurology 465：72-89, 2003.

Bates E：Plasticity, Localization and Language Development. In SH Broman & JM Fletcher（Eds.），The Changing Nervous System. Neurobehavioaral Consequences of Early Brain Disorders. Oxford University Press, New York, pp213-253, 1999.

Battro AM：Half the Brain is Enough. The Story of NICO. Cambridge University Press, New York, 2000（河内十郎・監訳：半分の脳 少年ニコの認知発達とピアジェ理論. 医学書院，2008）.

Benson DF：The Neurology of Thinking. Oxford University Press, New York, 1994.

Bishop DVM：Linguistic impairment after left hemidecortication for infantile hemiplegia? A reappraisal. Quarterly Journal of Experimental Psychology 35A：199-207, 1983.

Bishop DVM：Can the right hemisphere mediate language as well as the left? A clitical review of recent research. Cognitive Neuropsychology 5：353-367, 1988.

Bogen JE, Bogen GM：Wernicke's region-where is it? Annals of the New York Academy of Science 290：834-843, 1976.

Curtis S, de Bode S：How normal is grammatical development in the right hemisphere following hemisperectomy? The root infinitive stage and beyond. Brain & Language 86：193-206, 2003.

Dennis M, Kohn B：Comprehension of syntax in infantile hemiplegics after cerebral hemidecorticaion：left hemisphere superiority. Brain & Language 2：472-482, 1975.

Dennis M, Whitaker HB：Language acquisition following hemidecortication：linguistic superiority of the left over the right hemisphere. Brain & Language 3：404-433, 1976.

Dronkers NF, et al：Paul Broca's historical cases：high resolution MR imaging of the brains of Leborgne and Lelong. Brain 130：1432-1441, 2007.

Galaburda AM, et al：Human brain. Cytoarchitectonic left-right asymmetries in temporal speech region. Archives of Neurology 35：812-817, 1978.

Gazzaniga MS, Hilliyard SA：A Language and speech capacity of the right hemisphere. Neuropsychologia 9：273-280, 1971.

Geschwind N, Levitsky W：Human brain：Left-right asymmetries in temporal speech region. Science 161：186-187, 1968.

Goodglass H, Butter N：Psychobiology of cognitive processes. In Atkinson RC, et al（Eds.）, Stevevens' Handbook of Experimental Psychology, 2nd.ed, Vol.2, Chap.13, John Wiley & Sons, New York, pp863-952, 1988.

Hayes TL, Lewis DA：Hemispheric differences in layer Ⅲ pyramidal neurons of the anterior language area. Archives of Neurology 50：501-505, 1993.

Herz-Pannier, et al：Late plasticity for language in a child's non-dominant hemisphere. A pre- and post-surgery fMRI study. Brain 125：361-372, 2002.

Hutsler JJ：The Specialized structure of human language cortex：Pyramidal cell size asymmetries within auditory and language-associated regions of the temporal lobes. Brain & Language 86：226-242, 2003.

河内十郎：高次脳機能の基礎．新曜社，1984．

Kimura D, Harshman RA：Sex differences in brain organization for verbal and nonverbal functions. Prog. Brain Res 61：423-441, 1984.

Jansen A, et al：Structural correlates of functional language dominance：a voxel-based morphometry. Journal of Neuroimaging 20：148-156, 2010.

Lenneberg EH：Biological Foundation of Language. John-Wiley, New York, 1967.

Liegeois, et al：Language reorganization in children with early-onset lesions of the left hemisphere：an fMRI study. Brian 127：1229-1236, 2004.

大槻美佳：Anarthriaの症候学．神経心理学 21：172-182, 2003．

大槻美佳：失語．神経内科 65：249-258, 2006．

Smith A：Speech and other functions after left（dominant）hemispherectomy. Journal of Neurology, Neurosurgery and Psychiatry 29：467-471, 1966.

Stiles J：Neural plasticity and cognitive development. Dev. Neuropsychol 18：237-272, 2000.

塚田裕三・編：別冊サイエンス。サイエンスイラストレイテッド4 脳．日本経済新聞社，1977．

Vernooij MW, et al：Fiber density asymmetry of the arcuate fasciculus in relation to functional hemispheric language lateralization in both right- and left-handed healthy subjects：a combined fMRI and DTI study. Neuroimage 35：1064-1076, 2007.

Weber B, et al：Left hippocampal pathology is associated with atypical language lateralization in patients with focal epilepsy. Brain 129：346-351, 2006.

Wood BT, Teuber H-L：Changing patterns of childhood aphasia. Annals of Neurology 3：273-280, 1978.

第7章 脳の損傷によって起こるさまざまな症状

脳には部位によって機能の違いがあるために，脳のどの部分が損傷されたかによって，生じてくる症状も違ってくる。このように，脳の特定の部位の損傷によって起こる症状を，**巣症状**，あるいは**局在徴候**という。

しかし，脳自体の構造も機能も，またそこで起こる損傷も非常に複雑なので，損傷部位とそれによって起こる症状との関係は，全てが明らかにされているわけではない。運動野と感覚野に損傷が生じた場合は比較的明確で，生じた症状から損傷がどこにあるかをかなり正確に知ることができるが，連合野の損傷で起こる高次機能の障害の場合は問題が複雑になる。同じような損傷でも人によって症状が違ってくることもあるし，また症状の中には，いくつかの部位の損傷が複雑に絡み合って生じているものもある。

そのため，損傷部位を問題にすると内容が複雑になるので，ここでは臨床像として現れた症状の面から述べていくことにしたい。

1 一時的症状と永続的症状

脳の損傷によって起こる症状には，損傷が生じた直後に一過性にみられてその後消失するものと，いつまでも続くものとがある。これは，脳の損傷が実際に損傷が生じた部位だけではなく，より広い領域にまで影響を及ぼすことによる。

脳の一部に損傷が生じると，その部分のニューロンは壊死することになるが，その周囲の領域もさまざまなかたちで反応する。最も多くみられるのは，ニューロンの中やニューロンの間に水分が過剰に貯まって組織容積が増大する場合で，これを**浮腫**という。浮腫が起こると，脳のニューロンは十分働くことができないので，その部分が担っていた機能が失われることになる。しかし，水分が少しずつ吸収されてなくなっていけば，再び活動を始めるので，機能も回復してくる。脳卒中が発症した後，麻痺や失語症が起きたのに数週間のうちに次第に回復することがあるのは，こうした仕組みによるもので，これを**自然回復**という。自然回復には，症状が完全に消失するのではなく軽くなるだけの場合もある。しかし，自然回復が期待できるのはそう長い期間ではなく，発症後数カ月が経過してもまだ症状が続いている場合には，ニューロンが壊死したと考えるべきで，機能の回復はほとんど期待できない。もし，回復するとすれば，それは，脳の他の部位がその機能を代行するようになったか，あるいは脳の働きの一部が再編成されて，その部分がなくても働きが可能になったためと考えられる。そうしたことを，外部から働きかけて促進するのが，リハビリテーションの訓練といえるのである。

2 脳損傷の一般効果

脳の損傷がもたらす効果には，巣症状の他にどこが損傷されたかに関係なく，脳に損傷が生じたことそれ自体によって起こるものもある。これは脳損傷の一般効果ともいうべきもので，どの患者にも多かれ少なかれ認められる性質のものである。

1 行動・反応の遅延

　脳損傷患者は，行動が遅くなり，刺激に対してもすぐ反応することができないことが多い。この点は，反応時間を測定した研究によっても確認されている。脳の損傷が重度なほど，反応時間は長くなる。

2 疲れやすさ

　脳損傷患者は，何をやっても長続きせず，すぐに疲れて注意力も散漫になり，これまでできていたことができなくなることが多い。疲れてくると，同じ反応を繰り返す**保続**も起きやすくなる。
　こうした傾向は，患者に検査や訓練を行う際に十分注意する必要がある。少しでも疲れがみえたら，それまでやってきたことを中断して休んでもらわなければならない。どのくらいの時間で疲れてくるかは，脳の損傷の程度や患者の体力，年齢，などによってさまざまだが，健康な人とは比較にならないほど短い時間であることを頭に入れておく必要がある。保続の出現が患者の疲れを示す1つの指標となる。

3 情緒不安定

　なんでもないことにひどくいらいらしたり，ちょっとした刺激で過度に泣いたり笑ったりすることで，重度の場合には**情動失禁**，**強制泣き・笑い**などと呼ばれる。情動失禁の場合は，刺激に応じた感情を伴っているが，強制泣き・笑いは，悲しい，おかしいといった感情の変化を伴わずに強迫的に生じる点に特徴があり，脳の損傷によって自分の感情を自由にコントロールすることができなくなった結果と考えられている。自分がすぐに泣いたり笑ったりすることに，患者自身が戸惑いを感じていることもある。
　こうした情緒不安定は，発症直後に特に目立ち，脳の生理学的状態が安定してくると次第に減少してくることが多い。

4 反応の不安定さ

　患者の感情や態度，検査場面での反応などが，ときによって激しく変動することが多い。陽気にはしゃいでいたかと思うと次の瞬間には憂うつそうにみえたり，以前に喜んだことを再度してあげると，今度は怒ったりする。検査でも，難なくできたことをもう一度繰り返すとできず，逆に前にはできなかった課題が簡単にできたりする。
　こうした傾向も，発症直後に特に顕著で，月日とともに次第に減少していく。

5 破局反応

　破局反応というのは，人間が解決できないような問題や新しい困難な環境に直面するなど，自分の能力の限界以上の状況に置かれたときに示す反応で，攻撃的行動，拒否的行動などがみられる。脳損傷患者も，自分の思うようにことが運ばないときにそうした行動を起こしやすいので注意が必要である。
　特に失語症患者は，ことばの訓練などの状況で，言えないことばを無理に言わせようとすると破局反応に陥るおそれがある。
　患者が一生懸命努力しても反応が出てこないようなときには，いろいろと手がかりを与えたりして患者を助けてあげ，それでも駄目なときには，止めて他のことに移るなど，なるべく早く患者をそうした状況から解放する必要がある。

6 人格の変化

脳損傷患者によくみられる人格の変化としては，抑うつ傾向，子供っぽさ，自己中心性，積極性の欠如などがある。これらは，発症以前からみられた傾向が，脳の損傷によって強調されて目立つようになった場合が多く，発症後人格がまったく逆になったというようなことはほとんどみられないといえる。

こうした人格の変化は，周囲の人たちを驚かせることもあるが，その多くは，発症後時間の経過とともに元の人格に近づいていく。

脳損傷の一般効果としては，以上述べた以外にも，覚醒レベルの低下，行動や思考の緩慢さ，注意集中力の低下，抽象的思考力の低下などが指摘されている。

3 運動障害

1 麻痺

運動障害にはさまざまなタイプがあるが，なかでも最も一般的なのは麻痺で，大脳皮質の運動野や，そこから出て筋肉に運動の指令を伝える神経に損傷が生じると起こる。麻痺とは，筋肉が動かなくなる状態をいうが，損傷の程度によっては完全に動かないのではなく，筋肉の力が弱くなるだけのこともあり，これを**不全麻痺**という。

既に述べたように，運動野と身体各部との間には，一対一の部位的対応があり，しかも左右が交叉した関係になっているので，損傷が運動野の一部の場合には，反対側の身体の，損傷部位に対応した筋肉に麻痺が起こる。たとえば，左半球の運動野の手の指に対応した部位の損傷では，右手の指に麻痺が起こる。運動野の口や喉に対応した部位に損傷が生じて発声に関係した筋肉が麻痺した場合が，運動性失語と混同しやすい運動障害性構音障害である。一側の運動野全域か，そこから出る神経のほとんどに損傷が生じた場合は，反対側の手足に麻痺が起こり，これを**片麻痺**という。右半球の損傷では左片麻痺が，左半球の損傷では右片麻痺となる。一側の上肢あるいは下肢のみが麻痺した場合は**単麻痺**，両下肢の麻痺は**対麻痺**，両側上下肢の麻痺は**四肢麻痺**という。一側の顔面が麻痺し，かつ反対側に片麻痺が起こることもあるが，これを**交叉性片麻痺**という。

2 不随意運動

運動が意図しないのに出現してしまう場合や，進行中の運動を意図的に止めることができないことがあり，これを**不随意運動**という。四肢が意図しないのにあたかも舞踏を舞っているように動いてしまう舞踏病などである。パーキンソン病の場合は，手の震えを意図的に止めることができない。

3 運動失調

どんな運動も，複数の筋肉の収縮と弛緩とが組み合わさって実行されるが，麻痺も不随意運動もないのにこうした複数の筋肉の間の協調が崩れ，スムースな運動が成立しなくなるのが運動失調である。深部感覚伝導路の損傷によって起こるが，

他に，小脳や前庭迷路系の損傷によっても起こる。

4 感覚障害

　大脳皮質の感覚野に損傷が生じると感覚障害が起こる。この場合の障害は，感覚情報を受容し，分析・処理する段階で生じるもので，後で述べる失認症のように，刺激の意味を捉える段階の障害とは区別されており，**要素的感覚障害**と呼ばれることもある。

　既に第4章図4-10で示したように，感覚投射野の主なものには，体性感覚野，視覚野，聴覚野などがあり，損傷によってそれぞれが受け持っている感覚モダリティーの障害が起こることになる。

　感覚障害には，マイナスの効果，プラスの効果，それにその中間の3つのタイプがある。マイナスの効果は感覚野の働きが失われる場合で，刺激されても全然感じなくなってしまう。プラスの効果は，逆に刺激が存在しなくても感覚が生じてしまう場合で，幻覚と呼ばれる。これは，損傷が生じた脳の感覚野に，感覚刺激によらない異常な活動が生じたことによる。プラスとマイナスの中間というのは，刺激を受ければ感覚が生じるが，その内容が健常なときとは異なっている場合で，損傷によって感覚野の働きに異常が生じ，感覚情報処理がうまくいかなくなった事態といえる。

1 中枢性体性感覚障害

　中心溝の後ろにある体性感覚野に損傷が生じると，反対側の身体の感覚異常が起こる。体性感覚には，皮膚感覚，運動感覚，深部感覚などさまざまなものが含まれているので，障害の内容も非常に複雑である。同じ身体部位でもこれらの感覚の間に乖離が生じることがあり，痛みや温度，皮膚の圧迫などは感じるが，それが身体のどこに生じたのかを定位することができない場合などがある。

　身体の刺激された部位の定位を誤ることもあり，これを**知覚転位**というが，極端な場合は左側の刺激を右と答えるなど左右が逆転することもあり，これを**アロエステジー**という。

　身体の1カ所が刺激された場合は確実に感じるが，2カ所を同時に刺激されると1カ所だけしか感じないことがあり，この現象を**消去**という。消去では，脳の損傷側とは反対側の刺激が消えることが多い。また，身体の同側の2カ所の刺激で一方が消えることもある。

　何らかの理由で上肢あるいは下肢が切断された場合，その肢があたかも存在しているかのように感じる幻覚が生じることがあり，これを幻肢という。下肢より上肢切断で起こりやすい。切断数日後から出現し，初期には健全な肢と同じ大きさに感じられるが，数カ月から数年の間に次第に短くなり，切断面に達して消失する。幻肢の部分に痛みを感じることもあり，これを幻肢痛という。幻肢は切断面の動きに応じて移動するように感じられる。

　幻肢と類似の現象に，重度に麻痺して感覚障害も伴う上肢や下肢にもう1つ別の肢が存在すると感じることがあり，これを余剰幻肢という。余剰幻肢は，患者の意思に反して勝手に動くように感じられることもあれば，不自然な肢位のまま固定しているように感じられることもある。

2 中枢性視覚障害

❶ 視野欠損

既に第4章図4-24で示したように、後頭葉の視覚投射野とそこに至るまでの視覚伝導路と視野との間には一対一の部位的対応があるので、視覚野や視覚伝導路に損傷が生じると、視野の対応する部分が見えなくなる**視野欠損**が起こる。視神経交叉以降の損傷では、視野欠損は右眼も左眼も損傷された大脳半球の反対側の視野の同じ部位に生じる。視覚野や視覚伝導路の一部の損傷では、視野欠損も視野の一部に限られ、これを**暗点**という。一側の視覚野や視覚伝導路が全て損傷されると、視野の垂直経線を境に反対側の視野全てが見えなくなる**同名性半盲**が起こる。同名性という用語は、右眼も左眼も視野の同じ側が見えなくなることに由来している。右半球の視覚野の損傷では左同名性半盲が、左半球の損傷では右同名性半盲が起こる。このとき視野の中心部だけが欠損せずに残っていることがあり、これを**黄斑回避**という。黄斑というのは、対象を精密に見る中心窩を含む網膜の中心部が黄色い色素を持っていることに由来している。黄斑回避は、視覚にとって最も重要な中心窩を表現している後頭葉後部が、後頭葉を灌流する後大脳動脈だけではなく、中大脳動脈の分枝からも血液供給を受けているために、後頭葉の脳卒中ではみられるが、後頭葉の切除例ではみられない。

両側後頭葉の下部が損傷されると視野の上半分が欠損し、これを**水平性上半盲**という。両側後頭葉上部の損傷では、視野の下半分が欠損する**水平性下半盲**となる。

左右両半球の視覚野が損傷されると、右半盲と左半盲が同時に生じた状態が起こって視野全体が見えなくなり、これを**皮質盲**という。皮質盲になると何も見えないはずで、事実患者は歩いていて物にぶつかったり、物を見せて「これは何ですか？」と尋ねるとでたらめを答えたりするが、患者自身が盲であることを認めようとしないことがあり、これを**アントン症状**という。アントン症状の患者は、歩いていて物にぶつかって痛い目にあってもこりずにそのまま歩いてまたぶつかったり、物を見せてその名前を言うテストで間違っても、「部屋が暗くてよく見えなかった」、「眼鏡を病室に忘れてきたので見えなかった」などさまざまな理由をつけて、見えないために間違ったことを認めようとしない傾向がある。

視野の欠損部は、完全に見えないこともあるが、欠損部で刺激の運動が知覚されることもある。また、一点を凝視した条件で欠損部に光点を短時間提示すると、患者は光点を知覚することはないが、光点が提示された位置を推測して指さすように支持すると、かなり正確に定位する場合があることが報告されており、これを**盲視**という。盲視は、視交叉後、外側膝状体に向かう視索と別れて上丘に入り、視床枕を介して視覚連合野に直接投射する経路によると解釈されているが、外側膝状体から視覚投射野を介さずに視覚連合に直接投射する線維によるとする説もある。

❷ 刺激の見え方の変化：中枢性錯視

後頭葉の損傷でも、視野欠損が起きない場合や、起きても小さな暗点で欠損部以外の視野が大きく残っている場合は、その部分で対象の見え方にさまざまな変化が生じることが多い。対象がぼんやりと見えたりはっきり見えていたのがすぐに消えてしまったりする**大脳性眼精疲労**、形が歪んで見える**変形視**などである。机など大きな対象の場合は、形は歪まないが、真っ直ぐな輪郭が波を打つように見えることも多い。実際より大きく見える**巨視症**、逆に小さく見える**小視症**、距離が近くに見える**接近視**、遠くに見える**遠方視**などもよく報告されている。巨視と接近視とが合併し、刺激が実際よりも近く大きく見える、あるいは逆に

遠く小さく見える場合が多いが，組み合わせが逆転して，大きく見えるのに距離は遠く見えるといった場合もある。また見えの大きさの変化と距離の変化が独立に生じることもある。

　刺激の位置が前額平面で変化して見えることもあり，極端な場合は，左の物が右に，右の物が左に見えることがあり，これを**視覚性アロエステジー**という。視野の垂直・水平の軸が変化して，対象が傾いて見えることもあり，これを**傾斜視**という。垂直軸と水平軸とが直交したまま傾く場合は，対象の形は変化しないが，一方だけが傾いたり，両者の傾く角度が異なっている場合は，対象の形も変化することになる。極端な場合は，垂直軸と水平軸とが直交したまま180度回転して，床が天井に，天井が床にみえることがあり，これを**逆転視**という。

　刺激の数が増えることもあり，2つに見えるのを**複視**，3つに見えるのを**三重視**などというが，これらは一括して**多視症**と呼ばれている。小さな刺激は実像から別れて虚像が生じるが，机など大きな対象は，一部が重なった状態で端の部分が増えていく。眼を横に動かすと，それに連れて数が増えていく場合もある。

　刺激の色が実際とは違って見えるのが**変色視**で，これは特定の色だけが変化して見えるというよりも，色眼鏡を掛けたときのように，外界全体が特定の色を帯びて見えることが多い。その場合，赤視症，黄視症など，長波長の色になることはあっても，全体が紫がかって見えるなど，短波長の色になることはない。

　こうした刺激の見え方の変化は，刺激を最初にみたときから生じていることもあるが，刺激を凝視していると数秒後に起きてくることもある。刺激から飛び出すように数が増える（多視症），刺激がどんどん大きくなる（巨視症）などである。顔の前に提示された検者の手が5本の指も含めてはっきり見えていたのに，数秒間の凝視で消えて見えなくなった（大脳性眼精疲労）例も報告されている。

❸ 幻　視

　脳損傷のプラスの効果にあたるのが刺激が存在しないのに視覚経験が起こる**幻視**で，外側膝状体や後頭葉の損傷では，光点や星や簡単な幾何図形など単純なものが見え，**要素性幻視**という。要素性幻視には鮮明な色がついていることが多い。損傷が後頭葉から側頭葉に近づくと，生じる幻視も複雑になり，日常経験する物体や人，動物などが見える。これを**複雑幻視**，**有形性幻視**などという。有形性幻視は無色のことが多い。損傷部位が側頭葉になると，過去に経験したことがある場面や状況が見え，これを**経験性幻視**という。

　幻視は，視野の欠損部に起こることも残存視野に起こることもあるが，半盲など大きな欠損部に限って起こることがあり，これを**開放性幻視**という。この名前の由来は，より高次の視覚皮質が，低次の段階の視覚皮質の損傷により，網膜からの情報から解放されたとする解釈に依拠している。しかし，この解釈には異論もある。

　幻視は，大脳皮質の電気刺激でも起こるが，刺激部位による幻視の内容は損傷の場合と同様で，外側膝状体や後頭葉の刺激では鮮明な色を持つ要素的幻視が，側頭葉や頭頂葉に近づくと有形性幻視が，側頭葉では経験性幻視が起こる。

　特異な幻視として，自分自身の像が鏡に映るように見える場合があり，**自己像幻視**という。顔だけや上半身だけのこともあるが，全身のこともあり，服装は患者と同じで，患者の行動を全て再現することが多い。患者は，自分が右手をあげれば鏡の像のように左手をあげる虚像を，幻視であることをはっきり認識している。自己像幻視は短時間で消失することが多いが，長時間続くこともある。

　幻視に類似した現象に，**パリノプシア**，**視覚性保続**などと呼ばれるものがある。これは，刺激が消失した後も視覚経験が持続する場合で，実際の

刺激と同じに見える点で，明暗や色が逆転して経験される陰性残像とは異なっている。パリノプシアは，外界の事物にはまって見える場合とそうでない場合とがある。前者の場合としては，新しく購入した洋服を着た姿を鏡で見て「今日の私は素敵だわ」と意気揚々と外出したら，道行く女性全てが同じ洋服を着ていた，などが報告されている。パリノプシアは刺激を見た直後ではなく，かなり時間が経過した後で生じることもあり，この場合は幻視との区別が困難となる。視覚性保続は空間的に起こることもあり，皮を剥いたバナナをみたら，それが視野全体に多数見えた，などの例が報告されている。

❹ 特定の視覚機能の喪失

　私たちは，特定の形，色，大きさの刺激が，視野の特定の位置で特定の方向に動く事態を経験している。こうした刺激が持つさまざまな特性を刺激の属性というが，脳の損傷により，さまざまな属性の中の特定のものだけが知覚できなくなる事態が生じることがある。よく知られているのは，外界から色が消え，白黒のテレビや映画のようになる事態で，これを**大脳性色盲**という。色盲が視野の半側だけに限って起こることもあり，**半視野色盲**という。半視野色盲の場合は，色のついた対象が視野内を動くと，視野の垂直経線を越えた途端に鮮やかな色が急に消えて灰色になり，逆方向に動くと再び灰色から鮮やかな色に変わったりする。大脳性色盲では，それぞれの色の明るさが灰色の濃さに反映されているので，白黒のテレビや映画を見るときと同じように，形も運動も奥行きも見え，外界の認知にはほとんど問題がない。大脳性色盲は，色彩視の中枢が両側とも損傷されて起こり，一側のみの損傷では半視野色盲となる。色彩視の中枢は，後頭葉内側下部にあるので，左右両側の上部視野が欠損する水平性上半盲を伴うことが多い。

　非常に稀な例として，運動が感じられなくなる

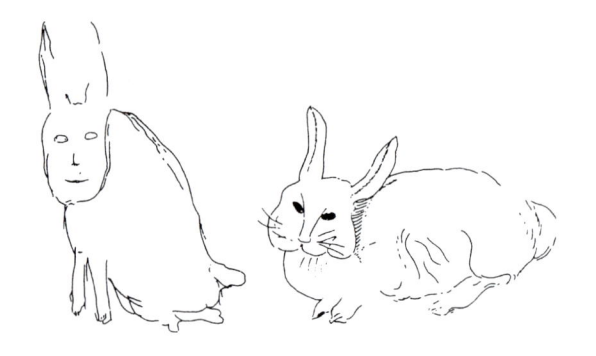

図 7-1　視覚像を消失した患者の描画（左）と模写（右）(Botezら, 1985)

運動盲も報告されている。運動盲の患者は，やかんから立ち上る湯気もやかんの上に静止した雲があるように見えるという。自動車は，遠くにあると思ったら次にはすぐ近くに見え，近づいてくる感覚がないので怖くて道を渡ることができない。しかし，自動車が近づいてくることを耳で聞いて判断することはできる。運動盲は，脳の運動視の中枢が両側とも損傷されて起こるが，運動視の中枢は脳の外側面の後頭側頭接合部にあり，左右で位置が離れているので，両側とも損傷されることがほとんどないためにきわめて稀な存在となる。

　立体視の喪失は，奥行き感が感じられなくなる場合で，風景などは舞台の背景のように立体感が欠けて見える。床にボール紙が置いてあると思って触ったら，立体的なダンボールの箱だったのでびっくりしたなどの例も報告されている。

　こうした病態は，色，運動，奥行きなどの刺激属性を脳がそれぞれ別個の経路で処理していることを示している。

❺ 視覚像の喪失

　私たちは，過去に見たことのある対象のイメージを，その対象が眼前に存在しなくても明確に持つことができるが，脳の損傷によってこうした視覚イメージを持つことができなくなることがある。図 7-1 は，風景などの写生を得意とするアマチュアの画家が描いたウサギの絵だが，モデル

が提示されている模写（右）は上手に描けているのに対して，モデルのない場合（左）は，患者は，「ウサギは耳の長い動物」という言語的知識で描いたと述べており，一応ウサギらしく描かれてはいるが，イメージが持てないために模写よりははるかに拙劣で，顔の部分が人間の顔のようになっている．

視覚イメージが喪失しても，対象の認知には問題がなく，イメージが持てないために自宅からオフィスまでの道順を説明することができない患者も，毎日車を運転してオフィスに通っている．イメージの喪失は，色や物品，動物など「何」に関するイメージと，道順や部屋内の空間配置など「どこ」に関するイメージが乖離して障害されることもあり，「何」に関するイメージの喪失は舌状回や紡錘状回など後頭側頭葉の下部，先に述べた腹側経路の損傷で，「どこ」に関するイメージの喪失は後頭頭頂葉は楔部や楔前部など後頭頭頂葉腹背側経路の損傷で起こるとされている．

3 中枢性聴覚障害

脳の損傷によって起こる聴覚障害の中で最も重度なのが，両側性の損傷によって起こる**皮質聾**だが，内側膝状体から側頭葉の皮質聴覚野へと続く聴覚伝導路の終末部は，左右が離れているので両側性の損傷は少なく，永続する皮質聾はきわめて稀にしか出現しない．

皮質聾の患者は，耳元で大きな音を出しても振り向かないなど聾としての行動を示すが，音に対するまばたき反射は残っていることが多い．一過性の場合は回復すると聞こえるようになるが，言語音も環境音も音楽も認知できない状態（全般性聴覚性失認）が続き，患者は「聞こえるのだが理解できない」と訴えることになる．さらに回復が進むと，後で述べる言語音のみが認知できない状態（純粋語聾）や環境音のみが認知できない状態（環境音失認）になることがある．

聴覚刺激に対する反応に一貫性がない点も皮質聾の特徴で，大きな雑音には何の反応も示さない患者が，ホールの人の会話に不快感を感じた例や，100 dB の音には反応しないのに，鍵のガチャガチャいう音や指をパチンと鳴らす音は聞こえた例などが報告されている．

視覚における盲視に相当する場合として，耳元で音を鳴らすと，患者は何も聴こえないといいながらも音源の方に正しく頭を向ける例が記載されている．

皮質聾の患者が聾であることを否定することは稀で，聴覚におけるアントン症状の記載はほとんどない．

永続する皮質聾は，側頭葉の聴覚皮質の両側性の損傷で起こるとされているが，皮質のみの損傷では起こらず，皮質下白質（聴放線）の損傷が必要であることや，聴覚皮質が一部残っていても起こることが明らかにされており，皮質聾と呼ぶのは適切ではなく，**中枢聾**，**皮質下性聾**などと呼ぶべきであるとも主張されている．

聴覚には，音源の定位や音源の運動を知覚する空間機能も含まれている．この2つの空間機能は，音の同定すなわち音源認知と同時に障害されることもあるが，障害が乖離することもある．音を聴いてそれが何の音なのかを理解することができるのに，音源定位や音源の運動が知覚できない場合やその逆の場合である．これは，聴覚処理過程においても，知覚の場合と同様に，何経路（腹側経路）とどこ経路（背側経路）が分離されていることを示している．この点は，fMRI などによる賦活研究では，何経路は一次聴覚野から側頭葉の前方に向かって前頭葉に達し，どこ経路は後方に向かって頭頂葉を介して前頭葉に向かうことが明確に示されている．損傷研究では個体差が大きいこともあって例外も多いが，側頭平面から頭頂葉下部の損傷で聴覚の空間機能の障害が起こるとする報告が多い．

聴覚の空間機能の中でも，音源定位と音源の運動の知覚とが乖離して障害されることもある。音源の定位が正しくできる患者が，音源の運動に対しては「音が動いているようには聞こえない」と述べるなどである。このように音源の運動が知覚できない病態を**皮質性運動聾**という。音源定位のみが選択的に障害されている患者も報告されているが，右半球側頭葉の損傷例が多い。

5 失認症

　失認症は，要素的感覚障害や知能障害によらない対象の認知の障害と定義される。視覚の場合でいえば，対象がきちんと見えているのにそれが何であるかがわからない状態である。もちろんきちんと見えているといっても，脳に損傷があるので必ずしも健常者と同じように見えているわけではなく，先に述べたさまざまな見え方の変化が生じていることもあるが，失認がない患者ではそれでも対象が何だかわかるのに，失認があるとそれが何だかわからないのである。

　脳の損傷によって知能が著しく低下している場合も，対象の認知ができなくなるが，これは失認から除外される。失認の特徴は，特定のモダリティーに限定して起こることで，それぞれ視覚性失認，聴覚性失認，触覚性失認と呼ばれる。たとえば視覚性失認の場合は，見て何だかわからない対象を手で触ったり対象が出す固有の音を聞けばすぐにわかり，この事実が対象を認知するだけの知能が保たれていることを保証している。

1 視覚性失認

　失認症は，視覚性失認の出現率が最も高く精神盲とも呼ばれ，報告も多いが，これは理論的には統覚型と連合型に区分されている。統覚型視覚性失認は，視力は保たれているのに対象の形が知覚できず，模写もできない場合で，形態失認とも呼ばれている。対象のそれぞれの部分は見ることができるが，全体をまとめて見ることができないと考えられており，一酸化炭素中毒の後遺症として起こることが多い。

　連合型視覚性失認は，対象を正しく模写することができるので対象が見えていることは明らかなのに，それを認知することができない。

　視覚性失認の患者は，認知できない対象のイメージを持つことはできる。また，イメージを操作してできた刺激を認知することはできるが，同じ刺激が提示されたときは認知できないこともある。「大文字のCの右を線で結び，90度回転させて下に大文字のJを加えると何ができるか」という問いに対しては，「傘」と答えることができるが，傘の絵を提示すると認知できないなどである。

　視覚刺激に対して起こる失認を一括して視覚性失認と呼ぶが，視覚刺激には，日常物品，人の顔，色，文字などさまざまなカテゴリーがあり，特定のカテゴリーの刺激に対して選択的に失認の症状が起こることもあるので，認知できない刺激カテゴリーによって視覚性失認もいくつかのタイプに分類されている。

❶ 物体失認

　日常生活で常に身のまわりにあり，当然よく知っているはずの物品が認知できない場合で，必要な物品が眼の前にあってもそれが何だかわかっていないので使うことができず，日常生活では非常な困難を示す。洗面所に行っても歯ブラシとカ

ミソリを区別することができず，手で握った感じが同じだと，カミソリを口に入れたりする。普段よく使う物品は，置き場所を決めておくなどの工夫で困難を克服することが試みられている。

物体失認の検査する場合は，物品を見せて呼称させるだけではなく，その物品の使用法をジェスチャーで示させることが重要である。使用法を示すことができればその物品は認知されていることになるからである。物体失認の患者は，物品の呼称もできず，使用法を示すこともできない。

❷ 相貌失認

人の顔を見て，それが顔であることはわかるのに，誰の顔かがわからなくなる場合で，重度になると，家族の顔はもとより，鏡に映った自分の顔もわからなくなる。よく知っている顔を見ても既知感が持てず初めて見る顔と感じる。鏡の前で舌を出したり片眼をつぶったりして，鏡の中の顔も同じ動作をすることから自分の顔であることを確かめて髭を剃り始めた患者も報告されている。統覚型の場合は，顔の知覚も障害されており，顔が歪んで見えたり平面的に見えたりすることがあり，これを相貌変形視という。その場合でも，顔以外の視覚対象はきちんと見えていることが多い。統覚型の場合は顔の知覚テスト（照明条件や角度が異なる顔写真が同じ人物の顔かどうかを判断するなど）で障害を示すが，連合型の場合は，こうしたテストには何ら障害を示さず，顔から性別はもとより年齢，表情などを正しく判断することができる。連合型相貌失認が単独で生じた場合は，顔はきちんと見えており，眼鏡，髪型，髭の有無など顔の特徴もわかるので，それらを手がかりに人物を区別して特定していることも多い。

小鳥がサッと視野を横切っただけでも小鳥の種類がわかるバードウオッチングの愛好者が，相貌失認を発症したら小鳥の種類がわからなくなったなど，特定を必要とする事態では顔以外の刺激でも特定ができなくなることがある事実から，相貌失認は顔に固有の障害ではなく，対象を特定する機能の障害であるとする議論もあるが，顔以外の刺激に対しては何ら特定の障害を示さない患者もおり，この点に関する議論は現在も続いている。

❸ 街並失認

街並みや建物が認知できない場合で，環境失認とも呼ばれる。重度になると自分の家もわからなくなるが，純粋例では建物以外の刺激は全て認知できるので，自分の自動車が入り口にある，表札に自分の名前が書いてあるなどを手がかりに，自分の家であることを判断する。そうした患者の1人にある建物をしばらく見せて特徴を記述させ，一旦後ろを向かせてから再び同じ建物を見せたところ，少し前に窓や屋根の特徴などを正確に記述したにもかかわらず，前に見たという感じがまったく持てず，「私が後ろを向いている間に誰かが前の建物を壊して，新しい建物を建ててしまったようだ」と記述している。このように，よく知っている建物に対しても既知感が持てない点は，相貌失認と共通している。街並失認の患者は，建物の認知ができないために，長年住み慣れた熟知した環境でも道に迷うことになる。

❹ 視覚失認性失読

失語症になると，文字が読めなくなったり書けなくなったりするが，失語症もなく，書くこともできるのに読めない場合が視覚失認性失読で，純粋失読，純粋語盲，後頭葉性失読，失書を伴わない失読などとも呼ばれる。

このタイプの患者は，手の掌などに字を書くと読むことができ，また字を指でなぞっても読めることがある。字が書けるので，自分で手紙を書いたり，書き取りテストでも正しく反応するが，自分が書いたものを，書いた直後でも読めないので，患者自身がびっくりすることがある。

❺ 色彩失認

　色を認知できない場合が色彩失認にあたるが，色は視覚のみで体験される刺激であるために，概念と用語に混乱がみられる。

　色の弁別，マッチング，分類，色盲検査などが全て可能で，色の知覚に障害がないことが確認された場合に，さらに高次な色の認知の検査としては，物品のように使用法を示す検査ができないので，色名呼称と色のポインティングが行われる。しかしこれらの検査は，いずれも健全な言語機能と色の知覚機能の離断の有無を調べているにすぎず，この検査で異常が認められた場合は，離断性色名呼称障害ということになる。こうした事情から，色彩失認は存在しないとする立場もある。

❻ 明るさ失認

　明るさの知覚は，従来は視覚情報処理の中でも低次のレベルとされてきたが，近年，弁別など明るさの要素的知覚は保たれているのに，明るさの認識ができない患者が報告され，明るさ失認の概念が提唱された（Nijboerら，2009）。この女性の患者は，2種類の灰色の違いは分かるが，どちらがより明るいかは答えることができず，既に消灯されている寝室で夫に「おやすみ」と挨拶してから点灯するなど，日常生活では混乱を示している。

　これまで述べてきた，認知できない刺激の種類に基づく視覚性失認の分類は，1人の患者に全てが同時にみられることもあれば，そのうちのいくつかがみられる場合や1つが孤立して生じる場合などがある。物品は認知できるが人の顔はわからない，物品や人の顔はわかるのに文字が読めないなどである。特に個々のタイプが孤立して生じることがある事実から，脳は物品，顔，建物，文字，色などの刺激を，それぞれ固有のシステムで分析処理し，この分化が対象の認知を成立させる段階まで続いているとする考え方が提唱されてい

るが，これには異論もある。しかし，最近の賦活研究の結果は，固有の処理・認知システムの存在を支持している（第4章図4-25を参照）。

　視覚性失認は，認知できない刺激が何であれ，後頭葉の下部，鳥距溝よりも下の部分の損傷で起こり，この点は，次に述べる視空間認知障害が鳥距溝より上の部分の損傷で起こるのと対称的な関係にある。賦活研究の結果も，それぞれの処理中枢が後頭葉の底面にあることを支持している。

❼ 同時失認

　同時失認は，これまで述べてきたタイプとは異なるもので，刺激が1つだけ提示された場合は，どんな刺激でも正しく認知することができるが，刺激が複数になると，そのうちの1つだけしか認知できない病態をいう。Luriaは，円を上手に描くことはできるが既に描いてある円をエンピツでなぞることができない患者を記載しているが，何故なぞることができないかを患者自身は，「エンピツの先が見えているときはなぞるべき円が見えず，円が見えているときはエンピツの先が見えない」と述べている。

　患者が認知することができる刺激は，刺激の大きさではなく，刺激のまとまりに依存している。たとえば"He went to school"という文章を読ませると，患者は，"He"や"school"など，文章の中の単語1つを読むにすぎないが，"ｓ　ｃ　ｈ　ｏ　ｏ　ｌ"と単語1つを文章と同じ長さで提示しても読むことができる。しかし"school"がどんな文字からできているかを尋ねると，"s"あるいは"l"など，1つの文字だけを答える。これは，"school"を読むときは，単語全体がまとまって注意の対象となっているが，単語を構成する文字を答える場合は，個々の文字が注意の対象となっているからである。したがって，6つの点からなる長方形は長方形として認知することができるが，その長方形がいくつの点からできているかは答えることができない。個々の点に注意が向

くと，1つ以外は消えて見えなくなるからである。

❽ 視覚性失語

　視覚性失語は，視覚入力に限定された呼称の障害で，患者は提示された物品の名称を言うことはできないが，物品の認知は成立している。失名辞失語の患者も物品の呼称ができないが，失名辞失語の場合は，同じ物品を手で触ったり，物品が出す固有の音を聞いても呼称ができないのに対して，視覚性失語ではそれらが可能な点が異なっている。

　視覚性失語のなかには，呼称課題で自分の反応に修正を繰り返して正答に達する'段階的接近'を示す患者がいる。こうした患者は，刺激をタキストスコープで瞬間提示した場合でも，同じ反応を示すので，刺激の知覚は十分成立しており，言い直す過程は言語のレベルで生じていることになる。

　視覚性失語は，左半球後頭葉下部に加えて脳梁膨大部に損傷があると生じ，ほとんどの場合純粋失読を伴っている。

　先に述べた連合型視覚性失認は両側性損傷で起こることが多いが，左一側性損傷でも起こることがある。視覚性失語と左一側性損傷で起きた連合型視覚性失認の病巣を比較すると，いずれも左後頭葉内側下部にあるが，視覚性失語は損傷が脳梁膨大まで及んでおり，連合型視覚性失認は損傷は脳梁までは及んでおらず，視覚性失語よりも小さな損傷となっている。一方，臨床症状を比較すると，視覚性失語は物品の呼称はできないが認知は成立しているのに，連合型視覚性失認は呼称も認知もできず，症状としては連合型視覚性失認の方が重度となっており，症状が軽い視覚性失語の方が症状が重い連合型視覚性失認よりも損傷が大きいというパラドックスが生じている。このパラドックスは，半球間抑制の概念によって説明される。視覚認知に関しても左半球が優位なため，損傷が生じても左半球は視覚認知の機能を右半球に譲ることをせず，損傷が生じた状態での能力を示すが，視覚性失語の場合は脳梁膨大が切断されているために左半球から右半球への抑制がかからず，右半球の認知能力が十分発揮されると考えるのである。

2 視空間認知障害

　これまで述べてきた視覚性失認は，空間の一部を占める個々の対象の認知の障害であるのに対して，対象相互の間や対象と自己との間の空間関係の認知が障害されている場合があり，これが視空間認知障害である。視空間認知障害にもさまざまなタイプがある。

❶ 半側空間無視

　視空間認知障害の中でも最も出現率の高いのが半側空間無視で，患者は行動にあたって身体や外空間の半側を無視する。右半球損傷による左半側の無視が圧倒的に多い。無視されるのは正確には左半分ではなく，左側にすぎないので，左一側性無視と呼ばれることもあるが，この用語はほとんど使われていない。半側空間失認と呼ばれることもあったが，対象の認知には問題がないので，失認という用語は適当ではない。また単に無視とだけ記述されることも多い。

　患者は歩いていて左側の物や人に気づかずにぶつかる，食事の際に左側のおかずを食べ残す，顔の右側だけ髭を剃るなどの行動を示す。水平な直線に中点を記入する線分二等分テストでは中点を右寄りに記入し，紙面一面に配置された線分などの刺激を全て消していく抹消テストでは左側を消し残す。また模写テストでは左側を描き落としたり粗雑に描いたりする（図7-2）。

　私たちを取り巻く空間は，身体自体が形成する空間に始まり，手が届く範囲にあたる近位空間，

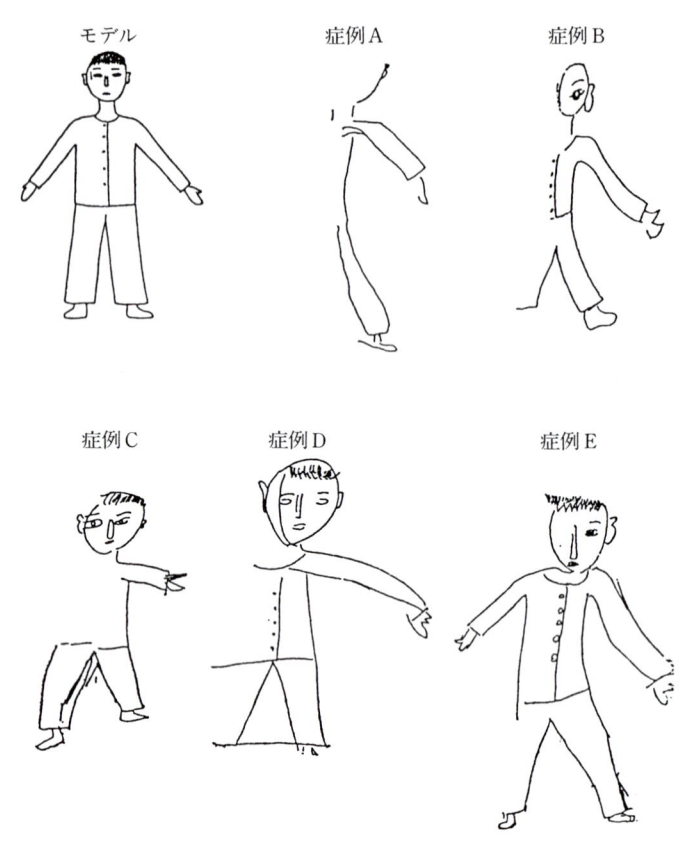

図7-2　左半側空間無視患者の模写

　手が届かない遠位空間など，さまざまな段階が区別されるが，無視はこうした空間の違いによって乖離して生じることもある。身体空間に関しては無視が生じているが外空間に関しては無視がない，近位空間では無視がみられるが，遠位空間では無視はない，あるいはこれらの逆の関係などである。もちろん全ての空間で無視が生じていることも多い。机の上での線分二等分テスト（近位空間）では明らかに無視を示し，線分を遠く離れた壁などに提示してレーザーポインターで中点を指示する条件（遠位空間）では無視を示さない患者が，遠位空間での中点を長い棒を手に持って指示する条件では無視を示した例も報告されている。これは，棒を使うことによって近位空間の範囲が伸展したことによると解釈されている。
　私たちは，長年住み慣れた街など。熟知した空間のイメージを持つことができるが，こうしたイメージに関しても無視が起こることが知られている。熟知した広場をイメージして，広場に面するAの位置に立ったとして広場の周囲の建物を記述させると右側ばかりを記述し，反対側のBの位置に立ったとして記述させると，Aの位置では記述しなかった新しく右側になった建物を記述し，Aの位置では正確に記述した新しく左側になった建物を記述しないなどである。こうしたイメージに限定した無視の場合でも，近位空間（自動車の運転席に座ったときの計器の配置など）と遠位空間（広場など）の乖離が起こることも報告されている。
　外空間には，身体を中心とした空間（自己中心空間）と個々の対象を中心とした空間（対象中心空間）という2つの座標軸がある。一般の半側空

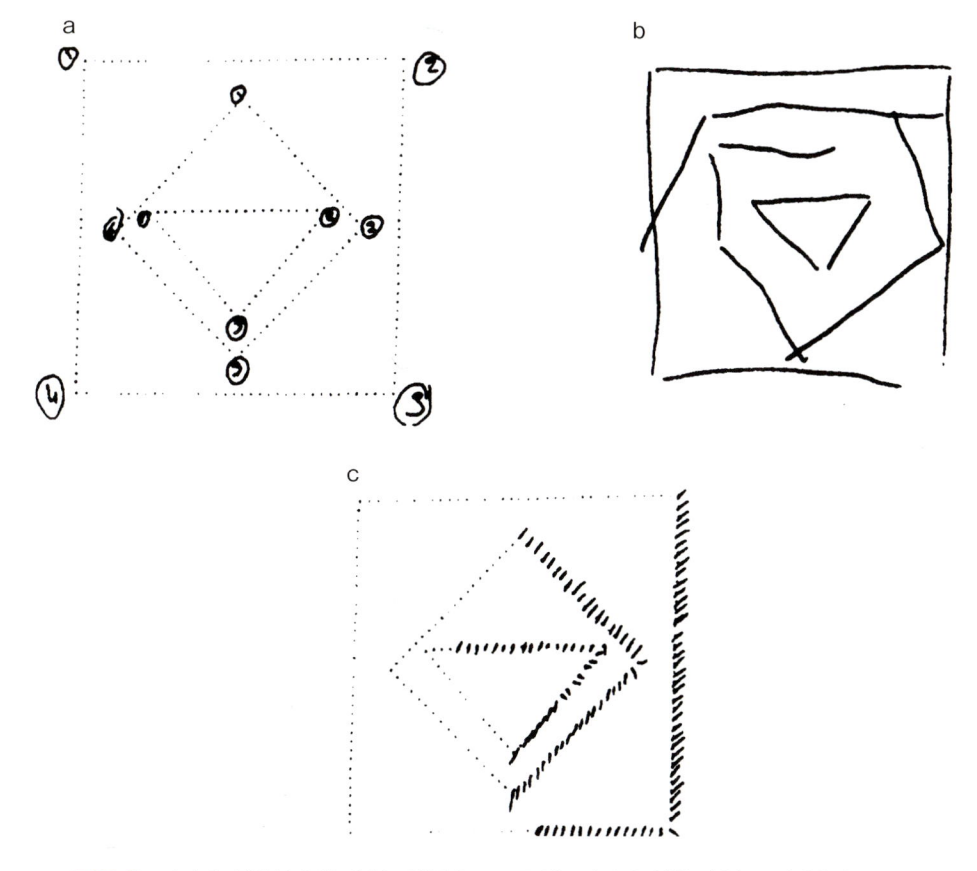

図 7-3 大きな刺激は全体（森）が見えているが，小さな刺激（木）は左側が見えない
（Marshall と Halligan, 1995 を改変）
図形の頂点の位置を全て指摘し (a)，コピーにも無視は見られないのに (b)，抹消テストでは明らかな無視を示す (c)。

間無視は，自己中心空間で起こるが，対象中心空間で起きた無視も報告されている。2人の人物が並んで立つモデルを模写する課題では，自己中心空間無視の患者は右側の人物は完全に描くが左側の人物はまったく無視するかその左側にある耳や手を落とした形で描く。これに対して対象中心空間無視の患者は，左右それぞれの人物を描くがいずれもその左側を落として描く。

外空間の無視は，同じ空間内の刺激の属性によっても乖離することがある。花の絵を描く場合に，花自体は完全に描くが，色は右だけに塗るなどである。また，対象を全体として知覚する場合には無視は生じないが，全体を構成する部分に注目した場合は無視を呈した例も報告されている

（図 7-3）。こうした多様な無視の存在は，私たちを取り巻く空間が如何に複雑な構造を持つかを示している。

無視に類似しているが無視とは明確に区別すべき病態の存在もいくつか指摘されている。左半側空間無視患者は，左同名性半盲を随伴していることも多いが，随伴していないこともあり，また半盲や視野欠損があっても無視を示さない患者も多い。半盲や視野欠損は，損傷反対側の空間で生じるが右半球損傷と左半球損傷で出現率に差がなく，右半球損傷による左無視が圧倒的に多い空間無視とは明らかに異なっている。先に述べた消去現象も，左右どちらの半球の損傷でも，損傷側とは反対の空間の刺激が同じように消去される点で

第 7 章　脳の損傷によって起こるさまざまな症状　　225

無視とは異なっている。

　線分二等分課題で、線分の両端に文字を書いておき、文字を読んでから中点を記入する課題で、左側の文字を読んで線分の左端までが視野に入ったと思われる後でも中点を右寄りに記入する患者がいる。これは、左側へ向かう運動の低下があるためと解釈され、方向性運動低下と呼ばれて無視とは区別されている。

　意図的に用いるのではない状況では正常な強さで動かすことができる手を、両手動作を意識的に行おうとすると用いることができないことがあり、運動無視と呼ばれている。自然の状況ではバンザイができる患者が、「両手をあげて」という言語命令に対しては損傷側とは同側の手のみをあげるなどである。この場合も、無視という用語が使われてはいるが、半側空間無視とは明確に区別する必要がある。

　無視の検査としては、先に述べた図形の模写、抹消テスト、線分二等分テストの他に、横書き文章の読みや筆算などさまざまなものが考案されているが、無視患者の特徴は、検査によって無視が出たり出なかったりする点にある。抹消テストでは無視が出ても、線分二等分テストでは出ないなどである。患者によって無視が出る検査と出ない検査が異なるので、この特徴は検査自体の感受性や困難度の問題ではないことは明らかである。そのため、無視の診断には、複数の検査を実施することが必要とされている。

　無視は右半球頭頂葉の損傷で起こることが早くから指摘されていたが、その後、前頭葉の内側部（帯状回）と背外側部、視床、大脳基底核などの損傷でも起こることが報告され、これらの部位を結ぶ神経回路を想定して無視を説明する考え方も提唱されている。さらに最近では、無視の責任病巣は右頭頂葉ではなく右上側頭回であるとする主張や、特定の皮質ではなく、皮質間を結ぶ白質の損傷が無視の原因であるとする主張も提唱され、議論が沸騰している。既に述べたように、1人の患者でもさまざまな空間のなかで無視が乖離したり、テストによって無視が出たりでなかったりする無視の複雑さを考えると、無視の責任病巣の確定には、多数の患者を無視群と非無視群に分けて病巣を比較するだけではなく、精密に分析した個別症例検討の蓄積が他の高次機能障害以上に重要なことは明らかである。なお、視床や大脳基底核など皮質下損傷による無視の出現については、PETやSPECTを用いて皮質の血流を測定した研究により、失語の場合と同様にCTやMRIでは損傷が認められない場合でも皮質に血流低下が生じていることが明らかにされている。しかし、皮質の血流低下が認められない皮質下損傷による無視も数は少ないが報告されている。

❷ 道順障害

　脳の損傷によって、知能や記憶は保たれているのに、熟知した環境で迷ってしまう事態が起こることがある。既に述べた街並失認は周囲の建物や街並みが認知できないために道に迷い、半側空間無視も左に曲がるべき角に気づかないために道に迷うが、こうした場合を除いて個々の建物や街並みなどは認知できているにもかかわらず、どちらの方向に進んでよいかがわからないために道に迷うのが道順障害である。以前は地理的障害とも呼ばれたが、今日では、地理的障害は街並失認と道順障害とに区分されており、街並失認が建物や街並みという対象の認知の障害であるのに対して、道順障害は空間関係の認知の障害にあたる。

　建物や街並みが認知されているにもかかわらず道に迷うのは、認知した建物などを自己との関係で位置づけることができないためで、これを自己中心的見当識障害という。患者は周囲の事物までの距離が判断できないために物にぶつかったり、ベッドで正しい位置に寝ることができないなどの異常も示す。レストランで席に着くときに、椅子と自分の身体との位置関係がわからないために床に尻餅をついた例も記載されている。

自己中心的見当識障害が，自己を中心とした座標系の崩壊なのに対して，認知された建物など外部の事物同士の空間関係が崩壊する場合もあり，これを外部中心的見当識障害という。患者に熟知した市内の特定の位置に立ったと想定した場合に何が見えるかを記述させると，立つ位置に関係なく正しく記述することができるが，記述した複数の建物の間の位置関係は記述することができない。

　自己中心的見当識障害は頭頂葉下部の損傷で，一方，外部中心的見当識障害は帯状回後部の損傷で起こるとする見解もあるが，両者とも右半球の脳梁膨大領域の損傷で起こるとの主張もあり，見解が一致していない。

❸ バリント症候群

　バリント症候群は，①視線が特定の方向（あるいは特定の対象物）に固着して自発的に動かすことができない精神性注視麻痺，②1つの対象物を注視すると他の対象物が認知できなくなる視覚性注意障害（既に述べた同時失認に相当），③視覚や手の運動には問題がないのに注視した対象物を手でとらえようとすると手が誤った方向に行ってしまってとらえられない視覚性運動失調，の3徴候からなる症候群で，1909年にBálintによって記載された。この視覚性運動失調が視空間認知障害にあたり，単独で生じることもある。Bálintが記載した患者は，左手では問題がなかったが，右手で持った火を口にくわえたタバコの端につけることができず，肉を切るナイフが皿の外にそれてしまうなどの異常を示したが，自己の身体部位は右手でも正しく触れることができている。この症例は，剖検により両側後頭頭頂接合部の広範な損傷が確認されているが，その後報告されたバリント症候群の特徴を示す症例も，ほぼ同じ部位の損傷を示している。

　視覚性運動失調の患者は，注視した対象を手でとらえることができず，中心視野での障害を示すが，その後中心視野では問題はないのに周辺視野に提示された対象を手でとらえることができない症例がフランスで報告され，ataxie optiqueと呼ばれた。これも訳語は視覚性運動失調となるため，わが国では混乱を避けるために中心視での障害の場合をバリント症候群の中の視覚性運動失調，あるいは原語にあたるOptische Ataxieと呼んで区別することが行われている。しかし諸外国の論文では両者は明確に区別されておらず，ataxie optiqueが重度の場合は注視対象でも障害が起こるとされていることが多い。

❹ 鏡映像検出障害

　前後の方向が確認できる対象（四つ足の動物やオートバイなど）の絵3枚を，うち1枚は反対方向を向いている条件で提示して，他の2枚とは異なる1枚を選ぶ課題ができない患者が報告されている。患者は3つとも同じに見えると言い，絵を透明な用紙に描いて反対向きの絵に重ね合わせて違いを示しても，「それでも同じに見える」と言う。絵を1枚だけ見せると，動物の尾や頭，オートバイのハンドルやタイヤなどを正しく指摘することができる。また，3つを同じ向きで提示してそのうちの1つだけ他の絵と僅かな違いをつけておいてもその違いを困難なく検出することができ，1つを前後ではなく上下を逆転して提示した場合も違いを検出することができた。この患者は，前後が逆転した鏡映像を検出できないわけで，これも視空間認知障害の1つとみることができる。この患者はまた，単語を刺激として使った場合は，単語全体を鏡映像化しても，個々の文字を鏡映像化しても，対応する単語との違いを正しく指摘することができているので，鏡映像検出障害は，物品に限定されていることになる。

　同様の障害を示した他の患者は，ナイフやカップなど手で持つ部位がある物品を提示された場合，3つのうち1つだけ手で持つ部分が右にくるようにしておくと，鏡映像の弁別はできなかった

(15/24) が，「右手で持ちやすいのはどれか」という教示にかえると，成績が大きく上昇（22/24）している。こうした事例の存在は，私たちの空間認知が如何に複雑な過程であるかを示してくれている。

3 聴覚性失認

認知の対象となる聴覚刺激としては，話しことば，自然音，音楽の3つが考えられるが，純音聴力検査では障害を示さないのに，こうした聴覚刺激の認知が障害された場合が聴覚性失認で，全ての種類の刺激が認知できない場合もあるが，特定の種類の刺激だけが認知できない場合もあり，それぞれ純粋語聾，環境音失認，感覚性失音楽と呼ばれている。また，人の声は人物を特定する手がかりになるが，声を聴いても人物が特定できない病態も知られており，音声失認という。

❶ 純粋語聾

聴力は保たれており，ことば以外の聴覚刺激はわかるのにことばが聞き取れない場合で，皮質下性感覚性失語とも呼ばれて失語症の1タイプとみなされることもある。これについては，別項で述べている（第2章，99頁参照）。

❷ 環境音失認

言語音の認知は正常なのに，イヌの吠え声や自動車のエンジンの音などの自然音が認知できない場合で，非言語性聴覚失認と呼ばれることもある。この病態はきわめて稀とされているが，近年，発症後16日や4カ月で消失した例が報告され，急性期に把握できれば出現率は上昇するともいわれている。患者は，物品の名称を聞けば該当する絵を選ぶことができるのに，物品が出す固有の音を聞いても選ぶことができない。ピアノの音に対しては「音楽のようだ・・・ドラムのような大きい音」，イヌの吠え声に対しては「貴方の声はわかるけどこの音はわからない」，小鳥のさえずりに対しては「聞こえているけど眼の前の絵のどれとも結びつかない」などと述べている。

環境音失認は，両側側頭葉の損傷で起こるが，右一側損傷の患者も報告されており，右一側性の場合は音の知覚の障害を伴う統覚型で，両側性損傷の場合は意味との結合が障害されている連合型にあたるともいわれている。

❸ 音声失認

声を聴いて人物を特定することができない場合が音声失認である。人物の特定は顔によってなされるので，音声失認があっても相貌失認がなければ日常生活で困難を示すことはないので，音声失認の患者自身が問題を訴えることはなく，この病態は検査によって初めて捉えられる。人の声の弁別はできるが声によって人物を特定できない音声失認の連合型は，右頭頂葉の損傷によって起こるとされている。

❹ 聴覚性失語

失語がないにもかかわらず，音を聴いてそれが何の音なのかを認知できているのに，その音の名称を言うことができない病態が聴覚性失語にあたるが，出現はきわめて稀である。

❺ 感覚性失音楽

脳の損傷によって生じた音楽能力の障害を失音楽というが，これには楽器の演奏や歌うことができなくなる運動性失音楽と，音楽を聴いて楽しむことができなくなる感覚性失音楽，さらには楽譜の失読や失書などさまざまな病態が区別される。そのうち聴覚性失認に含まれるのが感覚性失音楽である。既知の音楽を聴いても認識できないこともあり，この場合は健忘性失音楽と呼ばれるが，これも広い意味の感覚性失音楽に含まれる。

感覚性失音楽は，言語音や環境音の認知の障害

を伴っていることが多いが，孤立して生じることもあり，音楽の処理と言語音や環境音の処理は相互に独立している可能性が示唆されている。言語音や環境音の認知には問題がなく，声による性別や年齢の判断も正確にでき，プロソディーによる発話の情動性の理解も可能なのに，「音楽は全て同じに聞こえるので楽しめなくなった」と訴える患者が報告されている。この症例は検査の結果，音高の判断が障害されているが，リズムの認知と産生には問題がないことが明らかにされており，聴覚系における音高処理と時間処理の乖離が示唆されている。「音の高さの違いがわからないので音楽が単調に聴こえて楽しめない」と訴える患者も報告されており，こうした状態が音痴にあたるが，この症例も音高弁別に障害があることが確認されている。しかし，音高弁別の障害があっても感覚性失音楽を呈さない症例も報告されている。

感覚性失音楽は，左右の一側性側頭葉損傷や両側側頭葉損傷で報告されているが，病巣が類似している場合でも症状が大きく異なるなど，病巣と臨床像との関係はきわめて複雑で，これは音楽能力の個体差が大きいことによると解釈されている。

4 触覚性失認

表在感覚（温痛覚，触覚），深部感覚（振動覚，位置覚）など，要素的体性感覚自体には異常がないのに手で触れることによる物品の認知の障害が触覚性失認で，物品を見たり物品が出す固有の音を聴けば直ちに認知することができる。

要素的感覚は正常なのに物品の硬さや重さ，ざらざらしているかすべすべしているか，どんな素材でできているかなどがわからない場合を素材失認，手で触った物品の形がわからず，手の掌に文字や図形を描いてもわからない場合を触覚性形態失認と呼び，物品の素材や形はわかるのに何に使う物なのかがわからない場合を狭義の触覚性失認と呼んで区別することもある。素材失認と触覚性形態失認は，視覚性失認の統覚型に該当し，狭義の触覚性失認は連合型に相当するが，前二者を一次性触覚性失認，後者を二次性触覚性失認と呼ぶこともある。

触覚性失認の病巣部位は，頭頂葉下部とされており，損傷側と反対側の手に障害が現れる。

触覚による対象の認知は成立しているのに，その名称を言うことができないのが触覚性失語である。病巣は一側性と両側性の場合があり，一側性は左手のみに症状が生じ，脳梁幹後部損傷によるとされている。両手に起こる場合を両側性触覚性失語というが，出現はきわめて稀で，左頭頂葉損傷によるとされている。最近では，先に述べた視覚性失語と聴覚性失語，それに触覚性失語は，これらを総合する概念として様態特異的失名辞とも呼ばれている。

5 身体失認

身体に対する認知の障害を一括して身体失認というが，自身の身体に限って起こる場合や他者の身体，身体図などに及ぶ場合などさまざまなタイプを含む広い概念で，身体図式障害と呼ばれることもある。身体認知には，触覚，運動感覚だけではなく，視覚，前庭感覚など多数の感覚モダリティーが関与しているため，身体失認と呼ばれるタイプに中には，様態特異性という失認の定義に該当しないものも含まれている。

❶ 手指失認

指の識別ができなくなる場合で，「中指はどれですか？」と質問しても答えられず，また患者の指に触って「今触った指は何指ですか？」と質問してもわからない。重度の場合は全ての指について障害を示すが，軽度だと親指と小指はわかり，

中3本の指のみ障害を示すことがある。両手に起こることが多く，また他人の指や手の絵に対しても同じような状態になることが多い。純粋の場合は指以外の身体部位については障害がない。

手指失認と左右識別障害，失計算，失書が合併してみられる場合はゲルストマン症候群と呼ばれ，左頭頂葉の損傷が考えられる。

❷ 自己身体部位失認と身体部位失認

検者が触った自己の身体部位を呼称することはできるのに，言われた身体部位を自己の身体で指さすことができない症状で，検者が触れた検者自身の身体部位を見て，相当する自分の身体部位を指さすこともできない。

障害が検者の身体や人体図にまで及んでいる場合は，身体部位失認と呼ばれる。動物画では何ら障害を示さない患者もいるが，尾など，動物固有の部位は正確に指さしできるのに，眼や耳など人間と同じ部位は指さすことができない症例もいる。

自己身体部位失認の患者も身体部位失認の患者も，眼を指さすことはできなくても，日常生活での眼鏡を掛ける行為などには問題がない。

自己身体部位失認も身体部位失認も，責任病巣は左頭頂葉とされている。

❸ 片側身体失認

損傷側とは反対側の半身を無視して行動する場合で，半側身体無視とも呼ばれる。半身だけが通れる狭い空間を通り抜けようとしてぶつかるなど，半身が存在しないかのように行動し，また半身を自発的に使おうとしない。体性感覚異常を伴う場合は頭頂葉後下部の損傷，伴わない場合は，中心溝を挟む領域の損傷によって起こるとされている。

❹ 半側身体喪失感

半身に麻痺があるときに，麻痺側が喪失したように感じる場合で，健側の手で麻痺側を絶えず撫でて存在を確かめていないと不安になったり，麻痺側を下にして寝ると，ベッドと身体の間に空間ができると言って常に健側を下にして寝るなどの例が報告されている。

半身が喪失するのではなく，変形したり，大きくあるいは小さく感じたりする場合もある。

❻ 痛覚失認

痛覚は感じ，血圧上昇，呼吸数増加など痛覚刺激による自律系の反応も生じているのに，痛覚の原因にあたる刺激に対して適切に反応することができない場合で，痛覚無関知とも呼ばれる。患者は痛みを感じながらも逃避反応や防衛反応を示さず，苦痛の表情を浮かべることもない。痛覚失象徴と呼ばれることもある。

❼ 左右識別障害

自分の身体の左右の区別がつかなくなる状態で，「左手を出して下さい」，「右の耳は？」といった質問に混乱を示す。他人の身体など，自己の身体外の空間にも障害が及んでいる場合と及んでいない場合とがある。左頭頂後頭移行部の損傷によって起こるとされている。

❽ ゲルストマン症候群

身体失認に含まれる手指失認と左右識別障害の2つに，字が書けない失書，計算ができない失計算を加えた4つの症状からなる症候群で，1924年にGerstmannがこの4つが揃って起こることが多いとして提唱した。責任病巣は左角回とされており，角回症候群と呼ばれることもある。しか

し4症状が常に揃って起こることは少なく，一部のみが認められることも多いので，症候群としてまとめることには異議も唱えられている。それでも最近では純粋例の報告も蓄積されており，また，左角回近辺の覚醒下電気刺激の結果では，上記4症状がそれぞれ別個の部位の刺激で生じるがそれらの部位は相互に接近しているために，それらが同時に損傷されれば4症状が同時に起こる可能性が考えられる。失語，痛覚失認，構成失行を伴うことが多い。

健常者を対象として，手指の認知，左右識別，書字，計算の4課題を実施した賦活研究では，左角回の皮質下白質にそれぞれ活性化がみられたことから，ゲルストマン症候群を皮質損傷ではなく白質損傷による離断症候群とみる見解も提唱されている。

6 行為障害

脳の損傷によって起こる行為の障害にもさまざまなものがあり，その多くは麻痺や運動失調などの要素的運動障害も感覚障害も伴わない高次の行為障害にあたるが，なかには要素的障害との区別が明確ではないものもある。

1 失行症

失行は，「運動が可能であるにもかかわらず特定の目的を達成するための運動ができない状態」と定義される。「運動が可能な状態」とは，麻痺や運動失調，不随運動などの要素的運動障害や感覚障害では説明することができず，また行うべき行為や用いる道具，行為の対象なども十分理解しており，行為を行う意欲もあることを意味している。障害されるのは，経験や学習などによって習得された熟練行為である。

失行は，20世紀の初めにLiepmann（リープマン）の一連の論文によって概念が確立され，その後の失行論はLiepmannの概念を巡って展開されてきた。

❶ Liepmannの失行論

Liepmannは，失行をまず**観念性失行**と**運動性失行**に二分し，さらに運動性失行を**肢節運動失行**と**観念運動性失行**に分けた。Liepmannは，言語に限らず行為に関しても左半球優位が成立しているとしたうえで，左半球角回には左右の手で習得された複雑な熟練行為の記憶（観念企図あるいは運動形式）が形成されており，ここが損傷されると個々の行為は正しく行えてもそれらを順序立てて目的を達成することができなくなる観念性失行が生じるとした。また，左右両半球の中心領域（中心溝を挟む前後の領域で，運動野と体性感覚野を含む）には，反対側の手と腕によるさまざまな動作の習得過程で形成された運動記憶が貯蔵されているので，この部位の損傷によってそれぞれ反対側の手の行為が拙劣になる肢節運動失行が起こり，左縁上回などの損傷で観念意図が貯蔵されている左角回と中心領域との連絡が絶たれると，言語命令によって象徴的動作が行えなくなったり，物品なしで物品の使用法を示すパントマイムができなくなる観念運動性失行が起こるとした。観念運動性失行は，脳梁の一部の切断によって左手だけに起こることがあり，これは**脳梁失行**と呼ばれる。その後さらにさまざまなタイプの失行が次々に提案されたことから，観念性失行，肢節運動失行，観念運動性失行の3類型は，一括して古典失行と呼ばれることもある。

表7-1 失行の3類型に対する検査と症状

	検　　査	症　　状
肢節運動失行	針と糸で縫う ボタンをはめる 手袋をはめる 物をつまむ	運動がおおざっぱ 荒削りでぎこちない運動 運動の発端が見いだせない 運動失調に類似した動作
観念運動性失行	対象物を用いない単純な習熟動作（サヨナラ，軍隊の敬礼など） 再帰性運動（左手で口を指すなど） 対象物無しでの対象物を用いる動作（歯ブラシで歯をみがくなど） 物品の操作（歯ブラシ，金槌，櫛など） （これらの動作を言語命令と模倣で行う）	運動の取り違い 運動の脱線 保続 一時的な運動の中断
観念性失行	マッチとローソクを使ってローソクに火をつける 急須とポットと茶筒と湯飲みを用いてお茶をいれる 手紙と封筒と切手と糊を用いて投函できる状態にする	正しい運動を間違った対象に行う 行為の一部の省略 行為の順序の間違い

　失行は，日常行われる象徴的動作（敬礼，サヨナラと手を振るなど：ジェスチャー）の言語命令による実行と模倣，日常使用する道具や物品の使用法を物品なしで示すパントマイムの言語命令による実行と模倣，道具や物品の実際の使用（単一物品の場合と複数物品の場合とがある）などによって検査されるが，表7-1に上記失行の3類型とこれらの検査と患者が示す症状をまとめてある。

　失行患者が示す誤りには，動作の拙劣化（肢節運動失行），動作開始の遅延，他の物品の使用法を示す錯行為，保続による誤り（観念運動性失行），複数物品使用時の順序の誤りや脱落（観念性失行）などがあり，他に無反応や部分反応，無定型反応などもある。観念運動性失行の患者が物品なしで使用法を示すパントマイム課題では，自分の身体の一部を物品に見立ててしまう誤り（歯ブラシを握って歯をみがく動作の代わりに人指し指で歯をみがくなど）を示すことがあり，これを身体物品化現象という。また，出現率が最も高い観念運動性失行の患者は，ジェスチャーでもパントマイムでも検査場面で言語命令による場合はできない行為を日常の場面では問題なく行うことができる（検査室で「サヨナラはどうしますか」と問われてできない患者が，部屋を出るときにはサヨナラと手を振るなど）ことが多く，これを自動的／意図的乖離という。このように，観念運動性失行は言語命令の実行の障害が顕著な点に特徴があるが，これは言語命令自体を理解できないためではない。観念運動性失行は失語症に随伴していることが多いので，行為の障害と言語理解の障害とを検査によって明確に区別しておくことが重要である。

　このように，Liepmannの失行の3類型は，いずれも上肢での行為が問題にされるので，肢節失行として一括されるが，肢節失行を示す患者が全身の運動は問題なくできることがある。「ボクシングの構えをして下さい」という言語命令は問題なくできるのに，「アッパーカット」，「ジャブ」など上肢を使用する運動になると困難を示すなどである。これとは逆の場合として，椅子に座れない症例や，椅子から立ち上がることができない症例が記載されているが，これらの症例で上肢の運動が保たれているかどうかは明らかではない。

❷ Liepmann の3類型を巡る論争

　失行研究は，Liepmann の3類型を巡って展開されて現在に至っているが，主な論点は，肢節運動失行を失行として認めるかどうかと，観念性失行と観念運動性失行とをどう区別するかである。

　神経支配失行とも呼ばれる肢節運動失行は，損傷反対側に現れる巧緻動作や熟練動作の拙劣化で，運動拙劣症とも呼ばれる。具体的には，手や指に麻痺や感覚障害がないのに小さな物を指でうまくつまめない，ポケットに指を入れようとしても指の一部が引っかかってうまく入らない，指折り数えることがうまくできないなどである。中心領域の小病変で反対側の上肢に起こるとされているが，中心領域には一次運動野と一次体性感覚野とが含まれており，運動麻痺や感覚障害の不全型である可能性が否定できず，これを失行と認めない立場もある（Geschwind，1975など）。自発運動，口頭命令，模倣の全てで起こることも，観念性失行や観念運動性失行と明確に異なっている。最近では補足運動野や補足運動野と大脳基底核を含む回路の重要性が指摘されている。

　Liepmann が角回に形成されるとした熟練運動の記憶は，まとまった運動を構成するいくつかの運動表象の結合様式にあたり，角回の損傷によってそれが損傷されると，複雑な行為の系列に異常が起こるとされている。そのため観念性失行については，複数の物品を操作して目的を達成する行為系列の障害が強調されており，単一物品の障害はないことになる。Liepmann 自身は単一物品の使用についてはあまり述べていないが，こうした事情から，Liepmann の分類では単一物品の使用の障害は観念運動性失行にあたると受け取られている。そのため観念運動性失行は，検査場面における象徴的ジェスチャーや物品使用のパントマイムの障害に加えて，物品使用の障害も示す（日常生活では，自動行動になるので問題はない）ことになる。この点が早くから問題にされており，「象徴的行為」と道具を使用する「実用的行為」とは本質的に異なる行為なのでそれぞれ別個の神経基盤を持つとの立場から，物品使用の障害を，ジェスチャーの障害を示す観念運動性失行ではなく観念性失行に含める立場がある。一方では，観念性失行患者が複数物品の操作課題で，個々の物品を適切に操作しながら順序を誤ったり行為を脱落したりすることを重視して，単一物品の操作の障害を観念性失行に含めない立場もある。また，単一，複数にかかわらず物品使用の障害を示す病態を使用失行と呼んで，先の Liepmann の3類型に新たな亜型を加える立場もある。

　このように，失行の分類は研究者によって異なる面が多いために失行研究に混乱がみられる中で，個々の検査によって捉えた障害を重視する立場もある。先の使用失行もその1つで，他に，パントマイムに選択的に障害を示すパントマイム失行，模倣課題に選択的に障害を示す伝導性失行などがあげられている。また，それぞれの検査課題が複数の要因からなることを重視して，何が障害されているのかを，実験パラダイムによって抽出しようとすることも試みられている。

❸ 失行の責任病巣

　Liepmann が肢節運動失行は左右両半球の中心領域の損傷，観念性失行は左半球角回の損傷，観念運動性失行は左半球縁上回など角回と中心領域とを離断する損傷によって起こることを明確に述べて以来，テキストなどではこの考え方が広く紹介されているが，既にで述べたように，Liepmann の失行3類型のそれぞれには異質の行為の障害が含まれていることから，最近では，障害されている行為の種類別に損傷部位を明らかにしようとする試みも進められており，古典的な考え方とは異なる結果も報告されている。

　たとえば，失行の古典論で重視されている頭頂葉の損傷で確実に起こるのは無意味なジェスチャーの模倣（これは，熟練行為の障害と定義さ

れる失行には含まれない）だけで，観念運動性失行の中核とされているパントマイムの障害は，頭頂葉の損傷に加えて下前頭回やその近辺の島皮質や中心後回も損傷されているときに起こるとの報告もある。また，新しい道具と既知の道具の使用法の障害を比較した研究では，既知の道具の典型的な使用法の記憶は，頭頂葉ではなく側頭葉の損傷で起こるとする失行の古典論とは異なる結果も報告されている。

このように，失行研究は古典論を離れて新たな展開を示しているが，まだ知見が断片的なことは否定できず，今後さらなる進展が期待される。

2 さまざまな失行

Liepmannの失行論の確立以降，それまで臨床上観察されることはあっても，運動障害の一部とみられていたさまざまな病態が，失行として記述されるようになった。

❶ 構成失行

個々の運動動作も視知覚も保たれている状況で，課題の空間的側面で障害が起こるのが**構成失行**である。具体的には，図形や積み木のモデルの模写ができず，また描画でも障害を示す。しかし構成失行の検査でよく使われる図形やマッチ棒のパターンの模写や積み木の構成は，患者が日常生活では経験することがない初めて見るパターンなども多く，熟練行為の障害という失行の定義に合わない面もあって，こうした障害を失行と呼ぶべきかどうかは早期から問題視されており，単に**構成障害**と呼ぶべきとする主張もある。

構成失行を他の失行から初めて分離したKleist（クライスト）は，構成失行は左半球角回の損傷で起こるとしたが，その後右半球の頭頂葉損傷でも起こることが報告され，左半球損傷の場合と右半球損傷の場合で障害の内容に差があることが明らかにされた。左半球損傷では見本に重ねて描く接近現象がみられることがあり，また空間関係は保たれているものの図形の単純化や縮小が認められる傾向がある。図形の方向は正しく維持されている。描き方が遅くためらいがちである。模写すべき図形の一部を予め描いておくなど手がかりを与えておくと改善が認められる。一方，右半球損傷の場合は，細部を断片的に描いていく傾向が認められ，空間関係は消失あるいは変化している。図形の方向が異常で，線の増加も認められる。修正を試み，無関係な書き込みもみられ，描き方が拙速である。手がかりによる改善は認められない。

こうした損傷半球側による差は，構成障害の原因が左半球損傷の場合は描く運動行為のプログラムと実行の段階に障害があり，右半球損傷の場合は空間知覚の障害にあると考えられている。

構成障害は，積み木の構成や紙に描かれた図形の模写だけではなく，手の形を頭に対してさまざまな角度で配置する「手の位置」を模倣する課題や，身体に対する位置に関係なく提示される「手の形」を模倣する課題，さらには文章の断片がばらばらに書かれた複数の紙を文章が完成するように並び替える課題などでも認められることが明らかにされており，入力の様式に関係なく，一連の刺激を正しく構成する能力の存在が示唆されている。

❷ 着衣失行

身体の運動機能と感覚機能に問題はなく，どのように着るかもわかっているのに日常自動的に行ってきた衣服を着る行為ができなくなるのが着衣失行である。患者は左右の袖を取り違えたり，袖に足を通したり，ズボンに袖を通したり一個の足の部分に両足を入れたりする。こうした病態の存在は早くから知られていたが，1941年にBrain（ブレイン）が，「日常生活における自動的で自然な着衣の能力の喪失」と定義して他の失行から分

離した．半側無視や半側身体失認，さらには片麻痺があると，身体の一部の着衣が障害されるが，着衣失行は両側に起こる．

患者は対象が衣類であることを認識しており，衣類を畳んだりポケットから物を取り出したりする行為には障害を示さない．着衣行為は衣類の各部を自己の身体の各部に正しく対応づけていく過程にあたるので，その障害は，構成障害に対応する面を含んでおり，事実，着衣失行患者は構成障害を随伴することが多く，着衣失行の原因を構成行為の障害とみる考え方もある．しかし，構成障害を示さない着衣失行患者も報告されている．着衣失行は，左右どちらの半球の頭頂葉あるいは後頭葉の損傷でも起こるが，右半球損傷の方が出現率が高い．しかし，純粋型はきわめて稀である．

患者自身が着衣の困難を訴えるのが普通で，自動的行為と意図的行為の乖離は認められず，その点でもこれを失行と呼ぶべきかどうかが疑問視されている．

❸ 口舌顔面失行

口や舌，顔面の運動に限って起こる失行で，要素的運動障害も感覚障害もなく，自動的／意図的乖離が認められるなど，失行の定義にかなった条件を備えている．呈舌，舌打ち，咳払い，ウインクなどによって検査するが，口頭命令と模倣で成績に差がない．誤りは行為の拙劣化ではなく，遅延，錯行為，無反応などからなり，特有の誤りとして，「咳払いをして下さい」という口頭命令に対して「ゴホンゴホン」と声を出すなどの言語化がある．

顔面が関係する行為の中で，特定の部分だけが障害されることがあり，**開眼失行**，**閉眼失行**，**眼球運動失行**，**嚥下失行**，**発声失行**，**発語失行**などと呼ばれている．いずれも要素的運動・感覚障害がないという失行の条件を満たしているが，失構音とも呼ばれる発語失行以外は，障害される行為が学習を必要としない先天的なものであることから，失行と呼ぶことに否定的な見解もある．

3 前頭葉損傷と脳梁損傷による手の行為障害

前頭葉，特にその内側面の損傷や脳梁の損傷により，さまざまな手の行為障害が起こることが知られている．

掌に触れた物を強く握り，本人の意思では離すことができないのが強制把握で，視野内に入ってきた対象を意思とは無関係に手で追って捕えようとするのが**強制模索**である．検者が対象を視野内で患者の手から離すように動かすと，あたかも磁石で引っ張られるように患者の手が追いかけるので，**磁性反応**とも呼ばれる．手で追いかけた対象が手に触れれば強く握るので，強制把握と強制模索を合わせて**本能性把握反応**と呼ぶこともある．

把握反応の逆にあたるのが**回避反応**で，手に触覚刺激が加わると，患者は無意識的に刺激を避けようとするかのように，指や手首の伸展を繰り返したり，関節を屈曲させたりする．

眼前の検者の行為を命令されていないのに意思に反して真似てしまうのが**模倣行動**で，片手でも両手でも起こる．机の上に眼鏡を2つ置き，1つを検者がかけると患者も残りの1つをかけるなど，道具を用いる行為でも起こる．書字や描画でも模倣が生じ，また検者の発話を復唱してしまうなど，言語レベルにまで及ぶこともある．

目の前にエンピツと紙があると，右手でエンピツを持って文を書いたり，櫛が置かれていれば右手に持って櫛けずる動作をするなど，目の前の道具や右手で触った道具を意思に反して使用してしまい，左手がそれをおさえようとするのが**道具の強迫的使用**である．道具を見たり触ったりしたときだけではなく，道具の名前を聞いただけでも，目の前に道具がないのに言われた名前の道具を使用するパントマイムを強迫的に示すこともある．これに対して，右手が眼前の道具を取り上げて使

第7章 脳の損傷によって起こるさまざまな症状　235

用しようとすると，左手が協調的に動くことがあり，これを**使用行動**という．道具の強迫的使用は，中止命令に従えないが，使用行動は命令に従って中止することができる．また，使用行動の道具の使い方は，道具の強迫的仕様とは異なってゆっくりとしており，強迫的という印象はない．

　右手がジャンケンのグーを出すと左手もグーを出すなど，一方の手の運動を他方の手が無意識的に真似してしまうのが**鏡像動作**で，両手が同じ運動をする平泳ぎやバタフライの動作はできるが，クロールや背泳の動作はできない．

　ドアがあると開けてしまう，スイッチがあると押してしまうなど，環境内に存在する刺激に対して意思に反して反応してしまう場合があり，**環境依存症候群**という．医者の診察室で，血圧計や舌圧子を使って医者の血圧を測ったり喉の検査をした患者が報告されている．こうした場合の患者の行動は，自然なもので強迫性はない．

　既に述べた道具の強迫的使用，使用行動，模倣行動なども，異常行動を喚起するのは環境内の刺激なので，環境依存症候群という用語は，これらも含めて用いられることもある．

　脳梁の一部あるいは全部が切断された患者では，検査場面に限らず日常でも右手と左手が相反する行為を行うことがあり，**拮抗失行**と呼ばれている．右手でドアを開けようとすると左手が閉じてしまうなどである．右足は前に進もうとするが左足は後ろに引いてしまう，椅子から立ち上がろうとするが，またすぐ座ってしまうなど，手だけではなく足や全身の行動で起きた例も報告されている．

　左手が不随的にかなりまとまった行動を起こし，本人の意思では止めることができないので右手で左手を制止しなければならず，その際勝手に動く左手を患者自身は自分の手ではないと表現する場合があり，**他人の手症候群**と呼ばれる．脳梁損傷の結果，左手が患者自身の喉を絞めて右手で引きはがすのに強い力を要した例も記載されている．左右の手に運動障害も感覚障害もないのに，両手を背中に回すなど視覚入力をなくした条件で一方の手が他方の手を掴むと，掴まれた手を自分の手とは思わないなど，両側の手に起きた例もある．しかし，他人の手症候群という用語は，拮抗失行や道具の強迫的使用など，左手が自身の意図とは異なる運動をしてしまう場合にも使われることがあり，用語の混乱がみられている．

　特定の運動状態を維持することができない病態が**運動維持困難**で，閉眼や手をあげるなど，個々の運動を行うことはできるがその状態を維持することができないタイプと，呈舌と閉眼など複数の動作を同時に行わせると一方の動作が維持できないタイプとがある．

　以上述べてきたさまざまな行為障害の多くは，前頭葉内側面の補足運動野や前部帯状回の損傷によるもので，人の発達過程の初期にみられた反射が前頭葉の抑制機構の発達に伴って抑制されて消失したものが，抑制がとれて出現したとみられている．そのためこうした行為障害を，**熟練行為の解放現象**と呼ぶこともある．

4 遂行機能障害

　系列行為など，複雑な行為の障害にあたる観念性失行が，屋内での日常生活レベルの障害を問題にしているのに対して，屋外の社会生活も含めたさらに高次な行為の障害を問題にしているのが**遂行機能障害**である．遂行機能（実行機能ともいう）とは，人が社会の中で創造活動も含めて有効に活動するための機能で，「目的を持った一連の行動を有効に行うために必要な機能」と定義される．この機能には，①目標の設定，②計画の立案，③計画の実行，④効果的な行動の4つの機能クラスが含まれるとされている．

　遂行機能障害は，前頭葉，特に前頭前野の損傷で起こるが，遂行機能自体は通常神経心理学で障

害が問題とされる知覚（失認），行為（失行），言語（失語），記憶（健忘）といった個々の認知機能の上位に位置づけられる統合機能で，遂行機能障害は，これらの認知機能の障害がない状態でも生じてくる。そのため遂行機能障害は検査で明確に捉えることが困難で，日常生活の中での行動，たとえば役所や銀行で必要な手続きをとることができるか，スーパーで買い物ができるか，旅行の計画を立てることができるか，といった状況で気づかれることが多い。「遂行機能症障害の行動評価」なども考案されているが，先にあげた遂行機能の4つの機能クラス全てを測定するまでには至っていない。遂行機能障害の検査としては，前頭葉機能を測定するテストとして使われているウィスコンシン・カード分類検査（思考の柔軟性の測定），ストループテスト（選択的注意の測定），流暢性テスト（特定の文字で始まる語を指定された時間内にできるだけ多く言う語流暢性テストと，形が違う呼称できないデザインをできるだけ多く描くデザイン流暢性テスト）などもよく用いられる。しかしこうした検査も，遂行機能の障害の一部の側面を捉えているにすぎない。

7　失書症と失読症

　字が書けないのが**失書症**，字が読めないのが**失読症**だが，障害の表現型にはさまざまなものがある。

　失書も失読も，失語があれば必ず生じてくるが，それ以外にも失書は失行や構成障害が原因で起こることもあり，前者を失行性失書，後者を構成失書という。**失行性失書**では，書字動作が緩慢になり，障害は漢字でも仮名でも同じように認められる。文字の形態の変形や歪み，筆順の誤りなどが目立つ。写字は自発書字や書き取りよりよい。ごく稀に他の運動の障害を伴わずに書字運動に限って起こることがあり，書字運動のプログラムの障害や書字運動表象の記憶の喪失によるとみられている。責任病巣は，左半球頭頂葉，特に上頭頂小葉が重視されている。**構成失書**は，個々の文字を構成する要素の空間的配列に異常をきたす場合で，文字の要素となる線分を正しく配置することができないために，ひらがなより漢字とカタカナで障害が顕著となる。自発書字，書き取り，写字すべてが障害される点が失行性失書とは異なっている。構成失行など，他の構成障害を随伴していることが多い。頭頂葉損傷で起こるとされている。

　半側無視が原因で失書が起こることもあり，**無視性失書**という。患者は写字でも書き取りでも漢字の左側にある偏を省略して書く（話→舌など）が，写字の場合は知覚レベルでの偏の脱落が，書き取りの場合は漢字の想起レベルでの偏の脱落が考えられる。単語や文章の書字では，用紙全体を使わずに右側に寄せて書くが，単語や文章の右側だけを書くことはない。しかし行の乱れや語と語の間の区切りの省略など，**空間性失書**と呼ばれる特徴を示す。空間性失書の場合は，漢字の偏の重複や文字の重複，余分な線の添加などもみられる。

　口頭言語の障害がほとんどみられないのに読み書きの障害が顕著な場合は**失読失書**と呼ばれる。また読みの障害に比べて書字の障害が顕著な場合があり，**純粋失書**と呼ばれる。失読失書と純粋失書については，純粋型症状（98頁）の項を参照。

　失読も，視覚性失認や半側無視が原因で生じる場合もあり，前者を**視覚失認性失読**，後者を**無視性失読**という。このうち純粋失読とも呼ばれる視覚失認性失読については，純粋型症状の項（98

頁）で述べている。無視性失読の患者は，横書きの単語や文章の左側を無視して読むが，無視する部分には言語学的まとまりが認められる。「健康診断」を「診断」と読むことはあっても，「康診断」と読むことはないなどである。

1 言語学的観点からの失読と失書の分類

アルファベットの配列によって単語が構成されている欧米語では，アルファベットが全て読めても単語を読むことはできず，単語は書記素－音素変換規則に従って音読される規則語と，この規則に従わない例外にあたる不規則語とに分類される。またアルファベットの配列が実在する単語かどうかを判断する語彙性判断課題などに使われる非語にも，書記素－音素変換規則に従っているので発音が可能な非語と，規則に反しているので発音が不可能な非語の2種類がある。こうした欧米語の単語構成の中で，脳損傷患者によって読み書きが可能な種類と不可能な種類が乖離することがあり，そうした観点から読み書きの障害を分類することが，特にイギリスの認知神経心理学者の間で行われている。

深層性失読と**深層性失書**は，音読でも書字でも意味性の誤りが顕著な場合で，音韻的に類似した誤りをおかすことはほとんどない。名詞は形容詞や動詞より成績がよく，抽象名詞よりは具体名詞の方が成績がよい。文法的機能語の読み書きは省略されるか他の機能語に置換される。非語は全て読むことも書くこともできない。

音韻性失読と**音韻性失書**は，実在語であれば読み書きが可能で，規則語はもとより低頻度の不規則語も問題がないことが多いのに，非語の場合は書記素－音素変換規則にかなった非語でも読み書きができない。文法的機能語の読み書きは，困難なこともあるが，深層失読・深層失書より障害が軽い。

表層性失読と**表層性失書**は，規則語には問題がなく，非語でも発音可能なものは読み書きができるのに，不規則語の読み書きでは，書記素－音素変換規則を無理に適用させようとする規則化錯読／規則化錯書が認められる。

8 失計算

後天的に獲得された計算能力が脳の損傷によって障害されたのが失計算である。

計算能力にはさまざまな認知機能が関与しているので，そうした認知機能が障害された結果として計算能力が障害される場合があり，これを二次性失計算という。一方ごく稀に，他の認知機能の障害がない状態で計算能力だけが障害されることもあり，これを一次性失計算あるいは失演算という。

数を表す記号形式には，世界中で使われているアラビア数字，各国固有の文字表現（日本語の三，英語のthreeなど），さらにその音声表現の3種類があるが，脳の損傷によってこれらの記号形式の間のコード変換が障害されることがある。「138」を「ヒャクサンジュウロク」と読み，「ヒャクサンジュウハチ」を「136」と書くなどである。また，「138」を「センサンビャクハチジュウ」と音読するなど，桁の処理を誤ることもある。こうしたコード変換の障害があれば，結果として正確な計算が困難になる。半側空間無視やバリント症候群など視空間認知障害があると，誤った位置に数字を記入したり，左の桁を無視したり

するので，筆算ができなくなる。また，失語があると，数字の読み書きが障害されており，数字や＋・－・×・÷などの計算記号の意味がわからなくなるので，やはり計算が困難になる。

こうした他の認知機能の障害では説明ができない一次性失計算では，**算術的事実の障害**と**計算手続きの障害**の2つが区別されている。算術的事実の障害は，単純な1桁の足し算や掛け算の結果など，既に記憶されている計算の結果（これを算術的事実という）へのアクセスが障害された場合で，複雑な計算のための操作手続きを正しく説明することができる患者が，簡単な1桁の加減算に困難を示した例が報告されている。

計算手続きの障害は，繰り上げ，繰り下げなど計算の基本的な方法や手続きがわからなくなる場合である。

一次性失計算を起こす損傷部位は，左頭頂葉後部とされている。

9 記憶の障害：健忘症候群

1 記憶の分類

記憶は，経験を脳に残すことができるかたちに符号化し，それを脳が必要なだけ保持し，後になって必要なときに取り出して意識や行為の中に再現される現象である。この符号化（記名ともいう），保持，取り出し（想起ともいう）を記憶の三大機能という。

記憶過程は複雑で，さまざまな観点から分類されている。まず，保持時間の長さによる分類では，短期記憶（数十秒程度）と長期記憶（永続的）とに分けることができる。**短期記憶**は，入力情報が短期間だけ保持されて以後は忘れられてしまう記憶で，この能力は数唱でテストされる。臨床では数唱テストのように刺激提示後干渉を挟まないですぐに想起させる場合を**即時記憶**という。その間，記憶内容は意識に上がったまま保たれている。短期記憶は容量に限界があるとされ，Miller（1956）は，7±2としている。これは，音節数が少ない仮名一文字を聴覚提示する場合も，音節数が多い数や単語を提示する場合も，低容量の被験者は5個，高容量の被験者は9個，平均で7個答えられたことから出てきた数字で，音節数にかかわらず提示される刺激がそれぞれ1つの単位となっているとみられ，この単位をチャンクと呼んでいる。神経心理学では，数唱が5桁できれば短期記憶は正常とされる。

保持時間が短期記憶と同程度の記憶に**作業記憶**（**作動記憶，ワーキングメモリーともいう**）がある。これは，日常生活で特定の認知機能を実現するために情報が短期間保持される場合にあたり，意識的現在を作り上げるために必要な記憶ともいわれている。短期記憶と作業記憶は，前者が情報の貯蔵機能を重視した概念で，後者が情報の操作を重視した概念である点が異なっている。

長期記憶は永続的に保持される記憶で，神経心理学では後に述べる逆向性健忘で問題になる。

その他臨床でよく使われる分類に，近時記憶と遠隔記憶の区別がある。**近時記憶**は，「朝食に何を食べたか？」など，記憶検査時からみて近い過去の記憶で，一度忘れられても再び想起されることもある。この障害は，後で述べる前向性健忘にあたる。**遠隔記憶**は，記憶検査時から遠く離れた時期の記憶で，何度も繰り返し思い出されているために壊れにくい。この障害が逆向性健忘にあたる。

記憶内容による分類では陳述記憶（宣言的記憶

ともいう）と非陳述記憶に区別される。**陳述記憶**は，言語化やイメージ化が可能な記憶の総称で，エピソード記憶と意味記憶を含み，明確に意識されている点に特徴がある。

エピソード記憶は，結婚，就職など個人の生活史や個人的な体験など，特定の時間と空間に結びついている記憶で，**自伝的記憶**とも呼ばれる。**意味記憶**は，思考の材料となる記憶で，百科事典的な知識にあたり，知識が獲得された時期や場所は問題とされない。言語もこれに含まれる。臨床では，言語性の意味記憶と非言語性の意味記憶とが区別される。言語性の意味記憶の障害は語義失語にあたり，非言語性の意味記憶の障害は，視覚，聴覚，触覚などのモダリティーの入力でも日常物品や人物などが認知できない場合にあたる。

非陳述記憶は，反復により次第に習得される技能で，意識にのぼることはない。運動学習にあたる手続き記憶，認知学習，プライミング，条件づけなどが含まれる。

陳述記憶のように自分が思い出しているという意識を伴う記憶は**顕在記憶**といい，プライミングや手続き記憶など意識を伴わない記憶は**潜在記憶**と呼んで区別することもある。

記憶の検査法による分類では，意識的想起が要求される再生法によって測定される**再生記憶**と，提示された素材の既知性のみを判断させる再認法によって測定される**再認記憶**とに区分される。

他に臨床では，現在より先の時点での特定の行動を起こしたり計画したり実行したりすることを覚えている記憶が問題にされることがあり，これを**展望記憶**（予定記憶ともいう）という。未来に関する記憶なので，未来記憶と呼ばれることもある。これに対して既に過去に起こっている事象の記憶は**回想記憶**という。この2つはいずれもエピソード記憶に属している

2 記憶障害

記憶障害の代表にあたるのが健忘症候群だが，記憶障害＝健忘症候群ではない。健忘症候群は，失語や失認，失行など他の高次機能障害と同様に，知能や他の認知機能が保たれていることが条件とされており，アルツハイマー病などの認知症は，記憶障害が重度であっても知能が低下しているので健忘症候群とはいわない。健忘症候群と診断されるには，知能指数（IQ）と記憶指数（MQ）の差が30以上とされている。したがって，MQが95と高い値でも，IQが130とさらに高ければ健忘症候群となる。この判定は，これだけ知能が高ければ，記憶テストの成績ももっと高いはず，という考えが前提となっている。

❶ 健忘症候群の分類

健忘症候群は，疾患の発症時点を起点として，前向性健忘と逆向性健忘とに分類される。

前向性健忘は，発症時以降の記憶の障害で，経験が脳に残らない記憶形成の障害にあたる。患者は，食事がすんだばかりなのに，食べたことを忘れてしまって食事を催促したり，新聞の同じ記事を何回も読んだりする。前向性健忘は，スプラスパン学習で明確に捉えることができる。これは，先に述べた数唱テストで患者の記憶範囲（記憶スパン）を明らかにしたうえで，スパンを越える数列を提示すると，健常者では何回かの提示で答えられるのに，前向性健忘の患者は何回繰り返しても答えられない。答えられないので同じ数列をもう一度繰り返すときには，同じ数列が前に提示されたことを忘れてしまっているからである。スパンを1桁越えた数列を20回繰り返しても言えなかった患者も報告されている。

逆向性健忘は，発症時以前の経験が想起できない場合で，発症時から一定期間の記憶は想起できず，それ以前の古い記憶は想起できることが多

く，これを**時間勾配**という。逆向性健忘の期間は障害の重症度によってさまざまで，数時間，数日のこともあれば，十数年に及ぶこともある。急性期から回復してくると，より古い記憶が想起できるようになり，逆向性健忘の期間が次第に短くなる。発症時に近い記憶が想起できて古い記憶が想起できないことほとんどない。逆向性健忘の期間の記憶が部分的に想起できることがあり，これを記憶の島という。

一般に前向性健忘と逆向性健忘とは，重症度（逆向性健忘の場合は健忘の期間）が並行しているが，乖離していることもあり，逆向性健忘がほとんどないのに前向性健忘が認められる場合は**孤立性前向性健忘**，これとは逆の場合は**孤立性逆向性健忘**という。

出典健忘は，エピソード記憶において，エピソードの内容は想起できるが，その内容がいつ，どこで獲得されたかを想起できない状態をいう。

一過性全健忘は，発作性に起こる健忘症候群で，突発する高度の前向性健忘で始まる。患者は少し前のことも覚えていないので自分の置かれた状況が理解できず，当惑した表情で，最近の自身の行動や時間について同じ質問を繰り返す。発作中の短期記憶と意味記憶や手続き記憶は保たれており，記憶以外の認知機能も正常で，発作中運転を続けた例も報告されている。逆向性健忘は，終日から数十年に及ぶものまで症例によってさまざまで，同一患者では発作発症初期が最も長く，時間とともに短縮する。患者の意識は清明で，他の神経心理学的異常も神経学的徴候もみられず，作話もてんかん発作もなく，脳波も正常な波形を示す。発作は数時間持続して徐々に回復し，24時間以内には消失し，再発することはきわめて稀である。回復後は発作期間中の出来事の健忘を示すが，発作中にみられた逆向性健忘は消失しており，他の後遺症も生じない。原因としては，海馬を中心とした大脳辺縁系の一過性の機能低下が考えられており，SPECTを施行した検討では，発作中に海馬を含む側頭葉内側部に低灌流が捉えられている。

小説や映画などで話題になることが多い**全生活史健忘**は，発症前のエピソード記憶が，通常の逆向性健忘の範囲を超えて幼児期まで全て失われた特異な状態で，前向性健忘はなく，意味記憶も手続き記憶も保たれていることが多い。大半が心因性の原因によるとされているが，ごく少数，器質的病変例が報告されており，側頭葉前部を中心とした病巣が捉えられている。

古くから知られている健忘症候群に，19世紀の末にロシアの精神科医Korsakoffが記載した**コルサコフ症候群**がある。これは，乳頭体，視床背内側核など間脳病変が原因で，重度の前向性健忘とさまざまな程度の逆向性健忘，見当識障害，作話，病識欠如を特徴としている。特に，実際には経験していないことをあたかも経験したかのように話す作話は，内側側頭葉など他の部位の損傷による健忘症候群にはみられない特異な点とされている。アルコール中毒によるビタミンB1の欠乏によって起こるウェルニッケ脳症の回復期に症状が現れることが多く，その場合はウェルニッケ・コルサコフ脳炎という。

健忘症候群には属さない特異な記憶障害である**記憶錯誤**は，過去の経験を時間的あるいは場所的を誤って想起する場合で，患者は誤りを指摘されると，つじつまを合わせるかのように益々間違いを増強する傾向を示す。この特異型が**重複記憶錯誤**で，これは本来1つしか存在しない特定の人物や場所，身体の一部などが複数あると確信を持って主張する現象で，「実際の妻の他にもう1人の妻がいる」などと訴える。これに類似した現象が**カプグラ症候群**で，意識清明な患者が，妻や夫など自分にとって重要な人物がそれとそっくりな他人に置き換わっていると訴える。替え玉妄想（錯覚），瓜二つ妄想（錯覚）などと呼ばれることもある。

鏡映描写

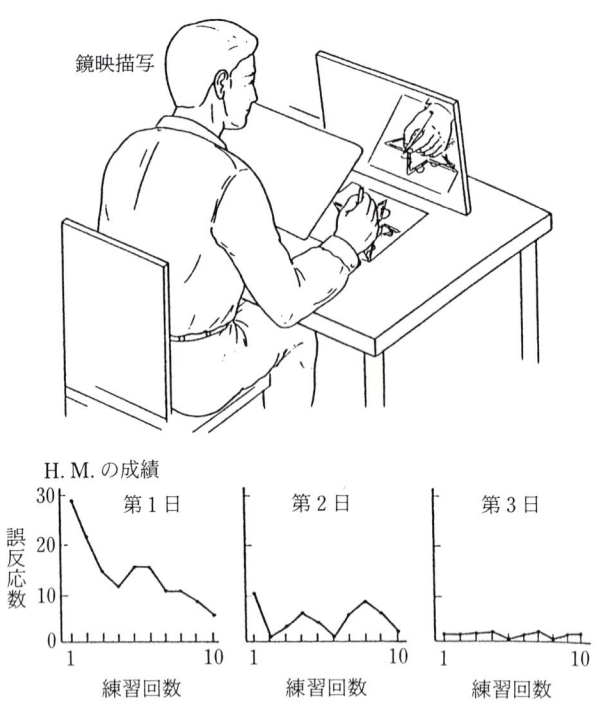

H.M.の成績

図7-4 鏡映描写学習と重度の健忘症患者の成績
学習が成立し，日が替わっても保持が認められる。

3 記憶の種類による障害の乖離

先に記憶はさまざまな種類に分類されることを述べたが，記憶障害は，記憶の種類によって乖離を示すことが多い。

最も明白なのは，短期記憶と長期記憶の乖離で，重度の前向性健忘の患者でも数唱能力が正常範囲を保っていることが多く，逆に長期記憶には障害がないのに数唱が2桁でもできない症例も報告されている。

陳述記憶と非陳述記憶の乖離やエピソード記憶と意味記憶の乖離もよく知られている。図7-4に示した鏡映描写課題は，鏡に映った映像を見ながら星の形をなぞっていく運動学習で，非陳述記憶の一種の手続き記憶にあたるが，重度の健忘患者でも試行の反復によって進歩を示し学習が成立している。しかし，患者はこの課題を学習したことがあるという事実（陳述記憶のエピソード記憶に相当）をまったく記憶しておらず，何日も学習を繰り返した後でも，この装置を初めて見るような態度を取り，この装置でどのような学習を行うのかを説明することができない。

陳述記憶の形成の障害は，両側海馬の損傷で起こり，手続き記憶の障害は，大脳基底核の損傷で起こるとされている。

4 健忘症候群の責任病巣

記憶に関与する脳の部位としては，海馬−脳弓−乳頭体−視床前核−帯状回−海馬傍回−海馬と続くパペッツの回路と，扁桃体−視床背内側核−前頭葉眼窩皮質後部−扁桃体と続くヤコブレフの回路の2つが古くから知られていた。いずれも情動回路として提唱されたものであるが，回路に含まれる部位の損傷で記憶障害が起こることから，記憶回路として認められたのである。しかし，

表7-2 記憶障害を引き起こす部位と障害の特徴（本多と綿森，2009を改変）

記憶障害	側頭葉性健忘	間脳性健忘	前頭葉性健忘
損傷部位	側頭葉内側面（海馬，海馬傍回，扁桃体など）	間脳（乳頭体，視床など）	前頭葉（前脳基底部）
主な疾患	・ヘルペス脳炎 ・低酸素脳症 ・頭部外傷など	・アルコール性コルサコフ症候群 ・視床の脳血管障害 ・第三脳室腫瘍など	・前大脳動脈瘤破裂 ・前交通動脈瘤破裂 ・くも膜下出血 ・頭部外傷など
特徴	・著しい前向性健忘 ・逆向性健忘（比較的短いとされるが，障害された部位による） ・病識は保たれやすい ・作話は少ない ・病巣の広がりによっては意味記憶障害が起こる	・著しい前向性健忘 ・逆向性健忘（長期にわたる） ・作話がみられることがある。 ・見当識障害 ・病識の欠如 ・病巣の広がりによっては，前頭葉関連症状を伴う	・前向性健忘 ・逆向性健忘 ・見当識障害 ・個々の事項は比較的覚えているが，時間や文脈を関連づけて記憶できない ・作話が目立つ（自発的に発する） ・病識の欠如 ・手掛かりがあると思い出しやすくなる ・病巣の広がりによっては，遂行機能や注意の障害を合併する

1957年にてんかんの治療のために両側側頭葉内側部の切除を受けて重度の前向性健忘を呈した症例HMが報告されて以来，海馬が注目されるようになった。HMの切除部位には，扁桃体全てと海馬の前部2/3（後に1/2に訂正），海馬傍回など周囲の皮質が含まれていたが，HMの手術以前に行われた扁桃体の両側切除では前向性健忘が起こらないことが確認されていたために，海馬が注目されたのである。HMの前向性健忘がきわめて重度であったことから，HMを手術した脳外科医が，以後同じ手術は行わないようにとのキャンペーンを行ったために，HMは神経心理学史上唯一の存在になったが，その後低酸素脳症による海馬の限局病変で前向性健忘が起こることが報告され，海馬損傷と記憶形成の関係が広く受け入れられるようになった。

さらにその後，皮質の各種連合野から海馬傍回と周嗅野に線維が収束し，これら2つの領野から投射を受けた嗅内野が海馬に投射して，同じ経路を経て各種連合野に戻る回路が明らかにされ，海馬はこの往復回路を通じて皮質連合野における記憶の貯蔵を促進する，と考えられるようになった。

この海馬を中心とする往復回路は，パペッツやヤコブレフの回路を無視したものとなっているが，一方では，パペッツやヤコブレフの回路に含まれる視床前核や背内側核，帯状回と海馬を繋ぐ脳梁膨大後域などの損傷による健忘症も報告され続けており，さらに，前頭葉底面内側部で側坐核やマイネルト基底核などを含む前脳基底部も損傷により健忘症が起こることが明らかにされ，こうしたさまざまな部位と記憶との関係が種々議論されているが，まだ決着をみていない。海馬，嗅内野，周嗅野，海馬傍回を含む側頭葉内側部だけに限ってみても，これらの領域が一体となって機能しているのか，それともその内部に記憶の種類による機能分化があるのかに関する議論の対立が続いている。臨床面では，それぞれの部位の損傷によって起こる健忘症の特徴を明らかにすることが行われているが，表7-2にその点をまとめてあ

る。

10 発動性障害

　自己の意思を実現しようとする心の働きを発動性，意欲などというが，発動性が低下して，自発的に行動することがなくなり，放っておけばただじっとしている状態が**発動性障害**である。無為，無気力などと呼ばれることもある。うつ状態でも同様の病態が起こるが，感情面の異常を伴わない点が異なっている。麻痺やパーキンソン病など運動障害による運動減弱とも異なり，命令，指示，促しなどによって行動が起こる。特に言語の面でこれが現れる場合を自発唖といい，超皮質性運動性失語がこれにあたるが，質問すると答えるので話せないわけではない。前頭葉，特に内側面の損傷で起こるとされているが，最近では，前頭葉－大脳基底核－視床－前頭葉というループが重視されている。

　類似の病態に無動無言症がある。患者は開眼状態で動く対象を眼で追い，音源に対しても眼を向けるなど覚醒していると思わせる行動を示すが，この場合は，外部から働きかけても反応しない。前部帯状回の損傷によるとされている。

11 見当識障害

　現在の自分がどこにいるのか（場所），周囲の人物と自分との関係は（人），現在の時間は（1日の中の時間，季節，年代など）を正しく認識する能力が見当識で，それぞれ場所に関する見当識，人物に関する見当識，時間に関する見当識というが，脳の損傷によってこの能力が障害された場合が**見当識障害**（失見当ともいう）である。入院中なのに会社にいると思いこんでいたり（場所），主治医を会社の部長と間違えたり（人物），冬なのに夏と思いこむ（時間）などである。全ての見当識が障害される場合もあるが，3つのうち一部だけが障害されることある。

　見当識が正しく維持されるためには，知覚，注意，認知，思考，記憶，判断力，自我意識などが正しく機能していることが必要で，これらの要素の一部が異常をきたすと見当識障害が起こるので，孤立性に生じることはなく，意識障害，注意障害，記憶障害，認知症などの随伴症状として出現する。

12 注意障害

　注意は，言語，行為，認知，思考など，あらゆる高次機能の基礎に位置づけられる機能で，意識状態と密接に関連し，意識が低下すれば注意も低下するが，意識が清明かそれに近い状態でも注意

が低下する事態が起こり得る。

　注意の定義と分類は困難とされ定説はないが，脳損傷により生じる症候の面から，意識水準を一定に保つ**全般性注意**，注意を全ての方向に向ける**方向性注意**，複数の外的・内的刺激や多数の情報の中から，その時々の行動に必要とされる特定の刺激や情報を選び出す**選択性注意**，選び出された情報に対して一定時間集中し続ける**持続性注意**，状況に応じて新たに必要とされる他の刺激や情報に注意を移す転動性注意，複数の刺激に同時に注意を振り向ける配分性注意，に分けられている。

　全般性注意の障害は，錯乱状態とも呼ばれ，思考や行動の一貫性の欠如，注意散漫，見当識障害などを特徴とするが，これを軽度の意識障害とみる立場もある。

　方向性注意の障害の代表は左半側空間無視で，外空間や身体の左側を無視して行動する。

13　病態失認

　自身の病態に関する病識の欠如が**病態失認**で，さまざまな病態に対して起こるが，Babinski が1914年に左麻痺に対する無認知にこの用語を用いたので，麻痺に関する場合はバビンスキー型病態失認という。病態失認にもさまざまなレベルがあり，麻痺の存在は認知しているが関心を示さない場合が片麻痺無関心で，患者は注意を喚起すれば麻痺の存在を認めるが，患者自身が麻痺を訴えることはない。麻痺側の下肢で立ち上がろうとして転んだり麻痺側をぶつけたりするなど麻痺に気づいていない状態が片麻痺無認知で，麻痺の存在を指摘しても積極的に否認する場合は片麻痺否認という。バビンスキー型病態失認は，右頭頂葉の損傷で左半身の麻痺に対して起こり，右半身の麻痺に対して起こることはない。麻痺以外でよく知られている病態失認は皮質盲におけるアントン症状で，他にウェルニッケ失語や健忘症などにも随伴することが多い。こうした場合も上記3つのレベルが区別される。

　病態失認は，麻痺や皮質盲など特定の病態に限って起こり，左上肢の麻痺の存在は認めるが左下肢の麻痺は否認した例も報告されている。

14　認知症

　認知症は，発症以前は正常だった知能が，脳の器質的損傷によって低下して社会生活にも問題をきたし，それが回復困難になった状態をいい，先天性の精神発達遅滞とは区別される。また，意識状態の低下や，うつや統合失調症などの精神疾患の場合でも知能が低下するが，これも認知症とは区別される。記銘力障害や見当識障害で発症する場合と，人格－行動障害で発症する場合とがある。

　これまでも述べてきた失語症や失認症，失行症，健忘症などは，特定の認知機能が顕著に低下していても，他の機能には異常がなかったり，場合によっては優れていたりもするが，認知症は，全ての高次機能が低下した状態となる。

　原因の大半が脳の変性疾患で，そのため症状は必然的に進行性となる。出現率が最も高いアルツ

ハイマー病，ピック病を含む前頭側頭葉変性症，レビー小体型認知症など，変性が主として皮質に生じる皮質性認知症と，パーキンソン病，進行性核上性麻痺，ハンチントン舞踏病など変性が主として皮質下組織に生じる皮質下性認知症に区分される。皮質性認知症では高次機能の障害が主徴となるが，皮質下性認知症では自発性低下や精神活動の緩慢さなどが目立つ。

頭部外傷や脳腫瘍，頭蓋内感染症，内分泌疾患などでも認知症に類似した病態が起こることがあるが，その場合は治療が可能な点が変性疾患による認知症と異なっている。

15 失語症に合併しやすい症状

これまでに，脳の損傷によって起こるさまざまな症状を紹介してきたが，その中には，失語症と一緒に起こることが多いものと，そうでないものがある。

この章の冒頭で述べた脳損傷の一般効果として現れる症状は，どの脳損傷患者にもみられるもので，失語症患者にも多かれ少なかれ認められ，症状が損傷部位と密接に関係している巣症状の場合は，原因となる損傷部位が言語野に近いほど，失語症と合併しやすいことになる。

先にも述べたとおり，ほとんどの場合言語野は左半球にあり，成人の失語症患者の大半は左半球に損傷がある。したがって，失語以外の症状も，左半球の損傷で起こるものは失語症と合併しやすく，右半球の損傷で起こるものは失語症と合併することはほとんどない。表7-3には，これまで述べてきたさまざまな症状が，左右どちらの半球の損傷で起こりやすいかをまとめてある。厳密にはまだいろいろと問題が残されているが，およその傾向とみることができる。まずはっきりしていることは，失語症に手足の麻痺がある場合には，必ずと言っていいほどそれが右側の手足であるこ

表7-3 左右大脳半球損傷とその結果起こる臨床症状

損傷部位	左半球損傷	（言語障害）	両半球損傷	右半球損傷
前頭葉	右片麻痺 右手の肢節運動失行	運動性失語 失書	両麻痺	左片麻痺 左手の肢節運動失行
側頭葉	純粋語聾	感覚性失語	皮質聾 純粋語聾	非言語性聴覚性失認
頭頂葉	観念運動性失行 観念性失行 構成失行 ゲルストマン症候群	伝導性失語 失読失書	バリント症候群	着衣失行 構成失行 失算（空間的） 半側空間無視
頭頂後頭葉	身体部位失認			空間知覚障害 地誌的失見当
側頭後頭葉	純粋失読 同時失認 視覚性失語		視覚性失認 相貌失認	相貌失認
後頭葉	右同名性半盲		皮質盲	左同名性半盲

とで，これは先に述べたように，大脳皮質と身体各部との関係が，交叉性一側性支配の関係にあることに由来している。

左利きの場合は，言語野が右半球にある割合が右利きよりも高いので，左麻痺と失語症が同時に起こることがあるが，ごく稀には，右利きでも左麻痺で失語が起こることがあり，これを交叉性失語という。この場合は，右半球に損傷があることは明らかで言語野が右半球にあることになるが，失語自体の性質が，回復が比較的良いなど，通常の失語とはかなり異なっている。

同じ左半球の損傷による失語症でも，言語野のどの部分が損傷されているかによってタイプが違ってくる。前頭葉の損傷による運動性失語は，同じく前頭葉の損傷を原因とする右片麻痺や肢節運動失行を伴うことが多くなる。一方，側頭葉や頭頂葉の損傷で起こる感覚性失語などは，中心溝より後ろの損傷で起こる症状と合併することが多く，右片麻痺との合併は少ない。

感覚性失語は，右同名性半盲や右側の視野欠損を伴うことが多いが，これは，損傷が後頭葉まで及んでいるからではなく，側頭葉の深部を走る視放線の切断によるものである。

全失語の場合は，左半球の広い範囲に損傷が及んでいるために，当然随伴症状も多く，右片麻痺から種々の失行，失認までが含まれることになる。

引用文献

Botez MI, et al：Defective revisualization：Dissociation between cognitive and imagistic thought. Case report and short review of the literature. Cortex 21：375-389, 1985.

Geschwind N：The apraxias：Neural mechanisms of disorders of learned movement. American Scientist 63：188-195, 1975.

本多留美, 綿森淑子：記憶の障害（藤田郁代, 関 啓子・編：高次脳機能障害学）．医学書院，p115，2009.

Marshall JC, Halligan PW：Seeing the forest but only half the trees. Nature 373：521-523, 1995.

Miller G：The marginal number seven, plus or minus two：Some limits on our capacity for processing information. Psychological Review 63：81-97, 1956.

第Ⅲ部

失語症者のコミュニケーション改善にむけての援助

第8章

失語症の回復に関連する要因

筆者は，失語症の予後について「回復」ということばを使うことには，どこかためらいを感じる。というのはこのことばには，失語症が消失しことばの機能が病前の状態にもどるかのごときイメージがつきまとうからである。発症後数カ月も持続している失語症の場合，その後症状が軽減する患者は多いが，完全に消失する例は皆無といっても過言ではない。もし完全に回復した場合，その失語症者は言語機能にかかわる本来の脳部位は損傷をまぬがれていて，症状は一過性のものであったと推測される。

　失語症の回復には多数の要因が相互作用的にかかわりあい，またそれぞれの要因が回復に及ぼす効果も個人差が大きいと考えられている。このような特徴をもつ回復について，関連する単一の要因の効果を明らかにできるものなのか，例えば訓練頻度の効果があったとしたとしても，STはもともと効果がありそうな条件をもった患者に回数多く治療していたのではないか，失語症の改善について考えようとすると，このように次から次へと疑問が出てきてとめどがない。

　失語症の回復に関する研究結果は，今までは，例えば失語タイプあるいは重症度といったように，特定の条件によって患者を群としてまとめ，それぞれの要因の効果を統計的に処理して得られたものが多い。

　失語症の回復をいう物差しとして何をとるかも大きな問題である。改善を測る手続きとして，治療開始前に特定のテストを行い，改善をみていくための基礎となる成績を得た上で治療を開始し，何カ月後かに同じテストを再度行って得られた結果を最初の成績と比較して統計的に有意に差があれば，その患者の失語症は改善したと考える方法が一般的にとられているが，果たしてこれが適切な方法なのであろうか。

　かつて我々は言語治療を受けて当院を退院し，1年以上あるいは数年経過した患者10名に，入院していた当時に行った失語症検査を実施させてもらったところ，検査成績そのものが明らかに改善していた者は少なく，多くの者が退院当時とほとんど変わらなかった。にもかかわらず家族の多くは，退院時に比べて「ことばが良くなった」と感じていた。こうした結果をみて，患者の言語能力は良くなったと考えるべきなのか，あるいは良くなっていないと考えるべきなのだろうか。まずこの結果の解釈として考えられるのは，患者の言語機能そのものは少しずつだが長期にわたって改善していたのだが，失語症検査の目が粗くてその変化がとらえられなかったのではないかという問題があるだろう。次に言語そのものはあまり良くなっていないのだが，患者はコミュニケーション場面で使用できる手段が増えたり，あるいは心理的にも適応が良くなったために，家族はことばが良くなったと感じているのではないかという問題も考えられるだろう。さらにそうした患者に対応する家族の側の適応も良くなっていたので，患者との意思疎通がしやすくなっていたのではないかという点も考えられる。このようにみてくると，コミュニケーションが人と人との生き生きとした関係をあらわす行動である点を考えると，単なるテスト成績の変化だけから回復をいうのでは片手落ちで非常に不充分であることは明らかである。

　佐藤（2001）は，言語機能の回復にかかわる因子の効果について，統計的に処理されたデータに言及し，「失語症検査の評価点を用いた継時的変化の分析から，ある言語処理過程（lexical processing）と別の言語処理過程の回復がどのように関係するのかという問題について，理解できることはきわめて限られている」としている。確かに今までの統計的処理によって得られたデータからは，それぞれの言語処理過程がどのように関連し合い，回復が進むかは全くわからない。

　回復過程の中で「ある言語処理過程と別の言語処理過程の回復がどのように関係するのか」という問題の解決は，まさに失語症臨床にたずさわるすべてのSTが待ちのぞんでいるテーマである。

表 8-1 失語症の予後に関連する要因

1. 脳損傷に起因する因子	1) 発症後の時間経過 2) 脳損傷の部位と広がり 3) 原因疾患 4) 失語重症度 5) 失語タイプ 6) 非言語的高次機能障害の合併 7) 精神・心理的問題、健康状態
2. 患者の個人的因子	1) 年齢 2) 利き手 3) 性差 4) 教育レベル 5) 性格傾向・心理的適応能力 6) 家族的、社会的環境
3. 言語治療の因子	1) 言語治療の頻度 2) 言語様式による改善の難易度 3) 言語治療技法の適切性 4) 言語治療実施の形態 5) 言語治療者の質

これは SALA（2004）が認知神経心理学的手法による評価に基づいた失語症治療を「合理的かつ効果的」なアプローチと述べている点とも関連している。しかし現在のレベルでは、そうした主張を裏打ちするような十分な客観性、具体性をもった治療過程や治療法というべきものは明らかにされていない。今後の進展を期待したい。

以上、失語症の回復を考える上での難しさの一端にふれた。回復の指標として、失語症者を群として扱い客観的に量化できるテスト成績を用いる手続きには、上述のように批判はあるものの、失語症者の回復に関連する条件の一般的傾向を知る手がかりのレベルでは利用できる。ST はこうしたデータの限界を考慮しながら、目前の患者の予後を推測するのに役立てることができる。

表 8-1 に失語症の予後に影響すると思われる要因を列挙した。以下ではこれらの要因について検討していく。しかし、失語症の回復にはここで取り上げた要因のほかに、充分にわかっていないために取り上げることができない多数の要因があることを心に留めておく必要があるだろう。

1 脳損傷に起因する因子

1 発症後の時間経過

発症後の時間経過に伴って失語症者の症状は多くの場合改善していく。しかしその改善量には時間経過によって大きな違いがあり、発症後早期の改善は大きく、その後改善量は小さくなる。このように発症後の時間経過に伴う症状改善は大まかにみて2段階あることが知られており、Benson と Ardila（1996）は図 8-1 のように失語症回復の経過を模式的に示している。彼らはその回復の経過を第 1、第 2 と 2 つの段階に分けて説明している。

なお、岩村（2008）は脳卒中後の言語回復過程を、急性、亜急性、慢性の 3 相に分けている。すなわち、急性相は損傷後数時間〜数日の間に起こる組織の回復によるもの、亜急性相は数週間〜数カ月の間に起こる神経シナプス効率の変化によるもの、慢性相は、数カ月〜数年の間に起こる機能の回復と代償による回復で、これは一生続くとしている．このように岩村は、一般的にいわれる回復の初期段階を急性相と亜急性相に細分している．

以下では Benson らにしたがってこの問題を検討する。

❶ 初期回復（自然回復）の段階

浮腫や出血など、急性期の脳の状態の回復に伴って起こる自然治癒の時期の言語回復で、この

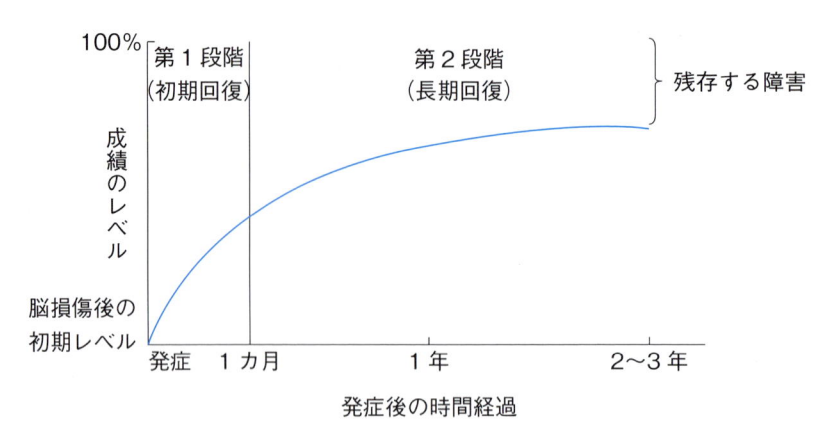

図8-1 失語症の回復過程（Benson と Ardila, 1996）

回復は受傷後数日以内にはじまり，一般に1～3カ月続くといわれている．図8-1でも発症後1カ月までの回復曲線が急カーブに上昇し，自然回復の大きさを物語っている．

発症後1カ月を言語の回復がもっとも大きい時期とするデータがある（Culton, 1969）が，図8-1でもそれがみられる．この初期回復の持続期間については研究者間の意見の一致がなく，発症後6カ月程度を考える研究者もいる．確かに脳損傷の状態によってその修復期間は異なるはずであり，したがって，言語症状の初期的改善は個人差が大きい．筆者の患者の1人が3カ月と4カ月の間の1カ月間で目ざましい改善を示したのを経験している．

発症後早期の失語症状は通常，慢性期に入って残存する症状よりはるかに重い．発症後15日以内の失語症者67名に失語症簡易検査を行い，その成績をクラスター分析したところ得られた因子は主に重症度を反映するものだったという研究結果がある（Wallesech ら, 1992）．患者はこのように発症後早期には症状が重く，しかも質的特徴よりも重症度が前面に出た病像を示す．また，2週間目頃から患者の失語タイプは脳卒中直後のものからより慢性期のタイプへと移行するともいわれている．

一過性の失語症と呼ばれる失語症がある．これは発症直後の機能障害が大きい時期にだけ失語症状がみられるもので，大脳の言語野は本来損傷を受けていないため，自然回復によって完全に病前の能力を取り戻すことができる．

❷ 長期回復の段階

図8-1では発症後1カ月間の初期回復の期間が過ぎると，回復曲線のカーブは徐々になめらかになる．そして発症後1年から2～3年の改善は小さいがある程度の改善は続くと考えられており，このことから Benson らは発症後2～3年内の治療開始を勧めている．しかし，図8-1には長期的にみると永続するなんらかの障害が残る様子も描かれている．

症状の改善が全くなくなった状態をプラトー（plateau）というが，筆者は臨床経験から失語症のプラトーは簡単にはいえないと考えている．発症後10年以上治療を担当した何人かの失語症者を振り返ってみると，失語症検査の成績にはほとんど反映されないのだが，長期に経過した時期でも患者の言語が改善していると実感することがある．彼らは自宅にいて，週1回の訓練会に出席し，宿題をもって帰るというかたちで治療を行った人たちである．しかし彼らはその後，加齢によると思われる能力低下が再びはじまったことも追記したい．

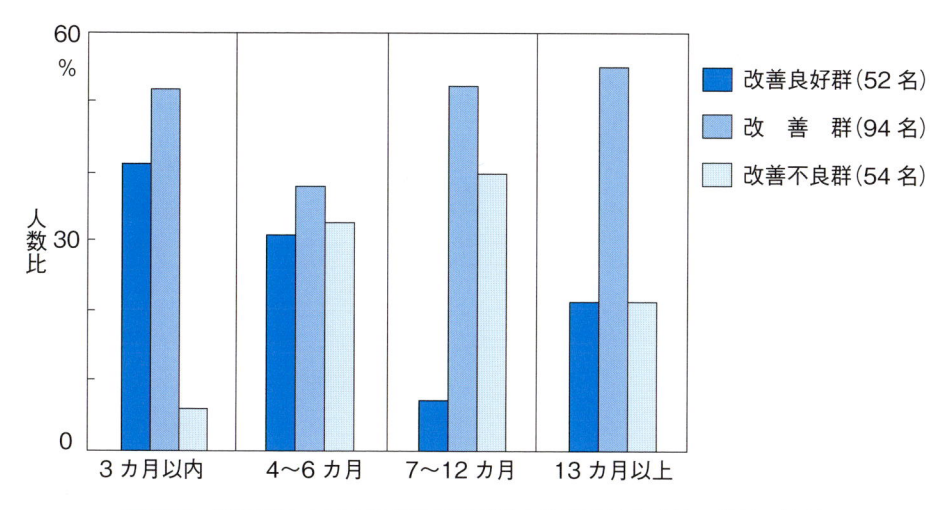

図8-2 訓練開始までの発症後経過月数と失語症検査成績の改善の比較

❸ 訓練開始までの発症後経過月数

言語治療の開始は，発症後早い方が効果が大きいといわれる。また意識が清明になり30分以上疲労を訴えずに注意が集中できるようになったら開始するのがよいともいわれる。

早期の訓練開始がなぜ良いかの理由について，発症後早期は自然回復の力が大きい時期であり，この潜在能力に適切で充分な言語刺激を与えることによって回復力を最大限にもっていくことができるという仮説がある。また心理的要因を強調する研究者もいる。発症後早期は，突然おそった失語症という破局状態の中で患者も家族も，これにどう対処してよいか混乱している。こうした状況を放置すると，患者はその後コミュニケーションに対して拒否的になったり，うつ状態になりかねず，家族の側もまた患者にとってマイナスの反応を発展させるかも知れない。それ故早い時期からSTが関与して言語の改善をめざした治療を行うと同時に，患者や家族のカウンセリングを行っていくことが重要だといわれる。

筆者らは，かつて200名の失語症者の治療開始時の発症後経過月数と失語症検査の改善の関係を調べた（竹内ら，1975）（なお，本章の以下の分析では必要に応じてこの資料を使用した。また掲載した図表のほとんどはこれらのデータに基づいている）。患者は入院当初の失語症検査の後，大体3〜7カ月の言語治療を受け，その後，再び同じ検査を受けている。2回の失語症検査成績の総合得点の変化の量を改善の指標（仮に改善量と名付ける）として用い，200名中改善がもっとも良かった上位から約1/4，52名を「改善良好群」，改善が少ない下位から約1/4，54名を「改善不良群」，中間の改善量を示した残りの94名を「改善群」として3群に分け，治療開始時の発症後経過月数との関連を調べた。結果は図8-2の通りであった。

発症後3カ月以内に訓練を開始した場合，改善良好群と改善群がほとんど同程度の人数比で大半を占めているのに対して，改善不良群は6.5％とごく少なく，発症後早期の回復力の大きさがわかる。

発症後7カ月から13カ月以上経過して治療を開始した2つの群の場合，改善良好群の出現は非常に少なくなっている。ある程度の改善を示す改善群は7〜12カ月，13カ月以上の2つの経過時期で半数程度出現しており，このように改善量は大きくはないが，かなりの例で失語症の改善が長

期に持続する傾向をうかがわせるものとなっている。発症後長期間経っていても良好な改善を示す患者の条件を調べてみると，初診時に失語重症度が中等度以上の言語能力が保たれており，年齢的にも中年齢層以下の比較的若い患者の中にそうした患者が多い傾向がみられた。

2 脳損傷の部位と広がり

失語症のタイプ，重症度，予後（回復可能性）を規定するもっとも大きな要因は，脳損傷が起きた部位と病変の大きさである。Kertesz（1984）はWAB失語症検査（1982）の総体的な失語指数（AQのtotal score）を用いて，損傷の大きさと位置は言語成績の改善に相関する，ただし理解障害はこの規則に従わず大きな損傷が起きていても改善する可能性がある，また損傷が小さくてもブローカ野やウェルニッケ野など言語にとって重要な領域を直撃する損傷が起きると重度の障害が永続する，という結果を示している。

しかし，多くの失語症者はなんらかの回復を示す。この回復にかかわる脳メカニズムとして，障害を受けた言語システムに対する右半球の関与（機能の肩代わり－武田，2005），あるいは損傷を受けた左半球自体による言語機能の再生などが考えられている。

❶ 右半球の関与

左半球の言語野が損傷を受けた場合，右半球の言語野相当部位が活性化され，言語システムにかかわるという仮説である。この右半球の代償による言語機能の回復の考え方は，19世紀末頃にはすでに広く行きわたった仮説であったという（Kertesz, 1984）。BensonとArdila（1996）はこの問題にかかわるさまざまな研究を紹介しているが，例えば，失語症が回復した患者の右内頸動脈にアミタール注射を行ったら再び言語症状が増悪したという例をあげることができる。

❷ 左半球自体による修復

損傷を受けた左半球自体の機能再編成には，損傷部位自体の機能回復と周辺部位が肩代わりをするという機能回復の2つが考えられている（三村，2009）。

近年では，脳イメージングを用いた研究によって損傷後の脳の可塑性についての知識が増大しつつある。失語症回復の神経学的メカニズムが充分にわかっているわけではないが，今まで単なる仮説にすぎなかった言語にかかわる脳機能の様相が明らかにされつつある。三村は失語症の回復を支える脳内ネットワークの機能再編は，個々の患者が病前からもっている脳内の言語担当能力，および左半球の機能分担の個人差に依存するという。また，こうした賦活研究は今後の方向として，失語症者ごとにどのような言語予備力が残存するかを画像的に明らかにすることによって，最適の治療法を提供するための援助を目標にもつべきではないかとも述べている。

3 原因疾患

脳損傷を引き起こした原因疾患によって，失語症の予後が異なるといわれている。

WABを用いたKertesz（1979），KerteszとMcCabe（1977）の研究では，回復が良好なのは頭部外傷で，もっとも早く回復し，彼らの患者の半数以上が完全に回復している。しかし頭部外傷例の場合，一般的に考えると，高次脳機能障害を合併しやすく，そうした患者の失語症の予後は不良ではないかという疑問が湧く。Kerteszはこのデータに含まれる外傷患者は比較的若い患者が多く，また大多数が閉鎖性の頭部外傷で脳挫傷や硬膜下出血は少なかったと述べている。

脳卒中例では，脳梗塞よりも脳出血の方が予後

表 8-2 治療開始前後における失語重症度の変化

治療前の成績

		軽度	中等度	重度	計
治療後の成績	軽度	47名	37	2	86
	中度	0	31	19	50
	重度	0	4	60	64
	計	47	72	81	200名

良好とする結果が多いが，逆の結果を出している報告もあり必ずしも一貫していない．もし脳出血の方が予後が良いとすれば，それは脳出血の場合は，線維束を完全に破壊しないでその数を減じるにとどまるためではないかと考えられている．

4 失語症重症度

失語症の重症度というのは，患者のまわりの人々，特に言語治療を担当する ST が便宜上，失語症の総体的な重さを，臨床的印象に基づいて決めた表現である．一般的に軽度，中等度，重度（時には最重度を分類することもある）の 3 段階で表現される．しかし患者に接する人々の失語症の重さの判定の規準は，おそらくさまざまであり，一定したものではないが，いわゆる軽度の失語症と，いわゆる重度の失語症では，多くの人が明らかに失語症の重さが異なると判断するだろう．こうしたあいまいだが予後を推測する上で有効と思われる失語症重症度が，失語症検査の総合得点，あるいは失語症をみる上で，重要と思われる下位検査に重みづけをした総合得点などを用いて判定され，失語症の回復に関与する要因として統計的処理が行われている．

竹内らは，失語症者の言語治療開始前と治療後の重症度の変化を調べた（表 8-2）．この調査での重症度の決定は，失語症検査の総合得点を規準に軽度，中等度，重度の 3 群に分類したものである．しかしその規準のとり方は，例えば重度群であればその群の患者が臨床印象からも重度と感じる得点レベルをとっており，操作的に得点をふり分けたものではない．

表 8-2 をみると，治療前の軽度群は治療後も全例軽度群だが，それ以上軽い症状群というカテゴリーを設けていないためにいわば頭打ち状態（天井効果）となっている．治療前の中等度群は半数が軽度群に改善しており，残りの半数はほとんど中等度レベルにとどまっている．一方重度群が軽度にまで改善したのは 81 名中の 2 名とごく少数であった．しかもこの 2 名は 2〜3 カ月以内に治療を開始したケースであり，重度失語が軽度にまで改善するのには自然回復力によるところが大きいことが伺えた．中等度群に改善した重度失語症者は 81 名中 19 名おり，先の 2 名も加えると重度群でも 25％程度が比較的よい改善をしているといってよいだろう．

重度失語といってもその能力や特徴には幅がある．重度群の中でもどのような特徴をもった患者の予後が良いかを失語検査の成績について調べてみると，単語の理解は相当確実で表出能力もいくらか残存するといった，重度群の中でも全般的に比較的言語能力が保たれている患者の中に，先に紹介した改善良好群や改善群（図 8-2 参照）に入る者が出る傾向があった．逆に表出はゼロかゼロに近く理解力も不確実といった最重度失語の場合には，治療後も改善を望めない患者が多かった．

以上のように失語症が重度でも良い改善を示す者もいるが，失語症者の全般的傾向をいえば，失語重症度は予後の良・不良と有意に相関していた．Kertesz（1979）も発症時の重症度は回復にとって，第一に重要な要因であると述べている．

5 失語タイプ

　失語タイプによる回復の違いについての研究結果はさまざまで，統一的な見解は多くはない。こうした結果を招く要因として大きいのは，認知神経心理学的アプローチの立場に立つ研究者らが指摘しているように，失語タイプ群内の非等質性が考えられる。

　Kertesz（1979）はWABの失語指数を用いて，失語タイプごとの回復を「悪い」から「非常によい」の4段階に分けて検討している。それらから代表的なタイプの特徴を抽出すると，

　①**失名詞失語**：最初から障害が軽く，「非常によい」カテゴリーに入る回復をする例が多い。

　②**伝導失語**：自然回復力が高い。「非常によい」回復を示す傾向がある。

　③**ブローカ失語**：「ややよい」「よい」のカテゴリーに入る回復を示す例が多く，「非常によい」回復例は少ない。そうした症例は若年齢層にみられる。

　④**ウェルニッケ失語**：回復が「悪い」「ややよい」「よい」の3段階にばらついている。高年齢者の予後は不良である。

　⑤**全失語**：ほとんど予後が「悪い」のカテゴリーに含まれ，少数の例を除いては回復が限定されている。

　以上のように，失名詞失語，伝導失語の予後はよく，もっとも予後不良群は全失語であり，ブローカ失語，ウェルニッケ失語はそれらの中間に位置する。また，Kerteszは回復の経過は最初の障害の程度に応じて，各々の群でほぼ同じようであるとしている。このまとめは臨床経験からもうなづけるものである。福迫と物井（1984a, b）も予後良好群として失名詞失語と伝導失語をあげ，ブローカ失語とウェルニッケ失語はその到達レベルが広範囲にばらつくとしている。ウェルニッケ失語はブローカ失語に比較すると全般に発症時年齢が高く，これは予後にとってマイナスの因子になると予測される。脳組織の回復力の問題はもちろんだが，その他に年齢が進めば言語治療に対するモチベーションの面でも，課題に集中する体力の面でも，壮年の患者に比べれば不利になるだろう。また，そうした効果は，失語症が重度になればさらに大きくなると推測される。重度ウェルニッケ失語の患者は全般にコミュニケーションにおける言語的・非言語的文脈を適切に利用する能力が低いと推測され，その結果いつまでも意思疎通が悪い印象も加わってくると思われる。

　そのほか，古典的な失語タイプの回復については，回復に伴って失語型が移行するという考え方がある（BensonとArdila，1996）。すなわち失語症が回復した最終のタイプとして，喚語困難を残すだけの失名詞失語が考えられており，例えば，ウェルニッケ失語が改善すると，失名詞失語にいたるタイプと，伝導失語にいたるタイプがあるといったように失語型が移行するという考え方である。

6 非言語的高次機能障害の合併

　Helm-Estabrooks（2002）は，失語症の治療結果に影響する重要な要因として，非言語的な認知能力の障害をあげている。その他，予後に影響する要因として，さまざまな研究によって記憶，非言語的な推理能力，注意能力，学習能力などがあげられている。

　WAB失語症検査（1982）では，失語症の言語検査に必須ではないとしながらも構成行為や視空間行為に関する課題として積木問題，描画，レーヴン色彩マトリックス検査（RCPM：Raven's Coloured Progressive Matrices）などが準備されている。RCPMはRavenによって非言語的な知能テストとして作成された検査である。

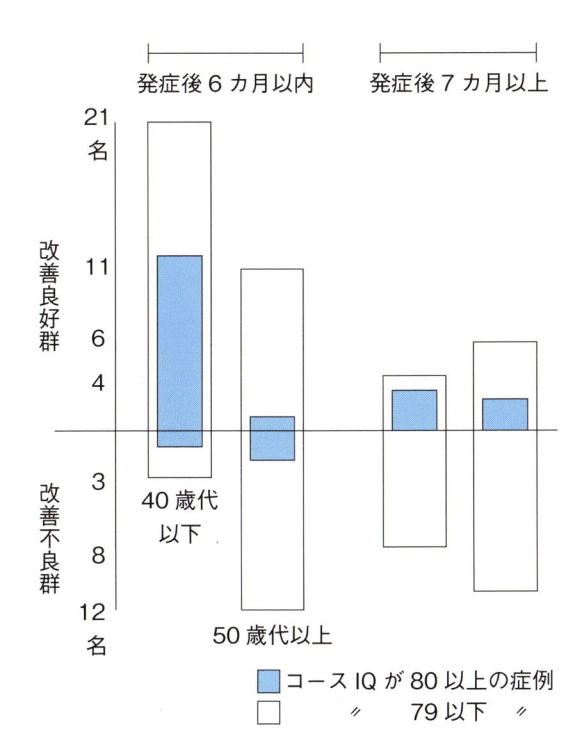

図 8-3 非言語的能力と失語症の改善との関係

研究史上，RCPM も含めてさまざまな非言語テストを使い，失語症者の非言語的「知能」の観点からの検討が行われてきた。今日では「知能」という観点はなくなり，RCPM，RPM（Raven's Standard Progressive Matrices：成人用のレーヴン標準マトリックス検査），コース立方体組み合わせテスト，描画など一連の非言語テストに含まれる主な因子は「視空間の認知・構成能力」として認められている。

Kertesz（1979）は，失語重症度自体が RCPM の成績を決定する有力な因子とは考えられない（すなわち，2 つの能力の間に相関はない）としながらも，左半球の言語野は非言語課題の遂行に重要な役割を演じているとも述べている。また理解力が低い失語症者は RCPM でも成績が低いことから，「非言語的知能」の一般因子は理解の因子と同じではないが，両因子は同時に障害されることが多いと述べている。

筆者らはかつてコース立方体組み合わせテストを用いて，失語症者 33 名の言語治療前のそのテスト成績と言語改善の程度の関係を調べたことがあるが，図 8-3 はその結果をまとめたものである。コース立方体組み合わせテストの成績は IQ に変換し，それが 80 以上の群（色付きの部分）と 79 以下の群（色なしの部分）の 2 群に分け，さらに発症後経過月数と年齢の 2 つの要因を加えて，合計 4 つの要因の関係を調べた。

まず目立つのは発症後 6 カ月以内で 40 歳代以下の，つまり発症後比較的早く，年齢も若い群では言語の改善も良く，コース立方体組み合わせテストの IQ も高いことである。一方，患者全体で IQ が 80 以上の人数分布をみると，図 8-3 上方の改善良好群の方に全体の 85％が集中しており，改善不良群に含まれるのはわずか 15％であった。また，図の上半分に描かれた改善良好群全体でみると，IQ80 以上の者が占める割合は 45％であったが，不良群全体では 10％弱となっている。図 8-3 から，言語改善の良・不良と非言語的な能力とは必ずしも並行はしないが，逆に非言語的知能が高い場合には良い改善を示す者が多い傾向があると考えてよいのではないかと思われた。もちろん非言語機能が良い者はすべて言語改善が良いわけではないことは図 8-3 にみられる通りであるが，臨床印象でも，重度の失語症があっても非言語的知能テスト成績の良い者は，日常的な場面でもどこかしっかりした感じがする人が多いようである。それはおそらく日常的な場面では非言語的な推理・判断を求められることが多く，非言語的知能テストが良好な者はそうした能力が優れているためではないかと考えている。

7 精神・心理的問題，健康状態

脳卒中後，精神・心理的症状を合併したり，急性期を過ぎても全身的な健康が保たれていない失語症者の場合，予後は不良と考えられる。

❶ 精神・心理的問題

脳卒中という極限状態におかれて神経症的な不安，焦燥感や抑うつ症状を示す患者はかなり存在する。情動失禁は失語症に限らず脳損傷者にしばしばみられる症状であるが，訓練中に破局反応を示す失語症者がいる。しかし，そうした例はむしろ少数である。

患者は心の暗いトンネルを抜け出さないと言語治療に対するモチベーションは低く，訓練に身が入らないし，中には訓練を受け付けない患者もいる。

❷ 認知症

脳卒中後，失語症もあるが認知症の方が前景に出ている患者や，あるいはその逆の関係の症状を示す患者に出会うことがある。認知症や明確に認知症と呼ぶほどではないが全般的に精神機能の低下を感じさせる症状を合併した場合，良好な改善は期待できない（第3章の「認知症のコミュニケーション障害」，123頁参照）。

❸ 健康状態

重度の失語症があり，熱発を繰り返すなどして全身的な健康状態が安定しない患者の予後は芳しくない場合が多い。こうした患者は治療できる回数が少ない上に宿題もほとんどできず，訓練の効果が蓄積されないようである。

2 患者の個人的因子

❶ 年　齢

発症時年齢と失語症の改善について，研究者間の意見は必ずしも一致していない。年齢要因を失語症の予後推測の指標としてかなり重視する研究者がいる一方で，この効果は非常に小さいとする者あるいは否定する研究者もいる。年齢の効果について研究者間で結果が一致しないのには，分析の対象とした患者の失語重症度のばらつきが関連するのではないかと考えられている。高齢になると重度失語の出現率が高くなる傾向がいわれており，また，すでに述べたように重度失語の予後はより軽度な者に比べて不良なケースが多いからである。文献の趨勢からは，高齢者より若・中年齢層の方が改善が良いと考える研究者が多い（例えば，佐野，1999）。

筆者らの資料では，表8-3の結果が得られた。改善の程度が異なる3群のうち，30歳代以下と40歳代の2群では，改善良好群で出現率が高く，改善不良群の出現は低くなっている。50歳代と60歳代以上の2群ではちょうど30歳代以下と40歳代の2群と逆の人数分布を示し，改善良好群が少なく，改善不良群で多くなっているのがわかる。この結果から，年齢が若いと良好な改善を示す人が多く，高齢になると良好に改善する人数が減り，逆に改善が不良な患者が増加する傾向があることがいえるだろう。なお，ある程度の改善を示す群（改善群）はどの年齢層でもほぼ同等にみられ，いずれの年代でも45%前後と比較的高率に出現している。この結果は，著明には改善しないが，なんらかの改善を示す失語患者が多いという臨床的印象を裏打ちしていると思われる。

失語症の改善に及ぼす年齢の効果を説明する仮説として以下の問題が考えられている。

①脳卒中の好発部位が加齢に伴ってより後方に

なる．特に脳梗塞の場合，高齢になるにしたがって中大脳動脈のより後方領域で梗塞を起こす傾向がある．そのため，言語システムにとって重要な後言語野を損傷し，予後不良のウェルニッケ失語などを引き起こすことになる．

②大脳での言語機能の組織化は加齢に伴って連続的に進むので，脳の同じ部位の損傷でも年齢によって効果が異なる．

③加齢に伴って脳機能が全般的に変化する．すなわち，加齢に伴って記憶力の減退や前頭葉の萎縮が起こりやすく，こうした認知機能の障害が加わった失語症を引き起こすために予後が不良となる．

これらの仮説は，高齢者でウェルニッケ失語の出現率が高い点についての説明としても使用されている．

2 利き手

失語症の予後に関連する要因として，患者の利き手が問題になるのは，それが大脳における言語機能の側性化の様相を推測する手がかりになると考えられるためである．左利きや両手利きなど非右利きの失語症は，改善が良いといわれる．また，患者自身は右利きでも家族や血縁の中に非右利き者がいる場合にも，こうした家族性の素因がない純粋な右利き患者よりも失語症の予後が良い

という報告も行われている．

非右利きは大脳における言語機能の局在が両半球にわたる（両側優位）ために，それが左半球に強固に側性化している右利きの者より，どちらの半球が損傷を受けてもダメージが少なく，その結果，発症初期は重度でも回復が良いと考えられている．しかし，同じ非右利きでも言語にかかわる各半球の重要性は人によってかなり違いがあると考えられる．例えば，右利き者に近いパターンで左半球がより優位な者，逆に右半球がより優位な者，両半球とも同程度の比重を担う者などが考えられるが，最初のタイプはおそらく右利き左半球損傷の失語症の予後に類似した特徴を示し，後の2つのタイプは失語症の特徴も予後も最初のタイプとはかなり異なってくるだろうと推測される．非右利き失語の問題は第1章の「右利き交叉性失語・非右利き失語」（64頁）を参照されたい．

一方，非右利きの予後良好を否定する研究もある．例えばBorodら（1990）による19名の左利きの予後を長期にわたって調べた研究では，特に目立った良好な改善はなかったという．

3 性　差

大脳での言語機能の組織化には男女差があり，失語症の出現率や予後にも性差が出てくるとする主張がある．女性では失語症の出現率が低く，ま

表8-3　発症時年齢と改善量

発症時年齢	改善良好群 （52名）	改善群 （94名）	改善不良群 （54名）	計
	名　　％	名　　％	名　　％	名　　％
30歳代以下	12（42.9）	13（46.4）	3（10.7）	28（100）
40歳代	20（37.7）	26（49.1）	7（13.2）	53
50歳代	10（16.7）	29（48.3）	21（35.0）	60
60歳代以上	10（17.0）	26（44.0）	23（39.0）	59

た重症者が少ない傾向があるといわれるが、その説明として、男性の場合は強固に左半球が言語機能を司るが、女性は両側優位の傾向があるという仮説が用いられている（例えばMcGlone, 1980）。しかしこの仮説の通りであるとするならば、両側優位である女性では右半球損傷で失語になる分だけ出現率が高くなるのではないかという反論がある。

失語症の回復に影響する性差の要因を否定する研究も多い（例えばKertesz, 1979）のだが、これを肯定する結果も根強く残っている。言語様式別の改善を調べた結果では、口頭表出面で女性の方が回復が良かったとするもの、聴覚的理解で女性の方が良好だったとする研究などがあるが、もちろんこれらを否定する研究もある。

筆者らもかつて男性186名、女性61名の失語症者について性差を調べたことがある。この2群は発症後経過月数や年齢に差がなく、教育年限ではむしろ女性の方がやや劣っていた。結果は、まず患者を重症度によって分けないで男性と女性のそれぞれ全群の言語成績を比べると、男性群は女性群に有意に劣っていた。次に、言語成績から重症度を3群に分けて性差を調べると、軽度群ではむしろ男性の方が優れ、中等度群では性差がなかった。ところが重度群になると男性群の方が有意に劣っていた。この調査では男性群と女性群の人数が大きく異なるので、上記の結果を単純に解釈することはできない。しかし、少なくとも重度群の結果については、脳卒中が女性に少ないことを考慮しても、全失語ほどの最重度失語の出現は女性では少ないという臨床印象と一致している。

BensonとArdila（1996）は、利き手や性差の要因は多くの患者を対象として群にまとめた場合には有意な変数であるが、1人ひとりの患者をみると、これらの要因の効果は限定的であるだろうと述べている。失語症の回復には多くの要因が関与しており、筆者が得た男・女2群の成績の違いが、性差によると断言できないのは明らかである。

4 教育レベル

病前の教育レベルが高く知的能力が高い方が失語症の予後が良いという主張があるが、それは必ずしも認められていない。筆者らの200例についての分析でも、教育年限の長短の効果はみられなかった。問題は教育レベルや病前の知的レベルそのものが効果を示すのではなく、それらが高かった患者は病前から書字言語（読み書き）になじんでおり、言語治療でこれらの言語様式を取り入れても抵抗がないだろうから、多種類の治療手段が利用できること、またいわゆる勉強することに慣れていることの効果などが考えられるのではないだろうか。

STは治療効果を高めるために、可能であればセッション終了ごとに宿題を出すが、これらはほとんど書字言語に頼ったものである。そして臨床的印象では、慢性期の患者の場合、宿題にもしっかりとついてきてくれ、学習する態度ができている患者の中に獲得するものが大きい人が多いように思われる。

5 性格傾向・心理的適応能力

患者が脳卒中や失語症という極限状態に対抗し、それらに適応していく能力には、病前からの性格傾向が大いに影響すると思われる。筆者は、初回面接で暗い無表情な顔をしていた50歳代の大学教師や、回復をあせり過度に勉強をしながら「なかなかよくならない」と、治療のたびになげいていた60歳代の男性を想い出すことができる。しかし、性格傾向や心理的適応能力が改善に及ぼす影響についての研究は未開発である。

6 家庭的・社会的環境

　この問題は言語機能に対する治療効果に影響する要因としてよりも，実用コミュニケーション場面での患者の能力に影響する要因としての効果の方が大きいといってよい。そして，これらの要因は第11章で詳述されるので参照されたい。

　これらの要因は病前からの患者の個人因子というよりは，患者が脳卒中や失語症を引き起こしたことによって，再編成された家庭的，社会的環境因子である。

3　言語治療の因子

1 言語治療の頻度

　言語治療の回数について単一の効果を出すのはかなり困難である。なぜなら，STは患者の治療回数を決定する時に，表8-1の1や2に列挙した改善にかかわるさまざまな要因を勘案して，改善が見込まれる因子を多くもっている者に，強力に治療を行う傾向があるからである。

　筆者らも患者の失語重症度，年齢，発症後経過月数，2回目検査までの治療期間の4つの因子をできるだけマッチさせて，月間の治療回数が高頻度（平均17.2～41.9回）の群と低頻度（平均7.0～12.7回）の群について各々15名を対象にして選び出し，言語成績の改善量を調べたが，有意な差は得られなかった。この結果からいうと，治療回数を多くすることは失語症の改善に有効ではないかのごとくであるが，そのように結論するのは早計である。なぜなら，まず，多数の要因が関連してくる言語改善の調査対象としては患者群が15名ずつと少ないのが致命的であった。そこで年齢条件の統制をゆるめて，日常臨床で出現率が高いブローカ失語だけを対象とし，その中〜軽度者36名に限って調べると，高頻度群は2回目検査での成績の改善が有意に良好であった。

　以上の結果から，どのような条件の患者でも治療回数を多くすれば，改善が良くなるものではないことがわかると同時に，治療回数が多い方が改善が良い患者群が存在することも明らかになった。

　一方，Whitworthら（2005）は，我々は一般に充分な時間をかけた治療によって有意な改善を期待するが，治療研究をみると，ある者は比較的少ない治療時間によって，目標特定的な改善を得ていると述べている。すなわち，失語症の良好な改善を得るには，やみくもに治療に時間をかけるのではなく，個々の患者の症状の正確な把握，適切な目標設定，適切な治療技法の選択などの重要性を主張した発言と思われる。

　高頻度治療の効果が期待できないのは，自然回復期を経ても全失語のような，最重度の失語が残存する例があげられるだろう。

2 言語様式による改善の難易度

　聴く・読む・話す・書くの言語様式によって改善の難易度が異なるといわれている。まず自然回復について回復しやすい言語面とそうでない言語面の研究結果をみると，理解面が表出面より回復しやすいとする点で一致している。この傾向は失語タイプや重症度にかかわりがなく，それぞれの群の能力レベルでみられてる（Prinsら，1978；Mazzoniら，1992）。Whitworthら（2005）も，

```
―――― 1回目  ⎫
------ 2回目  ⎬ の平均正答個数
```

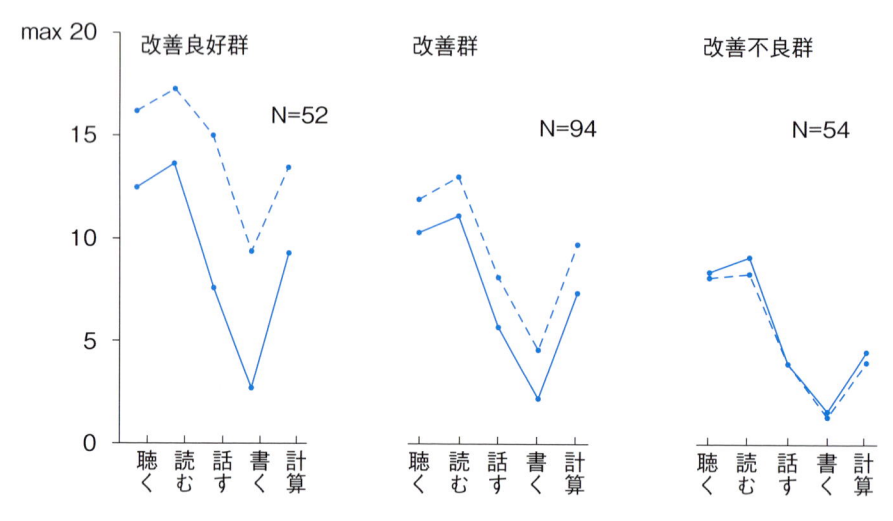

図 8-4 改善度別 3 群の成績の変化

理解障害に対する治療研究が少ないのは，慢性期の失語症者では理解面の重度障害が残存する例が少ないからだとしている。さらに理解面でも特に聴覚的理解は，ほかの言語面より改善するという研究がある（Basso, 1992）。その研究では非治療失語群の成績の改善をみると，口頭表出，読みの理解，自発書字の改善量はお互いに有意に相関していたが，聴覚的理解は，これらの言語様式と相関がなく，しかも良い改善を示していた。

そこで，言語治療を行えば，理解の方が表出よりも改善しやすいというパターンが変わるだろうかという疑問が湧くが，言語治療効果はこうしたパターンは変えずに，改善量を大きくすると考えられている。しかし，これは失語症者全般についての傾向であって，例えばウェルニッケ失語の場合，強力に聴覚的理解の治療を行っても，そう簡単には理解が改善しないのは臨床の場にいる ST はよく知っている。

図 8-4 は筆者らが治療を実施した，失語症者 200 名の改善量の異なる 3 群についての言語様式別の変化である。理解面（聴く・読む）は 3 群とも治療前から成績が高い。しかし理解面のうち特に聴覚的理解の改善が優れているという傾向はみられない。また，3 群とも聴く，読む，話す，書く，計算の 5 側面が 1 回目と 2 回目で同じパターンで改善しているのがわかる。以上の結果は検査成績の改善パターンであって，言語様式間の難易度や，その改善の難易が本当に比較できるのかという疑問は別次元の問題としたい。

3 言語治療技法の適切性

失語症者の言語機能を最大限に回復させる，あるいはその障害を代償して再び病前に近いコミュニケーション能力を獲得するために，ST が行う治療技法の選択・実施は ST 業務の中心をなす問題である。

言語治療プログラムの決定は，表 8-1 に列挙したような実に多数の要因を考慮して行われなければならない。しかしここで心しなければならないのは，表に列挙した予後関連要因の効果についての説明は，先にも述べた通り，失語症を群としてみた場合の一般的傾向であるという点である。

日常臨床でSTが対峙するのは，1人ひとりの失語症をもつ"人"である。群としてみた場合の傾向に沿う人もいれば，それからはずれる人もいるだろう。STはその1人ひとりにもっとも適切な治療プログラムを立てる必要がある。こうした観点から，近年では単一事例や少人数グループによる治療研究が盛んである。

4 言語治療実施の形態

　言語治療の実施は，リハビリテーション病院などでは，STと失語症者が1対1で行う個別治療にグループ治療を加えたかたちが主流であった。近年では機器を用いたAAC（Augmentative and Alternative Communication；拡大・代替コミュニケーション）訓練も盛んである。また，外来などではSTの指示に従って行う自宅での宿題を中心とした訓練（家族やボランティアの援助が必要かもしれない），インターネットや電話を利用した訓練方法などもある。これらの訓練法の適・不適は患者がもつ条件によって異なるものであり，STが責任をもって決定する事項である。

　治療形態の違いによる言語治療効果を検討した研究は少ないが，個別治療とグループ治療の効果の違いについて大がかりな調査を行った研究がある（Wertzら，1981）。治療開始12カ月後の結果は，どちらの治療群ともに言語能力が有意に改善し，個別治療かグループ治療かの効果の差はほとんどで見出せなかった。この結果について研究者たちは，自然回復がみられる発症後3〜6カ月を過ぎても両群ともに改善がみられたことから，個別治療もグループ治療も失語症の改善とって有効な方法であると述べている。この結果は多人数の群の傾向としてみられたものであるが，失語症の改善に果たす言語治療の効果とは何かを改めて考えさせるデータである。

5 言語治療者の質

　言語治療の形態がさまざまであるように，失語症の言語治療効果は専門職としてのSTが行うのと，訓練されたボランティアが行うのとで差があるかという問題がある。その点に関連してWertzら（1986）の有名な研究がある。発症後0.5〜6カ月の比較的早い時期の患者を対象に，第1群には週8〜10時間を3カ月間，STが施設で個別治療を行い，第2群にはSTが準備した教材を使って，言語治療のために訓練された家族や友人が，患者の自宅で第1群と同じ時間だけ，個人的に治療を行った。このように，第1群と第2群は異なった治療者によって3カ月間の個別治療を受けた後再検査を受け，次の3カ月間は何も行われず改善の程度だけが調べられている。第3群は上の2つの群が治療を受けている3カ月間は施設で何の治療も行わず，その後の3カ月間，第1，2群と同じ時間だけSTによる治療が行われている。

　このようにして，はじめの3カ月間が終了した時点の結果は，STが治療した第1群は，その期間何の治療も受けなかった第3群より有意に改善したが，家庭で治療を受けた第2群は，第1群とも第3群とも有意差にならず中間の成績であった。次の3カ月間後の成績の比較では，この3つの群間の成績に差がなくなっていた。第1，2群はこの期間は治療を受けておらず，第3群は初めて治療を受けている。以上の結果から何がいえるであろうか。Wertzらは，①言語治療を受けた患者は治療しない患者より改善する，②治療開始はある程度遅れても改善の程度に影響しない，という結果のほかに，③訓練されたボランティアによる家庭での治療の効果をあげている。そして，Wertzらはボランティアを訓練する方法を明確にし，STの指示によって彼らが担当する患者への訓練内容，期間，頻度を適切にすれば，家庭で

の訓練はSTによる治療の代用として有効であるとしている。また著者らはボランティアによる訓練がSTによる治療効果を超えるものではないともしているが，地域リハビリテーションを考える場合，これらの主張は示唆に富んでいる。

引用文献

Basso A：Prognostic factors in Aphasia. Aphasiology 6：337-348, 1992.

Benson DF, Ardila A：Aphasia：a clinical perspective, Oxford Univ. Press, 1996.

Borod JC, et al：Long-term language recovery in left-handed aphasic patients. Aphasiology 4：561-572, 1990.

Culton GL：Spontaneous recovery from aphasia. J. Speech Hear. Research 12：825-832, 1969.

福迫陽子，物井寿子：失語症患者の言語訓練経過（1）：タイプ及び年齢による差異について．音声言語医学 25：295-307, 1984a.

福迫陽子，物井寿子：失語症患者の言語訓練経過（2）：症状変化がプラトーに到達した症例について．音声言語医学 25：308-320, 1984b.

Helm-Estabrooks N：Cognition and aphasia：a discussion and a study. J. Communication Disorders 35：171-186, 2002.

岩村吉晃：高次脳機能回復の生理学的メカニズム（鹿島晴雄，他・編：よくわかる失語症セラピーと認知リハビリテーション）．永井書店，pp40-47, 2008.

Kertesz A：Aphasia and Associated Disorders：Taxonomy, Localization, and Recovery. Grune & Stratton, New York, 1979（横山　巌，河内十郎・監訳：失語症と関連障害−基礎・数量分類・病巣局在・回復過程．医学書院，1982）．

Kertesz A：WAB失語症検査：The Wesrtern Aphasia Battery. Grune & Stratton, New York, 1982.

Kertesz A：Rocovery from aphasia. In FC Rose（Ed.）．Advances in Neurology, vol.42：Progress in Aphasiology. Raven Press, New York, 1984.

Kertesz A, McCabe P：Recovery patterns and prognosis in aphasia. Brain　100：1-18, 1977.

Mazzoni M, et al：Spontaneous evolution of aphasia after ischaemic stroke. Aphasiology 6：387-396, 1992.

McGlone J：Sex differences in human brain asymmetry：A critical survey. The Behavioral and Brain Sciences 5：215-264, 1980

三村　將：神経機能画像からみた失語症の回復（藤田郁代，立石雅子・編：失語症学）．医学書院，pp218-226, 2009.

Prins RS, et al：Spontaneous speech versus language comprehension. Brain & lang 6：192-211, 1978.

SALA失語症検査─Sophia Analysis of Language in Aphasia：上智大学SALAプロジェクトチーム企画．藤林真理子，他・著．エスコアール，2004.

佐野洋子：失語症の経過と予後（濱中淑彦・監修：失語症臨床ハンドブック）．金剛出版，pp547-559, 1999.

佐藤ひとみ：臨床失語症学−言語聴覚士のための理論と実践．医学書院，p84, 2001.

武田克彦：言語機能の回復・修復のメカニズムと今後の展望（笹沼澄子，他・編：言語コミュニケーション障害の新しい視点と介入理論）医学書院，pp239-253, 2005.

竹内愛子，他：失語症の改善について：改善に影響する要因の検討．神奈川県総合リハビリテーションセンター紀要　2：47-68, 1975.

Wallesch C-W, et al：Acute aphasia：Patterns and prognosis. Aphasiology 6：373-382, 1992.

Wertz RT, et al：Veterans administration cooperative study on aphasia：A comparison of individual and group treatment. J. Speech Hear. research　24：580-594, 1981.

Wertz RT, et al：Comparison of clinic, home, and deferred language treatment for Aphasia：A Veterans administration cooperative study. Arch. Neurol 43：653-658, 1986.

Whitworth A, et al：A Cognitive Neuropsychological Approach to Assessment and Intervention in Aphasia：A clinician's guide. Psychology Press, Hove, 2005.

第9章
失語症の治療法：
理論的枠組と
患者の援助

それぞれの失語症言語治療法は，その提案者が明確な理論的枠組みを持っているかどうかは別にしても，失語症の特徴や性質，またそれらを改善するための治療技法の根拠となるメカニズムについての推論を持っている。そして，言語病理学の専門家たちが失語症の言語治療を担当するようになって半世紀以上が経過する歴史の中で，失語症言語治療の理論的枠組みは徐々に精緻化されつつある。

1　失語症言語治療法の異なる考え方

それぞれの治療法の基底にある言語改善についての推論や考え方は，大まかに以下のカテゴリーに分けることができる。

再活性化：失語症では，言語処理システムが完全に崩壊・消失しているのではなく機能が抑制されている。すなわち，情報処理要素へのアクセスに問題がある状態という仮説に立っている。したがって治療ストラテジーは，抑制された機能を再活性化しようとする手続きを用いる。例として刺激促通法，遮断除去法などがあげられる。

機能再編成：失語症によって障害された，あるいは消失した言語処理システムは，通常の直接刺激では回復しないという仮説が基底にある。そこで治療ストラテジーは，正常な言語獲得とは異なった，非通常的な手段を利用して，機能を再構築しようとする手続きをとる。例としてLuriaの機能再編成法が挙げられる。

再学習：失語症によって障害された言語機能は学習理論を背景とした訓練で再学習できると考える。例としてプログラム学習があげられる。

代償的方法：この方法は障害された機能の消失を仮定している。方法として，障害された言語機能の回復を目指す治療を行うのではなく，保たれている言語機能でコミュニケーションを最大にする治療を行う。あるいは言語以外の補助手段の使用を促す訓練を行う。この代償的方法は，失語症が重い患者の実用的コミュニケーション能力の改善を目指す場合，欠かせない治療方法となっている。

以上，治療法を大まかに分類したが，実際の臨床を進めるにあたってSTは特定の理論にこだわらず，患者の症状に応じて，あるいは1人の患者でも時間的経過による症状の変化に応じて，臨機応変に最も適当と思った治療法を取捨選択したり併用したりして利用している。

なお，本章では治療計画の立案や治療効果の測定法などの問題は対象外とした。それらについては竹内・編『失語症臨床ガイド』（協同医書出版社，2003）や他書を参照されたい。

2　言語機能の改善を目指す方法

本項では，言語様式別の治療に関わる方法には言及しない。ここで検討の対象とするのは，前項の1で失語症治療の考え方をカテゴリーに分類したが，それらの方法に関わる問題である。

1 臨床における認知神経心理学的な方法

　失語症の特徴や性質あるいは障害型について，健常者の言語情報処理システムのモデルを用いて説明する認知神経心理学的な考え方については，第1章4「認知神経心理学的アプローチ」（41頁）において述べた。ここではそれらを補足するものとして，認知神経心理学の立場に立つ研究グループが，その理論を具体的な失語症臨床につなぐためにどのような意見や方法を提供しているかを検討する。参考にしたのは，Whitworthら（2005）を中心に，Basso（1989），Byngら（1996），藤田（2009），Helm-Estabrooks（2002），HowardとHatfield（1987），Lesser（1993，1995），SALA（2004），佐藤（2001）である。

❶ 目標特定的セラピー（targeted therapy）の実施

　認知神経心理学的アプローチでは，失語症治療の根拠として，言語情報処理システムのどこに問題があるかという，障害の基底にあるメカニズムについて仮説を持っているから，特定の言語機能を改善させるという目標を特定化した治療が実施できる。そして治療終了後の結果の測定では治療効果が期待された，まさにその課題や項目に改善がみられるはずであるという。

　しかし，実際の治療結果はそれほど単純でも明確なものでもないことは，我々は日々の言語臨床で経験しているところである。Whitworthら自身，治療効果が得られた場合でさえ，その効果は障害とその治療についての推定された仮説によって本当に得られたものかどうかは常にクリアではないとも述べている。目標特定的なセラピーでは，治療効果の般化は期待されていないし，またそれが出現した場合，期待されるような説明はなされていない。この般化を期待しない考え方は，般化を最大限にしようと試みる刺激・促通法と対極をなしている。

❷ 他の治療アプローチの併用の勧め

　認知神経心理学に基づいた言語治療の最終目標は，失語症者が日常生活で行うコミュニケーション技能の改善にあるとする。このように，後の項で検討される実用コミュニケーション能力の改善を目指す治療研究者たちの主張と同じ目標を掲げている。しかしその最終目標を達成する過程で，まず言語機能障害そのものを改善するために，認知神経心理学に基づいて，言語処理システムに直接的に働きかけるアプローチが要求されるという。なぜなら言語治療を行うためには，まず言語機能障害の正確な評価・診断が必要となり，そしてその手段として認知神経心理学的な考え方が有効であるからとしている。このように認知神経心理学的なアプローチを失語症治療の基礎的部分に位置づけ，具体的な言語臨床では他のさまざまな治療技法から，個々の患者に有効な治療技法の併用を勧めている。

❸ 固有の治療技法は主張しない

　SALA（2004）は，認知神経心理学に基づいた評価は「合理的かつ効果的な治療にとって不可欠な基礎」（p.29）を提供すると述べている。しかし，得られた評価結果がどのように合理的かつ効果的な具体的治療に結びつくのかは，例示がないので不明である。

　一般に，認知神経心理学的アプローチでは失語症の多様性が主張され，表面上で類似の症状が基底的には異なったさまざまな障害のされ方によって出現するので，表面的な症状分析では治療計画を立てるための資料としては不十分である。そこで明確な目標を持った治療を可能にするために，評価は残存する処理能力と共に障害された処理能力を明らかにするのに，十分に詳細なデータが得られるものでなければならないと主張している（具体的な検査内容はSALAを参照されたい）。

また，その結果に基づいて展開される実際の治療は伝統的な方法や技術と大きくは異ならないといっている。

このように，失語症に対する認知神経心理学的な治療アプローチでは評価の重要性が強調されている。Whitworth ら（2005）は，失語症臨床に認知神経心理学的アプローチを適用する場合，ST は，①評価結果に基づいて，言語成績が崩壊する理由を同定しなければならない。②治療過程で特定の課題で成績が変化した場合，その理由を明確化しなければならない，と評価と治療過程について理論的明確化の重要性を主張している。以上の主張について Whitworth らは，半世紀前に Schuell ら（1964）が，ST は言語臨床において「なぜその治療を行うのかという質問に明確に答えられなければならない」といった主張を甦らせる内容である点も指摘している。また，認知神経心理学に基づく治療技法は今までのものと変わらないとしながらも，伝統的な治療法との違いは基底にある障害についての理論的理解に基づいて，目標特定的なセラピーを提供し得ることを強調している。

2 刺激・促通法

❶ 刺激・促通法のカテゴリー

Kreindler と Fradis（1968）は，失語症治療に使用する促通法をその質的特徴から，間接的促通と直接的促通の2つのカテゴリーに分けて，以下のように説明している。

(1) 間接的促通

Kreindler らはこの促通法による治療時のヒントの与え方の例として，感情的調子を加えて刺激を与える，その語が使われる具体的な状況を与える，その語が関連する歌や決まり文句を与える，などをあげている。こうした促通要因は，実現されるべき言語行動（例えば呼称）には直接的には働きかけてない。しかし，目標とする言語行動を促通するにいたると推測される，何らかの要因に働きかける方法であるとしている。

(2) 直接的促通

これは，実現すべき言語行動に直接的に働きかけることによって正反応が得られるとする方法である。

また，直接的促通には同時的促通（例えば ST の構音動作を見ながら，患者も同時にその動作を行う）と継時的促通がある。この後者が遮断除去（deblocking）法である。この方法については後述する。

Schuell ら（1964）や Wepman（1951, 1953, 1972）に代表される刺激法は促通法に含まれる方法であるが，Kreindler らの主張に照らしてみると，広範囲な「意味」に働きかけようとする手法であることから，彼らの言う間接的促通に近い面を持っていると思われる。

いずれにせよ，刺激・促通法はそれぞれの研究者の考え方，方法に違いがあるが，大きくまとめてみると，般化重視の治療法といってよいのではないだろうか。刺激法は適切な刺激によって言語処理ネットワークの広範な活性化をもくろんでいる。しかし，遮断除去法は Schuell や Wepman の刺激法とは異なって遮断除去に参加した言語様式間のいわば様式限定的な般化が想定されている。

❷ Schuell の刺激法

刺激法（stimulation approach）は Wepman（1951）によって提唱され，Schuell ら（1964）によって発展・拡充された治療法であり，わが国においても古くから失語症臨床に取り入れられてきた。Wepman（1953）は，失語症回復に関わる

表9-1 Schuellの言語治療原則（竹内，2003）

強力な聴覚刺激の使用	この原則はSchuellの刺激法の根幹をなす考え方である。しかし，聴覚刺激単独で刺激として不十分な場合は他様式（視覚－特に文学，触覚など）の刺激も併用する。
適切な刺激の使用	患者の症状に合わせて刺激条件がコントロールされなければならない。この場合「適切」とは正反応が引き出せるレベルの刺激とされている。しかし，最近は必ずしも正反応が引き出せなくとも，自己修正，不完全な正反応，あるいはヒントによる正答でも，患者が積極的になり，適切性が増大するレベルの刺激が与えられている（Duffy, 1981）。
感覚刺激の反復使用	1回提示だけでは効果のない聴覚刺激も，患者が反応する前にくり返し提示すると有効になる。
反応を生起させる刺激の使用	与えた刺激に患者が注意を集中し，適切に反応することによって言語系の活動回路全体が働きはじめ回復につながる。したがって生起した反応を参考に，刺激や反応方法の変更の必要性の有無を検討する。
強制や矯正を受けない反応の生起	引き出し得る反応の種類は患者の重症度によって異なるが，刺激が適切であれば正反応が生じるであろうから，患者が誤った場合は，それを矯正するよりも適切な刺激を工夫することが重要である。
最大限の反応の生起	適切な刺激によって言語過程の活動を促し，最大限の正反応を得るようにする。そのために，残存する言語様式を用いて多くの言語様式の促通をはかるのが，妥当な方法であるとしている。

重要な因子として動機づけ（motivation），刺激（stimulation），促通（facilitation）をあげ，これらの3要因が相互作用的に働きながら回復が進むとしている。また患者の動機づけが高い言語領域を対象に，動機づけの高い材料を用いて，患者の言語システムを刺激することによって，そのシステムの再統合が促通されると述べている。

Schuellの失語症言語治療についての基本的な主張を表9-1に示した。これらの主張の背景にはSchuellの失語症の把握の仕方があるわけだが，いわゆる言語情報処理システムについて体系的な仮説は持っていない。

Schuellは，失語症の核となるのは全言語様式にわたる機能の減弱，とする単一次元的な考え方を持っていた。例えば，呼称における錯語と書称における錯書の類似性を調べた彼女の研究があるが，これはすべての言語様式に共通する機能の減弱を説明しようとした研究である。今日の認知神経心理学的な言語処理システムの考え方は，それぞれの言語機能はバラバラに障害される可能性があるとする立場であり，Schuellの考え方はまさに対極にある仮説である。

そして，Schuellは失語症の核となる言語障害の患者間の違いは重症度だけであって，さまざまな失語タイプが出現するのは，非言語的な機能，例えば聴覚，視覚，ディサースリア（dysarthria），発語失行などの合併の有無によるとしている。Schuellのこうした主張の基底には，神経科学の進歩の時代的背景がある。すなわち，大脳皮質に言語・非言語のさまざまな機能を局在させる古典論の考え方とは異なって，皮質性の言語野の重要性を認めながら，皮質性の機能を統合するものとして皮質下組織の重要性を主張する考え方があり（PenfieldとRoberts, 1959），Schuellの主張もその考え方に沿ったものと思われる。

表9-1から，Schuellらの主張についていくつか追記したい。まず，「強力な聴覚刺激の使用」にみられる通り，Schuellは聴覚刺激を強調している。これは，言語獲得過程おける聴覚入力の重要性から，言語機構をコントロールする中心に聴

覚系をおいた治療仮説である。この聴覚系重視の考え方に対して，HowardとHatfield（1987）は，その根拠の不明瞭さを指摘し，Schuellが重視した「聴覚的理解」の重要性は支持されないとしている。

「感覚刺激の反復使用」の主張を裏づける例として，古典的失語型の重度ブローカ失語に対応すると思われる特徴を持つ患者（感覚運動性失語）の発語治療について，無理に発語させる治療を行うのでなく，STはその語を繰り返し言い，患者はそれを聴きそのことばを考える，といった過程を繰り返すことによって，ことばが容易に出てくるようになるまで，発語を求めない方法を勧めている。この方法は5番目の「強制や矯正を受けない反応の生起」の項目とも関連しており，「強制よりも刺激を」の考え方に通じている。Schuellは個々の失語症者に適切・適量の刺激を与えることによって，言語処理システム全体が賦活化され回復がはじまると考えている。

Duffy（1981）はSchuellの刺激法を解説した論文で，先の表9-1に提示した治療原則のほかに臨床上有効として以下の項目を追加している。

反応の正確性についてのフィードバック：明らかに進歩している場合，患者にその進歩をフィードバックすると有効な場合が多い。

系統的で強力な働きかけ：患者のニーズや患者の持つさまざまな条件を考慮し，コントロールされた刺激を系統的にしかも強力に与える。

やさしくなじみ深い課題からの開始：このような課題は患者を言語治療になじませ，本格的に課題に取り組むためのウォーミングアップの時間を与える。

豊富な刺激の使用：失語症者の獲得速度ははかばかしいものではない。そこで材料を比較的豊富に用いることによって，少数の材料の繰り返しによって起こるフラストレーションを減少させることができる。

なじみのある材料や手続きから新しい材料や手続きへの発展：この過程を経ることによって患者は新しい課題に集中できるようになる。

刺激法の適応対象患者として，Schuellは全失語以外のすべての患者をあげている。今日では，刺激によって言語系が全体的に賦活される可能性が残っている自然治癒力のある患者や，慢性期の患者の場合には，この治療法は比較的やさしい課題を用いるので，治療の初期に有効といわれている。

❸ Wepmanによる思考重視の間接的刺激法

Wepmanは刺激法の創始者であり，動機づけ・刺激・促通，の3要因の相互作用によって言語システムの回復が進むとする仮説を立てた点は先項で述べた。その後20年ほど経ってから，Wepmanは刺激をどのように与えるべきかに議論をすすめている。伝統的な言語臨床ではSTが特定の刺激を提示し，患者はそれに対応して求められる反応を行うという方法がとられているが，こうした方法で獲得された言語能力（例えば物品の呼称能力）は失語症検査の成績は上昇させるかもしれないが，日常生活で自発的に使用できる言語に般化しないのではないかという疑問がある。この問題は筆者らSTが日々の臨床で痛感しているところであるが，彼はこの点に注目し，新しい議論を展開したのが思考中心の（thought centered）刺激法である。

Wepman（1972）は，思考過程を刺激することによって患者の「概念」化能力を強化し，そのことによってことばの「意味」面の能力が増大するので，自発的に使用できる言語も改善するという仮説のもとに新しい治療法を提案している。先に述べたSchuellの方法は適切な言語刺激によって言語系全体を賦活化し反応を回収するといった治療法であるのに対して，Wepmanの新しいアプローチは思考を中心として，Schuellのものよりさらに広範囲に間接的に言語系を刺激しようとするので，間接的刺激法あるいは思考刺激法と呼

ばれている。

治療の具体例として，Wepman は発症後3年経過し伝統的な刺激法では改善しなくなった症例にこの技法を用いた例を報告している。患者（元・弁護士）は病前の仕事で経験した訴訟事件の内容について，スタッフらが討議し合うのを，話に加わろうと努力せずに，ただし問題となっている法律上の内容を理解し考えながら，聞くことだけを求められた。このような訓練が毎日，2週間続けられた後，患者は以前より流暢に意味のある内容を自発的に話すようになったとしている。

以上が Wepman の間接的刺激法であるが，報告例からも推測される通り，この技法の曖昧性を否定することはできない。しかしその後，この方法についての議論の展開はなく治療技法としては未完成に終わっている。結局，この間接法が重視しているのは失語症治療における「意味」へのアプローチである。コミュニケーションは意味の伝達であり，治療の視点をここに据えることの重要性を主張したものと考えられる。

先に，「刺激法」は般化重視の治療法ではないかと述べた。般化を可能にする重要な言語要素はロゴジェンモデルでみると意味システムと考えられる。意味システムはモデルの中心にあり，多くの言語要素とアクセスルートを持っているからである。

刺激法は Wepman の思考重視の方法のみでなく，総体的にいって，意味重視→般化重視の治療法といえるのではないだろうか。

❹ 遮断除去法

遮断除去（deblocking）法とは，block（遮断）されている言語機能を解除するという意味であり，Weigl（1970, 1981）によって提唱された治療技法である。この技法は前述の刺激法とは異なって，むしろ促通（facilitation）に焦点をおいている。

失語症者の言語症状は，多くの場合，障害が重いモダリティー（言語様式。例えば呼称）と，障害が軽いモダリティーがあり，障害の重さは言語様式によって一様ではない。障害が重いのは，その言語様式に関わる機能が抑制されているためで，逆に障害がほとんどないモダリティーは，抑制がほとんどない状態と考えられている。

そこで抑制を解除するために，抑制されていない言語様式を**前刺激**として与えておいて，その後抑制された様式の課題を行うと，その遮断が除かれて正反応が得られやすくなるという実験結果に基づいてこの技法が提出された。

この技法には，単一の前刺激を用いる単純な方法と，前刺激をいくつか連鎖的に使用する方法がある。単純な方法は，例えば呼称を改善するために前刺激として聴覚的理解を用い，患者は呼称すべき語を前もって聴覚的に聴く手続きが用いられる。

遮断除去法には，以下の基本的な事項がある。

①前刺激とする言語機能はほとんど完全に残存し，言語システム内で deblocking の目標とする言語様式と関連がある必要がある。

例えば，今日の言語臨床でも患者は語の音読（前刺激）を行った後，文字をはずして呼称するというストラテジーが，しばしば使用されている。この方法は前刺激と目標反応が音韻想起という回路で密接な関係があると仮定される。

②複数の前刺激を連鎖的に使用し遮断除去を行った方が，単純に一種の前刺激を用いた単一遮断除去法よりも改善の効果が持続する。こうした連鎖的遮断除去法では多種機能が総合的に参加することによって，deblocking が固定的になると推測される。

③前刺激と遮断を除去する言語様式の組み合わせは，患者ごとに異なる。したがって個々の患者の症状を適切に把握し，遮断除去の可能性についての仮説を持つ必要がある（Howard と Hatfield, 1987）。

④遮断除去の過程は，患者にほとんど意識され

ることなく遂行される。

遮断除去法では反応を得るために「前刺激」を使用することから，継時的促通法ともいわれる。Schuellの刺激法の考え方にも，聴覚刺激のみでは困難が大きい場合には，多様式の刺激の併用によって促通を図るという主張がある。しかし，遮断除去法におけるような「前刺激→目標反応」という言語システムについてのある程度明確な仮説はなく，それは「言語系全体に影響する適切・適量の刺激」という考え方であったと考えられる。

deblockingがなぜ起こるかについての仮説をKleindlerとFradis（1968）は心理学的に説明している。すなわち適切な前刺激によって，目標行動の発射に関連する神経回路の活性化の痕跡（trace）が加算されて，ついには目標行動が出現するというもので，刺激によって得られた神経興奮の痕跡の加算仮説である。

Kleindlerらが提示した症例の中に，純粋失読例がある。このタイプは口頭言語はほとんど障害されずに，障害が文字言語の読みに限定され，文字・単語・文の音読ができないし，理解もできないのが特徴である。そこで，前刺激（deblocking agent）として「復唱」を用いて，音読のblockを解除する方法がとられる。前刺激として復唱を用いる理由は，患者の復唱能力は病前同様に残存しており，かつ，音読と復唱は，音韻－発語過程という共通の回路を持っているので，これら2つの様式には関連がある。そこで復唱は前刺激として利用できることになる。このdeblocking過程についての仮説をもう少し詳しくみると以下のようになる

失読症患者が「文字を見る」と，視覚言語アナライザーはある程度作動するが，閾値以下の興奮にとどまるため，音読に関わる神経システムを発射させることができない。そこで，前刺激として復唱を行うと，この回路の「聴覚・音韻－発語アナライザー」は健全なので十分に興奮する。その興奮が視覚言語アナライザーと，音韻－発語アナライザー間を結ぶ健全な連絡路を通じて，不十分な興奮しか起きない「視覚言語アナライザー」に伝わり，その神経興奮が加算されて「音読」という目標行動が発射されるというものである。

このように遮断除去法の考え方では，改善（般化）はdeblockingに参加した言語様式に特定的に起こるので，Schuellの刺激法のように，言語系の全体的な賦活化や改善（般化）は考えられていない。

3 機能再編成法

機能再編成（reorganization）による治療法は，Luria（1963，1970）によって提唱された。彼は，言語やその他の高次機能に重要な脳部位の損傷は，回復不能の機能障害を残すために，それらの機能系の直接刺激では回復は得られないとする仮説に立っており，促通法の考え方とは質的に異なっている。この方法は，言語の正常な発達や健常な言語使用とは異なった，非通常的な方法を用いて機能の再統合を図ろうとするものである。

Luriaは，この技法を**システム内再編成**と，**システム間再編成**の2タイプに分類している。前者の方法は，当該のシステムの機能レベルを下げることによって障害の効果を減じようとするものである。例えば，健常成人が使用する複雑な文型の表出が困難な場合，構造のやさしい単純な文型に置き換えて表出するといったように，当該の言語様式内でコミュニケーション効率を上げるための方略の獲得を目指す方法をとる。

Luriaの方法を代表するものとしてよく知られているのは，後者の方法，すなわち，言語システム以外の外的補助手段を利用して，機能の再編成を目指す方法である。例えば，単音の構音が困難な発語失行を伴う患者の治療で，目標音の構音時の口唇や舌の位置，空気の流れを模式的に記した図版を提示したり，STの口型を見せるための鏡

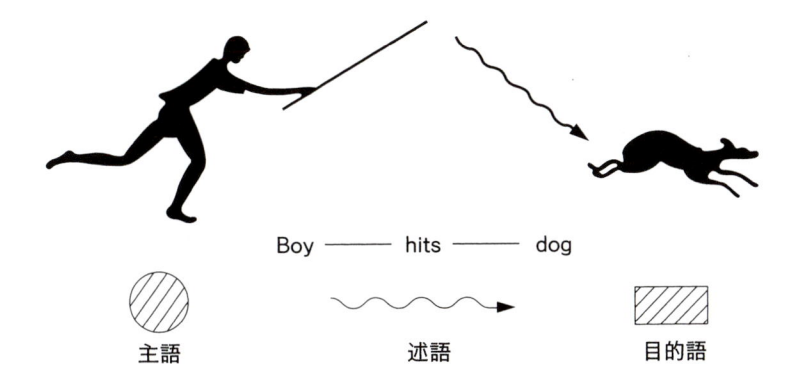

図 9-1　遠心性運動失語（ブローカ失語に対応）に実施した機能再編成法の例（Luria，1963 より改変）
外的補助手段（図形）を利用して，文法障害例に文作成を援助する方法．

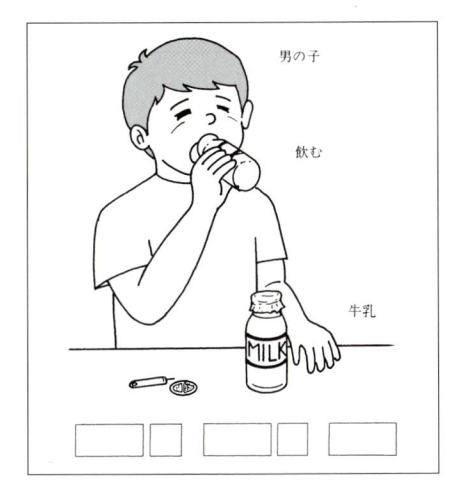

図 9-2　Luria の方法を応用した文の表出訓練（竹内，河内・編，1995）

を使用するなど，外的補助手段を利用する方法がとられる。またもう1つの代表例として，失文法の患者の治療法がある。Luriaは，失語症者は語彙はあっても，それを文に配列できないという。そこで図9-1のように，外的補助手段として主語・述語・目的語の文内での位置をそれぞれ異なった図形で示し，文構成の練習を行う例があげられている。

筆者らはこの方法を応用し，図9-2に示すように動作絵を用い，図の下方に手がかりを与えて，文の表出訓練を行うことがある。例えば図の格助詞の部分は，選択肢の中から選べばよいようにすればかなりやさしい課題となるであろうし，その他さまざまに難易度を変更して利用することができる。

遮断除去法の治療過程は，患者がほとんど意識せずに進められるのに対し，機能再編成法は，治療過程を高度に意識化して進め，習熟度が上がるにつれて，その過程は内在化され，やがて自動的に使用できる，すなわち再編成が完成するといったプロセスをたどることになる。

非通常的な手段を用いる機能再編成法は，今日の失語症臨床において発展的に捉えられ広範囲に使用されている。例えば，キーワード法であるが，筆者（竹内，1977）は，仮名文字の音の獲得が悪い重度ブローカ失語症者に，患者がよく知っている漢字単語をキーワードとして，その語の初頭音が目標とする仮名の音であることを教える，仮名1文字の音化訓練を行ったことがある。

4 プログラム学習

プログラム学習法（programmed operant approach）は失語症の障害された言語機能は再学習（relearning）によって再び獲得できるとする

考え方に立っている。わが国でも比較的知られた方法としてLapointe（1985）のBase-10 Programmed StimulationやHelm-Estabrooksら（1982）が開発した言語の代償手段としてジェスチャーを獲得するためのVAT（Visual Action Therapy）などがある。

プログラム学習の特徴について，Lapointeを参考にまとめると以下の諸点があげられる。

①治療開始前にベースラインの成績を測定する。また反応をコントロールする刺激条件（例えば，有効なキューの与え方）を調べておく。

②行動変容の手続きを適用する。例えば呼称課題で「正答率の増加」という反応レートを変化させる，あるいは「新しい反応を確立」させる，などの新しい手続きが選択される。

患者の最終的な目標行動を形成するために，プログラムはこまかいステップに分けて作成される。そして各ステップの望ましい行動は強化され，徐々にステップアップするような手続きがとられる。

③次は獲得した新しい行動の拡大を目指す。すなわち，高度に統制された臨床場面からコミュニケーションのより自然な状況へのキャリーオーバーや転移を試みる。この段階はしばしば無視されるが，実はもっとも重要なステップである。

以下にプログラム学習の例として，Helm-EstabrooksとAlbert（1991a）によるVATのを提示する（表9-2）。これは，重度失語症者を対象に言語の代償手段として，ジェスチャーを獲得するためのプログラムである。

BensonとArdila（1996）は失語症者の言語の障害のされ方はユニークなものであり，各セッションごとに失語症者1人ひとりのためにデザインされたプログラムが必要である。そのために，STには多量の時間と労力が要求される。こうした本来の失語治療のあり方に対してプログラム学習の原則は，プログラムによって患者から一定の成功反応が得られ，さらに難易度の高いレベルに進むまで，同じ課題のセットが繰り返し訓練されると，いくらか批判的に述べている。

しかし今日，IT（Information Technology）の発展に伴って，失語症治療の領域でもさまざまな機器を利用した訓練プログラムが開発されている。またこうした機器を利用しないまでも，今日の方向の1つとして，失語症治療に有効なさらにすぐれたプログラムの開発にも目を向ける必要があるのではないかと考える。

表9-2　VAT（Visual Action Therapy）の訓練プログラム（Helm-EstabrooksとAlbert, 1991a）

レベルⅠ
段階1：実物と絵のマッチング（この段階はa～dの4個の下位段階に分けられている）
　a．複数の線画の中から実物に対応するカードを選ぶ：患者の前に7個の物品絵を並べておく。患者にランダムに1個ずつ実物を手渡し，対応する絵の上に置かせる。
　b．複数の実物の中から絵カードに対応する物品を選ぶ：aの方法とは逆に患者の前に選択肢として実物を7個並べ，手渡された1枚の絵カードを対応する実物のところに置かせる。
　c．実物の指さし：選択肢として実物を並べておき，1枚の絵カードを与えて対応する実物を指ささせる。これは指さしの獲得課題であるから実物をとり上げるのは禁止する。手指の失行のために人さし指がのばせない場合，STは指のかたちを作る援助をしたり，初期的には代償方法も考えていく。
　d．絵カードの指さし：絵カードを選択肢とし見本を実物とするものでcの段階と逆の関係で指さしを行わせる。
段階2：実物を使う（動作の再生）
　STは実物の使い方をやってみせた後，その実物を患者の前におく（手渡すのではない）。ついで患者に，実物をとり上げて自力でその使い方の動作を行うように促す。
段階3：動作絵のデモンストレーション（採点の対象外）
　この段階の目的は動作絵が特定の事物の使用動作を示していることを患者に理解させることにある。患者の前に1個の実物を置き，少し離して患者のやや左側にその物品に対応する動作絵を置く。STは動作絵を指さした後実物をとり上げ，その使い方をやってみせる。
段階4：動作絵による命令に従う
　患者の前に実物7個を並べておく。STは患者に動作絵を1枚示す。患者は机上の実物の中からそれに対応する物品を選びその物品に対応する動作を行う。
段階5：ジェスチャーのデモンストレーション（採点の対象外）
　この段階の目的は，あるジェスチャーが特定の実物を代表するものであることを患者に理解させることにある。患者の前に1個ずつ実物を置き，その物品を最もよく表わすジェスチャーをやってみせる。
　この段階以降は，ジェスチャー表出の手がかりとなる文脈は全く使用しない。
段階6：ジェスチャーの理解
　患者の前に7個の実物すべてを置いておく。STはその中のひとつの実物についてそれを表わすジェスチャーをやってみせ，患者にはジェスチャーに対応する実物を指ささせる。
段階7：ジェスチャーの表出
　7個の実物の各々について，患者に適切なジェスチャーを表出させる。困難な場合には模倣させたり，あるいは実物をもたせて操作を行わせた後にゆっくりと実物をとり去るなどの工夫をする。
段階8：隠された実物を表わすジェスチャーのデモンストレーション（採点の対象外）
　この段階の目的は，隠された実物が何かをジェスチャーで示すこと。つまりジェスチャーによる情報が目前にない概念を伝えることができることを理解させる。STは机上に2つの実物を置き，それらについてひとつひとつ実物を表現するジェスチャーをやってみせる。それから2つの実物を箱の中に隠す。6秒後にその中のひとつだけは取り出してしまった後，STは箱の中に残っている実物を表わすジェスチャーをやってみせる。このようにして隠された実物とそれを表現するジェスチャーの関係を納得させる。
段階9：隠された実物のジェスチャー表出
　段階8のやり方のうちジェスチャーは患者自身に表出させる。そしてこれをすべての実物について行う。

レベルⅡ
　実物のかわりに動作絵を使って段階5から9までを行う。

レベルⅢ
　物品の絵だけを使って段階5から9までを行う。

3 実用コミュニケーション能力の改善を目指す方法

本項で概説するアプローチは，残存する能力を最大限に利用して，より豊かなコミュニケーションを図ることを目指しており，障害された言語機能に直接働きかけて機能の修復を目指すアプローチとは，視点が異なっている。

しかし，これら2つのアプローチは相容れないものではなくて，訓練の目的や経過によって適宜導入される。例えば，直接的アプローチで修復された機能の実用性を高めるために，コミュニケーションの成立を目指した訓練を実施する。また重度失語症の訓練では，言語機能の修復を図ると同時に，日々の生活に必要なコミュニケーション手段を検討することも考えられる。

具体的な技法について，①相互作用を重視したアプローチ，②代償手段の活用を促進する訓練，③場面を特定した訓練，④グループ訓練，に分けて述べるが，実際の臨床では，患者の症状や訓練の目的によって，それぞれの技法や訓練形態を組み合わせて用いることが多い。

1 相互作用を重視したアプローチ

❶ 相互作用を成立させる語用論的能力

他者と円滑なコミュニケーションを図るには，言語の音韻・意味的および統語的側面の正確さばかりではなく，他者との相互作用の文脈を考慮して言語を使用する語用論的側面の適切さが求められる。こうした語用論的な能力を評価するために，PruttingとKirchner（1987）は自由会話において観察する30項目を掲げている（表9-3）。以下に，Pruttingらによる各項目の説明を簡単にまとめる。

(1) 言語的側面

(a) 発語行為

文脈の中で話し手と聞き手が，指示／承諾，質問／応答，依頼／応答などの発語行為を通して役割を適切に担う。また多様な種類の発語行為を使用する。

不適切な行動：話し手として指示，質問，依頼を行わない，聞き手として話し手の指示，質問，依頼に応じない，発語行為が不適切である，使用する発語行為の数や種類が減少している，など。

(b) 話題

会話を進めるためには，文脈に沿った適切な話題を選択すること，新しい話題を紹介すること，同じ話題を維持すること，そして必要に応じて話題を転換すること，が必要である。

不適切な行動：時間的な制約があるにもかかわらず話題が多すぎる，文脈や参加者にそぐわない話題を提供する，新しい話題を提供できない，たびたび話題を変える，など。

(c) 役割交替

話し手と聞き手が役割を交替するためには，話し手が発語行為を開始し，聞き手がそれに呼応することや，会話が崩壊した時に修復あるいは修正をすることなどが必要である。また，円滑な交替のためには，間合いが適切である，話し手と聞き手の間の中断や重複がない，聞き手による言語および非言語的フィードバックがある，前の発話と同じ話題を共有しつつ情報を付加していく，情報量が適切である，などの点も重要である。

不適切な行動：会話を進めるために発話を開始することがない，聞き手が応答しない，会話の崩壊を修復する試みがない，間合いが長いあるいは短い，話し手へのフィードバックがほとんどな

表9-3 プラグマティックプロトコル (PruttingとKirchner, 1987)

言語的側面	パラ言語的側面
A　発語行為 　　1　ペアになった発語行為の分析 　　2　発語行為の多様性 B　話題 　　3　選択 　　4　提供 　　5　維持 　　6　転換 C　役割交替 　　7　開始 　　8　応答 　　9　修復／修正 　　10　間合い 　　11　中断／重複 　　12　話者へのフィードバック 　　13　隣接性 　　14　偶然性 　　15　量／簡潔さ D　語彙の選択／使用 　　16　特定性／正確さ 　　17　結束性 E　スタイルの多様性 　　18　コミュニケーションのスタイルの多様性	F　明瞭さとプロソディー 　　19　明瞭さ 　　20　声の強さ 　　21　声の質 　　22　プロソディー 　　23　流暢性 非言語的側面 G　運動と近接性 　　24　身体の近接性 　　25　身体接触 　　26　姿勢 　　27　下肢と上肢の動作 　　28　ジェスチャー 　　29　表情 　　30　視線

い，明白で情報量のあるコメントができない，など。

(d) 語彙の選択／使用

情報を正確に伝えるために適切な語彙を選択し，談話としてまとまりのある単位あるいは連続性を維持する。

不適切な行動：会話が継続せず発話の論理性，連続性の関係が不明確になる，聞き手が話し手の思考の流れに追随できず，解釈を誤ったり曖昧になったりする，など。

(e) スタイルの多様性

話し手がその場の状況に適した多様な話し方を選ぶ（丁寧語を使用する，統語を変更する，声質を変える）。

不適切な行動：聞き手のスタイルに適さない，場面が変わってもスタイルを変更しない，など。

(2) パラ言語的側面

発話の明瞭さ，声の大きさや声質，プロソディー，流暢性。

不適切な行動：不明瞭な発話，声が大きい，プロソディーの平板化，など。

(3) 非言語的側面

話し手と聞き手の空間的距離，身体接触の回数と部位，話し手と聞き手の姿勢，上肢と下肢の動作，ジェスチャー，表情，視線。

不適切な行動：コミュニケーションにおいて対人関係を阻害する非言語的行動，メッセージの内容から逸脱した行動，など。

❷ 失語症者の語用論的能力

失語症者では，言語能力の低下によって伝達できる情報の質や量に制約はあっても，対話において話し手と聞き手の役割を理解して，何らかの手段を用いてコミュニケーションを図る能力は保たれているといわれる。

PruttingとKirchner（1987）は，先に掲げたプラグマティックプロトコルを用いて，失語症者と健常者との一対一の自由会話場面を評価した。評価は各項目について適切，不適切，行動が出現せず，の3種類で行った。その結果，失語症者は平均して全項目の82％で適切であると判定され，不適切であったのは失語症による言語的制約や流暢性に関する項目であった。

役割交替などの相互作用の基本的な構造に関わる側面は，実用的な発語がない重度失語症者でも保存されるとする報告がある（Simons-MackieとDamico，1996；三田地と飯高，1997）。Simons-Mackieらは，重度非流暢型失語症者とパートナーとの相互作用の場面を分析し，is, isyなどの意味のない発話や簡単なジェスチャーを用いて，相互作用の開始や終結，役割交替を知らせる，社会的関係を保つ，といった相互作用を積極的に維持する行動がみられたと報告している。

さらに最重度の全失語で非言語能力にも低下のある症例でも，場面設定やSTの援助によって役割交替などのルールを理解できることが見出されている（三田地ら）。三田地らは，自分から積極的に他者に働きかけることのない全失語例に対して，患者の反応を強制しない場面を設定し，STは伝達内容には言及せず患者の何らかの働きかけに即座に応答する，STから働きかけた場合には反応を待つ，といった受容的態度で接することによって，視線や発声によって話し手と聞き手の役割を遂行したり，役割交替を果たしたりする能力を引き出すことができた。

以下に概説する訓練法では，失語症者で保存されることの多い語用論的側面を利用して，コミュニケーション能力を改善させようとするものである。なかでもPACEはよく利用される技法であるので，詳細に説明する。

❸ Promoting Aphasics' Communicative Effectiveness（PACE）

PACEは，自然に近い対話構造を訓練に導入することで，失語症者のコミュニケーション能力の改善を図ろうとする技法で，DavisとWilcox（1981, 1985）によって考案された。方法論や手続きなどをめぐって批判もあるが，直接的な言語刺激を提供する訓練と実生活の会話との中間に位置する訓練（Davis, 2005）として，幅広く利用されている。

(1) PACEの四原則

PACEは4つの原則に基づいている。以下にDavisら（1985）を参考にしてまとめる。

(a) 失語症者とSTは情報の送信者−受信者として対等の立場で参加する

自然な会話場面では，対話する人同士がお互いに情報の送り手になったり聞き手になったりして，会話が進められていく。PACEでもこうした会話の原則にのっとり，情報の送信役と受信役をSTと患者で交互に担う。

失語症者：情報の送信者として，相手にわかりやすいメッセージを考え，相手の注意を喚起して，適切な手段を選択する。もし相手が理解できなかった場合には，自己の伝達行動を見直し，修正を図る。一方受信者としては，メッセージを理解し，自己の理解度を相手にフィードバックする。

ST：送信者および受信者として，患者にモデルを提示する。PACEでは，患者とSTが対等な立場で参加する原則に従って，STが患者に伝達行動を直接教示することはなく，モデリングの技法によって適切な行動を促す。

表9-4　PACEの相互交渉のための評価尺度（Davisら，1985）

得点	定義
5	最初の試行でメッセージが伝わった。この成功には，①患者の送信行動への積極的な参加と，患者から情報を適切に解読する臨床家の能力によってメッセージが伝わった場合，②患者の送信行動によって伝達された概念の量が十分であり，臨床家は患者の伝達行動の欠如した部分を補うことが少なく，コミュニケーションの負荷の多くは患者が担う場合，がある。
4	最初の試行が完全には成功しなかったことを示す臨床家からの一般的なフィードバックの後に，上記の①か②の要因でメッセージが伝わった。一般的なフィードバックとは，患者の行動を臨床家が質問の形式で反復するものである。
3	特定的なフィードバックの後に，上記①か②の要因でメッセージが伝わった。特定的なフィードバックとは，メッセージに関する仮説を提示したり，付加的な情報を求めたりして，臨床家が患者のメッセージを理解する上で受信者として積極的に役割を担うものである。
2	得点4および3のフィードバックの後でもメッセージが部分的にしか伝わらない。
1	得点4および3で示された患者および臨床家の努力にもかかわらず，メッセージが伝わらない。
0	患者にメッセージを伝えようとする試みがみられない。
U	PACEの原則が1つ以上守られなかったために評価できない反応。

(b) 新しい情報を交換する

伝統的な直接的アプローチでは，絵カードを提示して呼称を促す訓練のように，患者はすでにSTが知っている情報を伝えることが多い。しかし通常の会話では，こうした既知の情報を伝達する場面は少ない。そこでPACEでは，受信者にあらかじめ情報を知らせないようにするために，刺激としての絵や文字カードを裏返しにして置いておく。また受信者が刺激材料を類推しにくいように，材料を多く用いる，刺激材料を頻繁に変更する，ST以外の人が刺激を選択する，などの工夫をする。

(c) 失語症者は情報伝達のための手段を自由に選択できる

情報の伝達には，発話のほかにジェスチャー，描画，書字，ポインティングなどのあらゆる手段を自由に選択することができる。STは患者に特定の手段を強制するのではなく，送信者の役割で患者にとって適切な手段をモデルとして示す。

(d) STからのフィードバックは情報伝達の成功度に基づいて提供される

PACEの求めるところは，言語的な正確さではなくて，情報伝達の成功である。STは患者から発信された情報に対して，理解できたか否かを伝え，理解できなかった場合は不明確な部分を言語化したり（例：患者の"新聞を読んでいる"ジェスチャーがわかりにくい場合，STは「よくわかりませんが，何かを見ているのですか？」とフィードバックする），患者の行動を模倣したりすることによって，情報がどのように，どの程度伝わったかをフィードバックする。

(2) 訓練の適用

失語症のタイプ，重症度を問わず適用できる。ただし使用する材料の内容（単語・文など，単語は属性を考慮する）や様式（絵・写真・文字など）を変化させて患者に適するように工夫する。またSTによるモデリングによって，患者に適した伝達手段を調整する。訓練対象は患者のみならず家族や会話パートナーにも適用できる。

(3) 評価方法

情報伝達の成功度による段階的評価（Davisら，1985）（表9-4），情報伝達が完了するまでに費やした役割交替の数，受信行動に対する評価（GlindemannとSpringer，1995）（表9-5）など

表 9-5　PACE の相互交渉のための評価尺度：理解（Glindemann ら，1995）

得点	定　義
5	最初の試行でメッセージを理解できた
4	臨床家による一般的なフィードバックの後に理解できた
3	特定的なフィードバックの後に理解できた
2	一般的および特定的なフィードバックの後で部分的に理解できた
1	患者と臨床家の努力にもかかわらず，適切に理解できなかった
0	患者がメッセージを伝える行動をとらない

表 9-6　軽度失名詞失語者と ST による PACE の例（Davis と Wilcox，1985）

ST：（カードをめくり）「この人はバスケットボールの選手です。年間優秀選手になりました」
患者（以下 P）：「それはバードでしょう」
ST：「そうです，ラリーバードです」
P：「ラリーバード，バード」
　（カードをめくり）「これは女性で，ええと…ここでショービジネスをしてて…」
ST：「ここメンフィスで？」
P：「いや，もっと大きな場所で，彼女の出身は…彼女は英国人で，そして…」
ST：「その人はどんな人ですか？」
P：「英国の女性です。彼の名前，彼の夫はバートン」
ST：「ああ，エリザベス・テーラーですね，彼女の夫はバートンです」
P：「そうです」

表 9-7　重度失語症者と ST による PACE の例

患者（以下 P）：「ああー」（カードをめくり，健側である左手で空中に細長い形を描く）
ST：（P の動作を真似ながら）「細長いもの？何か使うものかしら？」
P：（ST の顔を見るのみ）
ST：「わからない，なんだろう」（机上に準備してあった紙と鉛筆を触る）
P：「んん」（紙上に左手で絵を描く　図 9-3）
ST：「あ，バナナですね」（ボードを出してバナナを指さす）
P：「ああ」（うなずき，ST と一緒にボードを指す）
ST：（カードをめくる）「これは，こうやって使います」（髪をとかすジェスチャーをする）
P：「んん」（ST の出したボードから櫛の絵を指さす）
ST：「そうです，櫛です」
P：（カードをめくり，紙上に絵を描く　図 9-3）
ST：「わからない，何かの建物かな？」（P の絵を指さし，P の前に鉛筆を置く）
P：「んんー」（タイヤとヘッドライトを描き加える）
ST：「あー車だ」（ボードを出して，車の絵を指さす）
P：「んんー」（うなずく）

＊患者は，ST に情報が伝わらなかった場合（空中に絵を描く，紙上に曖昧な絵を描く）に自発的に修正することは困難であった。そこで ST が簡単な合図（紙や鉛筆を触る）を送って，情報の再発信を促した。

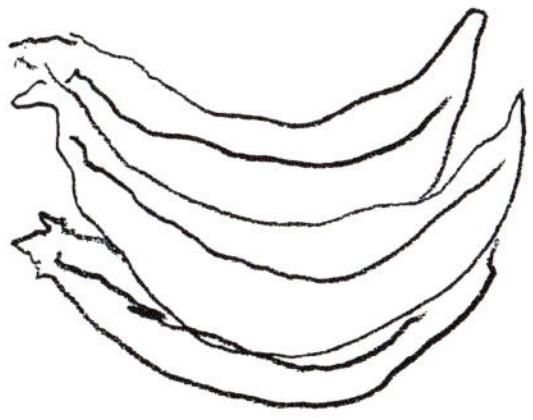

「バナナ」の絵

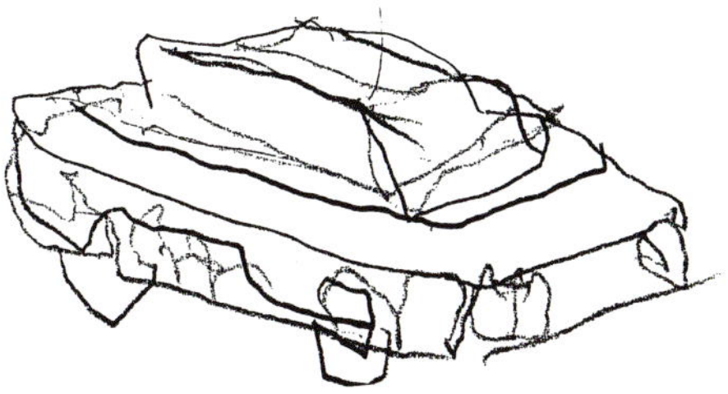

「車」の絵（はじめにヘッドライトとタイヤのない絵を描いたが，STの促しによって描き加えた）

図9-3 重度失語症者の描画による反応

が提案されている。

(4) PACEの具体例

軽度失名詞失語例：(DavisとWilcox, 1985)（表9-6）

材料　人名を書いた文字カード

方法　STと患者は机を挟んで対面する。机上には数枚の文字カードが伏せて置かれる。2人のうち一方が送信者としてカードをめくり，情報をもう一方の受信者に伝える。受信者はどのように伝わったかをフィードバックする。送信者は自己の行動を見直して，再度情報を発信する。この相互作用は情報が伝わるまで繰り返される。

重度失語症例：(自験例)（表9-7，図9-3）

症状　有意味語の発話はなく，理解面は漢字単語の読解は可能だが，聴理解は単語レベルで混乱した。書字は漢字による書称が若干可能であった。ジェスチャーや描画については，STの提示した絵や漢字単語をこれらの手段で表現することができたが，実際のコミュニケーション場面で自発的に使用することはできなかった。

目的　PACEによって，ジェスチャーや描画の実用性を高める。

材料　高頻度の具象名詞を表した絵カード

方法　絵カードを机上に伏せて置き，患者とSTとで交互に情報を伝達する。情報の発信行動はジェスチャー，描画，漢字の書字のいずれかで行い，受信行動はあらかじめ6枚の絵を貼ったボードを指さすことで確認した。

(5) PACEの応用

(a) **意味-語彙障害に対するアプローチ**（Springerら，1991）

方法は，まずSTと患者が衝立を挟んで対面する。それぞれには同一の絵カードのセットが与えられる。絵カードの半数は同じ意味カテゴリーに属する絵で，その上位概念を表す文字カードもそれぞれに提示される。まず患者は，文字カードのカテゴリーに属する絵を1枚選んで，その情報をSTに伝える。STは伝統的なPACEと同様に情報が伝わったか否かをフィードバックするとともに，その絵が当該のカテゴリーの下位概念として適切かどうかを伝える。この修正版PACEの訓練効果を検討した結果，伝統的なPACEに比べて言語およびコミュニケーション能力に改善がみられた症例が多かった。

(b) **要求／交渉の行動を促進する**（Pulvermüllerら，1991）

PACEの方式を取り入れつつ，発語行為として日常で用いられることの多い要求と交渉を採用している。方法は，STと失語症者が衝立を挟んで対面し，それぞれに同一の絵カードのセットが配られ，一方が相手に1枚の絵カードを渡すように要求する。相手は要求に応答したり，拒否したり（STが時折選択肢にはない絵を要求する）する。課題の難易度は，選択肢の量や内容，あるいは一度に複数の絵を要求する，要求のために用いる単語や丁寧表現，文の長さなどの言語的条件（Pulvermüllerら，2001）などを変化させる。

❹ 会話分析（Conversation Analysis）

　会話分析は，日常的なやりとりで生成された自然な会話を体系的に分析する手続きであり，1960年代にもたらされた社会学的なアプローチである（Beekeら，2007）。Wilkinson（1999）は，会話分析の原則について，以下の4点をあげている。①分析はあらかじめ設定された理論的仮説に束縛されるのではなくて，実際の会話から得られたデータに基づく，②会話は参加者による順序立った行為であり，分析は語彙や文法などの言語的要素のみならず，発話のポーズやオーバーラップなどの多様な要因を含む，③会話の連続する文脈を重視し，前後の関係の中でどのように言語が機能しているかを評価する，④会話では，表面上は類似した現象であっても，文脈が異なれば意味するところが違ってくる場合があり，データの数量化にあたっては質的な分析が欠かせない。

　この会話分析を失語症の臨床に導入する意義について，佐藤（2001）は「この手法によって，的確な評価が可能となるだけでなく，コミュニケーション能力改善のための働きかけの指針が得られる（p.161）」としている。会話分析の実施にあたっては，記録や分析の方法などについて習得する必要があり，その詳細については佐藤（2001）を参照されたい。本項では，Beekeらが行った会話分析に基づく介入の例（2例中1例）を，以下に簡単に紹介する。

　症例は，ブローカ失語の女性とその夫で，CAPPA[脚注1)]による会話分析に基づき，SPPARC[脚注2)]による会話トレーニングプログラムを受けた。まず訓練前に，夫妻は家庭での日常会話場面をビデオ録画するように求められた。臨床家はそのビデオを書き起こし，2人の会話の問題点を抽出した。その結果，夫が妻の音素性錯語（left → lef）を繰り返し修正する行動がみられ，その行動は妻が疲れを見せても続けられ，会話の焦点になってしまっていた。こうした修正行動の連鎖は，健常者の会話ではほとんどみられず，参加者間の不和と疲労をもたらすものであることから，この夫妻に対する指導の対象とされた。その後，夫妻は次の3段階の訓練を受けた。段階1：会話への一般的な注意喚起－修正行動や言語能力について話し合う。段階2：夫妻に特有の会話パターンへの注意喚起－臨床家と夫妻は一緒にビデオを見て，問題となる修正行動について話し合う。段階3：ストラテジーの変更－修正行動は夫が妻の言いたいことが理解できない時に限って使用することにして，発話の誤りは修正しないことにする。訓練後に，再度家庭での会話のビデオ録画を実施して，会話分析を行ったところ，妻の音素性錯語を修正する夫の行動は消失していた。

❺ 会話の指導（Conversational Coaching；CC）

　Holland（1991）は，失語症者および家族に対して，日常のコミュニケーション能力を改善させるために，直接的に会話を指導する方法を提案した。その後Hopperら（2002）は，2組の失語症者とその家族に対して，このCCを適用して治療効果を検討している。表9-8に具体的な訓練内容を示す。

　Hopperらによると，治療セッションの後で治療効果を判定したところ，治療前に比べて伝達できたストーリーの主題の量や会話の質的側面が改善し，2例中1例でCADL-2（第2版）の成績も上がった。

[脚注1)] CAPPA（The Conversation Analysis Profile for People with Aphasia）：失語症者とその会話パートナーへの体系的なインタビューと10分間の会話分析からなる評価法。
[脚注2)] SPPARC（Supporting Partners of People with Aphasia in Relationships and Conversation）：対象者の会話分析によって個別的な問題を抽出し，会話トレーニングでその問題の解決を図る。
（脚注1，脚注2：Beekeら，2007より）

表9-8 Conversational Coaching（CC）（Hopperら，2002）の治療方法

刺激材料：テレビ番組から抽出された2～3分程度の実生活で起こりうるストーリー（例：「犬が建物の間に挟まって動けない」）
①教示のセッション
　　患者にストーリーの映像を見せる。
　　患者は映像を見ていない家族にストーリーの内容を伝える（情報交換の場面はビデオ録画される）。
　　STは情報交換の様子から二人にとって有効な言語および非言語ストラテジーを見出す。
　　STは患者および家族と一緒に情報交換のビデオ映像を見ながらそのストラテジーを教示する（例：2人が情報量の少ない患者の発話に依存しすぎる場合には，患者には他の伝達手段を用いるように促し，家族には特定的な質問をして患者の伝達内容を類推するように勧める）。
　　選択したストラテジーはメモしておき，治療セッションの間見えるようにしておく。
②治療セッション
　　別のストーリーを患者に見せる。
　　患者は先ほどと同様に内容を家族に伝える（選択したストラテジーを参考にする）。
　　STの介入は，情報伝達に失敗した場合にそれを修復する方法を示唆すること，家族が誤って理解したのに患者がそれを指摘できなかった場合にそれを指摘すること，の2点である。

2 代償手段の活用を促進する訓練

言語能力に制約があっても，コミュニケーションを図っていくためには，残存能力を活かして障害された機能を代償する手段を見出していく必要がある。こうした代償的な方略には，言語的ストラテジーと非言語的ストラテジーがある。

❶ 言語的ストラテジー

失語症の場合，障害された言語機能の改善を図る治療を実施しても，病前の言語レベルに回復することは稀であり，実際のコミュニケーションでは，言語能力の低下を補う何らかのストラテジーを使用する必要がある。STはそれぞれの患者の能力や生活スタイル，使いやすさに応じたストラテジーを見出し，積極的に提案していくことが求められる。

(1) 発話能力を代償する

迂言の使用

喚語困難が顕著である場合，目標語が喚語できなくても，その語を説明したり関係する単語を並べたりすることで，情報を伝える。

単語帳の作成

職場や家庭で使用するが喚語困難に陥りやすい単語は，小さなノートに書き出して，本人だけの単語帳を作り，必要な場面でノートを見て喚語の補助にする。

言いたいことをあらかじめ書き出しておく

複数の情報を伝える際に，相手を前にすると途端にことばに詰まってしまうことがよくある。特に電話の場合には，言いたいことの半分も伝わらなかったと嘆く患者がいる。そうした場合には，あらかじめ言いたいことを箇条書きにしておき，それを見ながら話すように勧める。

文構造の単純化

単語の喚語能力は高いが文の構成能力に制約がある場合には，複雑な文構造を考えるのではなくて，あえて単語を羅列することで，効率的に情報を伝達する。

(2) 聴理解力を代償する

メモを取る

聴覚的把持力の低下している患者では，相手から言われたことをメモする習慣をつける。

表9-9　患者のコミュニケーション能力に応じた臨床的な分類（GarrettとBeukelman，1992）

①簡単な選択行為によって意志伝達する
　　訓練を受けた聞き手からの適切な支援が得られれば，選択する行動によって，家庭生活で初歩的な参加ができる。
②統制された状況下ならばコミュニケーションがある程度可能
　　自発的なコミュニケーションが可能なほどには発話能力がなく，相手の援助が必要である。コミュニケーションの方略や道具が用意されれば，簡単な会話に参加できる。
③多様なコミュニケーション手段・方略を用いてコミュニケーションが図れる
　　1つ以上の手段を使って，様々なタイプの会話に参加したいと望む。しかし実用的な相互交渉をするには，相手の援助が必要である。
④コミュニケーション上の特定のニーズを持つ
　　例えば電話をかける場面など，特殊で明確さや効率を要求される場面では，援助を必要とする。
⑤理解度を改善するために，コミュニケーション相手が工夫を要する
　　聴覚的入力に制約のある患者では，それを補充するために，相手が文字を提示するといった工夫が必要である。

相手に配慮を求める

　自分が理解しにくいことを相手に伝え，ゆっくり言う，もう一度言う，文字や数字を示す，といった配慮を求める。

❷ 非言語的ストラテジー

　非言語的ストラテジーには，ジェスチャー，描画，コミュニケーションボードの指さしなどがあり，主として実用的な発話が認められない重度失語症者に対して，発話を代償する手段として導入される。しかし，こうしたジェスチャーや描画などの非言語的な象徴能力は，失語症の重症度等と相関することが報告されており（Coelho，1990；竹内ら，1991；堀田ら，1996），重度失語症者がこれらの非言語的手段を習得して実際に使用することは，容易なことではない。訓練の導入にあたっては，患者の残存能力や必要性などをよく知り，訓練を計画していく必要があろう。

　まず代償手段の訓練全般に関わる注意点をあげ，次にそれぞれの手段に対する訓練法を概説する。

(1) 代償手段の訓練を実施する上での注意点

(a) 失語症者1人ひとりに合わせた訓練を考える

　代償手段の訓練の適用には，患者の残存能力（言語能力，認知能力，遂行機能など），情緒的安定性，性格や好み，コミュニケーションの必要性の度合いといった患者側の要因や，患者を取り巻く人的および場所的要因など，多くの問題が関与する。したがって，代償手段の訓練の適否，訓練で目指す到達点の設定，訓練する手段や訓練方法の決定などについては，患者1人ひとりの要因を考えて，それぞれに適した訓練を計画する必要がある。

　患者の残存能力を調べる標準的な検査には，標準失語症検査などの総合的な言語検査，重度失語症検査，実用コミュニケーション能力検査（CADL），非言語能力のため諸検査（失行や失認の検査，知的能力の検査，遂行機能障害に関する検査など）などがある（第10章参照）。なかでも重度失語症検査は，指さしやジェスチャー，描画などのコミュニケーション手段の残存能力を調べることができる。また，実際のコミュニケーション場面を詳細に観察したり，患者や家族への質問

によって個人および環境の情報を収集したりすることも大切である。

(b) 訓練の目標を設定する

代償手段の訓練が目指す最良の到達点は，場面や対話相手にかかわらず，自由に手段を使ってコミュニケーションが図れるようになることであろう。しかし重度失語症者でそのレベルにまで至るケースは稀である。訓練の目標の設定にあたっては，個人の能力やニーズに合わせて，手段を使用する場面を特定したり，対話相手の積極的な支援を前提にしたりする必要がある。

能力に応じた目標設定の例として，GarrettとBeukelman（1992）によるコミュニケーション障害に応じた臨床的な分類（表9-9）がある。表中，①から③は対話相手による援助の度合いが大きい方から段階的に配列されている。

(c) 訓練では，自発的に生じた行動や残存する能力を有効に活用する

重度失語症者にとって，新しい行動を学習するよりは，病前の習慣的行動や病後に自然に出現した行動を強化あるいは拡大していく方が容易であり，実用化しやすい（竹内，1999）。

(d) 複数の手段を活用する

特定の手段に限って訓練するよりも，個々の手段の使用能力は不十分であっても複数の手段を用いることで情報量や表現できる情報の種類を増やす方が有効な場合がある（竹内，2003）。複数の代償手段を利用したアプローチについては後で述べる。

(e) 訓練には相互作用の場面を取り入れる

訓練によって代償手段を習得することができても，その効果が実際のコミュニケーションに般化しない場合が多い。そこで般化を促進するために，訓練の中で実際にSTや家族との相互作用を重視した課題を積極的に取り入れる必要がある。患者同士のやりとりが期待できるグループ訓練の活用も効果的である。

(f) 手段の実用化を阻む非言語的な柔軟性の欠如

患者は代償手段を獲得しても，必要な場面で使用せずに非効率的な手段で伝達し続けたり，情報伝達に失敗した際に別の有効な手段に切り替えることができなかったりする。こうした手段の使用における柔軟性の欠如は，手段の実用化を阻む重要な問題であり，後で詳述する。

(g) 健常者の代償手段に対する理解と協力が不可欠である

患者が代償手段を使ってコミュニケーションを図るには，対話相手である家族や介護者の積極的な関わりが必要である。STは，家族や介護者に患者のコミュニケーション能力を正しく知ってもらい，具体的にどのように援助すればよいかを的確にアドバイスすることが大切である。近年家族や会話パートナーのための訓練プログラムが開発され（「相互作用を重視したアプローチ」（278頁）の項参照），本邦でも失語症会話パートナー養成講座が開催されて効果をあげている（小林，2004）。

(2) ジェスチャー

ジェスチャーの訓練では，物品の使用法を表す象徴的なジェスチャーの習得を目指すものが多く，後述するVisual Action Therapyはその代表的な訓練法である。しかしこうした訓練法は，ジェスチャーを会話の文脈から切り離した形で実施するために，日常場面に般化しにくい傾向がある。訓練を実施する際には，相互作用の場面を積極的に取り入れたり，訓練材料を実際に患者が日常生活で使用する動作に絞ったりして，手段の実用化を図る取り組みが重要である。

Yes-Noの表現や指さしなどの基礎的な動作は，重度失語症者のコミュニケーション手段として重要であるが，自発的に使用できない患者も多く，積極的な訓練が必要な場合がある。

(a) Visual Action Therapy（VAT）(Helm-Estabrooks と Albert, 1991a)

VAT は，失行を伴った重度失語症者に対して，コミュニケーション手段としてのジェスチャー能力を改善させることを目的としている。訓練プログラム（表 9-2，277 頁参照）は，まず絵や物品に対する視空間能力および象徴能力を高めるためのマッチング課題から開始し，次に実物を実際に使用する訓練を経て，最終的に絵を見て自発的に象徴的なジェスチャーを生成できるように段階的に構成されている。使用する道具は 7 個で，種類は上肢（のこぎり，アイロン等），手指（スプーン，電話等），口部／顔面（ホイッスル，剃刀等）に関するものがある。採点については，1 物品につき正答は 1 ポイント，遅延反応・自己修正は 0.5 ポイントを付与し，各ステップで 6.5 ポイント（最大 7 ポイント）になれば次のステップに進む。

Helm-Estabrooks らは，VAT によってジェスチャー能力の向上や失行の軽減が認められると同時に，言語の聴理解と読解，および発話能力（Ramsberger と Helm-Estabrooks, 1988）にも改善がみられるとしている。

VAT の治療効果については，訓練項目のみならず非訓練項目や日常生活への般化がみられた症例（田中，1992，VAT を修正して使用）があるものの，訓練項目の獲得は可能であるが般化は限定的であったとする報告（Conlon と McNeil, 1991）もある。

(b) Yes-No 表現・指さし

Yes-No 表現

表現の問題以前に，まず相手の質問を理解しているか否かを確かめる必要がある。患者によっては，すべての質問にうなずいて肯定の表現をする場合がある。同じ内容の質問を No で応答する形式にして，理解度を確認する。

Yes-No の動作が困難な場合は，視覚的に○×を提示してそれを選択する課題を経てから，動作を導入するとよい場合がある。

動作は首を縦に振る肯定表現に比して，横に振る否定表現が難しい場合が多い。鏡などで患者の動作をフードバックしながら，動作を形成していく。ただし，首振りではなくて手を振る，顔をしかめる，といった別の表現が患者自身から自発的に出現した場合は，その動作を強化した方が実用的である。

指さし

指さしの行為自体が難しい場合は，ST が手を添えて図版を直接指で差し示す課題から開始し，次第に対象物が空間にあるものの指さしに移ると訓練を進めやすい。また対象物も眼前にあるもののみならず，左右，上下にあるものを選び，周囲を見渡してから指さしするという行動を促して，実用性を高める。患者の多くは，課題よりも合目的的な場面の方が指さしが生起しやすいので，例えば訓練室や病室に行く際に指さしを促すといった実際的な訓練も重要である。

中村（2003）は，最重度失語症者に対して，絵と実物のマッチングを指さしで反応する課題を実施した。難度は患者から選択肢までの距離や選択肢の数を増加することで調整し，指さしの後に「おーい」と妻を呼んでから当該の物品を妻に取ってもらうなど，実用性を高める工夫をした。中村はこの指さし訓練に加えてジェスチャー訓練も実施したところ，訓練場面や日常生活場面でこれらの非言語的手段の使用がみられるようになったと報告している。

(3) 描画

描画はジェスチャーと違って，描いたものが残るという利点があり，患者の描画が曖昧であっても絵を描き足すように促したり，絵を介してさらに会話を発展させたりすることができる。以下に，材料として連続漫画やピクトグラフを用いた訓練の報告例を紹介する。これらの訓練の適用が難しい重度例の場合には，簡単な図形の模写から

開始し，次第に物品の線画（詳細な描写がなくてアウトラインだけのものの方が描きやすい）の模写，遅延再生，質問に描画で答える，自由会話での使用を促すといった段階を設定するとよい。

（a）Back to the Drawing Board（BDB；Helm-Estabrooks と Albert, 1991b）

漫画は重度失語症者にも理解しやすく，描画を促進しやすいという理由で，材料として1〜3コマの漫画が採用されている。方法は，まず漫画を提示してよく見せた後，それを裏返しにして漫画を想い出して描くように言う。漫画の主題が正確に描かれていない場合，STは，再度刺激を見せて不十分なところを指摘する，患者に細部を模写したり重要な部分を拡大して描くように言う，といった介入を行う。まず1コマ漫画から開始し，次第に2コマ，3コマへと進む。Helm-Estabrooks らによると，BDBを重度表出性失語2例に実施したところ，2例とも描画能力が改善した。

Ward-Lonergan と Nicholas（1995）は，重度失語症者に対してBDBを実施した後に，描画能力の実用性を高めるためにPACE訓練を行い，さらにテーマに沿った会話の中で描画を活用する機能的訓練を実施した。その結果，描画能力が改善し，日常生活でも描画によって家族に簡単な情報を伝達するようになった。

（b）ピクトグラフを利用した描画訓練（Bertoni ら，1991）

Bertoni らは，絵が具象的で日常生活に直結しやすいピクトグラフ（図9-4）を描画に取り入れた。方法は，まずピクトグラフの表象する意味や関連する事象の理解を促進するためにマッチングや質問－応答課題を，また弁別特徴を認識するために模写課題を実施した。次に質問に対してピクトグラフを描いて答える課題を行い，さらに会話の中で自発的に描画するように促した。その結果，正確な描画が可能となり，自己の意図に合わせてピクトグラフを部分的に修正して描いたりす

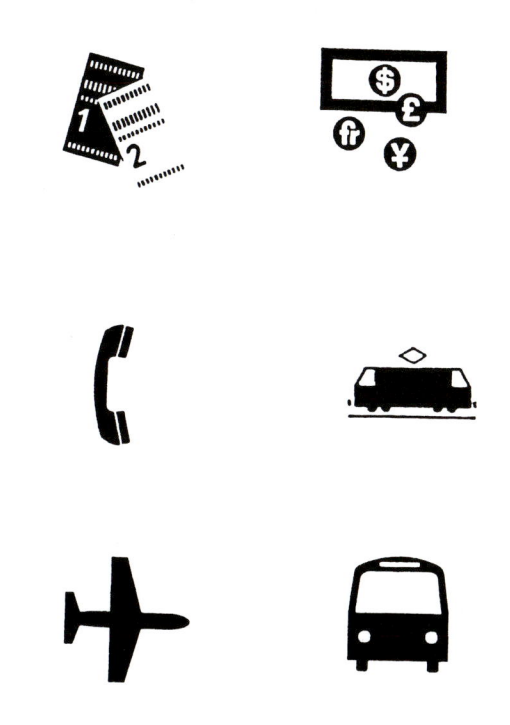

図9-4　ピクトグラフの例（Bertoni ら，1991）

るようにもなった。また，ほかの描画もみられるようになった。Bertoni らは，ピクトグラフは具象性が高いために重度失語症者にとって意図したメッセージを記号化しやすく，効果的なコミュニケーション手段として利用できるとしている（本来ピクトグラフは，描画のための材料というよりは，シンボルを指さすことによって情報を伝達する手段として活用されることが多い。後述する「視覚的情報の活用」の中で概説する）。

（4）コミュニケーション・ボード（ノート）

コミュニケーション・ボード（ノート）は，コミュニケーションに必要な絵や写真，文字，視覚シンボルなどを掲載したボードで，患者は該当する表象を指さすことによって相手に情報を伝える。患者に求められる行為が容易であることから，ジェスチャーや描画が困難である患者にも適用できる。

しかし重度失語症者の中で，必要な場面で自発的にボードを活用できる患者は多くはない。小嶋

表9-10 コミュニケーションノートの作成および訓練方法

①掲載する項目の選択とノートの作成
　　ノートに掲載する情報を患者と共に考え，その絵や写真，文字などを，意味カテゴリー別あるいは特定の場面ごとにノートに貼る（台紙に貼ってリング式のクリアブックに挿入してもよい）。
　　1ページに掲載する情報量は，患者の認知・言語能力に応じて決める。
　　掲載する項目は，訓練の度に少しずつ増やしていくと良い。
②使用のための訓練
　STが質問して患者が当該の項目を指さす
　　質問内容：目標語，目標語の定義や機能（例：歯を磨くものはどれ？），複数の目標語（例：歯を磨く時に使用する物品をすべて指さしてください）など。
　　方法：始めはSTが特定のページを提示し，患者が該当する項目を指さす。
　　　　　次に患者が自発的にノートを出して，当該のページをめくって指さす。STは患者が自発的にノートを出せない場合や適切なページを開くことができない場合には援助する。
　STとの自由会話の中でノートを使用する
　家族との会話でノートを使用する
　　家族に対して実際に活用する場面で使用方法を指導する。

ら（1991）は，失語症者22例に対して，コミュニケーションノートの作成と使用の訓練を実施した後に，ノートの使用状況について調査した。その結果，自発的に使用できた患者は5例のみであり，これらの患者は精神機能，コミュニケーションに対する積極性，社会的関心，家族のコミュニケーション環境などの条件が良好であった。一方，相手からノートの使用を促されれば活用できる患者は22例中12例で，患者の多くはこのレベルにとどまることが示唆される。小嶋らは，こうした症例については，家族や介護者の配慮と協力によって，ノートを利用したコミュニケーション能力が改善すると述べている。

提示された選択肢を適切に指さすことができる患者に対しては，さまざまなボードを作成し，臨床場面で活用するとよい。例えばSTとの場面では，天気，家族の名前，訓練の種類，食事の献立など，看護師との場面では，体調，排泄などのボードを用意しておけば，簡単な会話を成立させることができる。

コミュニケーション・ノートは，市販されている（『コミュニケーション・ノート』西尾正輝・著，インテルナ出版，1995；『失語症会話ノート』下垣由美子，他・編著，エスコアール出版部，1998）が，個々の患者に合わせて独自に作成する場合には，表9-10の手続きを参考にするとよい。

(5) 視覚的情報の活用

(a) Pictogram Ideogram Communication (PIC)

PICは1980年にカナダで開発された視覚シンボルで，音声言語を代替するコミュニケーション手段として，小児や成人の言語障害者に活用されている（藤澤，2001）。PICは，より具体的な対象物を表すピクトグラムと，抽象的な概念を表現するイディオグラムからなり，それぞれが白と黒で明確に表現されている。日本版も作成され，市販されている。

PICを失語症者に適用した例では，坊岡（1998）が重度ブローカ失語例にThe Sounds and Symbols（S&S：具体物や概念を大まかにカテゴリー化した視覚シンボル（坊岡，1998））とPIC，描画，ジェスチャー，コミュニケーションノートを用いた訓練を実施している。視覚シンボルの訓練では，絵カードとシンボルのマッチン

グ，情景画を使用したシンボルの選択，シンボルと漢字をノートに貼って課題や会話場面で使用する課題等を実施した．訓練の結果，複数の手段の選択的使用と部分的な発話によって伝達能力に改善がみられ，その効果は生活態度も波及した．

(b) 写真・地図・新聞などの視覚的情報の活用

失語症者との会話では，その時の話題に関連する写真や地図などの視覚的情報を提示した方が理解や発話を促進し，会話を楽しめることが多い．最近ではインターネットを利用して，さまざまな画像等を手軽に入手できるので，個々の患者に合わせた材料を用いるとよい．一般的に患者との会話で使用できる画像は，過去にあった大きなイベント（東京オリンピック，大阪万国博覧会，アポロの月面着陸など），国内外の有名な建造物や観光地，有名人などであり，画像のほかに世界・日本・各地域の地図も会話の手がかりになる．

こうした患者個人の経験に関係した視覚的情報の有効性を示す報告がある．Hoら（2005）は，重度失語症者とSTとの会話場面において，ピクトグラフ使用条件とRemnantブック（患者個人に関係する地図や写真など）使用条件で，話題の開始やコミュニケーションの崩壊後の修復行動，指さしなどの行動の出現頻度が異なるかどうかを調べた．条件は視覚シンボルありの2条件と，視覚シンボルなしの合計3条件であった．話題は患者の出身地，家族，趣味などで，会話ではSTがWh-質問やコメントによって患者の反応を求めたり，患者が話題を開始するのを待つなどの応答的態度を示した．結果は，視覚シンボルなしの条件よりシンボルありの条件の方が，患者はコミュニケーションの崩壊後の修復に成功し，より多くの会話を開始した．さらに視覚シンボルありの条件では，ピクトグラフよりもRemnantブックの方が指さし行動が多く，患者もSTも好ましいと感じた．

(6) 多種類の手段の利用

このアプローチは，ジェスチャーや描画，書字など，患者の残存能力をできる限り利用し，あらゆる手段を使って伝達できる情報量を増やし，表現の対象を広げることを目指すものである．

LawsonとFawcus（1999）は，聴理解力の制約が顕著である重度失語症者に対して，ジェスチャー，描画，読解，書字の習得と実用化を目指した8人の小グループ訓練（トータルコミュニケーション・アプローチ）を実施した．訓練の結果，描画と書字の表現が増加し，聴理解力を補うために相手のジェスチャーに注意を払うようになった．

堀田（2003）は，発話のない重度ブローカ失語に対して，漢字書字，描画，ジェスチャーを用いたコミュニケーションの訓練を実施した．訓練では，まず各手段の習得を目指す訓練を実施し，次にPACEやカテゴリーに基づいた想起課題などの一定の枠組みの中で概念を表現する課題を実施した．そして最後には3つの代償手段を用いて，自由会話場面で他者とのコミュニケーションを図る訓練を行った．その結果，訓練開始時より伝達できる情報量が増えた（図9-5）．

(7) 代償手段を臨機応変に使用する

重度失語症者は，ジェスチャーや描画などの複数の代償手段を使用できる能力を有しているにもかかわらず，これらを有効に活用できないことが多い．例えば，相手が理解できなくても情報量のない発話に依存したり（Marshallら，1997），別の手段に変換できなかったりする（Yoshiharaら，1998；PurdyとKoch，2006）．こうした場面に応じて有効な手段を選択することができない柔軟性の障害は，代償手段の実用化を阻む要因のひとつになっている．

PurdyとKochは，この柔軟性の障害をCADLを使って検出し，訓練計画に役立てることを考え

訓練開始時　　　　　　　　　　訓練終了時

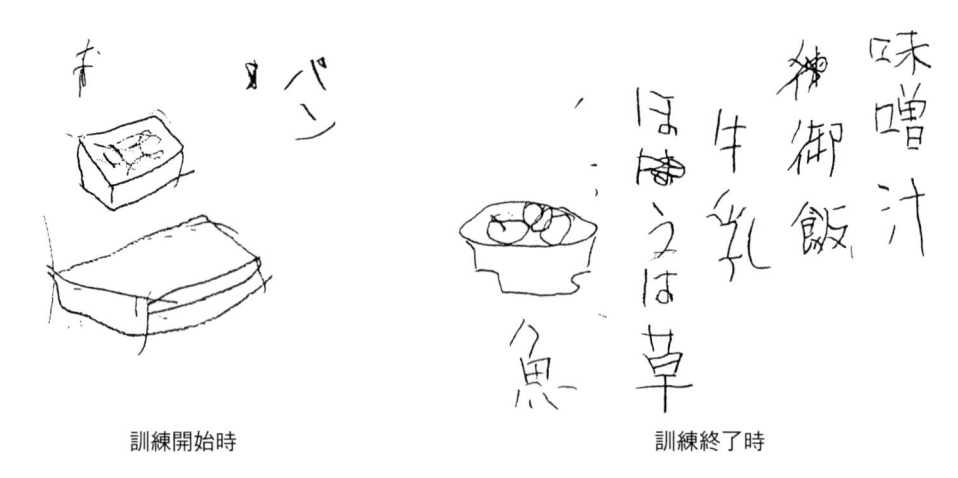

図9-5　朝食のメニュー（堀田，2003）

た。対象となった患者は，あらかじめ複数の代償手段の訓練を受け，少なくとも2つ以上の手段で情報を伝えることができた。検査はCADLのうち，複数の手段で反応できる項目を使用し，最初の試行で情報伝達に失敗したが，次の試行で手段を変えて成功した項目の数を算出した。この項目数を実際のコミュニケーション場面での手段の変換状況や遂行機能障害の程度と比較したところ，それぞれ正の相関が認められ，CADLを使ったこの検査は患者の柔軟性を検出するのに有効であることが示された。Purdyらは，この検査によって障害が認められた患者については，代償手段の実用化を図るより，個々の患者の日常生活に特化したより具体的な訓練をする方が適当であること，パートナーに対しては障害を説明し，コミュニケーションを促進させる方法をアドバイスする必要があることを指摘している。

　伝達手段の変換を促進するための訓練として，Yoshihataらは以下のような取り組みを行った。対象者は重度失語症者3例で，ジェスチャーや描画の獲得のための訓練を実施した後に，相手に情報を伝える課題を実施したところ，全員が情報伝達に失敗した場合にもう一方の手段に変換することができなかった。そこでSTが手段の変換が必要な場面で合図を送り，次第に合図を消去してい

く訓練を実施した結果，最終的に合図がなくても手段の変換が可能となった。Yoshihataらは，こうした手段の変換能力をパートナーとのコミュニケーション場面にも活かすには，パートナーが失語症者の反応を待ち，変換の機会を提供することが必要であると述べている。

3 場面を特定した訓練

　実用的なコミュニケーション能力を高めるために，ロールプレイのようにその患者の家庭や社会的な場面を想定して役割を演じる訓練や，STが実際に生活の中に入って行う訓練がある。

❶ ロールプレイ

　ある場面を設定し，STと患者が役割を演じるもので，さまざまな場面が想定できる。例えば店員−お客，医師−患者，市役所の窓口の職員−市民，バスの運転手−お客，警官−運転手などがある。あらかじめ大筋のストーリーを作成し（『失語症の日常会話訓練』竹内愛子，他・著，協同医書出版社，2009が活用できる），それを演じる。課題の難易度を段階的に高めるために，山澤（2005）はまず本人の自発的なコミュニケーショ

ン行動が取りやすい場面，次に不測の事態が生じる場面，さらに本人が自分以外の役割を演じる場面の設定を掲げている。

実際に電話を使ったロールプレイ訓練も有効である。失語症者の中には電話の受け答えが苦手という人がいる。電話は通常の肉声と異なる上に，発話以外の非言語的な情報がない状態で情報を交換しなければならないからである。そこで電話を使用して，親しい友人や家族との会話，消防や警察への通報，病院の予約，蕎麦屋への出前の依頼，通信販売の依頼などのロールプレイ訓練を実施する。

HopperとHolland（1998）は，火事や自動車事故などの危機的場面を設定し，失語症者が緊急電話をかけて状況を説明する訓練を実施した。刺激は危機場面を表現した情景画である。訓練では，まず相手と対面して情景画を説明する訓練を実施した後に，電話で未知の人に説明した。訓練の結果，2名の失語症者は訓練した情景画を電話で説明できるようになり，1人は非訓練項目への般化も認められた。

❷ 実際の生活場面での訓練

失語症が重度であればあるほど，実用的なコミュニケーションの改善を目指すためには，訓練室内での訓練だけでは十分とは言えず，実際の生活場面に入り込み，家族も巻き込んだアプローチが必要である。急性期や回復期病棟に勤務するSTにとっては，病院外へ出て訓練を実施するのは難しいであろうが，今後は介護保険による訪問リハの充実に伴って，生活場面での個々のライフスタイルに基づいた綿密なアプローチが増えていくかもしれない（小島，2005）。

今村（2005）の例では，老人病院に長期間入院し，自発性の低下をきたしていた30歳代のブローカ失語症者に対して，実際に買い物に随行したり，友人に手紙を書く援助をしたりすることによって，人間関係や行動範囲が広がり，より自立した生活が可能となった。

また，STが地域の会話パートナーを指導することによって，個々の失語症者の生活に根ざした援助を行う試みもある。Lyon（1997）は，パートナーに対して効果的な相互作用の方略を伝授し，実際に失語症者との会話を指導した。そして失語症者とパートナーが地域で継続して行うことができる活動（ガーデニング，散歩，ボランティア，コンピューターを習う，など）を決め，STはその活動を実際に観察し，支援した。その結果，言語検査やCADLには変化がなかったが，質問紙による評価では，コミュニケーションの成功率が高まり，生活の幸福感も改善した，と報告している。

4 グループ訓練

❶ 患者同士の交流の意義

複数の患者を集めて実施されるグループ訓練（集団療法）は，STとの個人訓練（個別療法）では得られない効果をもたらす訓練形態である。日常の臨床場面での観察などに基づいて，患者同士が交流するグループ訓練の利点いくつかあげる。

①仲間を得ることによって心理的安定が得られる

コミュニケーションがうまくいかない悩みを抱え，孤立感を深める患者にとって，同じく辛い思いを抱く仲間の存在は大きな心理的な支えとなる。またコミュニケーションに困っている仲間を助けることによって，自己の心理的充足感が高められる。

②自己の言語障害に気付き，内省を深める手がかりになる

他者の障害を観察することによって，自己の言語症状に気付き，障害を客観的に捉える機会が得

られる。

③新しいコミュニケーション行動を学ぶ

他者のコミュニケーション行動とその効果を観察することで，自己の行動にはなかった新しく効果的な方略を学習することができる。

④人前での自己表現の練習になる

Bookshire（2003）は，グループ訓練は個人訓練に比べてより自然な環境を提供するが，かといって実際の社会的場面よりは統制されると述べている。実社会に戻る前に，患者同士の受容的な環境で自己を表現する経験を積むことは大切である。

⑤患者同士の情報交換の場になる

失語症に関する情報のみならず，病気のことや社会資源の利用などについて，相互に情報を交換することができる。

STは，こうしたグループ訓練の利点を最大限に活かせるように，訓練を進めることが大切である。すなわち，STは訓練を組織化する中心的役割を担うとしても，訓練の進行を主導するのではなくて，患者の自発的な反応や患者相互の交流を促進するような関わり方が必要である。そして，患者個人の失敗体験を強調するような場面はできるだけ避けて，楽しく他者とやりとりができるような雰囲気作りが大切である。

❷ グループ訓練の種類

以下にBrookshire（2003）による分類とその目的を概説し，具体的な訓練の例をあげる。

(1) 家族支援

目的：失語症や疾病に関する情報を提供する，失語症の発症によってもたらされた感情を表現したり，社会生活等の変化を話し合ったりする場を設けて，問題の解決を支援する，リハビリテーションや予後について議論する，失語症者とのコミュニケーション方略を指導する，など。

訓練：長野と長谷川（1996）は，在宅生活を送る失語症者の家族に対して「家族教室」を実施し，失語症者とのコミュニケーションの方略を助言した。その結果，多くの家族が助言に従い，生活状況に改善がみられたと報告している。

(2) 心理社会的グループ

目的：失語症者が感情や意見を表出し，失語症を受け入れることを支援する，他者との相互作用の機会を提供する，自尊心や独立心を養い，社会的相互作用の動機づけを高めるなど。

訓練：中村ら（2003）は福祉センターを利用する失語症者に対して，心理・社会的側面の改善を目的として，「活動を楽しむ」「自己表現」「自己開示」「障害理解」「社会的役割・活動」「主体的参加」の6つのプログラム活動を実施した。STは訓練を通して，言語障害への配慮，心理的な支援，社会的な場面の確保，参加者の個別的な問題への配慮を行った。独自に開発した評価表（評価項目については第11章および中村ら（1998）に詳しい）を用いて評価したところ，参加者全員に改善がみられた。中村は，グループ訓練による諸活動を体験的に行うことは，自己の再建を促す上で有効であると結論づけている。

(3) 治療グループ

目的：失語症者が新しいコミュニケーション行動を試行する機会を提供する。

訓練：言語機能に直接働きかけるアプローチと，患者同士の相互作用を重視するアプローチが想定される。前者では，個人訓練で用いる課題を多数の患者が反応できるように工夫して行う。後者にはPACE，ロールプレイ，テーマを決めたディスカッション，などが考えられる。

(4) 移行／地域再統合グループ

失語症者が家族や地域社会の中で再び活動を始めるための準備を行う。

以上，グループ訓練を4つに分類して概説したが，実際には1つのグループ訓練で複数の目的を掲げる場合も少なくない。KearnとElman（2008）は，心理社会的な支援と言語能力の改善の両方を目指すグループ訓練が多いとして，種類の1つに「多目的グループ」を設けている。横張（1996）の実施した訓練は，この多目的グループに分類されるであろう。横張は，言語機能や心理・生活面の改善などを目指して，言語障害のタイプと重症度をできるだけ同質にしたグループを複数編成して，長期間の訓練を実施した。訓練内容は，会話，言語的な課題，歌とリズム体操，趣味活動，生活指導，日記指導などである。その結果，言語能力およびコミュニケーション能力に改善がみられ，心理・生活面や社会面にも変化がみられたとしている。

❸ グループ訓練を導入する時期

　Brookshire（2003）は，発症から早い時期にはマンツーマンによる個人訓練が有効であり，時間が経つにつれてグループ訓練に移行していくのが良いとしている。確かに発症後早期は身体的，精神的に不安定で，言語症状も急速に変化する可能性があることから，個人訓練による綿密な対応が必要である。しかし回復期病棟に入院する時期になれば，患者によってはグループ訓練の導入を考えてもよい。

　ただし発症からの時期を問わず，グループ訓練への適応のない患者もある。STは個々の患者の状態をよく観察し，グループ訓練の導入の可否を決める必要があろう。

4　失語症臨床における機器の利用

　失語症臨床においても，AAC（Augmentative and Alternative Communication：拡大・代替コミュニケーション）アプローチが導入されている。ASHA：American Speech-Language-Hearing Association（2005）によれば，「AACとは，研究，臨床と教育的実践の領域のことであり，話しことばと書きことばを含む言語の表出と理解の両方あるいはどちらか一方が重度に障害されている人々の，一時的もしくは永続的な機能障害，活動制限，参加制約について研究し，必要なときには補償する試みを含む」と定義されている。

　近年，IT（Information Technology）と呼ばれる情報技術や情報工学を利用した機器の開発が進み，日常生活に広く浸透してきている。失語症のリハビリテーションにおいても，さまざまな工学的技術がAACアプローチの手段として利用されてきた。コンピューターなどの電子機器を利用したものは「ハイテクエイド」，それ以外の機器を使うものは「ローテクエイド」とも呼ばれている。本項では，失語症者が使用するコミュニケーション機器について，主に訓練や自習に用いられる機器と実用コミュニケーションの補助手段として用いられる機器に分けてまとめた。

1　訓練や自習に用いられる機器

　従来の言語訓練では，テープレコーダー，ビデオ，カードリーダー（カードに単語や短文を録音し，それを聞くことにより，復唱や書き取り練習を行う），ワープロなどの機器が使われてきた。これらに加えて，近年ではコンピューターが利用されている。吉畑と綿森（2001）はKatz（1984），Wertz（1981）の文献を引用し，訓練に

コンピューターを取り入れる利点として，刺激提示の自動化，ヒントの段階的提示，記録の自動化，STの負担の軽減，患者への自己決定の機会の提供などをあげている．コンピューターを使うことによって，集中的な訓練が実現できるという利点もある（WalleschとJohannsen-Horbach，2004）．Katz（2009）は，コンピューターを利用した失語症臨床の進展について概観し，単に訓練の効率を上げるためだけではなく，訓練の質を高めるためにも，最新の技術を活用する試みがなされてきたと述べている．

本邦では1990年代から，このような利点を生かした訓練用プログラムソフトが開発されてきた（桐谷ら，1994；小宮ら，1993；宮野ら，1998，1999，2000；佐藤，2000；椎名と丸山，1996；田中，1997；土橋，2006；米本ら，1995，1996，1997など）．絵や文字，音声データが入力されたプログラムを使って，聴覚的理解，読解，復唱，呼称，構文産生などの課題が行えるようになっている．なかには製品化され市販されているものもある．プログラムによっては，言語訓練場面でSTがついて使用したほうがよいものもあるが，多くは，パーソナルコンピューター（パソコン）の操作を習得した後，入院中あるいは通院中の自習教材として使われている．また，病院のパソコンだけではなく，自宅のパソコンに訓練課題をインストールし，在宅での自習として利用した報告例もある（久保田ら，1996；為川ら，2004）．コンピューターを使った初期の訓練プログラムの多くは，あらかじめ設定されていて利用者1人ひとりに対応したものではなかったが，最近では個人の症状やニーズに合わせて変更可能なプログラムもある．インターネットを介して個々の失語症者にあった訓練課題を提供し，在宅での遠隔訓練を行った研究（Mortleyら，2004）も報告されている．マルチメディアなどの新しい技術を背景に，コンピューターが創り出す「仮想世界（環境）」の中で，実際の訓練と同じようにバーチャルセラピストと練習ができる，会話トレーニング用ソフトプログラムも開発されている（Cherneyら，2007，2008；Leeら，2009）．

コンピューターの便利な機能やソフトは，以上のような訓練用プログラムの利用以外にも役立てることができる．例えば，音声合成技術の進歩により，コンピューターの画面上の文字情報を音読する音声読み上げソフトが開発されている．このソフトは，もともと視覚障害者を対象としたものであるが，聴覚的理解が比較的良好な失語症者にも有効である．例えば，自習時にこのソフトを使って文字情報を機械に読み上げてもらうことで，音声情報による課題の確認ができ理解が促進される．仮名振りソフトは，仮名に比べ漢字の読字が困難な者にとって読解の助けとなる．ワープロ，パソコンの漢字変換機能や漢字の手書き検索機能を書字練習の一環として使用することもできる．漢字の想起が困難な場合，キーボードを使っての仮名入力と，変換された漢字の正誤判断が可能であれば，ワープロの漢字変換機能を操作して，練習することができる．ワープロ入力を支援するソフトもいくつか市販されている．このソフトを使用して，軽度の伝導失語症者に，仮名文字入力によるワープロ使用を実用化するための訓練を行った報告がある（入江，2005）．

コンピューターを使った訓練の効果についての実証的な研究はまだ少なく，今後，適切な実験デザインで訓練の有効性を検討する研究がなされることが求められている．慢性期失語症者のニーズの受け皿の1つとして，個々人の言語機能障害に合った的確な課題を自宅で楽しみながらマイペースで練習できる遠隔訓練システムの開発も期待されている（綿森，2006）．コンピューター訓練の適用にあたっては，言語症状や認知面の評価を行い，失語症者個人のニーズや適性を考慮することが大切である．

2 実用コミュニケーションの補助として用いられる機器

　実際の生活場面における活動制限や参加制約を補うために、さまざまなコミュニケーション機器が利用されている。「ローテク」エイドとしては、コミュニケーションボード、コミュニケーションノートなどがある（本多と吉畑，2003；吉畑，2008など）。いずれも失語症者のニーズに合わせて絵や写真を加え、使いやすいものを作成することが重要である。このようなエイドを効果的に利用するためには、失語症者本人と使用練習をするだけでなく、家族をはじめとする会話のパートナーへ適切な対応法について指導することが不可欠である。

　「ハイテク」エイドとして、障害がある人や一般の人向けに開発された機器やソフトを利用することができる。VOCA（Voice Output Communication Aid；携帯用会話装置，音声出力装置）は、キーボタンにメッセージを録音しておき、必要なときにキーを押すと、音声が出力される装置である。録音できるメッセージの数に限りはあるが、重度失語症者と家族の交流会で実際に使用されている（吉畑，2008）。失語症者を対象に、コンピューターを使ったエイドも開発されてきた。視覚シンボルを用いて文や句を作成する、視覚的コミュニケーションシステム（吉畑ら，1999）は、その一例であり、実際の会話場面での使用については評価していないが、構造化された臨床場面ではコミュニケーション手段としての有効性が示唆された。視覚シンボル、絵、文字を用いたコンピューター機器で、語彙や文を個人用に調整できる、手のひらサイズの携帯用会話補助装置も市販されている（van de Sandt-Koenderman，2004）。今後、デジタル技術のさらなる進歩により、使いやすく、個々の言語機能障害にあった、コミュニケーション機器の開発、製品化が望まれる。

　失語症者が活用できるソフトとしては、前項にあげた読み上げソフト、仮名振りソフト、文書作成ソフトの他に、話しことばを文字に変換する音声認識ソフトがある。このソフトは、発話に比べて書字が障害されている失語症者にとって、書字の補助手段としての利用価値が高いものといえる。また、シンボルやデジタルカメラで撮影した写真に音声を入れてコミュニケーションボードを作成できるソフトもある。最近はインターネットを通じて、さまざまな情報やサービスを受け取ることが可能であるが、反面、アクセスができないと、必要な情報を利用できず、活動制限や参加制約につながってしまうことになる。吉畑と森（2003）は、読みの障害の代償を考慮して試作されたホームページ閲覧ソフトを使い、ソフト操作学習についての研究を行った。そのソフトには読み上げ機能がついていたが、その後、仮名振り機能もつけるなどの修正が行われ、失語症者用インターネット閲覧ソフトとして市販されている。

　Eメールは文の書字が可能な失語症者には便利な通信手段である。失語症者本人や家族、ST、また医師やケースワーカーなどが参加しているメーリングリストがあり、情報交換や近況報告の場となっている（鈴木，2001）。コンピューター以外の便利な機器としては、携帯電話や電子辞書があげられる。絵文字を利用した携帯メールのやりとりを行うことでコミュニケーション行動が拡大した例（岩木ら，2007）や、携帯電話で撮影した画像を提示して注文行動の支援をした例（安井，2004）も報告されている。

3 機器導入にあたっての留意点

　訓練に使用する場合、あるいはコミュニケーションの手段として利用する場合のいずれにおいても、機器導入の際に考慮すべき点を文献（本多と吉畑，2003；Katz，2001；中邑，2002；大澤，

2005；吉畑，2008）から以下にまとめた。

①失語症者の背景情報（年齢，教育レベル，性格，機器使用に関する基礎知識，コミュニケーションニーズなど）を把握し，言語機能，身体症状，機器の操作能力，認知能力，視覚認知能力などを評価して，機器使用の適応の有無を判断する。

②機器の操作訓練を行う。基本操作に慣れていない場合は，学習しやすいように説明方法を工夫する。

③必要に応じて，理学療法士（PT）や作業療法士（OT），リハビリテーションに携わるエンジニアなど他職種との連携を図る。

④機器は"万能"ではない。機器を用いた訓練がSTによる訓練の代用にはならず，また実用コミュニケーション手段として機器を用いる場合でも，ある限られた機能を補助するものである。

⑤道具としての機器を活用するために，パートナーを含むコミュニケーション環境を整える。

4 おわりに

今後も，情報通信技術の発展により新しい機器やシステムの研究開発が期待される。川原田（2010）は，クライエントの個別の要望を取り入れながら，セラピストの治療方針を実現させ，そのための工学的支援をエンジニアが行うというような対話の輪をつなげることが不可欠であると述べている。失語症者の症状やニーズを把握しているSTは失語症者とエンジニアとの橋渡し役を果たすことが求められている。また，機器を選択するにあたっては，最新の情報を得て理解を深めておく必要がある。失語症者のコミュニケーション意欲の向上とコミュニケーション能力の改善をめざし，訓練場面や日常生活場面で必要に応じて機器を活用していくことが重要であろう。以下に，参考となるウェブサイト，出版物や関連学会の一部を掲載しておく。

・こころWeb　http://www.kokoroweb.org/
・「こころリソースブック2004-2005年版　福祉情報技術（e-AT）製品ガイド」
　こころリソースブック出版会
　FAX 03-5604-1267
　http://www.kokoro-rb.jp/
・日本リハビリテーション工学協会
　http://www.reasja.gr.jp/
・ATAC（エイタック）カンファレンス
　http://www.atac.jp/

引用文献

American Speech-Language-Hearing Association (ASHA)：Roles and responsibilities of speech-language pathologists with respect to augmentative and alternative communication. Position statement：1-2, 2005.

Basso A：Therapy of Aphasia. In F Boller, J Grafman (Eds.), Handbook of Neuropsychology, Vol.2. Elsevier, Amsterdam, 1989.

Beeke S, et al：Using conversation analysis to assess and treat people with aphasia. Seminars in Speech and Language 28：136-147, 2007.

Benson DF, Ardila A：Aphasia：A Clinical Perspective. Oxford Univ. Press, New York, 1996.

Bertoni B, et al：Communicating with pictographs：a graphic approach to the improvement of communicative interactions. Aphasiology 5：341-353, 1991.

坊岡峰子：重度失語症者に対する補助・代替コミュニケーション（AAC）の導入．聴能言語学研究　15：22-28, 1998.

Brookshire RH：Introduction to Neurogenic Communication Disorders Sixth Edition. Mosby, Philadelphia, 2003.

Byng S, et al：Aphasia Tests Reconsidered. In C Code, DS Müller (Eds.), Forums in Clinical Aphasiology. Whurr. London, 1996.

Cherney LR, et al：Improving conversational script production in aphasia with virtual therapist computer treatment softwear. Brain and Language 103：246-247, 2007.

Cherney LR, et al：Computerized script training for aphasia：Preliminary results. American Journal of Speech-Language Pathology 17：19-34, 2008.

Coelho CA：Acquisition and generalization of simple manual sign grammars by aphasic subject. J Communication Disorders 23：383-400, 1990.

Conlon CP, McNeil M：The efficacy of treatment for two globally aphasic adults using Visual Action Therapy. In TE Prescott（Ed.）, Clinical Aphasiology 19：185-195, 1991.

Davis GA, Wilcox JM：Incorporating parameters of natural conversation in aphasia treatment. In R Chapey（Ed.）, Language intervention strategies in adult aphasia. Williams & Wilkins. Baltimore/London, 1981（横山 巌, 河内十郎・監訳：失語症言語治療の理論と実際. 創造出版, 1984）.

Davis GA, Wilcox JM：Adult aphasia rehabilitation. Applied pragmatics. College-Hill Press, San Diego, 1985.

Davis GA：PACE revisited. Aphasiology 19：21-38, 2005.

Duffy JR：Schuell's stimulation approach to rehabilitation. In R Chapey（Ed.）, Language Intervention Strategies in Adult Aphasia. Williams & Wilkins, Baltimore, 1981（横山 巌, 河内十郎・監訳：失語症言語治療の理論と実際. 創造出版, 1984）.

藤澤和子：日本版PIC活用編（藤澤和子編著）. ブレーン出版, 2001.

藤田郁代：認知神経心理学的アプローチ（藤田郁代, 立石雅子・編：標準言語聴覚学 失語症学：言語治療の理論と技法）. 医学書院, pp198-200, 2009.

Garrett KL, Beukelman DR：Augmentative communication approaches for persons with severe aphasia. In KM Yorkston（Ed.）, Augmentative Communication in the Medical Setting. Communication Skill Builders, Inc, USA, 1992（伊藤元信・監訳：拡大・代替コミュニケーション入門. 協同医書出版社, 1996）.

Glindemann F, Springer L：An assessment of PACE therapy. In C Code, DJ Müller（Eds.）, The treatment of aphasia：From therapy to practice. Singuler, San Diego, 1995.

Helm-Estabrooks N：Cognition and aphasia：a discussion and a study. Journal of Communication Disorders 35：171-186, 2002.

Helm-Estabrooks N, et al：Visual action therapy for global aphasia. J. Speech Hear. Dis. 47：385-389, 1982.

Helm-Estabrooks N, Albert ML：Visual Action Therapy. Manual of Aphasia Therapy. Pro-Ed, Austin, pp177-187, 1991a.

Helm-Estabrooks N, Albert ML：Back to the Drawing Boad. Manual of Aphasia Therapy. Pro-Ed, Austin, pp189-198, 1991b.

Ho KM, et al：The effect of remnant and pictographic books on the communicative interaction of individuals with global aphasia. Augumentative and alternative Communication 21：218-232, 2005.

Holland AL：Pragmatic aspects of intervention in aphasia. J Neurolinguistics 6：197-211, 1991.

本多留美, 吉畑博代：拡大・代替コミュニケーションの適用（鹿島晴雄, 種村 純・編：よくわかる失語症と高次脳機能障害）. 永井書店, pp146-153, 2003.

Hopper T, Holland A：Situation-Specific training for adults with aphasia：an example. Aphasiology 12：933-944, 1998.

Hopper T, et al：Conversational Coating：Treatment outcomes and future directions. Aphasiology 16：745-761, 2002.

堀田牧子, 他：重度失語症者の描画能力の検討. 聴能言語学研究 13：65-72, 1996.

堀田牧子：重度ブローカ失語例に対する代償手段実用化のための訓練（竹内愛子・編：失語症臨床ガイド）. 協同医書出版社, 2003.

Howard D, Hatfield FM：Competing Approaches to Treatment：Aphasia Therapy in Modern Times. In Aphasia Therapy：Historical Contemporary Issues. Lawrence Erlbaum. Hove, 1987.

今村恵津子：買い物随行を機にコミュニケーション自立に向かった単身ブローカ失語例（竹内愛子・編：失語症者の実用コミュニケーション臨床ガイド）. 協同医書出版社, 2005.

入江美緒：伝導失語例に対するワープロ使用訓練－パソコン操作支援ソフトを利用して（竹内愛子・編：失語症者の実用コミュニケーション 臨床ガイド）. 協同医書出版社, 2005, pp186-189.

岩木香菜子, 他：携帯メールを使ったコミュニケーション拡大を目指しての関わり. 第8回日本言語聴覚学会抄録集：196, 2007.

Katz RC：Using microcomputers in the diagnosis and treatment of chronic aphasic adults. Seminars in Speech and Lanugage 5：11-22, 1984.

Katz RC：Computer applications in aphasia treatment. In R Chapey（Ed.）, Language intervention strategies in aphasia and related neurogenic communication disorders 4th ed., Williams & Wilkins, Baltimore, pp718-741, 2001.

Katz RC：Application of computers to the treatment of US veterans with aphasia. Aphasiology 23：1116-1126, 2009.

川原田淳：失語症支援における工学的技術の利用について. コミュニケーション障害学 27：141-149, 2010.

Kearn KP, Elman R：Group therapy for aphasia：Theoretic and practical considerations. Language intervention strategies in aphasia and related neurogenic communication disorders 5th ed.（Ed. Chapey R）, Lippincott Williams & Wilkins, USA, 2008.

桐谷 滋, 他：パーソナルコンピュータを用いた失語症者用言語訓練装置の開発. 音声言語医学 35：375-383, 1994.

小林久子：失語症会話パートナーの養成．コミュニケーション障害学 21：35-40, 2004.

小島真奈美：現実の生活場面に参加してのコミュニケーション行動（竹内愛子・編：失語症者の実用コミュニケーション臨床ガイド）．協同医書出版社, 2005.

小嶋知幸, 他：失語症者におけるコミュニケーション補助手段の有効性について．音声言語医学 32：360-370, 1991.

小宮桂治, 他：臨床上の工夫 1．言語聴覚療法 9：122-129, 1993.

Kreindler A, Fradis A：Performances in Aphasia：A Neurodynamical Diagnostic and Psychological Study. Gauthier-Villars, Paris, 1968.

久保田功, 他：パソコンを用いた言語訓練教材の家庭における自習への適用．聴能言語学研究 13：112-116, 1996.

Lapointe LL：Aphasia Therapy：Some Principles and Strategies for Treatment. In DF Jones（Ed.）, Clinical Management of Neurogenic Communicative Disorders, 2nd ed. Little, Brown and Company. Boston, 1985.

Lawson R, Fawcus M：Increasing effective communication approach. In S Bying, et al（Eds.）, The aphasia therapy file, Psychology Press, Hove, 1999, pp61-71.

Lee JB, et al：Conversational script performance in adults with non-fluent aphasia：Treatment intensity and aphasia severity. Aphasiology 23：885-897, 2009.

Lesser R：Cognitive neuropsychology and practitioner-researchers in aphasia therapy. In M Paradis（Ed.）, Foundations of Aphasia Rehabilitation. Pergamon, Oxford, 1993.

Lesser R：Making Psycholinguistic Assessment Accessible. In C Code, DJ Müller（Eds.）, Treatment of Aphasia：From theory to practice. Whurr, London, 1995.

Luria AR：Restoration of speech. In Restoration of Function after Brain Injury. Pergamon Press, London, 1963.

Luria AR：Traumatic Aphasia：It's Syndoromes, Psychology, and Treatment. Mouton, Hauge, 1970.

Lyon JG, et al：Communication partners：Enhancing participation in life and communication for adults with aphasia in natural settings. Aphasiology 11：693-708, 1997.

Marshall RC, et al：Communicative efficiency in severe aphasia. Aphasiology 11：373-384, 1997.

三田地真実, 飯高京子：全失語患者の語用能力（pragmatic abilities）の評価の試み．神経心理学 13：38-46, 1997.

宮野佐年, 他：全体構造法に基づく失語症リハビリ支援システムの開発 I．II．III．厚生省精神神経疾患中枢神経障害の介護医療機器開発に関する委託研究報告書, 1998, 1999, 2000.

Mortley J, et al：Superhighway to promoting a client-therapist partnership? Using the Internet to deliver word-retrieval computer therapy, monitored remotely with minimal speech and language therapy input. Aphasiology 18：193-211, 2004.

長野智子, 長谷川啓子：失語症者の家族指導：家族教室をとおして．聴能言語学研究 13：20-30, 1996.

中邑賢龍：AAC 入門 拡大・代替コミュニケーションとは（改訂版）．こころリソースブック出版会, 2002.

中村やす：最重度失語症例に対する非言語的な代償手段の実用化訓練（竹内愛子・編：失語症臨床ガイド）．協同医書出版社, pp177-182, 2003.

中村やす, 他：失語症者に対する心理・社会的グループ訓練及び評価の試み－長期経過を通して－．失語症研究 18：234-242, 1998.

中村やす, 他：失語症者の心理・社会的側面の改善を目的としたグループ訓練．高次脳機能研究 23：261-271, 2003.

大澤富美子：コミュニケーション促通手段としての AAC 機器の利用（竹内愛子・編：失語症者の実用コミュニケーション 臨床ガイド）．協同医書出版社, pp172-185, 2005.

Penfield W, Roberts L：Speech and Brain-Mechanisms. Princeton Univ. Press, Princeton, 1959（上村忠雄, 前田利男・訳：言語と大脳．誠信書房, 1965）．

Prutting CA, Kirchner DM：A clinical appraisal of the pragmatic aspects of language. J speech Hear. Dis. 52：105-119, 1987.

Pulvermüller F, Roth VM：Communicative aphasia treatment as a further development of PACE therapy. Aphasiology 5：39-50, 1991.

Pulvermüller F, et al：Constraint-Induced therapy of chronic aphasia after stroke. Stroke 3：1621-1626, 2001.

Ramsberger G, Helm-Estabrooks N：Visual Action Therapy for bucco-facial apraxia. In Clinical Aphasiology Conference Proceedings. Pro-Ed, Austin, 1988.

SALA 失語症検査：Sophia Analysis of Language in Aphasia（上智大学 SALA プロジェクトチーム・企画, 藤林眞理子, 他・著）．エスコアール, 2004, p29.

佐藤ひとみ：コミュニケーション能力を促進するためには何をすべきか（佐藤ひとみ：臨床失語症学）．医学書院, pp149-188, 2001.

佐藤誠一：コンピュータを利用した失語症訓練教材の開発－仮名文字構成課題について－．失語症研究 20：41-42, 2000.

Schuell HM, et al：Aphasia in Adults：Diagnosis, Prognosis, and Treatment. Harper & Row, New York, 1964（笹沼澄子, 永江和久・訳：成人の失語症．医学書院, 1971）．

椎名英貴, 丸山 勇：失語症訓練のためのコンピュータソフトウェアの開発．聴能言語学研究 13：98-104, 1996.

Simons-Mackie NN, Damico JS：The contribution of discourse markers to communicative competence in aphasia. American J Speech-Language Pathology 5：37-43, 1996.

Springer L, et al：How efficacious is PACE-therapy when 'Language Systematic Training' is incorporated？ Aphasiology 5：391-399, 1991.

鈴木　勉：失語症者へのコンピュータ導入について－吉畑・綿森論文に対するコメント－．心理学評論 44：230-232, 2001.

竹内愛子：失語症の治療の実際－Brocaタイプの1症例の訓練過程．MEDICO 8：3211-3215, 1977.

竹内愛子，他：重度失語症者の非言語的象徴障害．音声言語医学 32：216-226, 1991.

竹内愛子：失語症の言語治療テクニック（竹内愛子，河内十郎・編著：脳卒中後のコミュニケーション障害－成人コミュニケーション障害者の理解と援助：失語症を中心に）．協同医書出版社，pp225-247, 1995.

竹内愛子：重度失語症の治療（濱中淑彦・監修，波多野和夫，藤田郁代・編：失語症臨床ハンドブック）．金剛出版，pp632-641, 1999.

竹内愛子：総論：失語症臨床における基本的諸問題（竹内愛子・編：失語症臨床ガイド）．協同医書出版社，pp1-47, 2003.

為川雄二，他：失語症者の聴覚的理解力改善のためのコンピュータプログラムの開発と試用．第13回言語障害臨床学術研究会発表論文集：13-24, 2004.

田中純平：全失語患者に対するジェスチャー訓練の試み．神経心理学 8：100-109, 1992.

田中純平：コンピューターによる失語症訓練装置の開発．総合リハビリテーション 25：367-371, 1997.

土橋三枝子：文の発話障害に対するマッピング訓練．コミュニケーション障害学 23：30-35, 2006.

van de Sandt-Koenderman M：High-tech AAC and aphasia：Widening horizons？ Aphasiology 18：245-263, 2004.

Wallesch CW, Johannsen-Horbach H：Computers in aphasia therapy：Effects and side-effects. Aphasiology 18：223-228, 2004.

Ward-Lonergan JM, Nicholas M：Drawing to communicate：a case report of an adults with global aphasia. European J Disorders of Communication 30：475-491, 1995.

綿森淑子：失語症リハビリテーションの最近の動向とICF．人間と科学 県立広島大学保健福祉学部誌 6：5-16, 2006.

Weigl E：A neuropsychological contribution to the study of semantics. In M Bierwish, EE Heidolph（Eds.）. Progress in Linguistics. Mouton, Hauge, 1970.

Weigl E：Neuropsychology and Neurolinguistics：Selected Papers. Mouton, Hauge, 1981.

Wepman JM：Recovery from Aphasia. Ronald Press, New York, 1951.

Wepman JM：A conceptual model for the process involved in recovery from aphasia. J. Speech Hear Dis. 18：4-13, 1953.

Wepman JM：Aphasia therapy：A new look. J. Speech Hear Dis. 37：203-214, 1972.

Wertz RT：Aphasia management：The speech pathologist's role. Seminars in Speech, Language and Hearing 2：315-331, 1981.

Whitworth A, et al：A Cognitive Neuropsychological Approach to Assessment and Intervention in Aphasia. Psychology Press, Hove & New York, 2005.

Wilkinson WR：Introduction. Aphasiology 13：251-258, 1999.

山澤秀子：概説2 ロールプレイ活動（竹内愛子・編：失語症者の実用コミュニケーション臨床ガイド）．協同医書出版社，2005.

安井美鈴：慢性期失語症者2名のコピー，携帯電話静止画像使用による外食行動成立へのアプローチ．神経心理学 20：296, 2004.

横張琴子：失語症のグループ訓練．聴能言語学研究 13：1-11, 1996.

米本恭三，他：全体構造法に基づく失語症リハビリ機器の開発Ⅰ．Ⅱ．Ⅲ．厚生省精神神経疾患中枢神経障害の介護医療機器開発に関する委託研究報告書，1995, 1996, 1997.

Yoshihata H, et al：Acquisition and generalization of mode interchange skills in people with severe aphasia. Aphasiology 12：1035-1045, 1998.

吉畑博代：拡大・代替コミュニケーション（鹿島晴雄，他・編：よくわかる失語症セラピーと認知リハビリテーション）．永井書店，pp331-342, 2008.

吉畑博代，他：失語症者への視覚的コミュニケーションシステムの導入．音声言語医学 40：39, 1999.

吉畑博代，森　隆夫：失読症者のインターネット閲覧ソフトの学習方法について．第12回言語障害臨床学術研究会発表論文集：81-89, 2003.

吉畑博代，綿森淑子：失語症とコミュニケーション機器．心理学評論 44：215-229, 2001.

第10章

失語症言語治療の進め方

1 評価から訓練の実施まで

1 発症からの時間経過に伴う関わり方

　失語症者への言語治療は，患者の発症からの時期によって，急性期，訓練期，維持・慢性期の3期に分けることができる。昨今の医療体制では，急性期は一般病院，訓練期は主として回復期病棟でのリハビリテーションに相当し，維持・慢性期は回復期病棟を退院した後の長期的支援をさす。言語聴覚士（以下ST）の臨床的な関わりは，各期によって異なっている。

❶ 急性期

　発症後間もない時期であり，医学的な管理下に置かれる。患者は覚醒が不十分であったり，体調も安定しなかったりして，STの関わりもベッドサイドでの短時間の面接に限られることが多い。STはまず，医師や看護師から情報を得て，患者の状態や医学的なリスクを知っておくことが必要である。次に患者の状態を観察しながら，インタビューや簡単な検査を行い，症状を大まかに捉える。その結果，コミュニケーションを成立させるために特別な配慮が必要な場合は，その方法を医療スタッフに伝える。また患者や家族に対しては，現在の状況や今後の訓練の流れを大まかに伝えて，不安を少しでも軽減するように努める。

　訓練室での訓練が実施できるようになったら，少しずつ検査や訓練を実施する。ただし，まだこの時期は疲れやすかったり，集中力に欠けたりすることがある。負担の大きい検査や課題は避け，成功率の高い課題を実施する方がよい。特に失語症が重い場合には，すぐに言語課題を導入するのではなく，パズルや型はめなどの非言語的な課題によって認知能力や注意・集中力を高める働きかけを行う方が有効な場合がある。また脳機能の回復に伴い，言語症状も急激に改善することがある。そこで1つの症状に焦点を当てた訓練ではなく，言語機能全般に働きかける訓練を計画して，症状の変化を追うことも必要であろう。

❷ 訓練期

　患者の体調が安定し，体力も回復して集中的な訓練が実施できる時期である。後で述べるように，詳細な検査や行動観察などから患者を評価し，その評価に基づいて訓練計画を立てて，系統的に訓練を実施していく。訓練の実施にあたっては，他のスタッフと連携をとり，チーム・アプローチを心がける。また患者の家族や介護者に対しても，患者とより豊かなコミュニケーションが図れるように，積極的にアプローチする。特に近年では，入院期間の短縮化に伴って，回復期病棟に入院した時点で退院後の生活設計を求める傾向が強く，STも早期から退院後の生活を見据えた訓練を計画し，家族を支援していくことが必要である。

❸ 維持・慢性期

　回復期病棟を退院した後の生活には，職場復帰，家庭復帰，施設入所などがある。いずれの場合でもSTは，それぞれの対象者のライフスタイルに応じた，より実用的なアプローチを心がける必要がある。職場復帰に関しては，対象者に対するアプローチのみならず，雇用者に対して対象者の障害を説明したり，職場復帰に向けての配慮を求めたりする場合がある。家庭復帰では，病院での外来訓練，介護保険の通所や訪問リハビリテーション，失語症友の会などで対象者を援助する。施設入所では，対象者が目的意識を持って楽しく

訓練に臨めるように配慮することが必要であろう。

以下では，主として訓練期での集中的な訓練の進め方について述べる。

2 評　価

評価の目的には，失語症とその他の言語障害の鑑別診断，失語症であれば重症度と症状の質的特徴の把握，治療を計画するための資料の収集，患者の改善度合いの測定，治療効果の判定などがある。とりわけ治療を計画するための資料を得ることは，STにとって個々の患者に最適な治療を提供するために大変重要であり，各種の検査や実際の場面での行動観察などによって，患者の言語・非言語能力やコミュニケーション能力を正確かつ詳細に把握することが必要である。しかし，それだけでは不十分である。病前の生活環境や将来に対する希望，現在の精神心理的状態など，その患者に固有の情報も得て，患者の全体像を把握するように努めなければならない。

また，評価によって得られた情報を基にして，他のスタッフや家族・介護者に患者の症状を専門的立場から的確に伝え，有効なコミュニケーション・ストラテジーを提案することも重要である。

表10-1　インタビューでの質問項目の例

・氏名，住所，年齢，利き手，職業
・主訴（身体面も含めて最も困っている点）
・発症した年月日
・発症時の様子とその後の経過
・家族構成や氏名
・病前の職業，社会活動，趣味，言語習慣
・訓練に対する希望・要望
・その他

❶ インタビュー

(1) 実施にあたって配慮すべき点

初回時の面接は，まさに患者との「出会い」であり，その後の評価や訓練を円滑に進める上で大きな意味を持つ。Brookshire（1997）は，初回インタビューにおいて，患者との良好な人間関係を形成することは，インタビューでの情報収集と同程度に重要であるとし，STは患者の様子に気を配り，患者に敬意を払うことが必要であると述べている。STが相対する患者は，発症前には家庭や社会の中で，それぞれの立場で役割を担ってきた人がほとんどである。STは1人ひとりに対して，丁寧に誠意を持って接することが大切である。

患者がリラックスして話せるような雰囲気作りも大切である。患者の中には，言語治療と聞くと難しいことを勉強するところ，といったイメージを描いて，緊張して来室する人もいる。入室してすぐにインタビューを開始するのではなくて，その日の天候や身体の調子などの簡単な会話をして，患者の緊張をほぐす工夫をすることが大切である。

また患者は，発症したことの衝撃，身体や言語の障害に対する困惑，将来に対する不安などをSTに訴える場合がある。表現手段に制約のある失語症者にとって，STは他の医療スタッフに比べて思いを伝えやすい相手であろう。できる限り患者の声に耳を傾けたい。ただし患者が訴える問題に対して，医師や他のスタッフの助言が必要と思われる場合には，患者にその旨を伝え，他のスタッフと連携を図り，問題の解決に努めることが肝要である。

(2) インタビューの流れ

患者に対面したら，STはまず自己紹介をして，今後の検査や訓練などのスケジュールを大ま

かに説明し，表 10-1 に示した項目を参考にして質問していく．

初回面接の主たる目的は，質問に対する患者の反応から，失語症やその他の言語障害，高次脳機能障害の有無，失語症があればそのタイプと重症度，コミュニケーション能力などを大まかに捉えることにある．そうすることで，これからどのような検査を実施すればよいか見当がつき，無用な検査を省いて患者の負担を軽減することができる．したがって ST は，患者との会話を通して，以下に述べる観点から，患者の反応を注意深く観察することが必要である．

(3) 観察すべきポイント

(a) 基礎的なコミュニケーション能力

アイコンタクトや表情の有無，ST の働きかけに注意を払うか，何かを訴えようとするか，話し手―聞き手の役割を理解して適切に担えるか，会話を維持しようと努めるか，などを観察する．

(b) 理解力

ST は質問内容や形式（Yes-No 質問，Wh-質問など）を適宜変更して，患者の理解度をみる．また，理解が不十分であると判断した場合には，手がかりを提供して，その反応を観察する．理解を促進する手がかりには，患者の注意を喚起する，再度質問を繰り返す，漢字で書いて示す，カレンダーや地図などの実物を示す，などがある．

(c) 発話能力

発話の有無，流暢性，発話特徴（再起性発話，新造語，錯語，喚語困難，迂言，文法的誤り，自己修正の有無など），情報量などを観察する．

また，発声や構音運動面の症状にも留意する．

発話がみられない場合は，発話を代償する手段の使用状況（首や手を振って Yes-No を表現，指さしをする，指を折って数を表現，書字，ジェスチャー，描画など）をみる．

(d) 言語障害に対する自己認識の有無

会話中の発言や行動から，自己の言語障害に気づいているか否かを推測する．

(e) その他の反応特徴

表情が乏しく，質問に対して言語，非言語行動での反応が得られない場合は，覚醒レベルや発動性の低下が疑われる．また，記憶障害や注意障害などの高次脳機能障害の有無にも気をつける．例えば発症後の経過を語る中で，言語的には正しいが事実と反している場合には記憶障害が，また会話に集中できず，外部の刺激に惑わされたり，話題を頻繁に変えたりする場合には注意障害が疑われる．

❷ 検査の実施

インタビューが終わったら，検査を実施する．失語症に関する検査には，総合的な言語能力を調べる検査や，特定の症状を掘り下げるための検査がある．また，これらの標準化された検査では測定できない症状については，個々の患者に合わせたオリジナルの検査を作成して実施する．

検査の解釈にあたっては，正誤判定による量的データのみならず，反応の質的特徴（遅延反応の有無，ヒント効果，発話の誤反応の特徴など）も重視する．

(1) 総合的な言語検査

失語症が疑われる患者に対してまず実施するのは，言語の各側面を総合的に把握できる標準的な検査であり，標準失語症検査（日本失語症学会，1974；日本高次脳機能障害学会，2003），老研版失語症鑑別診断検査（笹沼ら，1978），WAB 失語症検査日本語版（WAB 失語症検査日本語版作製委員会，1986），SALA 失語症検査（上智大学 SALA プロジェクトチーム，2004），また，重度失語症だけを対象領域とした重度失語症検査（竹内ら，1997）がある．

(a) 標準失語症検査（SLTA）

失語症の鑑別診断，症状の継時的変化の把握，失語症リハビリテーションの手がかりの取得を目

表10-2 標準失語症検査（SLTA）の項目

聴く	単語の理解 短文の理解 口頭命令に従う	計算	加減算 乗除算
読む	漢字・単語の理解 仮名・単語の理解 短文の理解 書字命令に従う	復唱	単語の復唱 文の復唱
		音読	漢字・単語の音読 仮名・単語の音読 短文の音読
話す	呼称Ⅰ（名詞） 呼称Ⅱ（名詞） 動作説明 語の列挙 まんがの説明	書取	漢字・単語の書取 仮名・単語の書取 短文の書取
		仮名一文字	理解 音読 書取
書く	漢字・単語の書字 仮名・単語の書字 まんがの説明		

的として作成された検査である（表10-2）。検査は，検査領域としての「聞く」「話す」「読む」「書く」「計算」の5領域に，それぞれ下位検査が設定されている。下位検査の配列は，例えば聴理解では単語から複雑で長い文へ，呼称では高頻度語から低頻度語へ，といったように難易度順となっている。検査刺激には，領域間で同じ項目が用いられており，言語様式間の比較検討が容易にできる。また，誤反応であった場合にヒントを提示することで，臨床的な手がかりが得られるようになっている。

(b) 老研版失語症鑑別診断検査

SchuellらのMinnesota Test for Differential Diagnosis of Aphasiaを基盤として，日本語や日本文化を考慮して開発された検査で，2000年には2度目の標準化がなされ，改訂版が出版された。改訂版では，検査結果のまとめとして，重症度評価に必要な9検査の素点に基づいた重症度尺度，従来より患者の障害パターンの把握やモダリティー別の成績の変化がよりわかりやすくなったモダリティー別プロフィル，新たなサンプルに基づくZスコアプロフィルなどがあり，さらに臨床場面で有用な検査になっている（笹沼，1999）。

(c) WAB失語症検査日本語版

KerteszのThe Western Aphasia Battery（WAB）の日本語版であり，英語版に漢字および仮名の問題が加えられている。検査の特徴としては，失語指数を算出することで失語症の変化を把握しやすいこと，検査得点から失語症のタイプを測定できること，言語機能のみならず失行や半側空間無視に関する検査や，非言語性知能の検査が含まれており，大脳皮質指数を算出できること，などがあげられる。

(d) SALA失語症検査

認知神経心理学的な考え方に基づいた検査で，英語話者の失語症者のために開発された検査を，日本語の特徴に合わせて修正した。検査によって個人の言語処理能力レベルの全体像を明らかにして，有効な訓練プログラムを立案することができる。図10-1は，基盤となる単語の情報処理モデルである。検査には，単語の処理過程ほかに文の理解および産生，文字や数詞に関する項目も含まれている。

(e) 重度失語症検査

重度の失語症者の残存能力を言語・非言語の両領域に渡って調べ，治療的アプローチのための手がかりを得るために作成された検査であり，導入部と3つのPartからなる（表10-3）。導入部では，挨拶や簡単なインタビューでの発話反応，代償反応，Yes-No質問への反応を量化して把握する。PartⅠは非言語基礎課題で，象徴機能以前の，コミュニケーションに影響を及ぼす非言語的関連能力や，基底的な非言語的記号能力を調べる。ParⅡは非言語記号課題で，ジェスチャーや描画の能力，非言語的な意味理解力を観察する。PartⅢは言語課題で，通常の失語症検査よりも容易な課題からなっている。検査課題のほかに，「重度失語症者の日常行動観察表」がある。これは患者の日常行動の様々な特徴を広範囲に調べ，障害の全体像を把握することを目的として作成され，8領域49項目の行動について評価する。

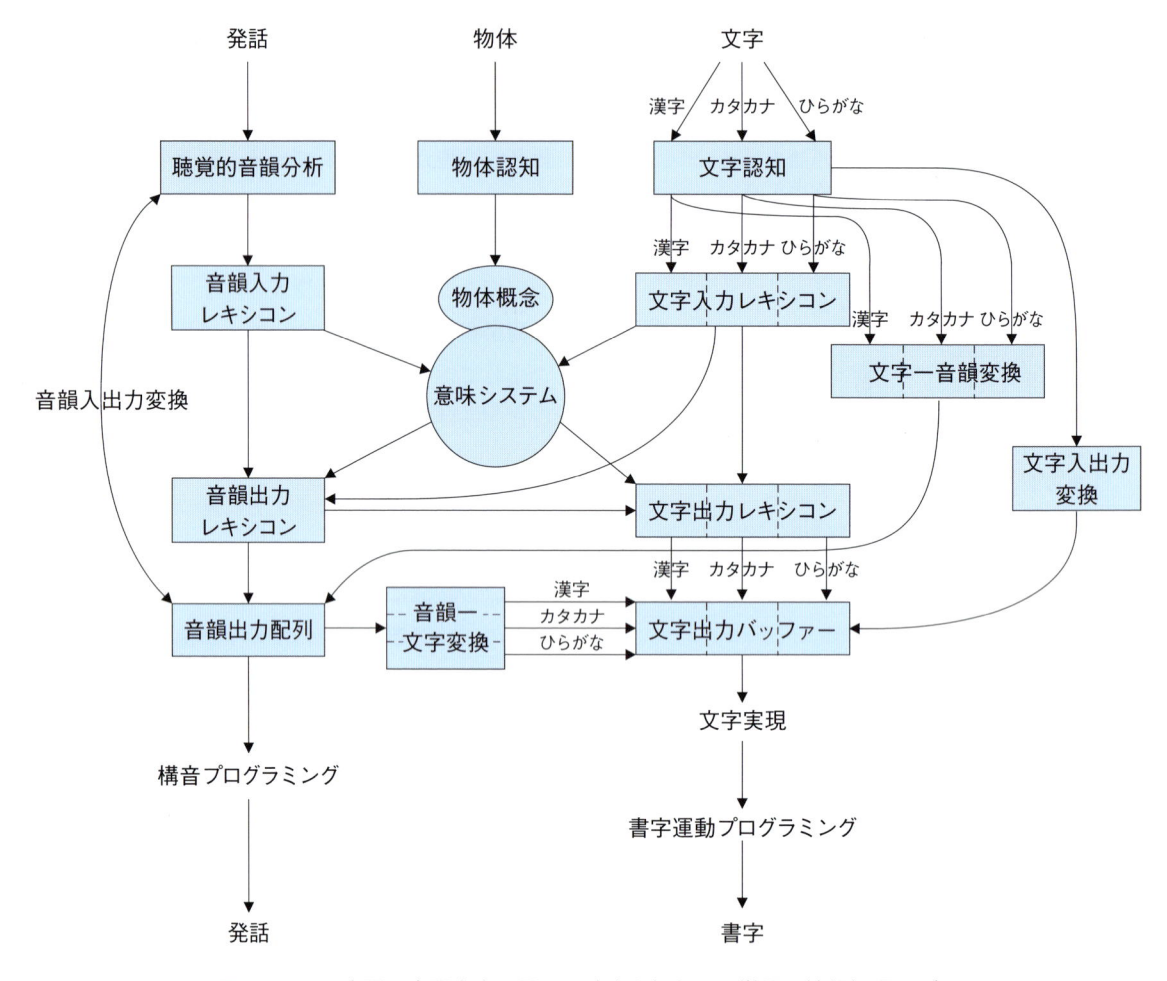

図10-1 日本語の表記文字に関して改良を加えた，単語の情報処理モデル
（上智大学SALAプロジェクトチーム，2004）

(2) 掘り下げ検査

総合的な検査によって大まかな症状を捉えたら，問題となる症状をさらに詳しく検討し，訓練の手がかりを得るための検査を実施する。

(a) 失語症語彙検査（失語症語彙検査委員会，2000）

認知神経心理学的な情報処理の理論に基づいて，単語の表出と理解を評価する検査であり，語彙判断検査，名詞検査（理解・表出），動詞検査（理解・表出），類義語判断検査，意味カテゴリー別名詞検査からなる。語彙判断検査は，音声および文字による単語と非単語の弁別能力を調べる。名詞・動詞検査は，それぞれに理解（聴理解・読解）と表出（発話・書字）の課題があり，検査語の属性が統制されている。類義語判断検査は，2つの単語が意味的に類似するか否かを，音声あるいは文字の一対比較で判定する。意味カテゴリー別名詞検査では，10種類の意味カテゴリーに属する計200語について，理解と呼称の能力を調べてカテゴリーに特異的な障害を検出する。

(b) 抽象語理解力検査（宇野・監修，2002）

一般の失語症検査では見過ごされるような軽度の言語性意味理解障害の検出を目的に開発された検査である。失語症では，一般的に具象語に比べて抽象語の理解が難しく，軽度例では具象語の意

表10-3 重度失語症検査の項目

Part Ⅰ（非言語基礎課題）

評価領域	下位検査
1. やりとり	やりとり行動
	受取り
	手渡し
2. 指さし	空間内事物の指さし（模倣）
	指さしの理解
	指さしの表出
3. マッチング	実物と実物のマッチング
	実物と絵のマッチング
4. 身体動作	口唇・舌の動作模倣
	身体動作の模倣

Part Ⅲ（言語課題）

評価領域	下位検査
1. 聴覚的理解	単語を聴く
	動作説明を聴く
2. 読みの理解	単語を読む（漢字）
	単語を読む（仮名）
3. 音読	単語の音読（漢字）
	単語の音読（仮名）
4. 系列語・母音	系列語を言う（歌）
	系列語を言う（数唱）
	母音の復唱
5. 発語	あいさつ・名前を言う
	年齢・住所を言う
	単語を言う（呼称）
	動作説明をする
6. 復唱	単語の復唱
	動作説明文の復唱
7. 書字	名前・年齢・住所を書く
	名前の模写
8. 数・時計の理解	数詞の認知
	お金の認知
	時計の理解

Part Ⅱ（非言語記号課題）

評価領域	下位検査
1. 物品使用	物品の使用
	動作絵を見て物品の使用
	物品を使う動作の模倣
2. 記号の理解	ジェスチャーの理解
	視覚記号の理解
3. ジェスチャー表出	ジェスチャーの表出
	動作絵を見てジェスチャーの表出
	ジェスチャーの模倣
4. 描画	物品の自発描画
	物品の模写
	物品線画の模写
	人物の自発描画
	人物線画の模写
5. 意味関連の理解	状況を与えられての物品選択
	状況を想起してのカード選択
	カテゴリー分類

味理解は良好であるが，抽象語では障害がみられることがある。課題は検査語の聴理解と復唱，読解と音読である。

(c) 構文検査試案ⅡA（藤田ら，1984）

失語症者の構文能力を評価するもので，理解検査（聴理解，読解）と産生検査からなる。藤田(1999)は，失語症者の理解面の障害は階層を成し，重度から順に，非可逆文を名詞の意味を手がかりとして理解する「語の意味ストラテジー」，可逆文を基本語順によって理解する「語順ストラテジー」，助詞を手がかりとして可逆文を理解する「助詞ストラテジー」があるとしている。理解検査では，「助詞ストラテジー」を補文の有無によって2段階に分けて合計4段階とし，さらに関係節の課題も加えて，段階的な評価ができるようになっている。産生検査についても，それぞれの段階に応じた文を産生する能力を評価することができる。さらに，図版による自由発話に失敗した場合に，文字にて文を構成する課題を実施して，潜在的な文の構成能力を評価するようになっている。

(d) 標準失語症検査補助テスト（SLTA-ST）（日本失語症学会，1999）

SLTAでは評価できない軽度の失語症者の症状の把握や掘り下げテストを目的としている。テストは6項目で構成され，運動障害性構音障害や発語失行などを評価する「発声発語器官および構音の検査」以外の5項目は，失語症に関する検査である。5項目のうち，「はい－いいえ応答」はYes-No質問形式による簡単な聴理解の課題であり，「金額および時間の計算」は，口頭または文字にて提示された問題文を暗算で解く課題である。「まんがの説明」はSLTAよりも状況の設定が複雑であるまんがを使用し，評価基準もSLTAと同様の基本語彙の有無のほかに，まんがのテーマの理解度を判定する視点が新たに加わった。「長文の理解」は物語やニュースを聞いた後に質問に答える課題で，物語文はYes-No質問，ニュース文は5W1Hの質問となっている。「呼称」は高頻度語55語，低頻度語25語からなり，SLTAの呼称課題20語と合わせると100語になる。

(e) 実用コミュニケーション能力検査（CADL）（綿森ら，1990）

日常のコミュニケーション活動をシミュレーションすることによって，失語症者のコミュニケーション能力を評価するものである。課題は，挨拶や氏名を言うなどの導入部から始まり，病院で受診する，外出した際に必要なやりとり，電話を送受信する，時計やテレビ，新聞などを活用する，といった一日の流れに沿って進み，最後に挨拶で終わる。通常の言語検査と異なって，採点は言語的な正確さではなくて，情報を伝達できたかといった実用性に主眼が置かれており，結果の解釈もコミュニケーションの実用性によるレベル分けがなされる。

(3) その他の検査

運動障害性構音障害や発語失行の合併が疑われる場合には，発声発語器官や構音の検査を実施する（第3章1参照）。

失語症以外の高次脳機能障害（失行，失認，構成障害，知的低下，記憶障害，注意障害，遂行機能障害など）についても，適宜検査を実施する。特に失行や構成障害は失語症に合併しやすく，検査が必要になる場合が多い。また失語症の予後の判定や治療の手がかりを得るために，コース立方体組み合わせテストやレーヴン色彩マトリックス検査などの非言語的な知的能力の検査も実施しておくとよい。検査の種類や実施方法等に関しては，成書を参考にされたい。

(4) 実際の場面での行動観察

患者の実用的なコミュニケーション能力を把握するには，検査の結果だけでは不十分であり，実際の場面を観察する必要がある。特に重度失語症

者では，検査課題ではジェスチャーの能力が保たれていても，実際の場面では全く使えないなどの解離がみられたり，コミュニケーションの相手や場面によって反応の様子が異なったりする。そこで，患者が家族やスタッフと実際にやりとりしている場面をできるだけ観察して，患者の実用的なコミュニケーション能力を把握する必要がある。観察すべきポイントとしては，PruttingとKirchner（1987）のプラグマティックプロトコル（第9章参照）などを参考にするとよい。

❸ 情報の収集

(1) 医学的情報

言語障害を特定し，評価・訓練を安全にかつ効果的に実施するには，医学的な情報の収集が欠かせない。言語障害を引き起こす原因となった疾患や合併症の有無，発症の時期やその時の状態，その後の経過，既往歴，訓練を実施する上での医学的リスクなどの情報を入手する。MRIなどの画像によって損傷部位を確認することも，言語障害の同定や失語症のタイプ分類，予後の予測などに有効である。

(2) リハビリテーションスタッフからの情報

(a) 看護師

病棟は入院中の患者にとって日常生活の場であり，訓練室に比べてより実用的なコミュニケーション能力を把握できる。そこで看護師からは，次のような患者の行動について具体的に聴取する―体調や排せつ等の欲求を適切に伝えることができるか，医師や看護師の指示を理解して適切な行動が取れるか，1日のスケジュールを把握して自発的に行動しようとするか，他の患者との交流はあるか，など。重度失語症に対しては，「重度失語症者の行動観察表」（重度失語症検査）を参考にするとよい。

(b) PT，OT

患者の座位保持の能力や上下肢の運動能力に関する情報を得て，患者にとって検査や訓練に集中しやすい座位を考えたり，図版の指さしや書字運動に対する上肢の運動能力の影響を考慮したりする。また，それぞれの訓練場面での患者とのコミュニケーションの様子も聞いておく。

(c) ソーシャルワーカー

患者の社会的問題や退院後の復帰先に関する情報などを得る。

(3) 患者・家族からの情報

患者から病前の生活習慣や趣味，友人や家族に関する情報を収集する。また，訓練に対する希望や要望も聞いておく。患者の中には言語の回復を強く望み，集中的で頻回な訓練を希望する場合もあれば，訓練にあまり積極的ではない場合もある。また病前から文字を書く習慣がなかったので書字訓練はやりたくない，どうしても携帯電話でメールを打ちたいなどの具体的な希望を持つ患者もある。こうした情報を得ることは，個々の患者に最適な訓練を計画する上で重要である。

失語症が重度であるなどして，患者本人から情報が得られない場合には，家族から情報を得る。重度失語症者の場合には，あらかじめ本人に関する情報を知っていれば，コミュニケーション場面で適切な話題を選んだり，本人の訴えを理解したりするのに役立つ。また本人にとって親密度の高い語彙を訓練に導入することもできる。

３ 訓練計画の立案と実施

評価によって患者の全体像を把握することができたら，それを基にして治療を計画する。

❶ 長期目標の設定

長期目標の設定とは，患者が言語治療を経て最

終的にどのような復帰が果たせるかを予測し，治療の到達点を決めることであり，具体的には職場復帰，家庭復帰，施設入所などが考えられる。しかしこうした目標の達成には，言語能力のみならず，身体的な麻痺の程度や医学的管理の問題，患者本人や家族の希望，会社の意向などの複合的な要因が関与するものであり，言語療法の直接的な目標としては掲げにくい面がある。その点竹内（2003）は，長期目標について「患者がどのような失語症像を持ち，どのような機能的コミュニケーションが可能かについての推測を行う」（p.29）とし，STとして目指す方向性を明確にしている。さらに鈴木（2010）は，「現在より少し先の，患者さんの自立，社会の中での言語活動，生きがい，心理的安定など，生活全体を考えた目標」（p.9）としている。

　長期目標を設定する上で注意すべきことは，患者のプラトーを早いうちから判断すべきではないということである。失語症の回復は数年あるいは数十年にわたって続くことがあり，その人の置かれた環境や本人の意思など，様々な個別的要因が関与している。STとしては，患者の歩みに沿って，予測のつく限りの予後を判定していくべきであろう。1人のSTが患者に長期間関わることが難しければ，患者を担当するSTの間で連携を図り，患者の歩みを止めないようにすることが大切である。

❷ 障害構造および治療仮説の設定

　訓練の実施にあたっては，根拠に基づいた効果的な治療を計画することが重要であるが，そのためにはまず検査の結果や収集した情報から患者の障害構造を想定し，それに基づいた治療仮説を立てる必要がある。

　竹内（2003）は，実際の治療の開始前に実施すべきことを，図10-2のように段階的に表している。竹内によると，図中の「治療対象とする機能の障害構造についての仮説の設定」は，問題とな

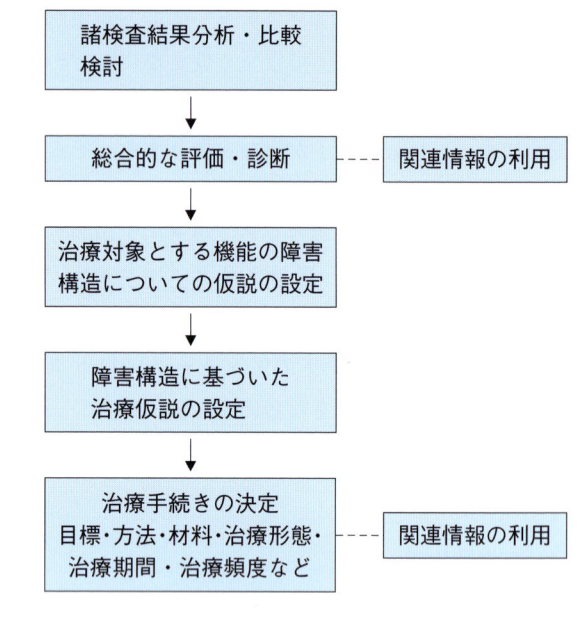

図10-2　検査終了後，具体的な治療手続きに至るまでの諸段階（竹内，2003）

る症状が言語処理過程のどこの障害によって出現するかについて仮説を立てる段階である。依拠する言語処理モデルとしては，近年提唱されている認知神経心理学的モデルが利用できる。

　図10-2の「障害構造に基づいた治療仮説の設定」の段階では，障害が想定された機能を改善させるための方略を考える。例えば障害が単語の中枢的な意味処理にあると仮定された場合には，単語の意味的側面に対する治療によって，聴理解，読解，呼称の能力が改善するであろうとの仮説が立てられる。

　ただし発症から比較的早期で言語症状が安定していなかったり，症状から障害を特定しにくかったりした場合は，当面は言語機能全般にわたって治療を実施し，患者の症状が明確になったら障害構造や治療の仮説を立てる。

　また障害構造に基づき，症状の軽減を図る治療に対して，獲得した能力や残存能力を最大限に活かして，実用的なコミュニケーション能力の改善を図る治療もある（第9章参照）。これら2つの治療的視点は異なるものではあるが，相容れない

表10-4 名詞単語の属性

使用頻度	頻度効果：高頻度語＞低頻度語
心像性	心像性効果：高心像語＞低心像語
語の長さ	語長効果：単語を構成する音韻の少ない語＞多い語
抽象―具象性	具象性効果：具象語＞抽象語
親密度	親密度効果：高親密度＞低親密度
単語の獲得年齢	低年齢で獲得＞高年齢で獲得
意味カテゴリー	（生物／非生物，身体部位など）
文字単語では頻度，画数など	

＊記号（＞）について：大きい方の項目は，小さい方より一般的に処理が容易であることを示す

ものではない。患者の重症度や症状，発症からの時期などの要因によって，同時に実施することもあれば，症状の軽減を図る治療の後にコミュニケーション能力の改善のための治療を実施することもある。いずれにせよ，治療の方略を考える場合には，言語症状に対する分析的視点と，全般的なコミュニケーション能力を見渡す俯瞰的視点の両方が必要である。

これまで述べたように，根拠に基づいた治療を実施するためには，患者の客観的な評価から仮説を導き，治療を組み立てるのであるが，実際に訓練を実施してみると，STの想定しない反応がみられることがある。また患者自身が工夫して言語障害に適応した行動をとることも多い（例えば喚語困難の際に，自発的に文字を書いて喚語に結び付けようとすることがある）。こうした患者の反応や行動をよく観察し，治療に取り入れていくことは，訓練の効果を高める上で重要である。治療の計画にあたってSTは，検査結果の分析とともに，患者から発信された情報を見逃さずに，その情報を基にして再び治療仮説を考えることも必要である。

❸ 治療手続きの決定

(1) 短期目標

長期目標の達成のためには，スモールステップで短期目標を立てて，訓練を段階的に積み重ねていく必要がある。目標とする期間は，発症から比較的早い段階では，言語症状が変化しやすいので短く設定するが，症状が安定したら2～3カ月を目途とする。維持期では，6カ月以上の長期スパンで目標の達成を目指すことも多い。

(2) 治療手続きの決定

(a) 治療方法

短期目標が定まったら，その達成に向けて具体的にどのような治療方法を選択するか検討する。さまざまな治療技法とその理論的背景については第9章に述べられている。

(b) 材料

治療で使用する材料には，絵カード，写真，地図，実物などの非言語的材料と，文字および音声による言語的材料がある。

非言語的材料では，対象物の特徴が明確に示され，不必要な情報は省略された方が理解しやすい。例えば地図では，細かな地名が記載されたものよりも，大雑把な地形と主要都市が記された観光地図などの方が，また情報量の多い実物よりもシンプルな線画の方が理解しやすいことがある。

言語的材料の単位には，単音，単語，文，談話があり，以下に述べるように，それぞれに固有な要因によって，理解や表出の難易度が異なるので，個々の患者に合わせた材料選びが必要となる。

単音では，母音／子音，清音／濁音・半濁音／

拗音／促音／撥音，構音点／構音方法などの要因が，聴覚的弁別や発音，仮名文字の書字などに関与する。

単語については，品詞による違いがある。特に名詞対動詞は，理解や呼称などに成績の差異が認められることがある。名詞単語の属性については，表10-4に示した。表では失語症者の一般的な傾向を示したが，実際にはすべての失語症者に共通した傾向は少なく，個々の患者の障害構造によって異なっている（Nickelsら，1995）。したがって単語の材料を決定する際には，患者の症状をよく検討し，個々人に合わせて選択する必要がある。

文の処理に関与する要因には，文の長さ，構造（単文，複文，重文），統語的側面（非可逆文，可逆文），助詞・助動詞の種類などがある。また談話に関しては，長さ（使用単語数，文の数など），種類（物語／手続き，会話），構造（物語文のように起承転結の明確なもの，説明文のように論理性のあるものなど），テーマ（日常的な問題，政治問題など）などが要因として考えられる。

また，材料を決定するその他の要因として，その患者個人にとって親密度の高い材料であるか，あるいは普遍性の高い一般的な材料か，がある。前者は，治療に対する患者のモチベーションが上がり，語彙の定着率が良く，日常生活へも般化しやすい。重度の失語症者や治療の導入時などに用いるとよい。一方後者は，主として量的に多く用いることによって，治療対象とする言語システムを改善させることに主眼が置かれる。

材料は，訓練の進度に応じて処理が容易なものから難しいものへと段階的に変える。例えば呼称訓練では高頻度語から低頻度語へ，文の理解訓練では非可逆文から可逆文へと移行させる。ただし近年では，治療にあえて処理の難しい材料を取り入れることで，容易な材料の般化につながったとする報告もある。Thompsonら（2003）は複雑な統語構造の文を訓練することで単純な構造の文に，Kiranら（2009）は抽象語の訓練で関連する具象語に，それぞれ般化したとしている。こうした報告に対しては今後の検証が必要だが，興味深い視点である。

(c) 刺激の提供

刺激を提示するにあたって，患者の反応に影響する要因には，刺激するモダリティーの種類，提示する速度や回数などがある。

モダリティーは口頭による聴覚刺激，文字や絵などによる視覚刺激がある。稀に重度失語症者や視覚障害のある患者などには，実物を触って理解や表出を求める触覚刺激もある。これらの刺激を単一で，あるいは組み合わせて用いるかは，患者の症状や採用した治療方法によって異なる。

刺激提示の時間は，長い方が理解しやすい。例えば聴理解では刺激文をゆっくり言う方が，読解では文字を長い間提示した方が理解しやすい。

刺激を提示する間隔は，一般的に短いほど患者にとって反応が難しい。治療ではこの傾向を利用して，例えば軽度の失語症の呼称訓練で，わざと提示時間を短くして喚語する速度を改善させたり，逆に反応に保続のある患者では，患者の反応から次の刺激を提示するまでの間隔を長くして，保続を減少させたりする。また意味システムへのアクセスに障害のある患者では，患者の反応から刺激提示までの間隔が長い方が理解課題の正答率が増加する（Crutchら，2005）。

刺激回数は，言語の聴覚的処理能力が低下している患者では，始めは複数回の刺激を提示し，改善に伴い次第に回数を減らしていく。

(d) 反応の方法

反応様式には，口頭，書字，指さし，描画，ジェスチャーなどがある。

反応に選択肢を用いる場合は，選択肢の数や内容によって，課題の難易度を変えることができる。選択肢は数の多い方が難しく，内容的には患者の障害構造によって意味的，音韻的，文字の形態的に類似したものは難易度が上がる。選択肢

表 10-5　語彙の回収を促通するキューの体系の例（名詞「ご飯」の絵カードの呼称）（石坂, 2003）

課題内容	刺激	具体的な教示例 1（口頭のキュー）	キューの強弱の体系
復唱	絵	「ご飯」とおっしゃってください	強 ↓ 弱
文の穴埋め	絵＋語頭音	いつも朝はお味噌汁とご○○です	
文の穴埋め	絵	いつも朝はお味噌汁と○○○です	
叙述	絵	どんなものか，思いつくことをなんでもおっしゃってください	
叙述	絵＋ジェスチャー	こういう風にするのは（お茶碗とお箸を持って食べる真似を見せる）なんですか	
叙述	絵	これをどうするのかおっしゃってください（「食べる」など動詞部分を言ってもらう）	
呼称	絵	これは何ですか	

課題内容	刺激	具体的な教示例 2（口頭のキューに文字キューを併用する）	キューの強弱の体系
復唱	絵	「ご飯」とおっしゃってください	強 ↓ 弱
文の穴埋め	絵＋目標語の文字＋語頭音	いつも朝はお味噌汁とご○○です（文字で「ご飯」を提示）	
文の穴埋め	絵＋目標語の文字	いつも朝はお味噌汁と○○○です（文字で「ご飯」を提示）	
文の穴埋め	絵＋目標語の文字＋おとりの文字単語（2個）	いつも朝はお味噌汁と○○○です（文字で「ご飯」「ケーキ」「うどん」を提示）	
文の穴埋め	絵	いつも朝はお味噌汁と○○○です	
叙述	絵＋ジェスチャー	こういう風にするのは（お茶碗とお箸を持って食べる真似を見せる）なんですか	

は，それぞれ患者の重症度や症状に合わせて，また治療方法によって，適切に選ぶ必要がある。

(e) 反応の基準

正反応の決定基準として，どの程度の遅延反応を正答とするかといった反応時間の要因がある。ただし検査とは異なり，治療ではあまり厳密に判定する必要はない。また，目標語に近い発話の誤りを正反応とする判断基準についても，その時の患者の能力によって適宜基準を変更する。

どのレベルから訓練を開始し，どのレベルになったら次の段階に進むかも，採用した訓練方法や患者の要因によって，様々である。一般に刺激法では，成功する率の高い課題を繰り返すことが原則であり，Brookshire（1997）は 60〜80％の正答率で訓練を開始し，90〜95％になったら次に進むとよいと述べている。また Shewan ら（1994）の開発した言語の段階的訓練プログラムでは，正答率 70％以下の課題から訓練を開始し，連続して 70％以上になったら次の段階へ移行する。改善が思わしくない重度の患者や，訓練意欲が減退している患者については，なるべく高い正答率が確保できる課題から開始していくとよい。

(f) キュー

ST は患者が反応に失敗した場合に，様々なキューを提示して，適切な反応を引き出す。例えば単語の聴理解課題では，刺激を繰り返す，目標語と関連する意味的手がかりを提示する，などのキューが考えられる。また喚語訓練では，石坂（2003）は語彙の回収を促通するキューの体系の例を表し（表 10-5），キューの効果の強さが次

第に弱くなる方向に訓練を進めることを提唱している。キューは，訓練の中で少しずつ消去していき，最後は患者一人で正しく反応することを目指す。

またSTがキューを提供するのではなく，患者自身が手がかりを出すセルフキューを確立する訓練も有効である。例えば高橋ら（1996）は，訓練によってジェスチャーの自発的表出を利用して呼称することができるようになった症例を報告した。奥平（2004）の症例では，呼称の改善を図るために漢字や仮名の書称後に音読する訓練を実施した結果，書称が完全にできなくても語頭の文字が書ければそれをセルフキューにして呼称できるようになった。

(g) フィードバック

患者の反応に対するフィードバックとして，まず反応の正誤を伝える方法がある。伝統的な刺激法では，正反応の時にフィードバックをするが，誤反応の場合には再刺激をするか，他の刺激に変更する方法をとる。しかし自己の誤りに気づかない患者の場合には，フィードバックする方がよいことがある。さらに誤反応の場合には，単に誤答の指摘だけではなく，正答とどこが，どのように違うのか，どうしたら正答に至るのかなどの，より具体的な情報を提供するとより効果的である。発話訓練で自己の誤りに気づかない患者に対しては，誤った発話をそのまま復唱してフィードバックした後に，正しい発話を提示して，誤りに気づいてもらうこともある。

(h) 治療形態

STと一対一で実施する個別療法，複数の患者に対する集団療法（グループ訓練），トーキングカードやプリント教材などを用いた自習などがある。治療は個別療法が主体となるが，その他の治療形態も患者にあわせて積極的に導入し，効果的な治療を進めることが求められる。

(3) 訓練の説明と同意

訓練を開始するにあたって，まず患者や家族に，これから実施する訓練の目的や方法を説明する。STは訓練の目標を立て，手続きを決定し，実行するが，主役はあくまでも患者である。STは訓練を実施する前に，訓練の目標や手続きについて，患者や家族にわかりやすく説明し，同意を求める。訓練を開始した後も，必要であれば説明を繰り返すが，もし患者の同意が得られないのであれば，訓練方法や材料を変えることも必要である。

(4) チーム・アプローチ

リハビリテーションは，医師をリーダーとして，看護師，PT，OT，ST，臨床心理士，ソーシャルワーカーなどのスタッフがチームを組んで，目標の達成に向けて患者や家族を支援していくものである。

定期的に開催されるカンファレンスでは，各スタッフが情報を交換し，チームとしての方向性を確認したり修正したりする。STもチームの一員として，カンファレンスにおいて，患者の症状やコミュニケーション能力をわかりやすく説明し，実施している治療内容と今後の目標を手短に報告する。

またカンファレンス以外でも，緊急に伝えるべき情報や質問事項は，適宜関連するスタッフと情報を交換していく。

❹ 実　施

(1) セッションの構成

実際に日々のセッションをどのように構成すればよいであろうか。Brookshire（1997）は，①開始，②順応，③目標の達成を目指した課題の遂行，④クールダウン，⑤終了の5つの段階をあげている。まず「開始」では，前セッション以降に

表10-6 般化の3タイプ（Davis, 2000）

タイプ	定義	治療	転移
刺激	治療とは異なった刺激に対して、治療で用いた形式で反応する	質問リストに沿ってYes-Noで応答する	家庭で別の質問にYes-Noで応答する
反応	治療で使用した刺激に対して、治療しない反応をする	トヨタの車の絵を見て「車」と言う	同じ絵を見て「トヨタ」と言う
維持	治療が修了した後に治療した刺激－反応のペアを測定する	1分間で10個の果物を言う	6カ月後に同じ結果を示す

患者に起きたことについて簡単に会話する。その際STは、これまでの治療効果が会話の中にも般化しているかを推測したり、患者の状態を観察したりする。次の「順応」は、前回の治療でマスターした比較的易しい課題を実施し、次の難しい課題の遂行のためのウォーミングアップを行う。「課題の遂行」では、治療目標を達成するためのより特定的な課題を実施し、反応を記録する。「クールダウン」は、患者にとって成功率の高い課題を実施し、患者がそのセッションに対する達成感を得られるようにする。「終了」では、今日のセッションのこと、今後の患者の予定、次回のセッションで実施する治療のことなどを話す。

セッションはこうした流れを参考にして構成する。ただしその時の患者の状態によって、融通性に富んだ対応も必要である。例えば毎日の訓練に慣れ、訓練に対する意欲が高まっている時には、簡単な会話を交わした後すぐに、目標達成のための課題を導入する。逆に患者の体調が思わしくなく、課題を遂行することが難しいと判断した場合には、成功率の高い課題にしたり、患者の訴えに耳を傾けたりするなどの配慮が必要である。

(2) 記録と再評価

各セッションでは、実施した課題の内容と患者の反応、STが提示したヒントなどを、逐一記録する。自由会話や訓練の中で自然に出現した患者の自発話も記録しておくと、改善の様子を把握する上で役に立つ。また言語面のみならず、患者の非言語的な行動や、精神心理的側面なども、必要であれば書き留めておく。近年電子カルテの導入に伴って、記録が簡素化される傾向にあるが、患者の反応を詳細に記録することは、その患者に最適な治療を行うために重要である。

再評価は、患者の改善状況を把握し、開始時に立てた治療仮説を検証する上で、重要である。最も簡便であるのは、訓練課題の正答率や反応特徴を訓練開始時から日々記録しておき、終了時までの変化をみる方法であり、日常の臨床業務の範囲内で計測することができる。しかしDavis (2000) は、この方法の問題点として、そもそも訓練課題では開始時から正答率を高めに設定することが多く、改善の度合いが明確になりにくく、また訓練では成績を柔軟に判定するために評価としての尺度にはなりにくいことをあげている。また、標準化された検査を繰り返し実施することもしばしば行われる。

さらにDavis (2000) は、治療課題とは異なる課題を実施して、獲得された能力の般化を測定することを薦めている。Davisによると、般化には表10-6に示した3種類がある。表中の「刺激」の般化とは、例えば呼称訓練で獲得した語彙が日常生活でも使用されるかどうかを判定する場合のように、治療での刺激以外の刺激でも、同様の反応が出現するかを調べる。「反応」の般化は治療と同様の刺激に対して、治療していない反応が得られるかを調べるもので、「維持」の般化は治療後しばらく経っても治療効果が維持されるかをみ

る。

なお，患者の改善が治療によるものか否か，つまり治療の効果判定をするためには，患者の自然回復の要因を統制した実験的手法を採用する必要がある。ひとりの患者に対する効果判定には単一事例治療研究があり，具体的な方法として ABA 除去法，多層ベースライン法，クロスオーバー法，二方向治療比較法がある（竹内，2003）。

(3) 精神心理的側面への配慮

患者の中には，発症に伴って抑うつや意欲低下などの精神症状が出現する場合がある。濱（2010）は，自身の研究成果の総説で，脳卒中後の51.9%の人に抑うつ気分あるいは意欲低下のいずれかがみられるとしている。うつ病と診断されないまでも，患者は発症後の身体や言語の機能の変化に戸惑い，思い悩むであろうことは想像に難くない。患者は，こうした想いを家族やスタッフなどにぶつけることで，多少とも心の負担を軽くすることがあるかもしれない。その点，言語に制約のある失語症者の場合，ST は自分の想いを訴えやすい相手の一人であろう。ST はできる限り患者の訴えに耳を傾け，受容的な態度で接することが必要である。ただし患者の問題を ST が一人で抱え込んでしまわないように，他のスタッフと連携をとることも大切である。

濱は，患者がくよくよと悩む状態である「固執」が，ある程度認められる患者の方が全くない患者よりうつや意欲低下の値が低いことを示し，脳卒中後のうつ病患者への接し方として，「適度の固執は許し，ゆっくりと，休みながら，障害を受容させようとする」（p.294）ことがリハビリテーションの効果につながると，示唆に富む提案をしている。この接し方の提案は，うつ病ではない多くの失語症者にも有効であると思われる。失語症者が心の揺れを経験しながら，長い時間をかけてゆっくりと歩んでいくのを，ST として支援していく姿勢が大切である。

(4) 家族・介護者へのアプローチ

言語治療を有効に進める上で，家族や患者と親しい人の果たす役割は大変に大きい。Lubinski（1994）は家族の存在が重要である理由として，以下の点を掲げている。①患者は家族とのやりとりを通して自分のコミュニケーション障害を感じ，また改善の程度をはかる，②ほとんどの患者は退院後に在宅で生活するため，患者を支援する家族がコミュニケーション相手となる，③言語治療に積極的で適応力の高い家族は，治療目的の達成を促進させる，④家族は ST に有効な情報をもたらし，日常生活への橋渡しの役割を担う。

ST は，こうした家族の役割の重要性を認識して，家族に積極的に関わっていく必要がある。訓練初期には，現在の言語症状や治療内容を説明し，今後の目標や大まかな予後を伝える。実際に訓練を開始したら，家族に見学や参加を勧めて，患者の状態を理解してもらう。また家族から日々のコミュニケーションの様子を聞いて，訓練場面では得られない，患者の情報を得る。患者と家族の間でやりとりの問題が生じた場合には，ST が間に入って，解決法を具体的に提案するなどの支援をする。

4 退院後の生活に応じた働きかけ

先に述べたように，入院期間の短縮化に伴って，入院後の早い時期に，退院後の生活設計を家族に求めることが多くなった。ST も退院後の見通しを早目に立てる必要がある。

退院後の方向性には，職場復帰，家庭復帰，施設入所などがある。職場復帰の可否に関わる要因には，患者本人側の因子として失語症のタイプや重症度，他の高次脳機能障害の有無，身体的な運動機能の状態，本人や家族の希望，病前の職種などがあり，会社側の因子として受け入れ自体の可

否，職場の配置転換の有無，支援体制の有無などが考えられる。復職の決定には，これらの要因が複合的に関与するため，それを支援するには個々の患者の状況に応じた綿密な対応が求められる。STは患者や家族，ソーシャルワーカーなどから積極的に情報を入手し，復帰に向けた治療プログラムを考える必要がある。また，職場の担当者が病院側に本人の言語障害に関する説明を求めてきたら，主治医と連携を図りながら，本人の状態をわかりやすく説明する。

家庭復帰の場合には，復帰後の具体的な生活スタイルを想定して，患者の言語環境を整えるための援助をする。さらなる言語能力の改善を目指して言語治療を継続するには，医療機関での外来診療がある。また介護保険の通所リハビリテーションや訪問リハビリテーションでも，STによるサービスが提供されている。いずれにおいても，ST間で連携を図り，患者の長期的な支援を継続させることが必要であろう。また，各地域の失語症友の会や市町村の単位で実施している訓練会なども，積極的に紹介する。

施設入所においても，担当のSTや介護士に対して，実施した言語治療の内容や，コミュニケーションの方法など，より実用的な情報を提供することが大切である。

5 教材について

市販のものと，それぞれのSTが独自に作製するものがあるが，どちらの場合でも，個々の患者の状態に合った適切な教材を選択して，提供することが大切である。以下に市販の教材や，教材を作成する際にヒントとなる参考書をあげる。

＜教材＞
絵カード　絵カード2001　第1巻〜第4巻　エスコアール
失語症訓練のためのドリル集（全9巻）　竹内愛子・編　協同医書出版社
失語症の日常会話訓練　竹内愛子，他　協同医書出版社
言語聴覚障害のある成人と小児のための言語訓練用ドリル　西尾正輝・編集　インテルナ出版

＜参考書＞
失語症の訓練教材−139の教材と活用法−　鈴木　勉，綿森淑子・編　三輪書店　1999
失語症のグループ訓練−基礎と122の課題−　鈴木　勉，他・編　三輪書店　1994

そのほかインターネットを活用することで，患者個人に関連した情報を入手したり，イラストや写真，地図，動画などを利用したりすることができる。

2　言語治療の具体例

前項で述べた言語治療の流れを，実際の症例によって説明する。

症例は発話に対するアプローチ3例（単語，文，談話レベル）と，理解面に対するアプローチ2例（単語レベル）で，いずれも発症後1〜2カ月の時点で回復期病棟に入院し，約2〜4カ月間の訓練を経て退院した。

なお，本項では中核となる症状に対する治療を中心に記載する。

1 発話面へのアプローチ

❶ 単語レベル（重度ブローカ失語）
（図10-3）

症例A　男性　60歳代　右利き　大学卒　会社員
原因疾患：脳梗塞
損傷部位：左前頭葉　左右両半球に陳旧性の梗塞巣あり
神経学的所見：右片麻痺
神経心理学的所見：失語症　発語失行　口部顔面失行
長期目標：在宅生活で家族や友人と口頭でコミュニケーションが図れる
訓練期間：発症後1.5カ月～5カ月
訓練方法：漢字書字を利用した呼称訓練（機能再編成）

(1) 初回時言語評価（発症後1.5カ月）

（a）インタビュー

アイコンタクトや表情は場面に応じて適切であり，聞き手と話し手の役割も理解していた。しかし発話は「あの，これ，だから」といった空語句に限られた。氏名，住所，年齢は発話の代わりに漢字で書くことができた。理解は概ね可能であった。

（b）言語検査

● 標準失語症検査（SLTA）（図10-4）
理解　聴理解，読解ともに単語レベルは概ね可能だが，短文の理解は50％と低下が顕著であった。
発話　すべての課題で無反応。
書字　書称は漢字単語のみ3/5の正答，書取は漢字および仮名単語で3/5の正答であった。
計算　加減算5/10　乗除算3/10

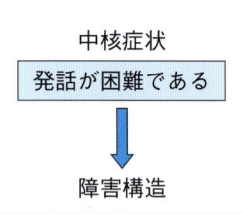

中核症状
発話が困難である
↓
障害構造
発語失行が重度である
目標語の音韻形式が想起されない・漢字の書称ができる
↓
治療
＜発語失行＞
構音器官の感覚運動訓練と母音の生成練習から開始
＜呼称能力の改善＞
漢字の書称−音読−呼称の迂回ルートを利用して喚語能力を高める
↓
結果
母音の安定した生成が可能となった
高頻度語の呼称能力が改善した
↓
退院に向けてのアプローチ
在宅生活を送りながら，地域の医療機関で外来訓練を継続することになり，担当するSTに治療内容を伝えた
家族に対してコミュニケーションの図り方を説明した

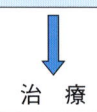

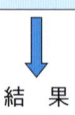

図10-3　症例A：重度ブローカ失語

● 掘り下げ検査
発話面
　母音の復唱は，STの口型を手がかりにして探索しながら発することができるが，音韻の歪みが顕著であった。系列語（1～10，歌）は部分的に正しい発話がみられたが，ほとんどは未分化な音韻を連ねるだけであった。

（c）その他の検査

口部顔面失行（＋）　コース立方体組み合わせテスト 29/131（IQ65）

(d) 情報収集

看護師より：発話は困難であるが日常的な指示の理解は良好であるので，病棟での生活には大きな問題はない，ただし本人から看護師に何かを訴えてくることはない。妻より：少しでも話せるようになって欲しい，夫はもともと社交的な性格で友人も多いので，今後もできる限り友人との交流を楽しんで欲しい，との希望が聞かれた。

(e) 評価のまとめ

発語は困難であるが言語理解・書字の能力は比較的保たれていることから，重度ブローカ失語と判定した。発語失行も重度である。知的な能力は，非言語検査で低下が認められたが，日常行動の異常はなく，大きな崩れはないと思われた。

精神心理的な側面については，インタビューや検査に対して拒否はなかったが，他者に積極的に働きかけることはなく，沈みがちな様子であり，今後本人の状態を観察していく必要があった。

(2) 言語訓練の実施
第一期（発症後 1.5 カ月～3 カ月）

【発語失行に対するアプローチ】

(a) 障害構造・治療仮説

母音の復唱も困難であり，重度の障害がみられる。そこで，構音の練習を開始する前に構音器官の感覚運動訓練を取り入れて，それぞれの器官を随意的に操作できるようにすることが必要であろう。訓練では，口部顔面失行があることを考慮して，視覚的および触覚的刺激を利用する。

構音に関しては，聞き取りと生成が容易である母音の構音練習から開始する。

(b) 短期目標

構音器官の運動の巧緻性を高める。
5母音を安定して生成する。

(c) 治療手続き

材料　母音　母音を中心にした挨拶語
方法　構音器官（下顎・口唇・頬・舌）の運動に関しては，口型・鏡などの視覚刺激や口腔内への触覚刺激を利用して，粗大運動や連続交互運動を促す。

母音の復唱に関しても口型や鏡などの視覚刺激を利用するが，次第に聴覚刺激のみで生成できるようにする。各母音は，どのような条件でも安定して生成するように，単音のみ，発声持続，単音の連続，2母音の連鎖，挨拶語などの方法で促す。自己の発話をよく聞き取り，音韻の正誤を判定することで聴覚的フィードバック機能を高める。

結果　構音器官の運動能力は良好となった（失行のため舌打ちなどの協調運動は困難）。母音に関しては，5つとも口型の手がかりなしで，すべて安定して復唱できるようになった。母音を中心にした挨拶語は，モーラ数が多くなるのに伴って歪みが出現し，子音は省略されることが多かった。子音部も曖昧であった。

【漢字の書称および音読能力に対するアプローチ】

(a) 障害構造・治療仮説

SLTAの結果より，本例の呼称障害の構造を想定してみる。まず単語の聴理解，読解は良好であり，語の意味的処理には大きな問題はないと考えられた。一方呼称の誤反応は無反応であり，語頭音のヒントも有効ではなかったことから，目標語の音韻形式が想起されないことが推測された。したがって呼称能力の改善には，目標語の音韻形式の活性化を図ることが必要であると思われた。しかし現時点では，音韻的な活性化の訓練に利用されることの多い復唱や音読は全く困難であり，治療には他のモダリティーを活用する必要があった。

書字面をみると，書称は仮名については困難であったが，漢字は比較的保たれていた。この解離の理由としては，漢字は目標語の音韻形式の活性化を経なくても対象物から直接想起することがで

きるが，仮名の書称では音韻の活性化が必要であることが考えられる．本例の呼称能力を改善させるために，この漢字の書称を活用することにした．今後もし漢字の音読が可能となれば，漢字の書称→音読→呼称の迂回ルートを確立することができるからである．漢字の音読を改善させるためには，仮名書字を利用することにした．仮名については，書取が若干可能であり，音韻―文字の連合が多少保存されていた．そこで漢字の書称の後に仮名の書取を実施し，目標語の聴覚的刺激の提供と仮名書字によって，漢字の音韻化（音読）を促進させることにした．

(b) 短期目標

高頻度の名詞単語について，漢字の書称および音読ができる．

(c) 治療手続き

材料　高頻度名詞単語（清音・2～3モーラ語）の絵カード20枚．

方法　①絵カードを見て，漢字の書称をする．失敗した場合は，ヒントとして文字の一部を提示するか，書取を実施する．
②①で書いた漢字の横に，書取で仮名を書く．失敗した場合は，ヒントとして1文字ずつ仮名を提示する．
③②の漢字と仮名を音読する．

結果　訓練語の成績は，漢字の書称（10/20→18/20），漢字単語の音読（0/20→9/20）と改善し，漢字の書称→音読の迂回ルートは確立されつつあった．また仮名単語の音読（0/20→17/20）も改善した．
SLTAでも，漢字の書称（3/5→5/5），漢字単語の音読（0/5→3/5），仮名単語の音読（0/5→5/5）と，同様の改善が認められた．さらに呼称も0/20→2/20とわずかに正答がみられ，誤反応には無反応の他に音韻性錯語が出現するようになり，ヒント後正答も増加した．入院時に比べて，目標語の音韻形式が想起されるようになったと推測された．

(3) 第二期（発症後3カ月～5カ月）

【呼称能力に対するアプローチ】

(a) 障害構造・治療仮説

第一期で，漢字の書称および音読が改善傾向にあったことから，漢字の書称→音読の迂回ルートを使って，呼称能力の改善を図ることにした．ただし漢字の音読能力は仮名単語に比べると未だ十分とは言えない．そこで引き続き仮名文字を利用した漢字単語の音読練習を実施して，能力を強化していくことにした．

なお発語失行に対しては，引き続き母音の生成の安定化を図る訓練を継続するが，次第に呼称訓練に重点を置くことにした．

(b) 短期目標

高頻度名詞単語について，絵カードの呼称ができる．

(c) 治療手続き

材料　高頻度の名詞単語（清音・2～4モーラ語）の絵カード42枚．

方法　①絵カードを見ての漢字の書称をする．失敗した場合は，ヒントとして文字の一部を提示する．
②書いた文字を音読する．失敗した場合は，漢字に当該のモーラ数だけ○を書き，STが言う語頭音を仮名で書き取り，それをヒントにして音読する．さらに失敗した場合は，書き取る仮名を増やしていく．
③絵カードの呼称課題を実施する．呼称に失敗したら，再度漢字の書称→音読をする．

結果　訓練語の成績は，漢字の書称（31/42→38/42），音読（22/42→30/42），呼称（5/42→28/42）と改善した．
SLTAでも呼称（2/20→11/20）と，改

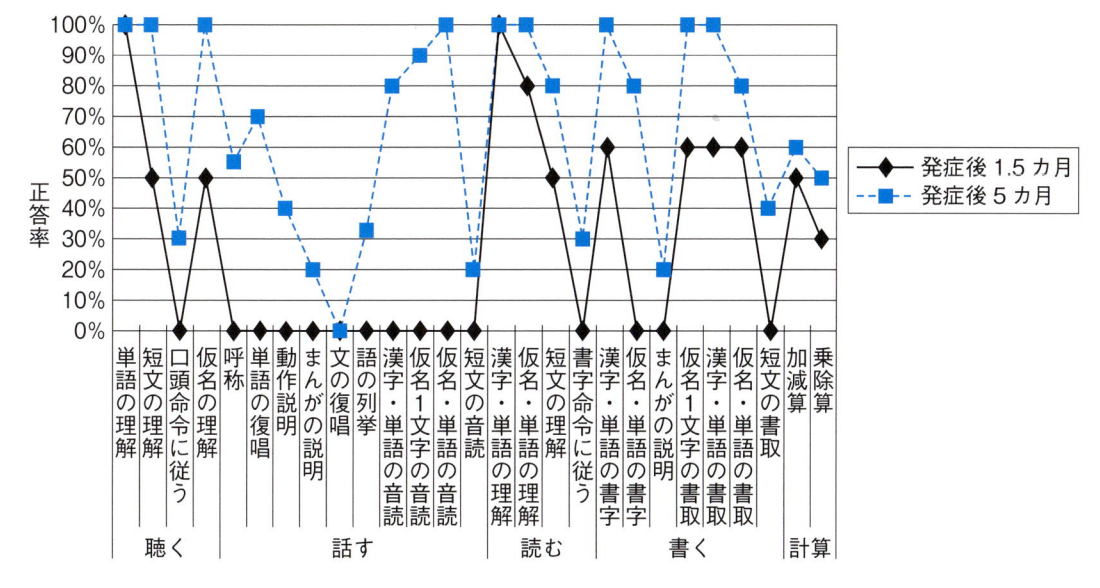

図 10-4　症例 A（重度ブローカ失語）：SLTA の成績

善がみられている。

（4）終了時言語評価（発症後 5 カ月）

（a）自由会話

入院時に比して，単語レベルの発話が可能となった（例：「さかな，釣ってきた」）。ただし発語失行による音韻の歪みや探索，発話速度の低下が顕著であり，喚語困難や文構成の不十分さなどの言語症状も残存し，詳細な情報は伝わりにくい。発話で伝達できない場合には，漢字の書字や簡単な描画を試みることが多く，これらの情報から対話相手が意図を類推して確認を求めることで簡単なコミュニケーションは成立した。

（b）言語検査

● SLTA（図 10-4）

理解　聴理解，読解ともに短文レベルは良好となり，物品の操作を伴う複雑な文の理解も，口頭命令 0/10→3/10，書字命令 0/10→3/10 と若干改善した。

発話　前述のように，呼称が高頻度語を中心に改善した。しかし動作説明やまんがの説明になると，動詞の喚語困難や文構成の問題が出現する。

　　　音読・復唱については，単語レベルは可能となったが，文になると音韻の歪みが顕著となり，得点に至らない。

書字　漢字，仮名ともに書称や書取は単語レベルで良好となったが，短文になると仮名の誤りが出現する。

計算　加減算，乗除算ともに入院時と大きな変化はない。

（5）退院に向けてのアプローチ

本人は，不十分ながらも発話が出るようになって，少しずつ他者とコミュニケーションを図るようになった。病棟では，必要な時には看護師に自ら訴えるようになり，家族からも話しかけることが多くなったとの報告を受けた。しかし未だ親しかった友人には会おうとはしないとのことであった。妻としては，退院後本人が家に閉じこもることを心配して，積極的に友人に会って欲しいとの希望を持っていた。ST は妻に，現時点では友人と会話を楽しむほどの言語能力には至らず，本人の心の準備も整っていないことを説明し，当分の

```
                    中核症状
              ┌──────────────────┐
              │ 失文法が出現する  │
              └──────────────────┘
                       ↓
                    障害構造
          ┌────────────────────────────────┐
          │ 動詞に含まれる意味役割の情報が利用できない │
          └────────────────────────────────┘
                       ↓
                    治　療
    ┌──────────────────────────────────────────┐
    │ 動詞の喚語能力の改善を図る                    │
    │ 動詞を基準にして名詞句の意味役割の明確化を図ること │
    │ で文の構成能力を高める                        │
    └──────────────────────────────────────────┘
                       ↓
                    結　果
    ┌──────────────────────────────────────────┐
    │ 動詞の喚語能力が改善し，文レベルの発話が増加した   │
    │ 構文検査では，理解，産生ともにレベルⅠからレベルⅡに改善した │
    └──────────────────────────────────────────┘
                       ↓
              退院に向けてのアプローチ
    ┌──────────────────────────────────────────┐
    │ 在宅生活にて，家族と簡単なコミュニケーションが図れるように支援した │
    │ 地域での仲間づくりができるように，「失語症友の会」を紹介した │
    └──────────────────────────────────────────┘
```

図 10-5　症例 B：中等度ブローカ失語

間は本人に任せて無理強いしないように話した。

　退院後は，在宅生活を送りながら近くの医療機関で言語治療を継続することになった。次のSTに治療内容や本人，家族の様子を伝え，家族には家庭でのコミュニケーションの図り方を話した。

❷ 文レベル（中等度ブローカ失語）
（図 10-5）

症例B　男性　60歳代　右利き　高校卒　元会社員
原因疾患：脳梗塞
損傷部位：左前頭葉
神経学的所見：右片麻痺

神経心理学的所見：失語症　発語失行　口部顔面失行
長期目標：在宅生活で家族や友人と口頭でコミュニケーションが図れる
訓練期間：発症後2カ月～6カ月
訓練方法：動詞の喚語訓練（刺激─促進法）
　　　　　文レベルの発話訓練（マッピングセラピー）

（1）初回言語評価（発症後2カ月）

（a）インタビュー

　発話は努力性で，音韻の置換や歪みが顕著であった。発話量は少なく，名詞単語に終助詞「ね」を付した形態で発話し，格助詞や動詞が省

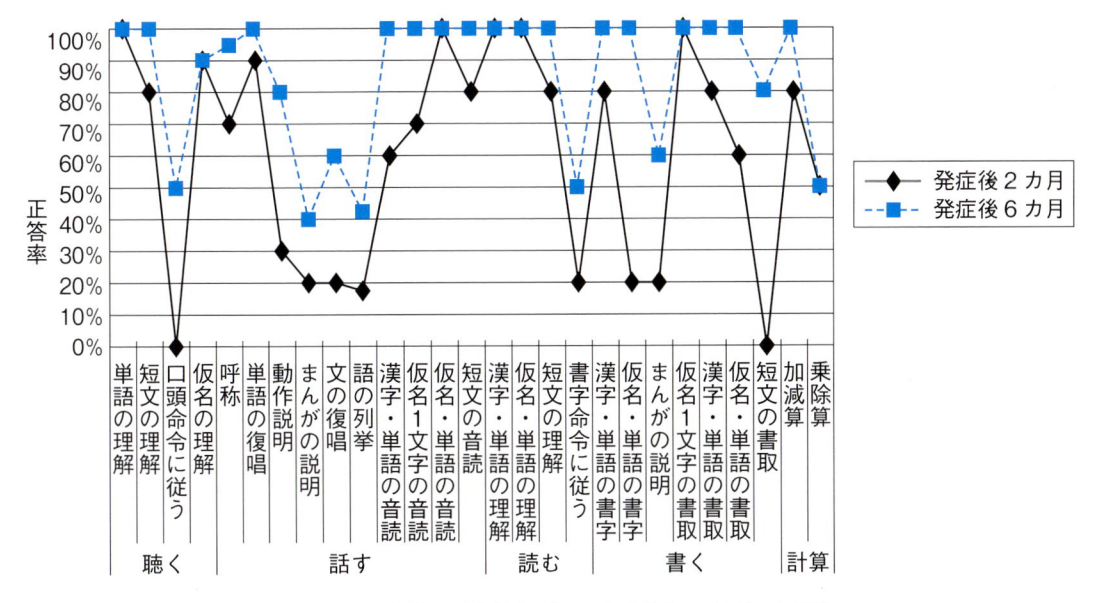

図10-6 症例B（中等度ブローカ失語）：SLTAの成績

略される失文法がみられた。会話の理解は良好であった。

自発話の例：今朝の行動について→「起床, 6時半ね, えっと, は, 歯ブラシね, 10分たちます。そして着換えをす, した。で, かみそりね, 間もなくして御飯, した」。

(b) 言語検査

● SLTA（図10-6）

理解　聴理解, 読解ともに単語, 短文は良好であるが, 複雑で長い文の理解は困難であった。

発話　呼称は70％正答であったのに比して, 動作説明（3/10）, 漫画説明（2/6）と文になると動詞の喚語困難や文構成の問題が出現した。
　　　復唱・音読は単語レベルで可能であったが, 文になると音韻の歪みが顕著となった。

書字　漢字単語は書称, 書取ともに良好だが, 仮名単語は書取に比して書称は低下していた。

計算　加減算 8/10　乗除算 5/10

● 掘り下げ検査

動詞の喚語能力

　語彙検査：名詞の表出 32/40（心像性効果・頻度効果なし）, 動詞の表出 26/40（頻度効果あり）と, 動詞の喚語能力に若干の低下がみられた。

統語能力

　構文検査では, 理解（聴理解・読解）レベルⅠ（語の意味ストラテジー）, 産生レベルⅠであり, 理解, 産生ともに障害が顕著であった。

(c) その他の検査

口部顔面失行（＋）　コース立方体組み合わせテスト 75/131（IQ88）

(d) 情報収集

看護師より：指示理解は良好で, 本人の発話は時間がかかるが, ゆっくり聞けば概ね伝わる。

本人, 家族より：退院後も家族や友人と会話を楽しみたい。

(e) 評価のまとめ

発話は非流暢で失文法がみられたが, 理解力は比較的良好であり, 中等度ブローカ失語と判定した。発語失行も認められる。知的能力には大きな

問題はなかった。

日常的なコミュニケーションは，時間をかければ必要なことは口頭で伝えられたが，詳細な内容になると伝達は困難であった。

(2) 言語訓練の実施

【動詞の喚語能力および非可逆文の生成能力に対するアプローチ】

(a) 障害の構造・治療仮説

本例の発話の主たる障害は，自発話にみられる失文法（動詞および格助詞の脱落）であった。動詞については，単語のみの生成を求める検査課題では比較的良好であるものの，文の生成になると脱落した。構文検査の結果より，理解面は内容語の意味に基づいて非可逆文が理解できるレベルであり，助詞を手がかりにして可逆文を理解することはできなかった。産生面でも同様のレベルであった。

これらの結果から本例の発話障害の構造を考えると，文レベルの発話において，動詞の想起が困難あるいは不十分であるために，動詞に含まれる意味役割の情報が利用できず，名詞句に意味役割が付与されないために格助詞を省略するのではないか，と想定された。そこで治療では，動詞の喚語能力の改善を図り，その動詞に含まれる名詞句の意味役割の情報に注目して文を構成させる方法を採用した。文型は非可逆文より開始する。

なお，同時期に発語失行に対する構音練習および仮名の書字練習を実施したが，本稿では割愛する。

(b) 短期目標

動詞の喚語能力を高める。
2～3語の非可逆文が生成できる。

(c) 治療手続き

●動詞の喚語訓練

材料　動作絵，3文節文（動詞部分が空欄になっている）のプリント教材。

方法　①動作絵を見て動詞を言う。ヒントは名詞句を提示する。
②3文節文を文字で提示して，動詞を想起して空欄を埋める。

結果　①，②ともに喚語が可能であった。
語彙検査・動詞の表出では，26/40→35/40と改善した。

●非可逆文の生成訓練（3課題からなる）

<1>文字カードを使って文を構成する

材料　名詞単語3語，動詞単語1語を1セットにして42セット

方法　①名詞（文字カード）3語をランダムに並べる。
②動詞（文字カード）を提示して，動作主，対象，起点・着点，道具などの意味役割を質問して，名詞カードの選択を求める。

　例：名詞（お金　銀行　社長）動詞（借りる）

　質問「借りるのは誰ですか？」，「借りるのは何ですか？」，「どこから借りるのですか？」

③名詞カードと動詞カードに適切な助詞を付与して文を生成する。

　助詞の付与に失敗した場合は，再度意味役割に関する質問した後に正しい助詞をフィードバックする。

<2>2語～3語の名詞に適切な動詞を想起して文を生成する

材料　名詞単語2～3語を1セットにして40セット

方法　2～3語の名詞に適切な動詞を想起して，文を生成する。

　例：提示「金づち　釘」→反応「金づちで釘を打つ」

<3>動詞から関連する名詞を想起して文を生成する

材料　動詞18語

方法　①提示された動詞に関連する名詞を想起

し，適切な助詞を付して文の形態にする。

例：提示「洗う」→反応「顔を洗う」「石鹸で顔を洗う」

②ST は患者の生成した文を書き取って患者に見せ，さらに名詞句の生成を促す。生成に失敗した場合は，ヒントとして意味役割に関する質問をする（例：「何で洗いますか」）。

③完成した文を音読する。

結果　＜1＞＜2＞＜3＞で，3〜4 語文の表出が可能となったが，時折助詞を誤用することがあった。

構文検査・理解では，聴理解，読解ともにレベルⅠ→レベルⅡ（語順レベル），産生もレベルⅠ→レベルⅡと，一段階ずつ上がった。このように，入院時に比して文の処理能力は改善したが，改善は小幅にとどまった。文の表出には，統語能力のほかに語彙能力，構音能力，把持能力など，多くの要因が関わる。本例の場合も，統語能力の不十分さに加えて，他の能力の低下も関与していると思われた。

(3) 終了時言語評価（発症後 6 カ月）

(a) 自由会話

発話は依然として非流暢だが，入院時に比して動詞や格助詞の脱落が減少し，統語的に正しい文の表出が増加した。

自発話の例：「前日ね…兄弟の…見舞いにいって，きました。義理の兄が…もう病院にいて…あの，入院してました…」。

(b) 言語検査

● SLTA（図 10-6）

理解　聴理解，読解ともに，口頭命令 0/10→5/10，書字命令 2/10→5/10 と改善した。

発話　入院時に低下が顕著であった動作説明が改善した（3/10→8/10）。まんがの説明でも文レベルの発話がみられるようになったが（2/6→3/6），依然として基本語の欠落，助詞や動詞の活用の誤りなどがみられた。

書字　仮名文字の書字能力が改善し，漢字，仮名を使って短文の書取が可能になった。

計算　加減算は良好となったが，乗除算は変化なし

(4) 退院に向けてのアプローチ

退院後は，家庭にて家族と一緒に過ごすことになった。発話は依然として非流暢であるが，ゆっくり会話すれば簡単なコミュニケーションが図れるレベルとなった。家族には，コミュニケーションの図り方について説明した。また歩行能力も改善したことから，地域での活動に参加できる可能性も出てきた。そこで仲間を作り，社会とのつながりが持てるように，近隣で組織されている失語症友の会を紹介した。

❸ 談話レベル（軽度ブローカ失語）
（図 10-7）

症例 C　男性　60 歳代　右利き　高校卒　自営業（商店経営）

原因疾患：脳梗塞

損傷部位：左下前頭回

神経学的所見：上下肢に麻痺なし

神経心理学的所見：失語症

長期目標：社会復帰（息子と役割を分担しながら商店を経営）を目指す。また病前と同様に老人会で中心的な役割を果たす

訓練期間：発症後 1 カ月〜4 カ月

訓練方法：文・談話レベルの発話訓練（刺激−促進法）

中核症状

> 談話レベルの発話で非流暢性・文法的誤りが出現する

障害構造

> 文レベルの発話能力は高いが，量，質ともに複雑である談話レベルになると，言語の情報処理能力を超えるために障害が出現する

治　療

> 訓練材料を情報処理の量が少ないものから多いものへ，課題を刺激－反応形式から自由想起へと段階的に変えて，言語処理能力を高める

結　果

> 談話レベルの発話で，非流暢さが軽減し，文法的な誤りがなくなった

退院に向けてのアプローチ

> 自営業で息子と共同経営であったため，仕事に戻ることは可能であった
> 老人会での活動にも大きな問題はないと思われた
> 本人はまだ人前で話すことに不安感を抱いていたが，少しずつ経験を重ねていくように話した

図 10-7　症例 C：軽度ブローカ失語

(1) 初回言語評価（発症後 1 カ月）

(a) インタビュー

氏名や住所，家族の氏名などは正確に答えられたが，エピソードを語る談話レベルの発話になると，言いよどみが多く，文の構成の不完全さや文の結合の不自然さなどの問題が出現して，詳細な情報は伝わりにくかった。構音運動には問題はなく，理解力は良好であった。例）発症時の様子→「えっとね，朝起きて仕事…あの兄がね，なんていうの，亡くなって葬式だから，やりかけの仕事があって…あの，計算ができないんですよ，おかしいなぁと思って…」。

(b) 言語検査

● SLTA（図 10-8）

理解　聴理解，読解ともに単語・短文は 100％正答で，複雑な文で物品操作を伴う口頭・書字命令も 8/10 正答と良好であった。

発話　呼称は良好だが（18/20），語列挙は低下

表10-7　SLTA－ST まんがの説明の誤反応分析

	言い直し		繰り返し		助詞の誤用		文の未完		文の結合		語性錯語	
	始	終	始	終	始	終	始	終	始	終	始	終
課題　①釣り	2	0	3	0	2	0	1	0	2	0	0	0
②栗	0	0	2	0	0	0	0	0	2	1	2	1
③猫	5	2	1	1	1	0	0	0	1	1	1	0
④鳥	3	0	1	0	0	0	1	0	1	0	0	0
合計	10	2	7	1	3	0	2	0	6	2	3	1

項目の説明
始：訓練開始時　終：訓練終了時
言い直し：助詞，動詞の活用，語性・字性錯語の自己修正
繰り返し：単語を繰り返す
文の未完：名詞句に対して相当する動詞句が出現しないまま，次の文を生成する
文の結合：接続詞や接続助詞の省略，説明の不足などによって，前後の文の関係が不自然である
　　　　　例）「頭に当たった。けがをする」「なかなか…（略）…釣れない。時間がかかった」

していた（5語/1分間）。また，まんがの説明は基本語の表出および文法的な正確さには問題はなかったが，ためらいや言い直しがみられた（5/6）。復唱・音読は良好であった。
- 書字　漢字，仮名ともに単語の書称が3/5正答であり，文になると仮名の脱落や錯書が出現した。
- 計算　加減算は良好だが，乗除算は低下していた。

●掘り下げ検査

インタビューで文や談話レベルの障害が想定されたので，以下の検査や課題を実施した。

　構文検査　聴理解　Ⅰ～Ⅳ・関係節すべて合格ライン
　　　　　　産生　　Ⅰ～Ⅴすべて合格ライン
　助詞の生成課題
　　2～3語文の格助詞の挿入課題　18/18　良好
　　2つの文を接続助詞で結合する課題　16/18　良好
　動詞の活用課題（使役・受身）　11/12　良好
　標準失語症検査補助テスト（SLTA－ST）
　　長文の理解　33/36（ニュース文の理解 3/6）

　　まんがの説明
　　①②④→段階4/6，③→5/6　軽度の低下あり。

発話の誤反応分析（表10-7：数字は箇所）では，発話の言い直しや繰り返し，文の誤り（助詞の誤用・文の未完・結合の誤り），語性錯語（喚語困難のために意味的に類似した単語に置き換える）がみられた。

(c) その他の検査

レーヴン色彩マトリックス検査 34/36 と良好。

(d) 情報収集

看護師より：ADLは自立しており，病棟での生活には問題なかった。

本人，家族より：本人は，病前仕事や老人会などで人前で話すことが多く，現在話ができないことを大変気にしている。本人，家族ともに，今後もできる限り仕事や老人会での活躍を願っている。

(e) 評価のまとめ

インタビューと検査結果より，発話の言いよどみ，談話レベルでみられる文の生成障害，仮名を中心とした書字能力の軽度低下などがみられ，軽度ブローカ失語と判定した。ただし発語失行は認

められなかった。知的能力は高かった。病棟でのコミュニケーションには問題がなく，本人と家族はできる限りの社会復帰を望んでいた。

(2) 言語訓練の実施

【談話レベルの発話能力に対するアプローチ】

(a) 障害構造・治療仮説

主症状は，談話レベルの発話障害である。SLTA-ST まんがの説明の段階評価では段階4以上であり，基本語の喚語は比較的良好で，話のテーマも大筋は説明できていた。しかし誤反応を分析すると（表10-7）①助詞の誤用や動詞の活用部分の言い直し，②文が完結しない，③接続詞や接続助詞が省略されたり，説明が不十分であったりして，前後の文の関係が不自然である，といった問題がみられた。いずれも文レベルの生成の問題を含んでいるが，構文検査や助詞・動詞の活用に関する課題の成績は良好であり，知識としての文法能力は高かった。談話レベルの発話では，文に比べて処理すべき情報量が多く，話の筋を組み立てるなどの高度な処理も求められる。さらに自発話になると，まんがの説明のようにあらかじめ話す内容が確定しておらず，相手や状況に合わせて話すなど，複雑な制約が絡んでくる。本例の場合は，こうした量的，質的に高度な談話レベルの発話において，本来の文法能力を十分に活かすことができないと想定された。

そこで治療では，使用する材料を情報量の少ない文から談話へ，課題を単純な刺激—反応形式から自由な想起を伴う形式へと，段階的に構成することによって，談話生成の能力を高めることにした。そして治療の最終段階では，「テーマに沿って自分の考えを話す」課題を取り入れて，本人の「病前のように老人会で挨拶したい」との希望が叶うように計画した。

(b) 短期目標

テーマに沿って自分の考えを相手に話すことができる。

(c) 治療手続き

<1> 文の基礎的課題

材料と方法　単語を用いて文を構成する
例）先生　数学　教える　生徒
→　先生が生徒に数学を教える

<2> 自由な想起を伴った文の生成課題

材料と方法　従属文の生成
例）駅まで走ったが，（　　）
指定した低頻度の動詞を用いて文を作成する
例）食べつくした　→　あっという間に芋虫が葉っぱを食べつくした。

<3> 談話レベルの基礎的課題

材料と方法　4コマまんがの説明
4コマを1つずつ切り離した絵を構成してから，筋を説明する。文の誤りや表現の不足はSTが指摘する。その後，宿題で筋を書いてくる。
物語文の再発話
物語文を読んだ後に，その内容を話す。

<4> 自分の考えをまとめて話す

材料と方法　過去の出来事，最近のニュース，物語を読んだ感想など，テーマを決めて話す。

結果　SLTA-ST まんがの説明の段階評価は，課題③は5/6，課題①②④は6/6と改善した。誤反応分析では（表10-7），助詞の誤用や文の構成の不完全さなどの文の問題は消失し，語の繰り返しや言い直しなどが若干残る程度となった。各課題の文も訓練開始時よりは長くなっている。

「テーマを決めて自己の考えを話す」課題では，言いよどみや語の繰り返し，言い直しはみられるが，概ね情報が伝わ

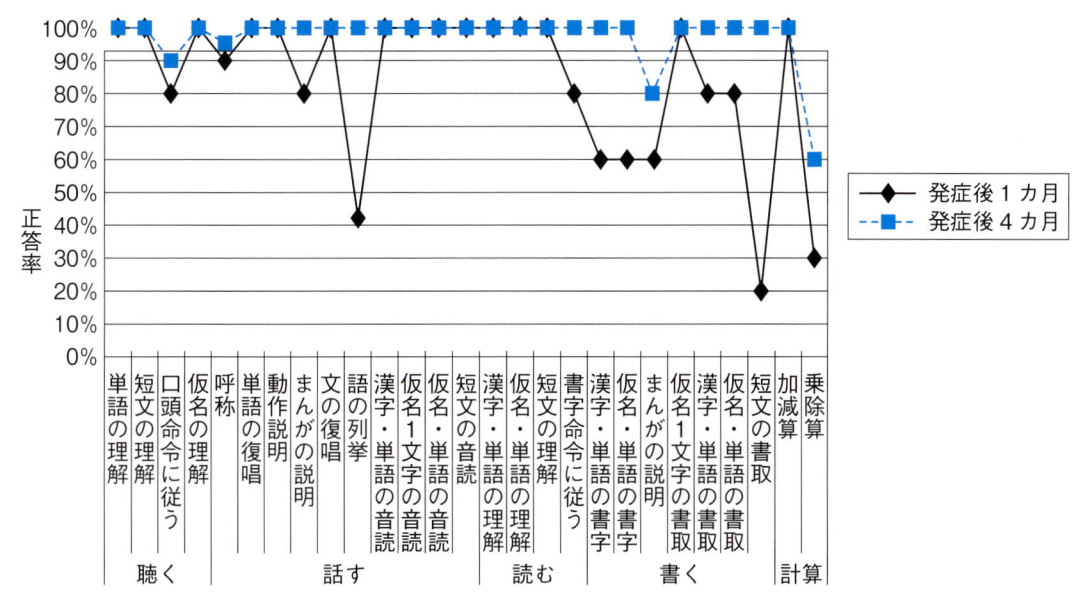

図 10-8　症例 C（軽度ブローカ失語）：SLTA の成績

ようになった。

(3) 終了時言語評価（発症後 4 カ月）

(a) 言語評価

● SLTA（図 10-8）

理解　口頭命令，書字命令が 100％正答となった。

発話　入院時には低下していた語列挙が改善し（5 語/1 分間→15 語/1 分間），自由想起での喚語能力の改善が認められた。

書字　漢字，仮名ともに改善し，失点はまんがの説明でのよどみ反応（仮名文字を中心とした自己修正）のみとなった。

計算　乗除算は改善傾向なるも，未だ不十分である。

(4) 退院に向けてのアプローチ

自営業であり，もともと息子と二人で経営していたため，仕事に戻ることにはほとんど問題がなかった。老人会で大勢の人の前で話すことについても，参加者が顔見知りであり，多少言いよどんでも支障はなかった。しかし本人は病前との違いを気にして，自信がない様子であった。ST は本人と家族に対して，発話は病前とは多少異なるものの，現在の能力で十分に人前で話すことができることを説明し，少しずつ経験を積んでいくように話した。

2 理解面へのアプローチ

❶ 語音弁別（重度ウェルニッケ失語）
（図 10-9）

症例 D　女性　60 歳代　右利き　高校卒　主婦
原因疾患：脳梗塞
損傷部位：左側頭～頭頂葉
神経学的所見：上下肢に麻痺なし
神経心理学的所見：失語症
長期目標：施設入所。介護スタッフや他の利用者と言語・非言語手段を用いて簡単なコミュニケーションが図れる
訓練期間：発症後 1.5 カ月〜3.5 カ月

第 10 章　失語症言語治療の進め方　331

> 訓練方法：語音弁別能力の強化（刺激―促進法）
> コミュニケーション・ノートの作成（代償手段の獲得）

(1) 初回言語評価（発症後 1.5 カ月）

(a) インタビュー

表情は豊かで，感情レベルのコミュニケーションは十分に図れたが，発話は新造語が頻出して新造語ジャーゴンの状態であり，発話での情報伝達はほとんど困難であった．本人は発話障害の認識があり，「言えない」ことを盛んに訴えた．理解面では，場面に依存した会話は可能であったが，場面に関係のない問いかけには戸惑った．

自発話の例：ST「住所は？」→「じぶんのそめいですか，なんだろう，めんちょいこかな，けいだな，で，へめい，もけめいたちで，これはちょうめいせんですね」

(b) 言語検査

● SLTA（図 10-10）

理解　単語は聴理解 80％，読解 100％であり，発話が新造語ジャーゴンであるのに比して保たれている印象を受けた．短文になると，聴理解，読解ともに低下が顕著であった．

発話　すべての課題で新造語となり，得点に至る項目はない．語頭音のヒントも有効ではなかった．

書字　漢字，仮名ともに得点はなかった．自己の氏名の書字は可能．

計算　加減算 3/10，乗除算 0/10 と低下していた．

● 掘り下げ検査

発話　系列語（1〜10）は困難，歌の斉唱ではメロディーは正確だが歌詞は新造語となった．
　　　母音の復唱は，「あ」「お」は比較的安定して再生できたが，その他は浮動的で他の母音に置換した．また誤りに気づくことはなかった．母音以外の単音の復唱検査は，本人が混乱してしまい，実施が困難であった．

聴理解

単語の意味理解　同じカテゴリーに属する単語の聴理解課題（1/6 選択）が 80％（16/20）正答と比較的良好であった．

語音弁別能力　単音の一対比較検査は 17/40 正答とチャンスレベル以下であった．
2 モーラ単語の一対比較課題では，18/20 正答と，単音より聞き取ることができた．

(c) その他の検査

コース立方体組み合わせテスト 47/131（IQ74）

(d) 情報収集

看護師より；病棟での ADL は自立していた．看護師に積極的に訴えてくるが，発話は意味不明であり，何を言いたいのかわからないことが多かった．

本人，家族より：本人は単身者で，退院後も一人暮らしを希望していたが，兄弟が不安を訴えたため，施設に入所することになった．病前より明るい性格で，友人も多く，時々見舞客が来ていた．

(e) 評価のまとめ

発話は新造語ジャーゴンで復唱・音読も新造語となった．理解面では，単語の意味理解は比較的良好であるが語音弁別能力の低下がみられ，語聾を伴った重度ウェルニッケ失語と判定した．知的能力には大きな問題はなかった．本人は言語障害に対する認識があり，「言えない」ことを気にしていた．

コミュニケーションの意欲は高かったが，発話による家族や看護師とのやりとりにはかなりの制

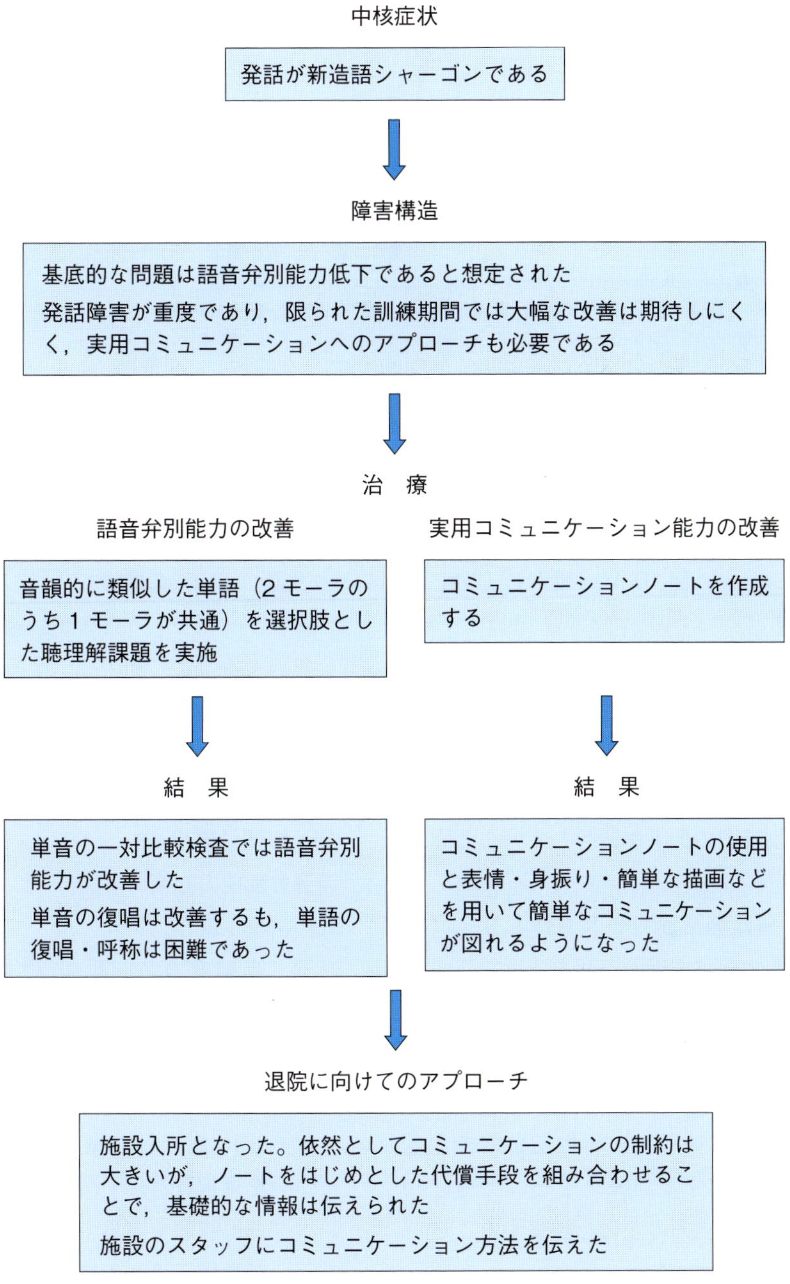

中核症状

発話が新造語シャーゴンである

障害構造

基底的な問題は語音弁別能力低下であると想定された
発話障害が重度であり,限られた訓練期間では大幅な改善は期待しにくく,実用コミュニケーションへのアプローチも必要である

治療

語音弁別能力の改善

音韻的に類似した単語(2モーラのうち1モーラが共通)を選択肢とした聴理解課題を実施

実用コミュニケーション能力の改善

コミュニケーションノートを作成する

結果

単音の一対比較検査では語音弁別能力が改善した
単音の復唱は改善するも,単語の復唱・呼称は困難であった

結果

コミュニケーションノートの使用と表情・身振り・簡単な描画などを用いて簡単なコミュニケーションが図れるようになった

退院に向けてのアプローチ

施設入所となった。依然としてコミュニケーションの制約は大きいが,ノートをはじめとした代償手段を組み合わせることで,基礎的な情報は伝えられた
施設のスタッフにコミュニケーション方法を伝えた

図10-9 症例D:ウェルニッケ失語

約があった。退院後は施設への入所が決まっている。

(2) 言語訓練の実施

【語音弁別能力に対するアプローチ】

(a) 障害構造・治療仮説

理解面については,単語の意味理解力は良好であったが,語音弁別能力は単音の一対比較検査で障害が認められた。単音に比して単語の一対比較検査が比較的良好であったのは,良好な意味理解力を利用して,トップダウン方式で単語を処理し

第10章 失語症言語治療の進め方 333

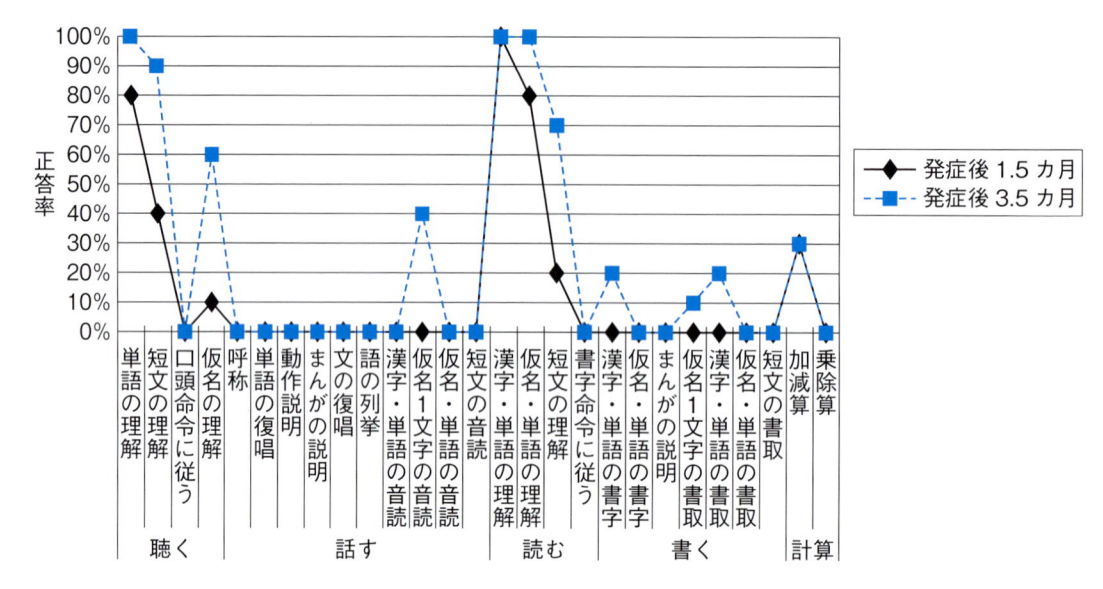

図10-10　症例D（重度ウェルニッケ失語）：SLTAの成績

ていたと思われる。発話面は，どのモダリティーも新造語となり，母音の復唱も異なる母音へ置換し，STが反応の正誤を提示して語音の弁別を促しても違いがわからなかった。このように発話過程にも，語音弁別能力の低下が関与していると思われた。

　本人の強い希望は発話能力の改善であり，コミュニケーションの阻害要因も理解力ではなくて発話能力であった。しかし現時点では，復唱や音読は困難であり，直接的に発話を促す訓練の導入は難しかった。そこで，語音弁別能力の低下が発話面に影響を及ぼしているとする仮説を踏まえて，語音の弁別を促進する訓練を中心に実施して，単音・単語の復唱能力の変化を観察することにした。

　語音弁別の課題では，単語の意味理解力が良好であることから，単音ではなくて2モーラ単語を用い，音韻的に類似した単語（2モーラのうち1モーラは同音）の絵カードを選択肢とした。方法は，まず目標語の聴覚的理解課題を行う。次に2モーラのうち他の単語と異なる1モーラを聴覚的に提示して，当該の絵（仮名単語を併記）を選択してもらう。この二番目の課題は，提示された語音を弁別することに加えて，その語音を手がかりにして目標語を想起する過程が含まれており，はじめの課題に比べて，より音韻的処理の必要性が高まると考えられる。

(b) 短期目標

語音弁別能力を高める。

(c) 治療手続き

材料　高頻度の名詞単語（2モーラ語）の絵カード42枚

方法　目標語の聴理解課題

　①語頭あるいは語尾が同音のもの〔例：（雨，足，汗，蟻）（雨，亀，梅，米）〕を選択肢として，目標語の1/4選択の聴理解課題を実施する。

聴覚提示された音韻から目標語を想起する課題

　①選択肢は前課題と同じ。絵カードに仮名文字を併記する。

　②2モーラのうち，他の選択肢と異なる語頭あるいは語尾の音韻を聴覚提示して（例：（雨，亀，梅，米）に対して「あ」），当該の絵を選択してもらう。誤反応の場合は，モーラに合わせて指を折

りながら刺激音を言い，もう一方の音韻を口型で示して音韻の想起を促す。
③反応の正誤にかかわらず，口頭で目標語をフィードバックする。

結果　訓練語の正答率については，聴理解56％→98％，語頭あるいは語尾の音韻刺激での絵カード選択48％→86％と改善がみられた。

語音弁別能力は，単音の一対比較17/40→31/40と改善し，単音の復唱検査でも，入院時はほとんど困難であったのが，25/44（清音）と半分以上の音韻で正答するようになった。しかし，単語レベルの復唱は，入院時よりは目標語に近い音韻性錯語がみられるようになったものの，依然として正答には至らず，呼称も困難であった（SLTA 単語の復唱，呼称は得点なし）。

一方，仮名1文字の理解と音読がわずかながら改善した（SLTA 理解1/10→6/10，音読0/10→4/10）。提示した絵カードに仮名を併記したことで，仮名文字-音韻の結合が促進されたのかもしれない。

【コミュニケーション手段に対するアプローチ】
(a) 障害構造・治療仮説
本例はコミュニケーションの意欲が高く，生活の中で他者と意思疎通が図れないことにいらだっており，発話に代わるコミュニケーション手段を早急に考える必要があった。そこで，コミュニケーションノート（以下ノート）を作成することにした。ノートは，描画やジェスチャーなどの他の代償手段に比べて，本人が必要とする様々な情報を安定して利用することができ，本人が改めて学習する必要性がないことから，比較的容易に導入できる手段である。訓練にあたっては，ノートの実用性を高めるために，実際の会話場面を多用した。その際には，自然の流れに沿って描画やジェスチャーの使用を促した。

(b) 短期目標
ノートを使って他者と基礎的なコミュニケーションを図ることができる。

(c) 治療手続き
方法　①ノートに掲載する絵や文字を決める。本人にとって必要な単語や動作をSTと共に考える。
②ノートに絵を貼ったり文字を書き込んだりする。絵には漢字と仮名を付けた。
③STとの会話の中でノート，表情，ジェスチャー，描画を積極的に活用する。
④ ③の手段を使って，他のリハ・スタッフや家族とコミュニケーションを図る。

結果　訓練初期より，ノートに掲載する物品や事柄を自発的にSTに訴え，日ごとにノートの内容が充実していった。
STとの会話場面では，ノートを積極的に使い，もともと豊かであった表情や，簡単なジェスチャー，描画を交えながら病前の生活などについて表現できた。
病棟の看護師や家族に対しても，ノートを使って積極的にコミュニケーションを図った。例えば，看護師にノートの「上着」の絵を指さし，洗濯の伝票を示して，「クリーニングに出した洋服がまだ返ってこない」ことを伝えることができた。

(3) 終了時言語評価（発症後3.5カ月）

(a) 自由会話
「おはよう」などの挨拶語は表出可能となり，稀に発話の一部に有意味語が出現するようになったが，依然として全体像は新造語ジャーゴンであった。日常会話の理解は概ね可能であった。

(b) 言語検査
● SLTA（図10-10）

理解　短文の理解が改善し，聴理解，読解ともに90％の正答となったが，口頭命令・書字命令は困難である。

発話　仮名1文字の音読が若干可能となったほかは，依然として得点に至らない。

書字　ほとんど得点なし。

計算　加減算3/10　乗除算0/10と入院時と変化なし。

(4) 退院に向けてのアプローチ

入所する施設の都合で，比較的早期の退院となった。依然として発話の障害が重度であり，コミュニケーションの制約は顕著であるが，コミュニケーションノートやその他の代償手段を使用して，簡単な訴えは可能となった。入所先の介護スタッフには，ノートを用いたコミュニケーションの方法を説明した。

❷ 意味理解（重度超皮質性感覚失語）
（図10-11）

症例E　男性　60歳代　右利き　高校卒　元会社員
原因疾患：脳梗塞
損傷部位：左側頭葉〜頭頂葉を中心とした広範囲
神経学的所見：上下肢に麻痺なし
神経心理学的所見：失語症　観念運動失行
長期目標：在宅生活で聞き手の類推によって口頭でコミュニケーションが図れる
訓練期間：発症後2カ月〜4カ月
訓練方法：意味システムの改善（主として意味セラピー）

(1) 初回言語評価（発症後2カ月）

(a) インタビュー

質問に対して，単語を復唱する形で適切な文レベルの流暢な発話がみられることもあったが，ほとんどの場合は新造語や語性錯語が出現して，情報が伝わらないことが多かった。質問内容の理解も不確実であった。

自発話の例：ST「奥さんは？」P「奥さんはまだ来ません」，ST「仕事は？」P「仕事は自分としてはデスクトップというか，げんわとちがいますから」

(b) 言語検査
● SLTA（図10-12）

理解　聴理解は単語20％，読解は漢字，仮名単語が50〜60％正答と，単語レベルで失点があった。

発話　呼称は得点がなく，誤反応は無反応であったが，語頭音のヒント後に正答することがあった。音読は漢字に比して仮名が良好で，仮名を中心にして文レベルの音読が可能であった。復唱は6文節文も可能であった。

書字　自己の氏名は自発書字可能であったが，その他の漢字，仮名は困難であった。

計算　加減算2/10　乗除算0/10

● 掘り下げ検査

重度失語症検査（PartⅡ非言語記号課題）（図10-13）

非言語的な記号操作能力を調べるために，PartⅡを実施したところ，記号の理解と意味関連の理解はそれぞれ43％，30％で，非言語的な意味理解が不十分であった。物品使用・ジェスチャー表出は困難で，描画は線画の模写レベルにとどまった。

語彙検査

名詞の理解（聴理解）12/40，（読解）14/40と低下が顕著である。

(c) その他の検査

レーヴン色彩マトリックス検査23/36（脳梗塞による失語群の平均20.6）

中核症状

単語の意味理解力の低下が顕著で，発話には新造語・語性錯語が出現する

障害構造

復唱や音読が可能な単語でも聴理解，読解が困難であり，発話には語性錯語もみられることから，意味システムの障害が想定される
言語のみならず，非言語的な意味理解力にも低下がある

治療

始めに非言語的な意味理解課題を行い，次第に言語を中心とした意味理解課題を実施する

結果

非言語的な意味理解力が改善し，単語の聴理解，読解の能力が改善した
直接訓練を実施しなかった呼称能力にも若干の改善がみられた

退院に向けてのアプローチ

入院時よりは家族とコミュニケーションが図りやすくなったが，依然としてやりとりが成立しないことがあるため，今後も外来で訓練を継続する

図10-11 症例E：重度超皮質性感覚失語

(d) 情報収集

看護師より：病棟では簡単な指示が入らない時があり，ジェスチャーを交えて説明する必要があるとのことであった。

家族より：本人の言いたいことがわからず，困ることが多いとの報告を受けた。

(e) 評価のまとめ

理解面では聴理解，読解ともに単語レベルで低下がみられ，発話には新造語や語性錯語が認められた。一方復唱および仮名の音読は保たれており，音韻操作能力は保存されていた。このことから，本例を重度の超皮質性感覚失語と判定した。また非言語的な意味理解にも低下がみられた。知的能力の大きな崩れはみられなかったが，日常的なコミュニケーションは制約されていた。家庭復帰を目指す。

(2) 言語訓練の実施

【非言語・言語的意味理解力に対するアプローチ】

(a) 障害構造・治療仮説

聴理解，読解ともに，復唱や音読が可能であっ

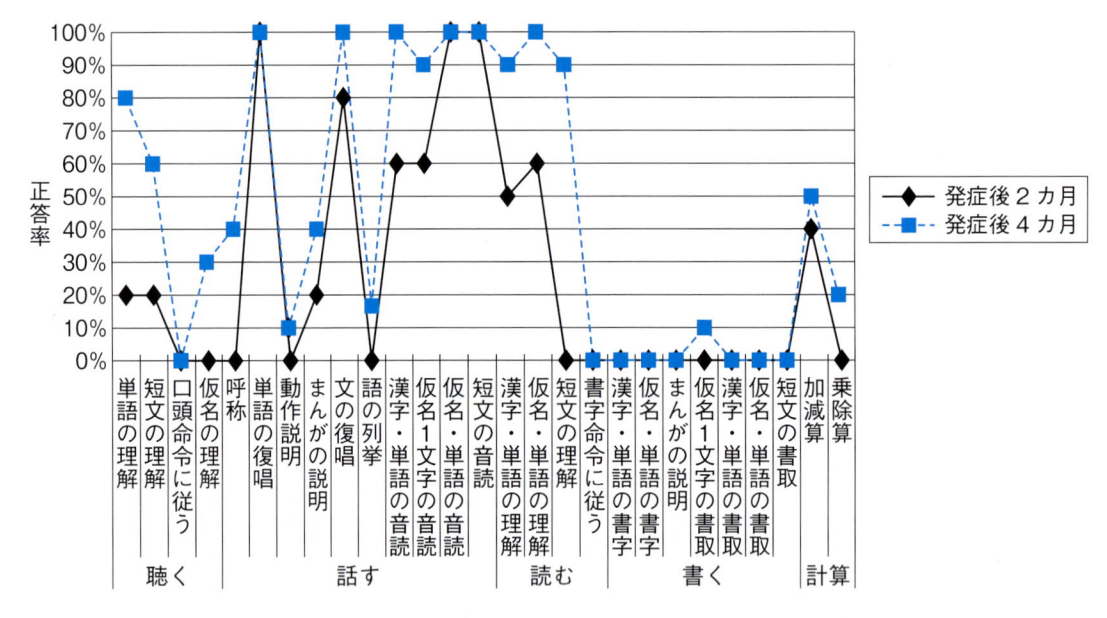

図 10-12　症例 E（重度超皮質性感覚失語）：SLTA の成績

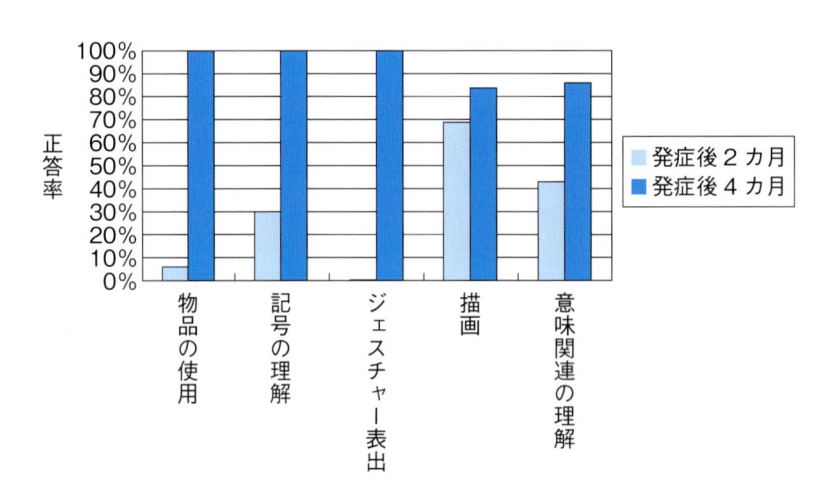

図 10-13　症例 E（重度超皮質性感覚失語）：重度失語症検査 Part Ⅱ

ても理解が困難である単語が多く，発話には語性錯語がみられたことから，本例の中核的な障害は中枢性の意味システムの障害であると想定された。また言語のみならず，非言語的な意味理解力にも低下があることがわかった。そこで訓練では，非言語的な課題に言語的刺激も取り入れた意味セラピーを実施する。

(b) 短期目標

非言語・言語的な意味理解力の改善を図る。

(c) 治療手続き

材料　10 カテゴリー（動物，野菜，果物，道具，文具，身体部位，食器類，魚類，医療品，衣類）に属する高頻度単語（絵カード，漢字＋仮名カード）。各カテゴリーごとに 6〜8 語を用意する。

●非言語的意味理解課題

方法　絵カードのカテゴリー分類

①あらかじめ 3 カテゴリーから 1 枚ずつ

絵カードを選び，机上に並べる。
②その3つのカテゴリーに属する絵カード（18〜24枚）を患者にランダムに手渡して，同じカテゴリーに属するカードの下に置くように教示する。
③分類し終わったら，1枚ずつ正誤を確認し，復唱する。
④10カテゴリーすべてについて分類が可能になったら，2カテゴリーに属する絵カード（12〜16枚）をランダムに並べて，患者が自らカテゴリーを想起して2つに分類する。
⑤次第にカテゴリー数を増やし，最終的に4つのカテゴリーを分類する。

ジェスチャーの理解
①ジェスチャーで表現できる単語の絵カード28枚を用いて，ジェスチャーの1/4〜1/6の選択課題を実施する。実施した後絵カードを提示しながら復唱する。

結果　絵カード分類は順調に改善し，最終的に4カテゴリーを自発的に分類できるようになった。
ジェスチャーの理解も，治療開始時には8/28正答であったのが27/28正答になった。
重度失語症検査PartⅡでも意味理解の項目で大幅な変化が認められた（図10-13）。

● 言語的意味理解課題
方法　単語の聴理解・読解課題
①異なったカテゴリーに属する単語の1/4〜1/6選択による聴理解・読解（漢字と仮名を併記）課題を実施する。ヒントは目標語に関連する意味的情報を口頭で提示したり，可能なものはジェスチャーで示す。理解課題の後に，復唱や音読をする。
②同じカテゴリーに属する単語の1/4〜1/6選択による聴理解，読解を実施する。ヒントは①と同様である。理解課題の後に，復唱や音読をする。

結果　異カテゴリー（1/6選択）については，聴理解50％→80％，読解70％→90％と改善がみられたが，同カテゴリー（1/6選択）は聴理解，読解ともに60％前後にとどまった。
SLTAでは，聴理解（単語）20％→80％，読解（漢字）50％→90％，（仮名）60％→100％と改善した。また語彙検査・名詞の聴理解12/40→26/40，読解14/40→30/40と改善したが，誤反応は意味的類似語であった。
以上より，単語の聴理解，読解に改善が認められた。しかし同じカテゴリーに属する単語の理解や語彙検査の誤反応の特徴をみると，依然として意味理解の障害が残存していた。
呼称については，訓練語のうち20語を選んで呼称検査を実施したところ，1/20→9/20と，改善がみられた。SLTAの呼称でも0/20→8/20と改善している。誤反応は無反応から語性錯語へと変化した。

(3) 終了時言語評価（発症後4カ月）

(a) 自由会話
初回面接時に比べて，情報となる有効な語の表出が増加したが，依然として新造語や語性錯語の表出が多い。会話の理解は入院時よりは良好となったが，時折理解されないことがある。

(b) 言語検査
● SLTA（図10-12）
理解　前述のように単語の理解が改善した他，短文も聴理解0/10→6/10，読解0/10→9/10と改善がみられた。

発話　呼称が改善したのに比して，動作説明は1/10正答と大きな変化はなく，名詞句のヒントを提示すれば補完現象によって動詞句が表出される状態であった。

書字　依然として書称，書取ともに困難であった。

計算　加減算5/10，乗除算2/10とわずかに改善がみられた。

● 語彙検査

名詞の表出検査が22/40であるのに比して，動詞は6/40と低く，動詞の喚語能力の低下が残存した。

(4) 退院に向けてのアプローチ

病棟では，スタッフの指示を理解して，問題なく病院生活が送れるようになり，ADLも自立した。週末には外泊を繰り返し，本人，家族ともに日常生活動作には大きな問題はないと語っていた。しかし依然としてコミュニケーションが図りにくく，家族の困惑は大きかった。また言語訓練の経過より，高頻度の名詞単語の喚語能力は改善したが，動詞の能力は未だ不十分であり，今後も訓練が必要であると思われた。そこで退院後に外来で治療を継続し，言語能力の改善を図るとともに，日常生活で出現したコミュニケーション上の問題を本人や家族と話し合い，解決方法を支援していくことにした。

引用文献

Brookshire RH：Introduction to Neurogenic Communication Disorders. Mosby, 1997.

Cruch SJ, Warrington EK：Abstract and concrete concepts have structurally different representational frameworks. Brain 128：615-627, 2005.

Davis GA：Aphasiology：Disorders and Clinical practice. Allyn and Bacon, Boston, 2000.

濱　聖司：脳卒中後のうつと意欲低下．高次脳機能研究 30：285-297, 2010.

藤田郁代，他：日本聴能言語士協会　失語症検査法委員会　失語症構文検査試案ⅡA．1984.

藤田郁代：統語障害の治療（濱中淑彦・監修：失語症臨床ハンドブック）．金剛出版, pp599-610, 1999.

石坂郁代：語産生改善のための働きかけ（竹内愛子・編著：失語症臨床ガイド）．協同医書出版社, pp49-59, 2003.

上智大学SALAプロジェクトチーム・監修：SALA失語症検査．2004.

Kiran S, Sandberg C：Treatment for lexical retrieval using abstract and concrete words in persons with aphasia：Effect of complexity. Aphasiology 23：835-853, 2009.

Lubinski R：Environmental system approach to adult aphasia（Chapey R Ed. Language Intervention Strategies in Adult Aphasia）．Williams & Wilkins, Baltimore, 1994（失語症言語治療の理論と実際，第3版．河内十郎，河村　満・監訳，創造出版, 2003）．

Nickels L, Howard D：Aphasic naming：What matters?. Neuropsychologia 33：1281-1303, 1995.

日本高次脳機能障害学会・編：標準失語症検査，改訂第2版．新興医学出版社, 2003.

日本失語症学会・編：標準失語症検査．新興医学出版社, 1974.

日本失語症学会・編：標準失語症検査補助テスト．新興医学出版社, 1999.

奥平奈保子：語彙障害の解析から治療へ．高次脳機能研究 24：221-230, 2004.

Prutting CA, Kirchner DM：A clinical appraisal of the pragmatic aspects of language. J speech Hear. Dis 52：105-119, 1987.

笹沼澄子，他：老研版失語症鑑別診断検査．1978.

笹沼澄子：失語症鑑別診断検査（濱中淑彦・監修：失語症臨床ハンドブック）．金剛出版, pp517-523, 1999.

Shewan CN, Bandur DL：Language-Oriented Treatment：A Psycholinguistic Approach to Aphasia（Chapey R Ed. Language Intervention Strategies in Adult Aphasia）．Williams & Wilkins, Baltimore, 1994（河内十郎，河村　満・監訳：失語症言語治療の理論と実際，第3版．創造出版, 2003）．

失語症語彙検査委員会：失語症語彙検査．エスコアール, 2000.

鈴木　勉：失語症の評価と訓練（鈴木　勉・編著：失語症訓練の考え方と実際−新人STへのヒント−）．三輪書店, pp6-14, 2010.

高橋雅子，他：慢性期重度失語症患者1例に対するジェスチャーcueを利用した呼称訓練．音声言語医学 37：206-215, 1996.

竹内愛子，他：重度失語症検査−重度失語症者へのアプローチの手がかり．協同医書出版社, 1997.

竹内愛子：総論：失語症臨床における基本的諸問題（竹内愛子・編著：失語症臨床ガイド）．協同医書出版社, pp1-47, 2003.

Thompson CK, et al：The role of syntactic complexity in treatment sentence deficits in agrammatic aphasia：The complexity account of treatment efficacy (CATE). Journal of Speech, Language, and Hearing Research 46：591-607, 2003.

宇野 彰・監修：標準抽象語理解力検査. インテルナ出版, 2002.

WAB失語症検査日本語版作製委員会：WAB失語症検査日本語版. 医学書院, 1986.

綿森淑子, 他：実用コミュニケーション能力検査―CADL検査. 医歯薬出版, 1990.

第11章
失語症者の心理・社会的問題とその援助

失語症は，社会生活のあらゆる場面で必要とされる言語の障害をもたらし，本人はもとより家族や周囲の人たちのその後の人生に重大な影響を及ぼす。近年，それまで失語症治療において中心となっていた言語機能障害やコミュニケーションの問題だけでなく，失語症者と家族が社会生活の中で直面する心理・社会的問題についての関心が高まり，心理・社会面のリハビリテーションの重要性が強調されてきている（Sarno, 1993；Hermann, 1997）。本章では，失語症者とその家族が抱える心理・社会的問題とはどのようなものか，言語聴覚士（以下，ST）にはどのような援助が可能であるか，果たすべき役割は何か，について基本的な事柄を整理し，臨床現場での問題解決のために必要なテーマを示していきたい。

1 失語症者の心理・社会的問題

1 失語症が心理・社会的問題に及ぼす影響

　失語症による心理・社会的問題とは，単に心理的影響や問題だけでなく，他者や社会との関係の中で起こりうる社会的影響や問題までを含んでいるとされる（Sarno, 1993）。図 11-1 に，失語症が心理・社会的問題に及ぼす影響を示した。失語症は，他者とのコミュニケーションを困難にする。また，失語症により自己表現の手段を失い，言語で思考をまとめることが難しくなり，思考の混乱を生じるなど内面的にも多大な困難を引き起こす。さらにそれだけではなく，例えば駅で案内板や路線図を読むこと，手紙や役所の書類を書くことなどの社会生活能力の低下を招く。そしてこれらのことにより，さまざまな心理・社会的問題を生じる。しかし失語症により受ける影響は，失語症の重症度や病前の性格，生活史，環境などによって異なるため，全ての失語症者に問題が同様に生じるわけではない。

2 心理的問題

　上記のような，失語症が心理・社会的問題に及ぼす影響により，抑うつをはじめ，不安，焦燥，困惑，悲嘆，孤独感，などの情緒的，感情的問題やさらには自己評価の低下や自己アイデンティティの喪失など，自己意識の問題までをも含む心理的問題が生じる。

❶ 抑うつ

　抑うつ状態とは，憂うつである，気分が落ち込む，意欲が出ない，興味や喜びが持てない，イライラする，疲れやすい，などの状態である。脳血管障害に伴う心理・社会的変化で最も研究されており，脳血管障害後の抑うつは「脳卒中後うつ病」（PSD：Post Stroke Deprssion）と呼ばれている。脳損傷に直接起因するものと，反応性のうつと解釈されるものがある。特に，脳卒中後の抑うつ状態は左半球損傷によって起こりやすいとされるなど，損傷部位と抑うつの関連についても議論されてきた。損傷部位と抑うつ症状に関連があるとする研究では，左前頭葉と基底核を含む神経連絡の損傷が重要視されているが，これについては，未だ結論が出ていない（上田と村井，2008）。宇野（1991）は，失語症者の心理的問題として，特に抑うつについて出現頻度，時期，病巣との関連，病前性格，自己像のとらえ方，回復のきっかけなどを症例をあげて詳細に報告してい

```
                    ┌─────────┐
                    │  失語症  │
                    └────┬────┘
                         ↓
         ┌───────────────────────────────┐
         │    他者とのコミュニケーション困難     │
         │         表現手段の喪失            │
         │          思考の混乱              │
         │       社会生活能力の低下          │
         └───────┬───────────────┬───────┘
                 ↓    閉じこもり    ↓
         ┌──────────┐         ┌──────────┐
         │ 心理的問題 │ ←――――→ │ 社会的問題 │
         └──────────┘  二次的   └──────────┘
          *感情的問題    問題     *社会生活上の困難
           （抑うつ，不安，焦燥，困惑，   *役割の変化・喪失
            悲嘆，孤独感など）          *関係の変化・喪失
          *自己意識の問題              *社会的孤立
           （自己アイデンティティの喪
            失，自己評価の低下，自己
            イメージの傷つきなど）
```

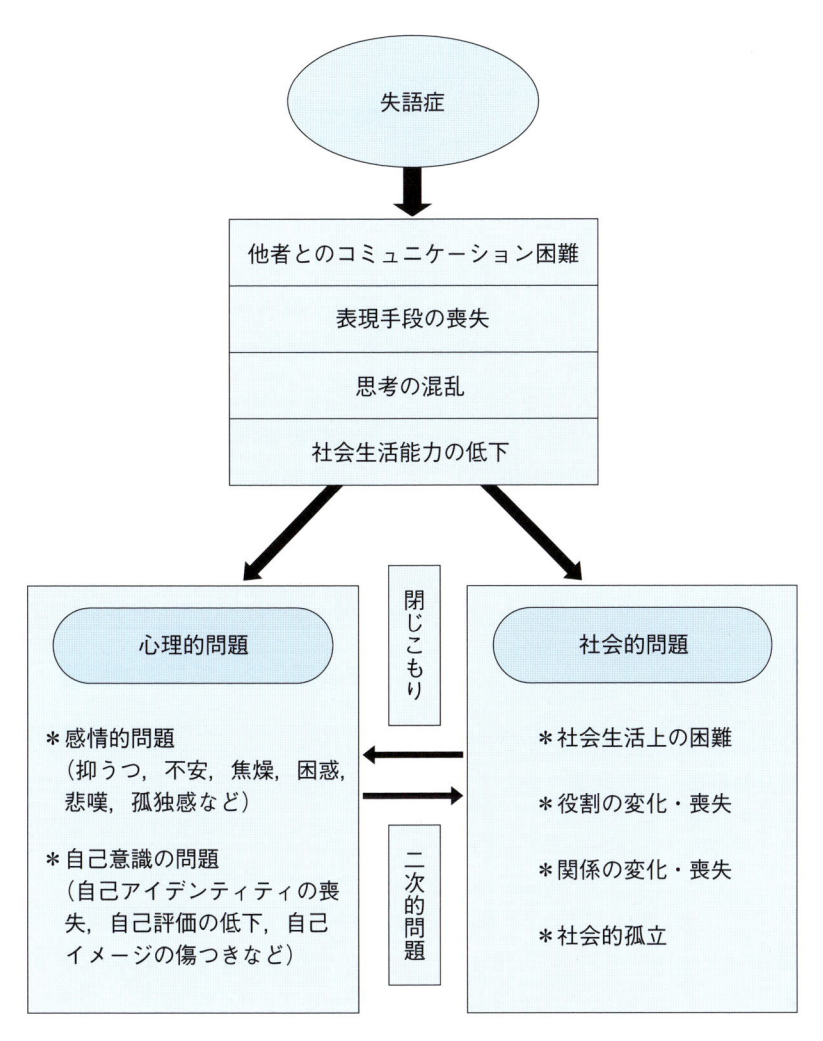

図 11-1　失語症が心理・社会的問題に及ぼす影響

る。出現頻度と時期については，失語症者22名のうち約70％がうつ状態を経験し，発症から平均2，3カ月，長い症例では約2年以上持続していたと述べている。

❷ 自己意識の問題

　自己アイデンティティ（自己同一性）は，人が自己意識を持つようになる青年期前期からつくられる。青年期には「自分とは何か」というアイデンティティの確立に悩み，アイデンティティの危機と呼ばれる状態が訪れる場合があるが，中年期，老年期にも，社会的地位や生活内容の変化により，人生を自分の内部で再構築する必要が生じ，同様の危機が訪れることがある（鑪と山下，1999）。失語症者は，ある日突然に，前述したようなさまざまな能力低下に襲われ，これまで築き上げていた自己アイデンティティが大きく揺らぎ，まさにアイデンティティの危機を体験する。また同時に，これまで自分に対して持っていた自己イメージや肯定的自己評価に変化が生じる。「もうダメだな」「できないよ」「とにかく全部変わっちゃったんだよ」「こんなの自分じゃないんですよ」など，実際に筆者が聴いた，失語症の方々の嘆きのことばである。

　症例A（70歳代，男性）は中等度のウェルニッケ失語で，発症後4カ月後に筆者が勤務する

介護保険通所リハビリテーションに来所し，個別言語訓練と並行して，グループ訓練にも参加した。1年ほど経過すると，音韻性錯語は依然残るものの文レベルで内容のある発話が可能になった。グループにも慣れ，発話が増え，毎回のように「ことばがぐちゃぐちゃになったからね。言えないんだよね。字がわかんないし，書けないし，頭ン中も，ぐちゃぐちゃになっちゃって。（中略）どうしちゃったのかなって。あんなに（難しい字も）わかってたのにね。もうだめだね。」と，失語症のために，全てが変化して混乱していることを訴えた。特に自営で長年印刷業に従事していたA氏にとって，難しい漢字の知識や自営業の商売で通用していた会話力は，仕事で必要なものであると同時に"自分らしさ"（自己アイデンティティ）を支えていたものである。それらを失ったことは，すなわち自己アイデンティティの喪失を招き，大きく自信を失わせ，自己評価の低下を生じさせることとなったと考えられる。

3 社会的問題

社会生活能力の低下は，1人で交通機関を利用して外出することや役所で必要な手続きをすること等を難しくし，さまざまな社会生活上の困難をもたらす。また仕事や学業，地域生活などで社会的役割を果たすことが難しくなり，家庭生活では家族との何気ない会話をはじめ，家事や育児などにも支障をきたすなど，社会や家庭での役割の変化や喪失，関係の変化や喪失，さらには社会的孤立などの社会的問題をもたらす。

4 心理・社会的問題はどうして引き起こされるのか

心理・社会的問題が何故引き起こされるのか，その因果関係や機序を整理して考えることは，その対処方法を考えるうえで重要である。

❶ 心理的反応

図11-1に示したように，失語症がもたらす社会生活上の困難およびさまざまな喪失体験について考えれば，抑うつをはじめとする心理・社会的問題が引き起こされることが理解できるであろう。失語症の心理・社会的問題の原因として，最も重要であり，主要な要因と考えられるのは，こうした喪失体験による心理的反応である。多くの臨床家や研究者が失語症における心理的問題を「障害への気づき」が引き起こす正常な心理的反応として捉えている（Hermann, 1997；宇野, 1991；Sarno, 1993；佐藤, 2001）。

❷ 長期化による二次的問題

失語症による社会的孤立状態などの社会的問題は，長期にわたって続くことが多い。また在宅生活に戻り，再び日常生活を再開してみると，さまざまな失敗体験を経験することになる。こうしたことでも二次的に孤独感が増したり，自己評価が低下したり，閉じこもりなどの問題が発生する。

❸ 脳の器質的な損傷

脳の器質的な損傷そのものによっても抑うつや無気力，自発性の低下などの心理的問題が生じる。代表的なものに，通過症候群やアパシー（無気力・自発性の低下）がある。通過症候群とは，記憶や見当識の障害，注意の障害，精神機能の低下などの多彩な高次脳機能障害や無関心，無気力，感情失禁などの心理的に不安定な状態を示すが，回復可能な精神症状である（田中, 2000）。また最近，抑うつ症状との鑑別で話題になることが多いのが，アパシーである。

このような脳損傷そのものに起因する心理的問題は，図11-1に示すような，喪失体験に伴う心理的反応としての心理的問題や二次的に生じる心理的問題と複雑に絡み合っているために，区別し

見分けることは困難な場合も多い。しかし臨床場面では，発症からの時期の特徴も踏まえ，主としてどちらの要因が優勢なのかを個別に見極め，適切に対処することが求められる。臨床場面で問題となり，リハビリテーションを妨げる要因となり得る意欲や自発性の低下は，脳損傷に直接起因するアパシー（無気力・自発性の低下）から生じる場合もあるが，抑うつなどの心理的な問題により，二次的に生じる場合も多い。心理的な問題による場合は，対応の仕方によって改善する可能性があり，心理的サポートが必要となるため，両者の鑑別が重要となる。大東（2008）は，アパシーに特徴的であるのは，「無関心やエネルギーの低下」であり，「抑うつ感，悲哀感，焦燥感，自殺企図」は抑うつ状態のみにおいて認められると述べている。

2 心理・社会的問題への援助

1 援助の目的

　援助の目的は，失語症者と家族，そしてその周囲の人たちが，障害を受け入れ，障害に適応し，再び生活に前向きに向き合い，その後の人生をその人らしく生活再建していけるようになることである。

2 援助の対象

　人は社会的存在であり，失語症者は家族，周囲の人々，そして社会との関わりの中で生活している。したがって援助の対象となるのは，失語症者本人はもとより，ともに多くの負担を引き受けている家族，そして広くは本人や家族が関わる周囲の人々をも含む。また取り巻く環境や社会に対しても働きかける必要があるだろう。

3 障害の受容

　障害を受け入れて，生活できるようになることは，リハビリテーションの目的の1つであり，こうした心理的適応過程は障害受容と呼ばれ，重要な概念となっている。

❶ わが国の障害受容論

　わが国でしばしば用いられ，支持されてきたのは，上田（1983）の「障害受容過程理論」である。第二次大戦の戦傷者を中心とする身体障害者の面接調査の結果から，価値転換が障害の受け入れに必要な変化であるという「受容理論」が米国で生まれた。この「受容理論」と，次いで同じく米国で生まれた，Kubler-Rossの「死の受容過程」に代表される「段階理論」の両者を上田が1つにまとめたものである。上田は「段階理論」に基づき障害の受容過程を次のように説明している。

　①ショック期：障害発生の直後で集中的な治療を受けている時の心理状態で，感情が鈍磨した無関心な状態にある。

　②否認期：身体的状態が安定し，障害がそう簡単には治らないらしいとわかり，心理的な防衛反応として，障害を否認する。障害者との交流の拒否，訓練拒否，退行的，依存的態度などがみられる場合もある。

　③混乱期：現実を否認することが困難になり，混乱が発生。他罰的，攻撃的になったり，逆に自

分を責め自罰的，抑うつ的になる場合もある。

④**解決への努力期**：自分の中に新しい価値を見出し解決していこうとはするが，まだ自信が持てず不安定な状態にあり，周囲からの支持が必要な時期。健常者には劣等感を感じるが，障害者には親近感を持ち交流を求める。

⑤**受容期**：価値の転換が完成し，障害を自分の個性の一部として受け入れることができる。

しかし近年，この「障害受容過程理論」に対しては批判的な意見も多い。それは，①「受容理論」は結果の抽出過程が不明確であることや，②「段階理論」は全ての障害者がこの過程を経るとは限らず，③ほとんどの人が受容に至ることになっていることは問題であること，④そもそも前提として障害が取り除かれるべきものであるとされていること，⑤適応や対処・コーピングなどの概念との区別がなされていないこと，⑥そして社会の側が障害を受け入れる"社会受容"の考え方が抜け落ちていることや，⑦身体障害を基本としており障害による違いが考慮されていないこと，などである（本田，2000；南雲，2002；能智，2003）。

❷ 障害受容についての留意点

すなわち，上田の「障害受容過程理論」は身体障害者を基本とする障害者の障害後の大まかな心理を知る手がかりとなるものではあるが，十分留意して考えることが必要であるといえる。そこで上記のような批判を受けて，以下に障害の受容を考える上での臨床現場での留意点をあげた。

①**障害の受容を押しつけてはならない**：価値の転換や障害受容を必ず到達すべきものとして，押しつけることはしてはならない。具体的には，障害を受け入れられないでいる失語症者をスタッフ間で問題視したり，「訓練をしたい，良くなるまで続けたい」「訓練をして元通りになりたい」という気持ちや願いを"障害受容ができていない"として否定することは避けなければならない。

「訓練をしたい」気持ちにまずは応えて訓練的アプローチを行いながら，「元通りになりたい」という現実的でない認識や欲求が少しずつ変化していけるよう進めていく。

②**障害受容の段階は個別的に理解する**：障害受容の「段階理論」を単純に当てはめて経過を予測するのではなく，あくまで個別的に理解し，個人のありのままを尊重する態度が求められる。

③**"社会受容"の考え方が必要である**：障害受容には，障害のために変化した身体条件を心から受け入れるという"自己受容"のみを失語症者本人に求めるのではなく，家族や社会が障害を受け入れていく"社会受容"の考え方が必要である（南雲，2002）。

④**失語症者や高次脳機能障害者の受容については，今後さらに検討が必要である**：「失語症は言語化困難であるため患者心理を理解し援助することは難しい」という見解もあり（渡辺，2000a；梶原，1994；本田，1994），身体障害者の障害受容と，失語症者および高次脳機能障害者の障害受容過程には違いがある。今後，失語症者や高次脳機能障害者にとっての障害受容（心理的適応過程）とはどういうものかを，個別的に検討し，より良い対処について考えていくことが必要である。

4 援助の方法

❶ リハビリテーションの各期における心理・社会的問題とその援助

現在，リハビリテーションは，発症後からの経過時期に伴って，急性期，回復期，維持期と，各職域や保険区分，制度，施設などに分かれて実施されている。発症後からの時間経過により全身状態や失語症の病態，特に心理・社会面の状態は変化してくる。したがって，リハビリテーションの

表 11-1 リハビリテーションの各期における心理・社会的問題とその援助

リハビリテーションの各時期	対象	(a) 失語症者本人		(b) 家族	
		失語症者の心理・社会的状態の特徴と問題	対応と援助のための留意点	家族の心理・社会的状態の特徴と問題	対応と援助のための留意点
(1) 急性期		・通過症候群の合併 ・病態認識の乏しさ ・混乱・強い不安状態 ・コミュニケーション困難	・支持的・受容的態度 ・コミュニケーション・ルートの確保 ・環境調整 ・早期の検査評価実施には注意が必要 ・訓練教材の難易度への配慮	・動揺，混乱 ・対応へのとまどい ・コミュニケーション困難	・情報提供・説明・ガイダンス ・心理的サポート ・コミュニケーション方法の助言・指導
(2) 回復期・亜急性期		・全身状態の安定化 ・集中的な訓練の適期 ・通過症候群の合併 ・障害への気付き ・喪失感，不安，うつ状態などの心理的問題の発生 ・自殺企図 ・退院時期には，在宅復帰や将来への不安などが高まる	・心理状態の把握 ・心理状態に配慮した言葉かけ，説明，ケア ・訓練教材の難易度への配慮 ・自殺防止への配慮 ・リハビリテーションチームでのサポート ・支持的・受容的態度 ・気持ちの表現を援助 ・グループ訓練の活用	・退院後の生活についての不安の顕在化 ・回復への過大な期待または過小評価	・心理的サポート ・助言や社会資源の情報提供 ・他職種も含めた具体的な対策の検討
(3) 維持期・慢性期		・訓練の継続 ・在宅生活への復帰に伴う障害への直面化 ・社会的活動の制限，生活範囲の狭小化，閉じこもりなどの問題の発生 ・復職に伴う不適応の問題	・支持的・受容的態度 ・訓練内容の工夫（社会的関心や興味の範囲の拡大を図る） ・生活再建への援助 ・新しい自己イメージの育成 ・新しいことへの挑戦の提案，援助 ・グループ訓練の活用 ・社会参加の支援（復職，失語症友の会や各種活動への参加支援）	・病前生活との比較 ・能力低下へのこだわり ・コミュニケーションの問題（日常的な意思疎通困難に伴う）による情緒的な問題の発生 ・社会との関係の希薄化，閉じこもり	・ケアマネジャーとの情報交換 ・失語症者の変化と新しい挑戦への理解・支援を要請 ・助言や社会資源の情報提供 ・家族同士の関係構築への支援（家族会など）

各期の状態に配慮した適切な対応が必要となる（佐野，2008）。表11-1には，リハビリテーションの各期における失語症者本人と家族の心理・社会面の状態の特徴と問題，それに対する対応と援助のための留意点などを示した。

(1) 急性期

(a) 失語症者本人

急性期には，失語症の他に通過症候群と呼ばれる記憶や見当識の障害，病態認識の乏しさなど多彩な高次脳機能障害の合併がみられることが多い。また突然の発症に大きな心理的衝撃を受け，

不安や混乱, 喪失感や無力感などに陥りやすい。そうした気持ちを家族に伝えることも出来ず, さらに悪循環に陥っている場合も多い。抑うつ状態などでは, まずは失語症者本人の心理的状態に配慮し, 支持的・受容的態度で接する。そしてこの時期にSTがまずやらなくてはならないことは, コミュニケーション・ルートの確保である。本人の持っている言語能力で可能な, 最も有効なコミュニケーションの方法を見極め, STはもとより, 家族や周囲の関係者と意思疎通が図れるように環境調整も行う。特に早期に検査や評価を実施する場合には注意が必要で, プライドや自己イメージを傷つけ, 心理的衝撃をより大きなものにする怖れもあるため慎重な対応が必要となる (HollandとBeeson, 1993)。検査や評価, 訓練の必要性を十分説明し, 納得が得られてから実施し, 検査の結果について神経質になったり, 気にしすぎていないかなど, 観察やケアを行う。訓練教材は難易度に留意して出来ないことで気落ちするなどの結果にならないようにする。本人が過敏になっている場合には, 検査や評価, 訓練などを取りやめるという, 柔軟な対応も必要となる。

(b) 家族

一方, 家族もまた突然の発症に強い衝撃を受け, 動揺, 混乱し, どのように対応してよいのかとまどう。特に本人とコミュニケーションが取れないことで困惑している。まずは失語症や現在の状態についての情報提供や説明を行い, また家族の問題や苦悩に耳を傾けて, 心理的サポートを行う。意思疎通を図れるように, 効果的なコミュニケーションの取り方についての助言と指導が必要である。

(2) 回復期・亜急性期

(a) 失語症者本人

回復期は, 全身状態が安定し, 集中的な訓練に適した時期である。しかし, 急性期病院での在院日数は短縮されてきており, 回復期リハビリテーション病棟への転院も早まっている。こうした場合, 未だ亜急性期の時期にあるため, 通過症候群を呈していることもあり, 注意すべきである。他方, 急性期や亜急性期にはぼんやりした状態が続いて, 「障害への気づき」が生じなかった場合にも, 回復期では障害に気づくことで, 喪失感や不安, 抑うつといった心理的問題や自殺企図などが新たに生じてくる場合もある。言語検査や訓練は障害に直面する機会ともなるので, この時期においても, 必要性についての説明, 出来ない時のケアなど, きめ細かい配慮が必要である。

また, 回復期病棟などでの退院時期は, 在宅復帰や復職など将来への不安や, 病院から離れることでの不安なども高まる時期である。家族を含め, チームによるサポートが必要である。個別訓練時には, 支持的・受容的態度で気持ちや話を聞くとともに, 出来るだけ気持ちを表現できるように援助する。個別訓練だけでなく, 他の失語症者との交流や相互の共感が得られる, グループ訓練を活用することは効果的である。

(b) 家族

この時期には, 家族も障害への理解が進むとともに, 退院後の生活についての不安などが顕在化してくる。さらには回復への期待が過大なものになったり, 過小に評価していたりなど, 的確な認識が持てないことがある。こうした家族への心理的サポートも重要である。家族が抱える問題や, 退院後の生活の不安などについて, 話を聴き, 助言や社会資源の情報提供などを行っていく。具体的な対策については, STだけでなく医療ソーシャルワーカーや他職種などを含め, ともに検討していくことが望ましい。

(3) 維持期・慢性期

(a) 失語症者本人

維持期とは呼ばれているが, 現在入院期間が短縮化されているため, 回復のための訓練の継続が必要である。医療施設の外来や介護保険施設での

入所や通所によるリハビリテーション，障害者福祉施設での障害者自立支援法による機能訓練などを利用して継続されることが望ましい．その後の良好な障害受容や社会適応に至るためにも，必要な訓練を十分な時間，継続して受けられることは必要である．

在宅生活では，病前の生活と比較することにより，能力低下が具体的かつ日常的に認識され，障害に直面せざるを得なくなる．また社会的活動が制限されるため，生活範囲が狭まり，閉じこもりなどの問題を引き起こす場合もある．復職に至った場合も，予想外の問題に直面し，不適応を起こす場合もある．在宅復帰後の障害と現実への直面化によって生じた混乱，動揺，不安などに対して，まずは支持的・受容的態度で接し，気持ちや話を聴く．言語訓練では訓練内容を工夫して社会的関心や興味の範囲が広がるようにする．生活の再建を援助し，新しい自己イメージの育成や新しいことへの挑戦を提案し，援助することなども有効である．特にこの時期には，後述するように他の失語症者との交流により心理・社会面の改善が期待できる，グループ訓練が効果的である．また失語症友の会などの自主グループや各種の趣味活動，地域活動など，さらには職場復帰といった，社会参加の場を探して支援することも必要である．

(b) 家族

失語症者が日常生活に戻り，家族も安堵する一方で，病前の生活との比較から「出来ない点」に注意が向きがちになる．コミュニケーションが日常的に取りにくい場合には，情緒的な問題を引き起こす場合もある．また家族も社会との関係が希薄となり，閉じこもりがちとなる場合もある．

介護保険ではケアマネジャー(介護支援専門員)がケースワークを担当する．月1回の訪問や，必要に応じ本人，家族，関係職種などを召集し，サービス担当者会議を開いて，関係者とともに問題解決を図ることになる．維持期に関わるSTは，ケアマネジャーと情報交換し，生活全体に目を配る視点を持つことも必要となる．また，家族に対し失語症者の新しい挑戦や気持ちの変化を伝え，ともに支援していくよう求めることや，社会資源についての情報提供と助言を行うこと，他の家族や先輩家族との交流のために，家族会を開催するなどの，家族の心理的サポートをして，生活全体への支援をすることも求められる．

❷ さまざまな援助の方法

(1) 個別訓練での心理・社会的援助

個別訓練による援助は，心理・社会的援助の基本形態である．実際に個別訓練の中で，失語症者とコミュニケーションを取ることが可能で，その機会も多いSTは，失語症者の心理状態に気づくことや訴えを聞くことも多い．すなわち前述のリハビリテーションの各期における対応と援助で示したように，個別訓練では，機能訓練の課題を行うだけでなく，その「人となり」を知るための会話を行うこと，気持ちや訴えを十分に聴くこと，表情の変化に注意することなど，心理・社会的援助を行う意識を持つことが重要である．検査評価への配慮や訓練教材の工夫，そしてコミュニケーション・ルートの確保などの機能訓練や実用コミュニケーション訓練以外に，個別訓練の中で必要であり，かつSTが行うことが可能である心理・社会的援助を以下にあげてみる(中村，2000)．

①**心理的サポート**：支持的・受容的態度で傾聴することをはじめ，心理状態の把握や心理状態に配慮したことばかけ・説明・ケアを行うこと，そして不安や不満をはじめ推察可能な気持ちについては，言語表現が難しい失語症者に代わってSTから伝えるなどして，できるだけ気持ちを表現できるように援助することなどがある．

②**障害の理解と障害受容に関わる働きかけ**：失語症者は障害認知が不十分なために，障害を受け

止められず混乱している場合も多い。検査評価時ばかりでなく，言語機能の改善を図る訓練過程においては，自己の障害の現実に気づき，障害認知に至ることがあり，逆にそのことで不安や混乱に陥る場合もある。こうした場合，心理的サポートを行うとともに，正しい障害認知を促すために，障害についての説明や働きかけも必要となる。また並行してグループ訓練を実施している場合には，グループ場面をフィードバックすることで，状況理解や障害認知を補足し，修正する働きかけが有用である。

③**自己管理，問題解決，生活再建へのきめ細かい援助**：特に重度や中等度の失語症者の場合は筋道だって考えることや結果を予測して考えることが難しく，こうしたことが自己管理や問題解決，生活再建のための作業を困難にしている場合も多い。日記をつけてもらうことや生活の様子を聞くことを通して，失語症者がつまずいている問題を理解し，つまずきの原因を示したり，具体的な解決方法や手順について共に考えること，また維持期・慢性期には新しいことへの挑戦を提案したり，問題の発生や生活の変化に沿ったきめ細かい援助をすることも必要となる。

④**家族指導**：家族の障害理解や対応は，失語症者の適応状態にも大きく影響する。家族が障害を理解し，障害を持った失語症者を受け入れ，より良い適応状態に至ることが出来るよう援助することは，STの重要な仕事であるといえる。具体的には，表11-1にも示したような情報提供や心理的サポート，コミュニケーション方法の助言や指導などがある。この他にも，家族同士の交流の場を紹介したり，家族の障害理解やコミュニケーションの改善を目的として，家族に訓練場面に参加してもらい，PACE訓練や非言語的な代償手段の実用化訓練を行うなど，さまざまな援助がある（中村，2005a）。

また佐藤（2001）は，失語症者の心理・社会的問題への働きかけとして，個別訓練の中で"1日1絵"の課題で絵を書くことを促すなど絵画や書道を取り入れた事例を報告している。こうした芸術的活動は，自己表現することによる充足感や完成することによる達成感，そして周囲からの承認によって自分に対する肯定的感情を生み出すとし，"自分として受容できる自分"を創造するうえで有効な活動であると述べている。

海外では，失語症者や家族に対する心理療法や心理カウンセリング，家族療法についての報告がなされている（本多ら，1999）。しかしわが国では，STが単独で心理カウンセリングを行うのは難しい。特別な心理カウンセリングや治療が必要な場合は，心理専門職や精神科医に依頼することになる。ただし，その際もことばでの表現が困難な失語症者の場合は，STによる支援や協力が必要となろう。

失語症者の心理・社会的問題への援助は，個別の状況やニーズに合わせて実施することが必要である。

(2) グループ訓練を活用した心理・社会的アプローチ

失語症グループ訓練は，実用コミュニケーション能力の回復に有用であるとともに，失語症者の孤独感や不安感が減少し，仲間による支えと共感が得られ，自己評価の再確立がなされる等，心理・社会面の回復に有用である。このことは従来多くの臨床家によって示されている（Kearns, 1994）。Kearnsは失語症のグループ訓練に関する文献を概観し，体系的な分類を示した。そのうちの「心理・社会的グループ訓練」について，メンバー同士の情緒的・心理的な絆を育てることを目的とし，支持的な雰囲気の中で同じ障害を持つ人と社会的に触れ合う機会が提供される。客観的証拠や具体的記述には欠けるが，数多くの利点が示されていると述べている。ここでは，主に心理・社会面の改善に有効であると考えられる国内の3つのグループ訓練の例を紹介する。

(a) **慢性期の有効な言語訓練としてのグループ訓練，多面的支援としてのグループ訓練**（横張，1996a，1996b，2002）

横張は，言語機能の改善と維持，実用コミュニケーション能力の向上，仲間づくりによる孤立化や抑うつの緩和と障害受容の促進，趣味活動や外出による生活の活発化などを目的として，談話やゲーム形態の言語訓練，ステップ別カードによる日記指導，リズム体操をはじめ，書道・絵画の実技指導を含むさまざまな趣味の育成や家族同士の仲間づくり，など多面的指導を長期にわたって継続して行っている。特に重度失語症者に対する書画指導を続けることで，言語機能の改善をはじめ，書画作品の上達，訓練や生活への意欲の向上や活性化，本人と家族のQOLの向上に効果があったという。公開作品展「生命の灯ふたたび」を定期的に行っており，多くの失語症者と家族が勇気づけられている。

(b) **介護保険制度を運用した失語症デイでのグループ訓練**（遠藤，2010）

遠藤は，慢性期失語症者に対する長期継続ケア活動として介護保険制度を活用して，STが常駐して行う，失語症者のための失語症デイ（デイサービスやデイケア）を各地に展開している。

失語症デイでは，お互いを「価値ある者」「尊い者」と認め合う了解が成立し，ことばの障害に対する許しあいや同じ障害を持つことでの深い共感や励ましを感じることができると述べている。午前中2時間はグループワークを行い，STは，メンバーの能力を最大限に引き出す，障害の一番重い人に合わせてプログラムを計画する，メンバー間の相互作用が活発に行われるように促す，1人ひとりが一等賞になれる場面をつくる，などの配慮をしている。またグループワークの成功度の目安として，①皆が笑ったか，②1人ひとりから新しい情報が引き出せたか，③メンバー間のやりとりや交流が活発化しているか，④グループが長期間にわたって続いているか，⑤他の場所での交流や活動のチャンスも増えているか，などをあげている。

(c) **失語症者の心理・社会的側面の改善を目的としたグループ訓練**（以下，「失語症者の心理・社会的グループ訓練」）（中村ら，2000；中村ら，2003；鈴木と中村，2008）

筆者らは慢性期失語症者6名に，症例が抱えるさまざまな心理・社会的問題（自己評価が低い，自己開示への抵抗が強い，自発性の低下，情緒的不安定，人への関心が乏しい，関心や行動の範囲が狭い，障害へのこだわりが強いなど）の改善を目的としたグループ訓練を実施し，症例の改善経過の分析を行った。症例はSTによる言語面をはじめとした援助を受けて「グループへの安定した参加」および「コミュニケーションの成立」が可能となり，その後心理・社会的側面の改善を目的とした諸活動（心理・社会的活動）を体験的に行うことで，自発的・積極的活動が増え，関心の範囲や行動の範囲が広がり，自己評価を保ち，その人らしい生活を取り戻すことが可能であった（中村ら，2003）。図11-2は，中村らが示したグループ訓練における失語症者の改善経過に，独自の評価法やSTの援助方法，心理・社会的活動プログラムなどの訓練に必要な特徴を追加して訓練仮説として示したものである。ここでは，これら訓練の4つの特徴について，さらに詳細に述べてみたい。

「失語症者の心理・社会的グループ訓練」の第一の特徴は，**失語症グループ訓練における心理・社会的側面の評価表**（中村ら，1998）」（以下，「評価表」）（表11-2）により，個々の失語症者の心理・社会的側面の問題点（課題）を把握して，プログラム内容の決定や個別的な援助を実施することである。評価の項目は表11-2に示すとおりである。実際の評価では，各項目ごとに目安となる行動が列挙された手引きをもとに，数名のSTによって（＋）行動と（－）行動の出現頻度を判定し，その判定をもとに総合評価により合

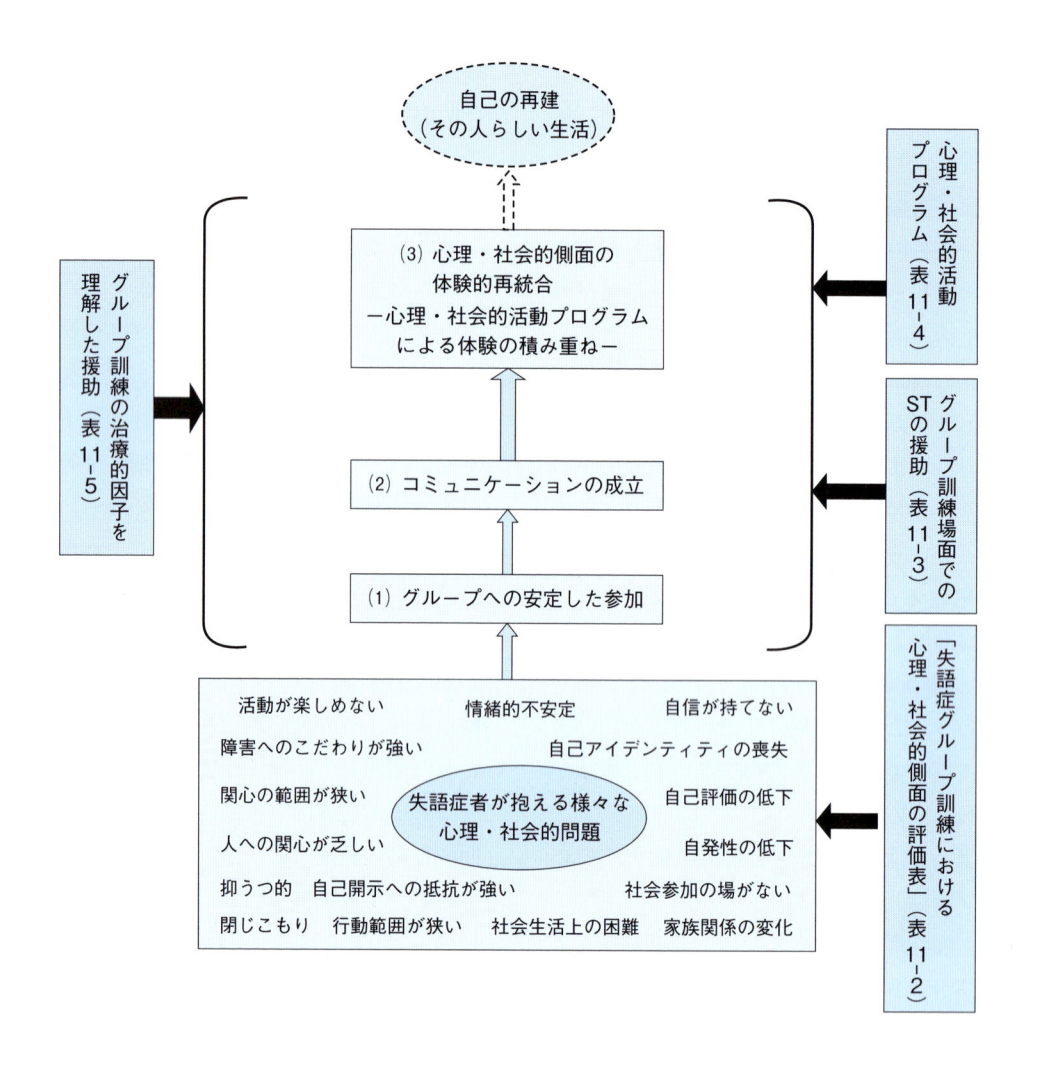

図11-2 「失語症者の心理・社会的グループ訓練」の訓練仮説（中村ら，2003を改変）

意点を出した。評価段階は，（＋）行動が多く安定して繰り返し観察されれば良好（＋2），（−）行動が多く繰り返し観察されれば不良（−2），（＋）行動・（−）行動が約半々に観察されれば（0）とした。ただし「評価表」により指導の指針を得ることが目的であり，ゴールを示すものではないこと，全ての失語症者に同じ効果を期待するのは難しいこと，特に障害受容については全ての失語症者に期待できるものではないことなどを，十分留意して行った。

第二の特徴は，STがきめ細かな援助を行うこ とである（表11-3）。例えば，図11-2に示す「（1）グループへの安定した参加」を可能にするために，STはグループを「受容的・共感的な場としていく」ための援助（表11-3のⒷ心理面の援助に対応）を行い，「言語障害」に対する受容的雰囲気をつくっていく。また同じく図11-2の「（2）コミュニケーションの成立」のためには，「言語障害に配慮された場としていく」といった援助（Ⓐ言語面の援助）が必要となる。さらに「交流・やりとり・会話の場としていく」ための援助「社会的な場としていく」ための援助（Ⓒ構

表 11-2 症例 B の開始当初と再評価時の「評価表」評価プロフィール（中村ら，1998 より）

	行動観察評価項目	症例 B −2 −1 0 +1 +2
(1)参加態度	①参加意欲（乏しい……大いにある）	
	②所属感（乏しい……大いにある）	
	③活動を楽しむこと（少ない……十分ある）	
	④自発的・積極的参加態度（乏しい……大いにある）	
(2)対人意識	⑤人への関心・意識（乏しい……強い）	
	⑥共感性（乏しい……高い）	
	⑦人に対する働きかけ（全くない……よくある）	
(3)情緒	⑧情緒的安定（不安定……常に安定している）	
	⑨頑固さ（大変頑なな……感じられない）	
(4)自己認知	⑩自己認知（不良……良好）	
(5)障害の受容に関する項目	⑪（言語）障害へのこだわり（強い……ほとんどない）	
	⑫自己開示（抵抗が強い……抵抗はほとんどない）	
	⑬自己評価（低い……保たれている）	
	⑭関心の範囲の拡大（全く拡がっていない……拡がっている）	
	⑮行動範囲の拡大（全く拡がっていない……拡がっている）	
	開始当初得点	17
	再評価時得点	55
	再評価時得点 − 開始当初得点	38

▲：開始当初　●：再評価時
＊評価段階　良好（＋2）：手引きの（＋）行動が多く繰り返し安定して観察される。
不良（−2）：手引きの（−）行動が多く繰り返し観察される。
（0）：（＋）行動・（−）行動が約半々に観察される。

表 11-3 「失語症者の心理・社会的グループ訓練」でのSTの援助内容 (中村ら, 2003)

	内容	具体例
Ⓐ言語面	言語障害に配慮された場としていく	1. 言語理解障害に対しての援助 文字や図,絵を用いて理解を援助。解説(全体には板書)。
		2. 言語表出障害に対しての援助 言葉が出るのを待つ。「はい」「いいえ」で答えられる質問で答えを引き出す。代償手段の使用を促す。発話意図が伝わるよう援助(不十分な発言の解説や補足,確認,明確化など)。
		3. コミュニケーションの成立に対しての援助 均等な発話機会への配慮,注意の喚起,会話の橋渡し,などコミュニケーションが成立するための配慮と援助を行う。
Ⓑ心理面	受容的・共感的な場としていく	受容的雰囲気を作る 傾聴態度,受容的態度,共感,称賛,激励,などをSTが示し受容的雰囲気を作り,メンバーにも促す。
Ⓒ構造面	交流・やりとり・会話の場としていく	1. 交流場面を作る 机,座席の配置の工夫。やりとり場面,会話場面を作る。小グループに分け,少人数での話し合いや活動の機会を作る。
	社会的な場としていく	2. 社会的な場面を作る 問題解決のために話し合う場面・相談する場面・決定する場面を作る。また披露・発表の機会・認め合う場面を作る。社会的行動が引き起こされる場面・機会を作っていく。
Ⓓ個別的配慮	全体への働きかけとは別に個人の能力や状態などに配慮した援助を行う	1. 時期への配慮 グループへの適切な参加時期を図る。個人の状態や時期に配慮してプログラム内容を工夫する。
		2. 具体的活動や役割の選択 個人に合った自己表現活動を探せるよう援助する。個人の自己開示の状態に配慮して話し合いのテーマを選ぶ。個人の力に見合った役割を選ぶ。
		3. 達成のための方法の工夫 活動や役割などの達成のために助言,援助する。
		4. フォロー 個人のグループ内での経験,状況認知,気持ちを補足する。場合によっては修正する。

造面の援助),そして「個人の能力や状態などに配慮した援助」(Ⓓ個別的配慮) などを行う。

第三の特徴は,「(3) 心理・社会的側面の体験的再統合」(図 11-2) を図るために「**心理・社会的活動プログラム**」(表 11-4) **を用いて体験を重視した活動を行うこと**である。

失語症者の多くは,言語を手段とした思考過程により,現状や新たな経験を論理的に統合して理解し,障害を受け入れていくことは難しい。そこで「心理・社会的活動プログラム」の諸活動により期待される心理・社会的効果を考慮して,積極的に体験の機会をつくり,体験を通した理解および行動の変化を促していった。

第四の特徴は,**グループ訓練の治療的因子**(表 11-5) **を理解した援助を行うこと**である。グループ訓練が失語症者の心理・社会面の改善に有効な訓練法であるとすれば,どのような要因が治療的に作用するのかを考える必要がある。例えば

表11-4 心理・社会的活動プログラム (中村ら, 2003を改変)

心理・社会的活動プログラム	内容	期待される心理・社会的効果
【1】活動を楽しむ	緊張を和らげ楽しめるようなゲーム、相互のやりとりや協調的な行動・共感的な気持ちが引き出されやすいゲームを行う。(例:ジェスチャーゲーム、すごろく、風船バレー、歌当てゲーム等々)	・緊張が和らぎ、活動を楽しむ心のゆとりを経験する。 ・楽しい場面の中で自然なやりとりや通常場面では見られない人への働きかけが自然に行われる。 ・受容的雰囲気のゲームの中で、衝撃が緩和された形で、負けることや失敗することを経験する機会となる。 ・障害をもった自分をグループ場面で表す、自己開示への抵抗を軽くする機会となる。
【2】自己表現	さまざまな表現活動を行う。特に言葉とは異なる方法での自己表現活動を体験する。またグループの場で作品を紹介、発表し、相互に認め合う場とし、社会化された場で認められる体験をする。(例:絵、習字、俳句、年賀状、絵手紙等の制作や、行事での歌、芝居、ハンドベル等の表現活動)	・表現の楽しみを再び体験し、充足感、達成感が得られる。 ・言語とは異なる方法での自己表現が可能であることを体験することで、ことばへの強いこだわりを和らげ、関心の範囲を拡大する。 ・自己開示に慣れる機会となる。 ・グループの場で受容され、賞賛、評価を受けることで、自己評価を高めることになる。
【3】自己開示	言語障害を持った自分をオープンに表していくことに慣れ、相互に認め合う雰囲気を作っていく。現在の生活の様子から昔のことなど自分についての話をし、お互いを知る。(例:近況報告、自己紹介、好きな食べ物から故郷や家族、仕事、発症時の様子、障害のこと等、テーマを決めて話す)	・言語障害を持った自分をオープンに表していく自己開示に慣れる。 ・受容的雰囲気を経験する。 ・人の話を聞くことにより、人への関心・意識・共感性を促す。
【4】障害理解	自分の言語障害について知り、理解していけるよう促す。(例:言語障害についてのオリエンテーション、発症時の様子や言語の症状、困ること等について話し合う)	・他の人との障害の比較などにより、自分の障害への理解が深まる。 ・障害について話し合うことで、自己開示に慣れる。 ・他の参加者の障害体験を聞くことで、人への関心が高められ、共感的になれる。
【5】社会的役割・活動	グループの運営に協力するような役割・活動を行う。グループの流れの中で、個人の能力に合わせた役割を取ることで、一人一人の出番を作る。(例:司会、板書、会計、会場準備、片付け、お茶出し、歌の選曲、名札の配布、今日の質問係、等)	・役割はグループの運営に協力するものであり、参加意欲、所属感を強化する。 ・役割は人へのサービスであり、人への関心・意識、人への働きかけを促す。 ・達成することにより、自信をつけ、自己評価を高める。 ・自分にできること、自分の能力についての自己認知を助ける。
【6】主体的参加	自分の意見をグループに反映させることなど主体的参加と自己決定の体験をもつ。(例:行事の前に企画や計画について話し合う、行事の後に反省会をもつ、等)	・自分の意見をグループに反映させることにより、参加意欲や所属感を高める。 ・自発的にグループに関わる姿勢を促す。 ・共通経験を言語化し、フィードバックしていくことで言語による経験の再統合を図る。

表11-5 失語症グループ訓練の治療的因子（中村, 2005b を改変）

治療的因子	内容
①観察効果	代償手段などのコミュニケーションストラテジーの使い方や問題への対処の仕方，そして障害への取り組み方などの行動のモデルが示されることにより，観察し学ぶ機会となる。
②受容	ST がメンバーを，あるいはメンバー同士が相互に，尊重し共感し暖かく受け入れることによって，メンバーは自信と安定を得る。
③希望	障害を乗り越えた同じ障害をもつメンバーを知ることにより，自分も同じように障害を乗り越えることができるという希望を得る。
④普遍性	様々な症状や後遺症は，自分だけが経験していることではないこと，孤独ではないことを知ることができる。
⑤利他主義	グループメンバーはお互いに助け合う。他の人を援助するという利他的行動により，自分が他の人の役に立つことを体験する。それは再び自己評価を取り戻すという点で重要である。
⑥情報の伝達	グループにおいては，ST やメンバー同士または外部の人間によってさまざまな情報が与えられる。グループは役に立つ情報や助言を伝える場でもある。
⑦社会化スキル	失語症者は友人や家族を含む社会状況で，困惑や恐れなどのために，コミュニケーションを避け，代償手段を使うことなどを制限してしまう。グループ場面は，参加者が対人関係スキルやコミュニケーションスキルを学び，それを使う安全な機会と場を提供している。
⑧カタルシス（浄化）	多くの失語症者は，口に出せないいろいろな感覚や恐怖心を持っている。グループは，人に聞いて理解してもらうことで，これらの感覚から解放される安全で支持的な環境を与える。
⑨凝集性	グループの凝集性は，個人訓練における信頼に似ている。凝集性があるグループは不思議な作用を発展させる。1人のメンバーの困難な問題をグループの援助によって解決すると，他のメンバーにもポジティブな影響を与える。このことによりグループの凝集性は高まる。

＊Marshall（1999）は，Yalom（1991）が集団精神療法の分野で提示した11の治療的因子の中の7つ（希望，普遍性，利他主義，情報の伝達，社会化スキル，カタルシス，凝集性）を失語症グループ訓練においても適応されるとした。中村（2005b）は，これに「観察効果」と「受容」の2つを加えた。

グループ訓練の場では，メンバーが言いたいことを諦めずに，コミュニケーション代償手段を使って伝えようとする様子をみる。そのことにより，障害を持っているのは自分だけではないと感じることができ（普遍性），障害への対処の仕方を学ぶことができる（観察効果・社会化スキル）。また，日常生活では援助を受ける立場であることが多いが，グループの中ではメンバー同士での助け合いが行われ，援助者としての役割を果たすことができる。このことは，失語症者の自信を回復させ，自己評価を高めるうえで効果的である（利他主義）。これらの因果関係を理解して適切な援助を行う。

以下は「失語症者の心理・社会的グループ訓練」で改善を示した症例の2年間の経過である。

【症例B】開始時50歳代男性。中等度ウェルニッケ失語。職業は元運転手。クモ膜下出血で発症し，入院4カ月，通院で11カ月の言語訓練を受けたが，その後自宅で3年半近くを閉じこもりに近い状態で過ごし，発症後4年8カ月で地域の障害者福祉センターに来所し，通所訓練を開始した。独歩にて自力通所。

●来所時の様子・評価

①言語面：理解面では意味理解障害が顕著で，日常生活においても周囲とのトラブルの原因となることが多かった。発話面では，文レベルでの発話が可能だが，喚語困難や語性錯語による言い間違いが多く，簡単な日常会話においても聞き手に

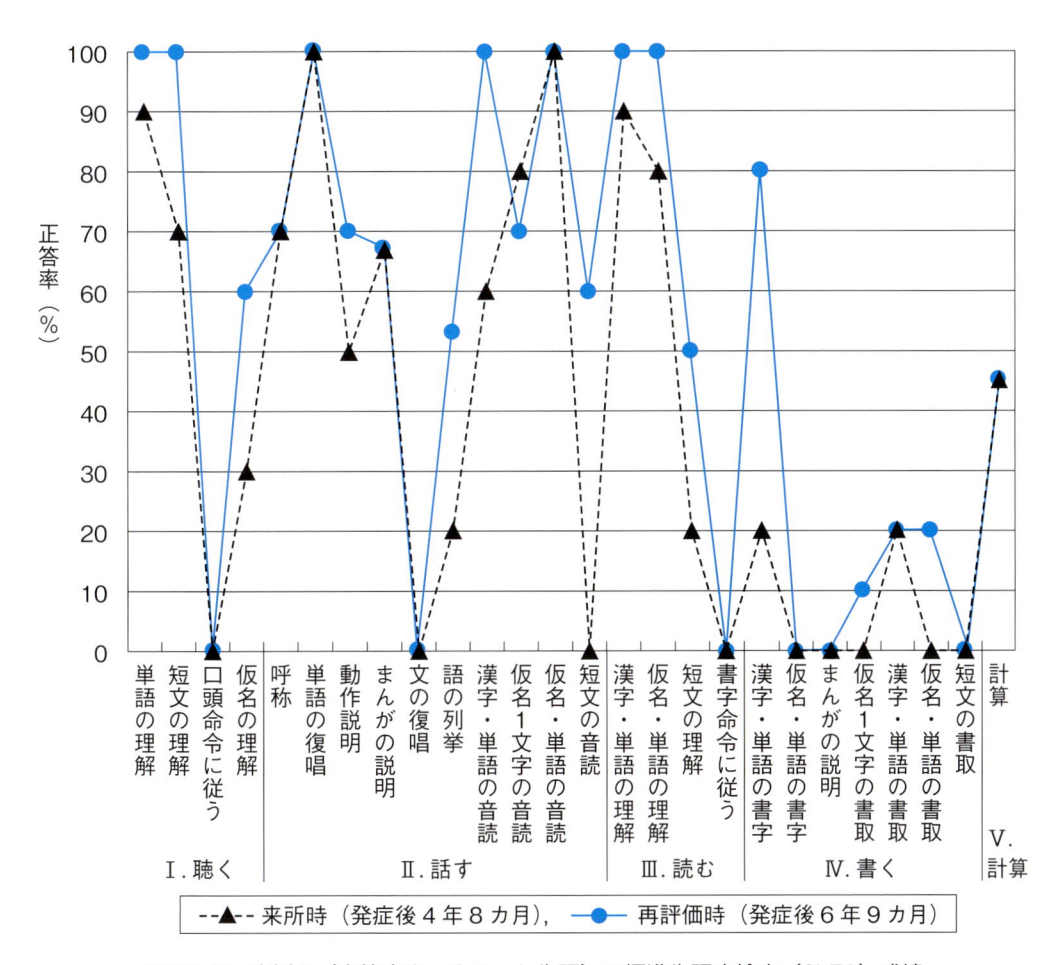

図11-3 症例B（中等度ウェルニッケ失語）の標準失語症検査（SLTA）成績

--▲-- 来所時（発症後4カ月8カ月），　—●— 再評価時（発症後6年9カ月）

Ⅰ．聴く：単語の理解／短文の理解／口頭命令に従う／仮名の理解
Ⅱ．話す：呼称／単語の復唱／動作説明／まんがの説明／文の復唱／語の列挙／漢字・単語の音読／仮名・単語の音読／仮名1文字の音読／短文の音読
Ⅲ．読む：漢字・単語の理解／仮名・単語の理解／短文の理解／書字命令に従う
Ⅳ．書く：漢字・単語の書字／仮名・単語の書字／まんがの説明／仮名1文字の書取／漢字・単語の書取／仮名・単語の書取／短文の書取
Ⅴ．計算：計算

よる確認が必要であった（図11-3）。言語検査以外の検査結果はレーヴン色彩マトリックス検査（RCPM）28，コース立方体組み合わせテストでIQ84であった。

②生活の様子：来所当初の一番の問題は，家庭環境と失語症のために，閉じこもりに近い生活を送っていることであった。家族関係が悪く，加えてコミュニケーションも取れないことから，家では毎日をボーッと過ごしている状態であった。

③グループ場面での様子・「評価表」で認められた課題（表11-2）（〔　〕は評価表下位項目，（　）内の数字は評価段階を示す）：参加当初は全体にぼんやりした状態で，自分からは何もやろうとせず〔④自発的・積極的参加態度（−2）〕，衣食住に関することにも関心が持てない状態で，

センターと病院以外には外出しないなど，関心や行動範囲の狭さ〔⑭関心の範囲の拡大（−2），⑮行動範囲の拡大（−2）〕がみられた。イライラを示すなどの情緒的な不安定もみられた〔⑧情緒的不安定（−1）〕。また「ことばがわからない，字もわからない，でも何でもない」と言うなど，障害認知のあいまいさ〔⑩自己認知（−1）〕と，反面「頭がバカになった」と卑下するなどの自己評価の低下も認められた〔⑬自己評価（0）〕。人の話に関心を示す様子がなく〔⑤人への関心・意識（0）〕，自分から人に働きかけることもしないなど対人意識も乏しい状態であった〔⑦人に対する働きかけ（−1）〕。以上の結果は表11-2に図示した。

●経過（訓練開始〜2年経過後）〔【　】は

効果的であった心理・社会的活動プログラム：表11-4）

①【自己表現】：当初話し合いなどの言語活動では発言もなく，ぼんやりした様子だったが，絵画活動や木彫りは熱心に取り組んだ。

②【自己開示】【障害理解】：木彫りなどの製作体験談を話してもらうことで発言が増えた。病前の仕事や発症時の様子など，個人的テーマについての話し合いの中で体験を発表してもらった。「俺は4年間死んでいた」「（妻から）あんたは黙っていればいいと言われていた」など，発症からのことを次々と話した。同時にメンバーの体験談への関心や共感も示すようになった。

③【社会的役割・活動】：その後，さまざまな役割を果たしてもらうと，自発的に早く来所し，準備するようになり「いろいろやって楽しいよ。こういうのはいいね。大分できるようになってきたよ」など活動の喜びや自信の回復を盛んに表現し，積極的に発言するようになった。またメンバーに声をかけ，メンバーの変化にも気づくようになり，なかなかことばが出てこないメンバーには「言いたいけど，言えないんだよね」と共感的に話しかけ，困っている人に気づいて援助するようになった。

④メンバーと囲碁を楽しんだり，食事に出かけるようになり，関心や行動の範囲も広がった。

● 再評価時の状態

「評価表」（表11-2）で，15項目中11項目が良好（+2）となる改善がみられた。1年9カ月経過した頃から作業所にも通所し，生活の再建や安定化が進んだ。

● まとめ

言語障害者となった事態や障害への思い，新たに経験した事柄などをことばで統合して障害を理解し受け入れていくことが難しい失語症者にとって，グループ訓練の場は，仲間からの励ましやSTによる援助を受けて，安心して失語症者であることを体験できる場である。本例も言語以外の方法で自己表現する体験を通して達成感や関心の広がりが得られた。次いで自分の体験や気持ちなどをメンバーに聞いてもらうことが，失語症者として，コミュニケーションを行う体験，グループという1つの社会で受け入れられ認められる体験，家族以外の他者と交流する体験となり，同じ障害を持つメンバーへの共感や援助的行動がみられるようになった。さらにメンバーに対して援助的役割を取ることで，社会的な場で社会的役割を果たす体験，新しい自己イメージや自己アイデンティティを感じる体験となり，自発的行動が増え，肯定的自己評価やその人らしい生活を取り戻すことにつながったと考えられる。

(3) 社会参加への援助

2001年にWHO（世界保健機関）によって改定されたICF（国際生活機能分類）（世界保健機関，2002）に基づいてリハビリテーションを考えると，リハビリテーションは障害された「機能」に働きかけるだけでなく，「活動」や「参加」そして「環境因子」に働きかけて，問題解決を図ることになる。すなわち「参加」はリハビリテーション専門職が目標の1つとし，注意を払うべき専門的領域と位置づけられる。「参加」はまた「社会レベル，人生レベル」とも呼ばれており，対象の失語症者が障害を持ちながら社会に再び適応していく過程や，その人生についてまで関心を広げ，働きかけていくことも求められているといえる。

社会参加の場はさまざまである。病院や介護保険施設，地域の障害者福祉施設などでのグループ訓練への参加をはじめ，デイ・サービスへの通所や失語症友の会，各種の自主グループへの参加，さらに趣味活動や地域活動，そして就労などである。

全国失語症友の会連合会失語症現況調査委員会（2009）は，失語症者本人（家族の記入援助を含む）に対して社会参加に関する実態調査を行い，

全国から1007通の回答を得た．社会活動への参加の割合は低く，友の会への参加が46.6%，デイサービスが38.4%，趣味活動が27.8%，就労に至っては，作業所を含む数値でも10.1%に過ぎなかった．未だ失語症者にとっての社会参加のハードルは非常に高いのが現状である．特に就労については，就労後の不適応例も少なくない．失語症者のための就労支援システムの整備が望まれる．また就労以外の社会参加においても，参加当初は失語症者本人や家族のさまざまな相談に乗り，落ち着いた参加ができるように援助するなどの配慮が必要となる．こうした支援が得られないことにより，在宅生活に戻っても，その後の社会参加の場が見つけられず，閉じこもり生活になってしまう場合もある．今後は退院後の在宅生活復帰支援とともに社会参加支援が，STの重要な業務として位置づけられることが求められる．

　近年，こうした社会参加支援のための社会資源の1つとして，「会話パートナー」と呼ばれるボランティアが注目されている．コミュニケーション障害のバリアを減らし，失語症者が社会に受け入れられやすいコミュニケーション環境をつくることで，社会参加を可能にしようというものである．そもそもこのような「会話パートナー」の養成は，カナダのKaganら（1998）によってはじめられた．Kaganらは，失語症者の心理・社会的後遺症の軽減，社会参加，地域への再統合，長期支援を目的として，「会話パートナー」と呼ばれるボランティアを養成し，失語症者と対話者双方が五分と五分でコミュニケーションの負担を分かち合い，失語症者に自律的であるという意識や自信，相互作用の機会を保障するアプローチを行った．養成された「会話パートナー」は，Kaganらの失語症センターで，グループ活動を支援したり，失語症者の社会参加を支援している．わが国でも現地を訪問したSTらによって導入され，会話パートナーの養成がはじまり（小林，2004），その後各地に広がりをみせている．

今後もさらに失語症者の社会参加を可能にしていくための環境づくりへの関心が高まっていくことが期待される．

引用文献

大東祥孝：意欲・発動性の障害（鹿島晴雄，他・編：よくわかる失語症セラピーと認知リハビリテーション）．永井書店，pp537-543，2008．

遠藤尚志：失語症デイの活動について．コミュニケーション障害学 27：32-37, 2010．

Herrmann M：Studying psychosocial problems in aphasia；some conceptual and methodological considerations. Aphasiology 11：717-725, 1997.

Holland A, Beeson P：Finding a new sense of self；what the clinician can do to help. Aphasiology 7：581-584, 1993.

本田哲三，他：障害受容の概念をめぐって．総合リハビリテーション 22：819-823，1994．

本田哲三：障害受容（渡辺俊之，本田哲三・編：リハビリテーション患者の心理とケア）．医学書院，pp14-25，2000．

本多留美，他：失語症治療の心理社会的アプローチ．総合リハビリテーション 27：837-842，1999．

Kagan A：Supported conversation for adults with aphasia：methods and resources for training conversation partners. Aphasiology 12：816-830, 1998.

梶原俊夫：脳卒中患者の障害受容．総合リハビリテーション 22：825-831，1994．

Kearns KP：Group Therapy for Aphasia；Theoretical and Practial Considerations. In：Language Intervention Strategies in Adult Aphasia（ed. Chapy R），3rd Ed., Williams & Wilkins, Baltimore, pp304-321, 1994（河内十郎，河村　満・監訳：失語症言語治療の理論と実際，第3版．第15章．創造出版，2003）．

小林久子：失語症会話パートナーの養成．コミュニケーション障害学 21：35-40，2004．

Marshall RC：Introduction to Group Treatment for Aphasia；design and management. Butterworth-Heinemann, Woburn, 1999.

南雲直二：社会受容－障害受容の本質－．荘道社，pp33-114，2002．

中村やす，他：失語症グループ訓練における心理・社会的側面の評価の試み－長期経過を通して－．失語症研究 18：234-242，1998．

中村やす：地域福祉センターにおけるSTによる多面的援助の実際－失語症者の在宅生活を支える地域リハビリテーション－．聴能言語学研究 17：102-108，2000．

中村やす，他：失語症者の心理・社会的側面の改善を目的としたグループ訓練．高次脳機能研究 23：261-271,

2003.

中村やす：概説失語症者の社会参加のための環境調整（竹内愛子・編：失語症者の実用コミュニケーション 臨床ガイド）．協同医書出版社，pp218-234，2005a.

中村やす：概説失語症グループ訓練（竹内愛子・編：失語症者の実用コミュニケーション臨床ガイド）．協同医書出版社，pp192-206，2005b.

能智正博：「適応的」とされる失語症者の構築する失語の意味－その語りに見られる重層的構造－．質的心理学研究 2：89-107，2003.

Sarno MT：Aphasia rehabilitation；psychosocial and considerations. Aphasiology 7：321-334, 1993.

佐藤ひとみ：臨床失語症学－言語聴覚士のための理論と実践－．医学書院，pp194-207，2001.

佐野洋子：失語症のリハビリテーション：各ステージに応じた対応（鹿島晴雄，他・編：よくわかる失語症セラピーと認知リハビリテーション）．永井書店，pp175-184，2008.

鈴木 勉，中村やす：失語症グループ訓練（鹿島晴雄，他・編：よくわかる失語症セラピーと認知リハビリテーション）．永井書店，pp322-330，2008.

世界保健機関（WHO）：ICF 国際生活機能分類－国際障害分類改訂版－．障害者福祉研究会・編．中央法規出版，2002.

田中恒孝：リハビリテーション患者の心理とケア－A. 脳卒中患者（渡辺俊之，本田哲三・編：リハビリテーション患者の心理とケア）．医学書院，pp26-39，2000.

鑪幹八郎，山下 格：アイデンティティとは何か（鑪幹八郎，山下 格・編：アイデンティティ）．日本評論社，pp147-174，1999.

上田 敏：リハビリテーションを考える－障害者の全人的復権－．青木書店，pp189-228，1983.

上田敬太，村井俊哉：抑うつ・不安（鹿島晴雄，他・編：よくわかる失語症セラピーと認知リハビリテーション）．永井書店，pp548-554，2008.

宇野 彰：失語症者の心理的問題．耳鼻咽喉科・頭頸部外科 MOOK No.19，pp133-144，1991.

渡辺俊之：リハビリテーション医療と心理（渡辺俊之，本田哲三・編：リハビリテーション患者の心理とケア）．医学書院，pp1-13，2000.

Yalom ID：Theory and practice of Group Psychotherapy, 3rd ed. Haper Collins, New York, 1985（川室 優・訳：グループサイコセラピー：ヤーロムの集団精神療法の手引き．金剛出版，1991）．

横張琴子：失語症のグループ訓練．聴能言語学研究 13：1-11，1996a.

横張琴子：生命の灯ふたたび－脳卒中後の重い障害を越えて創った作品集．インテルナ出版，1996b.

横張琴子：失語の慢性期とリハビリテーション－3 地域リハビリテーション（波多野和夫，他・著：言語聴覚士のための失語症学）．医歯薬出版，pp316-331，2002.

全国失語症友の会連合会失語症現況調査委員会：失語症のリハビリテーションと社会参加に関する第二次調査．全国失語症友の会連合会，2009.

索　引

【欧文】

AAC　→拡大・代替コミュニケーション　の項を参照
anarthria　88
anomia　48
aphemia　88
ARS　→聴覚的把持　の項を参照
ataxie optique　227
Back to the Drawing Board　289
Base 10-Programmed Stimulation　276
BDB　→Back to the Drawing Board　の項を参照
BPSD　→認知症の行動・心理症状　の項を参照
CADL　→実用コミュニケーション能力検査　の項を参照
CAPPA　284
conduite d'approache　9, 17, 32, 50, 51
CT　185
CVA　→脳卒中　の項を参照
Dejerine　22, 77, 101, 104
Exner 中枢　80, 105
fMRI　39, 188
free running 説　69
Geschwind　101
GRBAS 尺度　119
ICF　1, 360
Jakobson　22
letter-by-letter reading　76, 102
Liepmann の失行論　231
Luria　22
MEG　188
MRI　186
NIRS　189
Optische Ataxie　227
PACE　280, 281, 282, 294
────の具体例　283
PALPA　45
PET　39, 187
PIC　→Pictogram Ideogram Communication　の項を参照
Pictogram Ideogram Communication　290
RCPM　→レーヴン色彩マトリックス検査　の項を参照
SALA　16, 38, 45, 269, 307

Schuell　18, 22
────の刺激法　270
SLTA　→標準失語症検査　の項を参照
SPECT　187
SPPARC　284
The Sounds and Symbols　290
tip-of-the tongue 現象　8, 49
TMS　189
VAT　276, 288
Visual Action Therapy　→VAT の項を参照
VOCA（Voice Output Communication Aid）　297
WAB 失語症検査　24, 41, 256, 258, 307
Wepman　22
Yes-No 表現　288

【あ】

明るさ失認　222
アクセスルート　43
アクセント　15
アナルトリー　98
アパシー　346
アルツハイマー型認知症　129
アロエステジー　215
アントン症状　216, 219

【い】

医学的情報　311
意識化　275
異種感覚連合野　156
一次運動野　162, 172
一過性全健忘　241
一過性の失語症　254
一貫語　56
一酸化炭素中毒　184
異同判断テスト　16
意味　6
意味記憶　48, 240
意味－語彙ルート　52, 55, 58
意味システム　42, 46, 48, 54
意味性錯語　9, 28, 30, 48, 50, 53
意味性錯書　58
意味性錯読　20, 56
意味性失書　22
意味性失名詞　34, 48, 49
意味性ジャーゴン　11
意味的関連語　16
意味的関連の誤り　48
意味認知症　46, 48, 130
意味表象　49
意味役割　12

意味野の変容　34
意味理解　16, 30
インタビュー　305
イントネーション　→抑揚　の項を参照

【う】

ウイリス大動脈輪　182
ウェルニッケ領野　192, 198
ウェルニッケ－リヒトハイムの失語図式　22, 23, 194, 197
ウェルニッケ失語　14, 16, 28, 258, 331
迂回表現　24
迂言　8, 285
運動維持困難　135, 236
運動エングラム　106
運動感覚　215
運動失調　214
運動性失行　231
運動拙劣症　233
運動伝導路　159
運動無視　226
運動盲　218
運動野　155, 156, 212, 214
運動連合野　155

【え】

エピソード記憶　240
遠隔記憶　239
遠心性伝導失語　33
延髄　148
遠方視　216

【お】

黄視症　217
黄斑回避　216
音韻機能　42
音韻形　8
────の表象　49
音韻失語　53
音韻失書　59
音韻出力配列　49, 50, 52
音韻出力レキシコン　47, 49, 50
音韻性錯語　9, 17, 28, 30, 31, 32, 50, 53, 98
音韻性錯読　20
音韻性失書　22, 87, 238
音韻性失読　87, 238
音韻性失名詞　34
音韻貯蔵庫　51
音韻入出力変換　52
音韻入力レキシコン　46, 47
音韻ループの損傷　51

音韻列の把持　30
音声失認　228
音素数　8
音素性錯語　→音韻性錯語 の項を参照
音素の弁別　30
音定位法　92
温度感覚　172
音読　19, 20, 55
　——のモデル　55
音読障害　56
　——, 左視野の　106
音の置換　9
音誘導法　92

【か】

外頸動脈　174
外国語なまり症候群　90
介護保険制度　353
改善の難易度　263
回想記憶　239, 240
外側膝状体　167, 216
外的補助手段　274
下位脳幹　166
回避反応　235
回復曲線　254
外部中心的見当識障害　226
解剖学的モジュール性　44
開放性幻視　217
会話の指導　284
会話パートナー　287, 293, 361
会話分析　284
カウンセリング　255
過規則化傾向　53
書取り　21, 58
　——の障害タイプ　58
　——のモデル　58
角回　192
角回症候群　230
拡散強調画像　187
格助詞の誤用　13
格助詞の省略　13
拡大・代替コミュニケーション　265, 295
過書　→過剰書字 の項を参照
過剰書字　140
片仮名　56
片麻痺　214
家庭的環境　263
カテゴリー特異的失名詞　8, 49
仮名語　20
カプグラ症候群　241
感覚運動性失語　272
感覚系　166

感覚刺激の反復作用　272
感覚受容器　154
感覚情報処理　215
感覚性失音楽　228
感覚伝導路　159, 166
感覚投射野　156, 162, 215
感覚野　212
環境依存症候群　236
環境音失認　219, 228
環境失認　→街並失認 の項を参照
環境調整　350
喚語困難　8, 18, 32, 33
漢字語　20
感受性期　205
緩徐進行性失語　63
間接的刺激法　272
間接的促通　270
観念運動性失行　231
　——, 左手の　106
間脳　148, 163
灌流強調画像　187

【き】

キーワード法　275
記憶錯誤　241
記憶障害　124, 239, 240, 306
利き手　64, 261
規則化錯書　58
規則化錯読　56
規則語　55
機能画像法　188
機能再編成　256, 268, 320
機能再編成法　274
機能的磁気共鳴画像法　→fMRI の項を参照
機能的モジュール性　44
機能の側性化　106
逆転視　217
逆向性健忘　239, 240
キャリーオーバー　276
キュー　315
嗅覚性呼称障害, 右鼻の　107
嗅覚伝導路　107
弓状束　160, 198
求心性伝導失語　33
橋　148
鏡映像検出障害　227
鏡映文字　22
教材　319
強制泣き・笑い　213
強制把握　235
強制模索　235
鏡像動作　236
局在徴候　212

巨視症　216
記録　317
筋萎縮性側索硬化症　116
近赤外光血流計測法　→NIRS の項を参照

【く】

空間性失書　237
クモ膜下出血　182, 183
グリオーマ　184
グリオブラストーマ　184
グループ訓練　293
　——の治療的因子　356
　——を活用した心理・社会的アプローチ　352
訓練計画　311

【け】

ケアマネジャー　351
経験性幻視　217
計算手続きの障害　239
形式性錯語　9
継時的促通　270
傾斜視　217
経頭蓋磁気刺激法　→TMS の項を参照
形態失認　220
形態性失書　22
形態素　11
結核性髄膜炎　184
ゲルストマン症候群　230
原因疾患　256
幻覚　215
言語獲得過程　271
言語機能の局在　23
言語機能の再生　256
言語習得の臨界期　205
言語情報処理モデル　39
言語処理過程　252
言語性短期記憶障害を伴う伝導失語　33, 51
言語治療実施の形態　265
言語治療の因子　263
言語治療の頻度　263
言語的材料　313
言語の側性化　65
言語の半球優位　199
言語の優位半球　64
言語把持力　19
言語野　192, 254
言語野孤立症候群　36
顕在記憶　239, 240
幻肢　215
　——痛　215

幻視　217
見当識障害　126, 244
言語の半球優位　206
　──の生物学的基礎　206
原発性進行性失語　63
健忘失語　→失名詞失語 の項を参照
健忘症候群　239, 242

【こ】

語彙－意味レベル　48
語彙化錯語　56, 57
語彙カテゴリー　8
語彙性失読・失書　86
語彙性判断課題　46
語彙選択性失名詞　50
語彙力　13
構音障害　98
交叉性片麻痺　214
交叉性視覚運動失調　108
交叉性失語　65, 247
高次脳機能　7
構成失行　234
構成失書　22, 237
構成障害　37, 135
　──, 右手の　107
口舌顔面失行　235
行動観察　310
行動の拡大　276
行動の状態の評価　128
後頭葉　151
高頻度語　8
口部顔面失行　89
構文検査試案ⅡA　310
硬膜外出血　183
硬膜下出血　183
交連線維　105, 162
コース立方体組み合わせテスト
　　　　　　　　　37, 310
語音弁別　16, 29
語音聾　16, 20, 29, 30, 46, 53
語義聾　16, 46
語形聾　46
心の理論　137
呼称　8, 46
　──のモデル　46
呼称障害, 左視野の　106
語新作　→新造語 を参照
個人的因子　260
語性錯語　9, 16, 30, 35
語性錯読　→意味性錯読 の項を参照
語選択性失名詞　49
語長効果　51
古典失行　231
語の属性　56

語の長さ　8
個別訓練での心理・社会的援助　351
コミュニケーション機器　295
コミュニケーション・ボード
　　　　　　　　　286, 289
コミュニケーション・ルート　350
固有感覚　172
語用論　278, 280
孤立性逆向性健忘　241
孤立性前向性健忘　241
コルサコフ症候群　185, 241
コルチ器官　170
混合型超皮質性失語　14, 36
コントラクー　183
コンピュータ断層撮影法　→CT の
　　項を参照

【さ】

再学習　268, 275
再活性化　268
再帰性発話　11
再評価　317
再生記憶　239, 240
再認記憶　239, 240
作業記憶　239
錯語　9, 28, 29
錯書　22, 33
錯読　20
錯文法　11, 14, 28
錯文法的発話　29
作動記憶　239
左右識別障害　230
残語　11
三重視　217
算術的事実の障害　239
産生伝導失語　9, 33, 51
残存能力　40

【し】

ジェスチャー
　　　　6, 37, 276, 281, 286, 287, 306
視覚イメージ　219
視覚系　166
視野欠損　216
視覚失認性失読　221, 237
視覚情報　154
視覚性アロエステジー　217
視覚性運動失調　227
　周辺視野での──　227
　中心視野での──　227
視覚性錯読　56
視覚性失語　223
視覚性失認　220
視覚性注視麻痺　227

視覚性保続　217
視覚伝導路　168, 216
視覚投射野　167
視覚野　215
視覚連合野　216
時間勾配　239, 241
磁気共鳴画像法　→MRI の項を参照
色彩失認　222
嗜銀顆粒性認知症　130
視空間認知障害　223, 227
視空間の認知・構成能力　259
軸索　149, 160
刺激　271
刺激語の特性　7
刺激・促通法　270
刺激提示　314
刺激統合法　94
刺激法　270
自己アイデンティティ　345
　──の喪失　344
自己意識の問題　344
自己イメージ　350
視交叉　216
思考刺激法　272
思考中心の刺激法　272
自己修正　9
自己修正行動　17
自己受容感覚　90
自己身体部位失認　230
自己像幻視　217
自己中心的見当識障害　226
自己評価の低下　344, 346
視索　216
四肢麻痺　214
視床　164
視床下部　165
視床損傷　61
視床枕　216
システム間再編成　274
システム内再編成　274
字性錯語　9, 99
字性錯読　→音韻性錯読 の項を参照
磁性反応　235
肢節運動失行　231
自然回復　212, 253
自然治癒　253
失演算　238
失計算　238
失語　126
失行　126
失構音　26, 98
失行症　231
失行性失書　81, 237
失行の責任病巣　233

索引　365

失語指数　256
失語症グループ訓練　352
　──における心理・社会的側面の評価表　353
失語症語彙検査　308
失語症候群　6, 22, 38
失語症者の心理・社会的グループ訓練　353
失語症者の心理・社会的問題　344
失語症重症度　257
失語症の多様性　269
失語症の定義　6
失語性孤立　38
失語タイプ　258
失語分類　24
失書, 左手の　106
失象徴　6
失書症　237
失読失書　79, 101, 104, 237
　角回性の──　79
　左側頭葉後下部病変による──　79
失読症　237
失認　126
失認症　220
失プロソディー　139
失文法　11, 26, 28, 65, 69, 275
失文法的発話　26
失名詞　49
失名詞失語　14, 23, 33, 258
失名辞失語　→失名詞失語 の項を参照
実用コミュニケーション能力検査（CADL）　286, 310
実用コミュニケーション　263
自伝的記憶　240
シナプス　149
事物の概念レベル　47
視放線　167
視野　216
ジャーゴン　10, 28, 30
ジャーゴン失書　67, 69
社会参加　360
社会受容　348
社会生活能力の低下　346
社会的環境　263
視野欠損　216
写字　59
　──のモデル　59
遮断除去法　268, 270, 273
視野部位再現　172
重度失語症検査　286, 307
熟練行為の解放現象　236
樹状突起　149
出血性梗塞　182

出典健忘　241
純粋型　6
純粋語唖　26, 88, 98, 99
純粋語聾　→語音聾 の項を参照
純粋語聾　219, 228
純粋失書　80, 103, 237
　側頭葉性──　84
　頭頂葉性──　83
　脳梁病変による──　84
純粋失読　76, 100
純粋発語失行　88
障害構造　312
障害受容論　347
　──の留意点　348
障害への気づき　346, 350
小鉗子　162
上丘　216
消去　215
使用行動　236
小視症　216
使用失行　233
上縦束　160
情動・感情の障害　135
常同言語　→再帰性発話 の項を参照
情動失禁　213, 260
小脳　148, 166, 215
使用頻度　7
情報処理機能の減算性　44
情報処理モデル　6, 41
初期回復　253
書記素−音素変換　238
書字　57
書字言語　262
助詞補完課題　31
書称　21, 59, 106
　──の障害タイプ　59
　──のモデル　59
触覚　172
触覚性呼称障害, 左手の　106
触覚性失認　229
触覚性読字障害, 左手の　106
初頭音 cue　27, 30
シルビウス裂周辺領域　25
神経心理学　41
神経膠芽腫　→グリオブラストーマ の項を参照
神経膠腫　→グリオーマ の項を参照
進行性非流暢性失語　130
新造語　10
新造語ジャーゴン　10
新造語的表出　35
深層失語　53
深層失書　58
深層失読　56

心像性　7, 53
身体失認　135, 229
身体図式障害　229
身体部位再現　172
身体部位失認　230
心的機能　41
心内辞書　43
深部感覚　215, 229
深部感覚伝導路　214
親密度　7
心理・社会的活動プログラム　356
心理・社会的グループ訓練　352
心理的サポート　347, 350
心理的適応能力　262
心理的反応　346

【す】

遂行機能障害　236
推測読み　19
錐体外路系　172
水平性下半盲　216
水平性上半盲　216
髄膜炎　184
髄膜腫　→メニンジオーマ の項を参照　184
髄膜脳炎　184
推論　137
頭蓋内感染症　184
ストラテジー　17

【せ】

性格傾向　262
性差　261
精神機能の低下　260
精神心理的側面　318
精神性注視麻痺　227
精神・心理的問題　260
精神盲　220
　統覚型──　220
　連合型──　220
成人用のレーヴン標準マトリックス検査　259
赤視症　217
脊髄小脳変性症　117
接近視　216
前向性健忘　163, 239, 240
潜在記憶　239, 240
前刺激　273
全失語　14, 36, 176, 258
前生活史健忘　241
全体構造法　94
剪断損傷　183
前庭迷路系　215
前頭側頭型認知症　130

前頭葉　151
　──　損傷　235
全般性聴覚性失認　219
線分二等分テスト　223
前補足運動野　156

【そ】

総頸動脈　174
喪失体験　346
巣症状　212
相貌失認　135, 221
相貌認知　44
即時記憶　239
側性化　12
促通　271
促通法　268
促通要因　270
側頭葉　151
素材失認　229

【た】

大鉗子　162
代償　264
　──　手段　285
　──　手段の獲得　332
　──　的方法　268
体性感覚野　156, 215
代替手段　37
大脳基底核　157
　──　損傷　60
大脳性眼精疲労　216
大脳性色盲　218
大脳白質　159
大脳半球　148, 150
大脳皮質　148, 150, 153, 154
大脳辺縁系　162
多幸的　31
多視症　217
たどり読み　30
他人の手症候群　236
単一光子放射型コンピュータ断層撮影
　　法　→ SPECT の項を参照
短期記憶　239
単語の情報処理モデル　43
単語の認知テスト　16
単純ヘルペス脳炎　184
単麻痺　214
談話の障害　136

【ち】

地域リハビリテーション　266
チーム・アプローチ　304, 316
遅延反応　8
知覚転位　215

逐次読み　→ letter-by-letter reading
　の項を参照
地誌的失見当　135
知的機能検査　128
着衣失行　136, 234
注意障害　135, 244, 306
中核的症状　8
中間質　162
抽象語理解力検査　308
中枢性錯視　216
中枢聾　219
中脳　148
聴覚系における音高処理　229
聴覚系における時間処理　229
聴覚刺激　271
聴覚障害　219
　　中枢性──　219
聴覚情報　154
聴覚性失認　228
聴覚性失語　228
聴覚的音韻分析　46, 52
聴覚的把持　17
聴覚的把持力　285
聴覚的理解
　　　　　16, 24, 28, 33, 45, 264
　──　のモデル　45
聴覚伝導路　219
聴覚野　215
長期回復　254
長期記憶　239
病識欠如　31
超皮質性運動失語　14, 34, 196
超皮質性感覚失語
　　　　　14, 15, 16, 35, 336
重複記憶錯誤　241
聴放線　219
超モダリティー連合野　156
直接的促通　270
治療仮説　312
治療手続き　313
陳述記憶　240

【つ】

椎骨動脈　174
対麻痺　214
痛覚　172
　──　失認　230
通過症候群　346

【て】

ディサースリア　15, 112, 271
　　一側上位ニューロン性──　114
　　運動過多性──　116
　　運動低下性──　116

　　痙性──　114
　　混合性──　116
　　弛緩性──　114
　　失調性──　116
　　──　評価表　118
低頻度語　8
手の行為障害　235
転移　276
典型語　56
天井効果　257
伝導失語
　　　　14, 15, 17, 31, 50, 51, 258
展望記憶　239, 240

【と】

同音異義語　56
動機づけ　271
道具の脅迫的使用　235
統語　6
　──　障害　12, 27
　──　能力　31
同時失認　222, 227
等質性　39
同時的促通　270
投射線維　159
動静脈奇形　182
同側性支配　106
頭頂葉　151
　──　症状　40
頭部外傷　256
同名性半盲　168, 216
トータルコミュニケーション・アプ
　ローチ　291
読字　18
閉じこもり　346
読解　19, 20, 54
　　単語の──　19
　　短文の──　19
　　──　のモデル　54
　　文の──　19
トライアングルモデル　85
努力性発話　32

【な】

内頸動脈　174
内在化　275
内側膝状体　219
内包　160
なぞり読み　79, 104
軟口蓋挙上装置　121

【に】

二重回路説　85
日常高頻度語　15

索引　367

日本語の読み　56
ニューロンの機能分化　150
認知システムの普遍性　44
認知症　123, 245, 260
　──者と会話　132
　──と言語障害　131
　──の検査・評価　128
　──の行動・心理症状　127
　──の周辺症状　126
　──の中核症状　124
認知神経心理学　84
　──的アプローチ　41, 258, 269
　──的手法　253
認知心理学　41
認知モデル　39

【の】

脳イメージング　256
脳炎　184
脳外傷　183
　開放性──　183
　穿通性──　183
　非穿通性──　183
　閉鎖性──　183
脳幹　148
脳血管性認知症　130
脳血管障害　180
脳血栓　181
脳梗塞　256
脳挫傷　183
脳磁図　→MEGの項を参照
脳室　148
脳出血　256
脳腫瘍　183
脳神経　166
脳震盪　183
脳塞栓　181
脳卒中　180
脳卒中後うつ病　344
脳損傷　6
　──に起因する因子　253
　──の一般効果　212
　──の部位　256
脳動脈瘤　182
脳内出血　181
脳の可塑性　256
脳梁失行　231
脳梁離断　108
脳梁離断症候群　105
脳梁損傷　235

【は】

パーキンソン病　116, 159, 214
背側経路　219

破局反応　213, 260
箱－矢印モデル　85
発語行為　278
発語失行　9, 15, 87, 90, 98, 271, 274
　──の治療　92
　──の評価　90
　──の予後　95
発症後の時間経過　253
発動性障害　244
発話の流暢性　14
発話量減少　35
話しことばの特徴に関する評定尺度
　　　　　　　　　　　15, 25
パペッツの回路　243
パラ言語的側面　279
パリノプシア　217
バリント症候群　227
般化　272
半球間抑制　223
反響言語　36
半視野色盲　218
反衝損傷　183
半側空間無視　134, 223
半側身体喪失感　230
半側身体無視　→片側身体失認の項
　　　　　　　を参照
反応の基準　315
反応の質的特徴　306
反応様式　314

【ひ】

非意味－語彙ルート　52, 55, 58
鼻咽腔閉鎖機能不全　113
光トポグラフィー　→NIRSの項を参
　　　　　　　　　照
非利き手　22
ピクトグラフ　289
非言語性聴覚失認　→環境音失認の
　　　　　　　　　項を参照
非言語的高次機能障害　258
非言語的材料　313
非言語的手段　6
非言語的機能　6
非言語的な機能　271
非言語的なコミュニケーション　38
非言語的な推理・判断能力　31
非語　15, 55
非語彙ルート　52, 55, 58
非語音読困難　57
非語の検査　52
非語のつづり　58
皮質下性失語　60
皮質下性聾　219
皮質感覚野　166

皮質性運動聾　220
皮質聴覚野　219
皮質盲　216
皮質聾　219
歪み　9
左同名性半盲　225
左半球自体による修復　256
左半側空間無視　107
左半側失読　103
非陳述記憶　239, 240
非典型語　56
非等質性　23
皮膚感覚　215
びまん性軸索損傷　183
非右利き失語　12, 69
膠着語　12
表意文字　56
表音文字　56
描画　37, 281, 286, 288, 306
評価の重要性　270
表在感覚　229
標準失語症検査　17, 41, 306
標準失語症検査補助テスト　310
表象　8
表層失語　53
病巣局在法　185
表層失書　58, 86, 238
表層失読　56, 86, 238
病態失認　245
平仮名　56
非流暢性　26
非流暢性発話　14, 35, 36, 37

【ふ】

フィードバック　316
賦活研究　256
複雑幻視　217
複視　217
復唱　15, 24, 51
　──のモデル　51
復唱伝導失語　51
腹側経路　219
浮腫　212
不随意運動　214
不全麻痺　214
物体失認　220
舞踏病　214
部分－全体認知の障害　107
部分反応　30
プラグマティックプロトコル
　　　　　　　　　　279, 280
プラトー　254
ブローカ失語
　　13, 14, 26, 196, 258, 320, 324, 327

ブローカ領野　192, 198
ブロードマンの脳地図　153, 155
プログラム学習　268
プログラム学習法　275
プロソディー　6, 15, 99, 139
　――障害　30
　――の産生　140
　――の理解　140
文構造　16
分離脳　105, 162, 200, 201

【へ】

並列分散処理モデル　85
変形視　216
変色視　217
変性疾患　185
片側身体失認　230

【ほ】

ポインティング　281
ポインティング・スパンテスト　18
ポインティングテスト　16
剖検法　185
放線冠　160
補完現象　36
ボストン学派　194
ボストン失語症診断検査
　　　　　　　15, 23, 25, 40
保続　11, 30, 213
補足運動野　156
掘り下げ検査　308
本能性把握反応　235

【ま】

街並失認　221
抹消テスト　223
マッピングセラピー　324
慢性アルコール中毒　184

【み】

右利き交叉性失語　12
右手一側性の失書　81
右半球損傷　134
右半球の関与　256
右半球の言語機能　200
ミスキューイング　49
道順障害　226
未分化ジャーゴン　10

【む】

無意味語　→非語 の項を参照
無関連錯語　9
無視性失語　237
無視性失読　237

【め】

メニンジオーマ　184
メロディックイントネーションセラピー　94

【も】

盲視　216, 219
モーラ　15
モーラ数　8
目標接近行動　→ conduite d'approache の項を参照
目標特定的セラピー　269
文字数効果　102
文字入力レキシコン　54
模写テスト　223
モダリティー　273
モデリング　280
模倣行動　235

【や】

役割交替　278, 280
ヤコブレフの回路　243

【ゆ】

優位半球　142
有形性幻視　217
指さし　38, 288

【よ】

要素性幻視　217
要素的感覚障害　215
陽電子放射断層撮影法　→ PET の項を参照
抑うつ　344
抑揚　15
予後関連要因　264
余剰幻肢　215
予定記憶　239

【り】

リズム　15
離断　46
立体視の喪失　218
流暢性　24
　――発話　14, 28, 31, 33, 35

【れ】

例外語　55
レーヴン色彩マトリックス検査
　（RCPM）　37, 258, 310
レキシコン　43
劣位半球　142
レビー小体型認知症　130

連合野の中の連合野　104
連合線維　160
連合野　156, 212

【ろ】

老研版失語症鑑別診断検査　307
ロールプレイ　292, 294
ロゴジェンモデル　42, 44, 49

【わ】

ワーキングメモリー　239

装幀…岡　孝治

脳卒中後のコミュニケーション障害　改訂第2版
成人コミュニケーション障害者のリハビリテーション：失語症を中心に

1995年5月15日	第1版　第1刷　発行
2012年3月15日	改訂第2版　第1刷　発行
2021年6月25日	第4刷　発行

編　集　竹内　愛子
　　　　河内　十郎
発行者　中村　三夫
発行所　株式会社 協同医書出版社
　　　　東京都文京区本郷 3-21-10　〒113-0033
　　　　電話(03)3818-2361　ファックス(03)3818-2368
　　　　URL　http://www.kyodo-isho.co.jp/
印　刷　横山印刷株式会社
製　本　有限会社永瀬製本所

ISBN 978-4-7639-3047-7　　　定価はカバーに表示してあります

JCOPY〈(社)出版者著作権管理機構 委託出版物〉
本書の無断複写は著作権法上での例外を除き禁じられています．複写される場合は，そのつど事前に，(社)出版者著作権管理機構（電話 03-5244-5088, FAX 03-5244-5089, e-mail: info@jcopy.or.jp）の許諾を得てください．
本書を無断で複製する行為（コピー，スキャン，デジタルデータ化など）は，「私的使用のための複製」など著作権法上の限られた例外を除き禁じられています．大学，病院，企業などにおいて，業務上使用する目的（診療，研究活動を含む）で上記の行為を行うことは，その使用範囲が内部的であっても，私的使用には該当せず，違法です．また私的使用に該当する場合であっても，代行業者等の第三者に依頼して上記の行為を行うことは違法となります．